노인 물리치료의 이해

Geriatric Physical Therapy

노인물리치료의 이해

Geriatric Physical Therapy

2019년 8월 20일 1판 1쇄 발행
2021년 2월 20일 1판 2쇄 발행

지은이 | 김 경 · 김중휘 · 김진섭 · 배주한 · 손호희 · 이진환 · 전현주 · 정다은 · 차용준 · 한동욱 외 공저
펴낸이 | 김진환
펴낸곳 | 학지사메디컬 HAKJISA MEDICAL
04031 서울특별시 마포구 양화로 15길 20 마인드월드빌딩
대표전화_ 02-330-5188 팩스_ 02-326-0338
등 록 | 2010년 2월 8일 제313-2010-36호
메 일 | hakjisamd@hakjisamd.co.kr
홈페이지 | http://www.hakjisamd.co.kr

ISBN 978-89-6069-803-1 93510

가 격 | 35,000원

노인 물리치료의 이해

김 경 · 김중휘 · 김진섭 · 배주한 · 손호희
이진환 · 전현주 · 정다은 · 차용준 · 한동욱 외 공저

Geriatric Physical Therapy

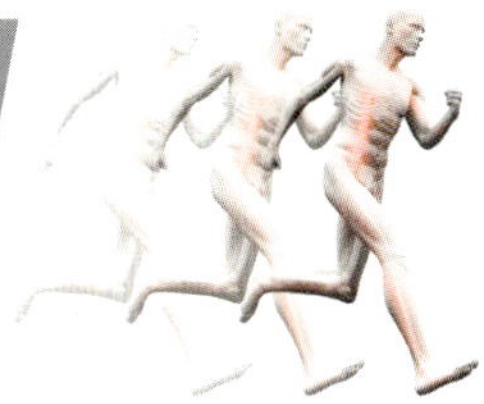

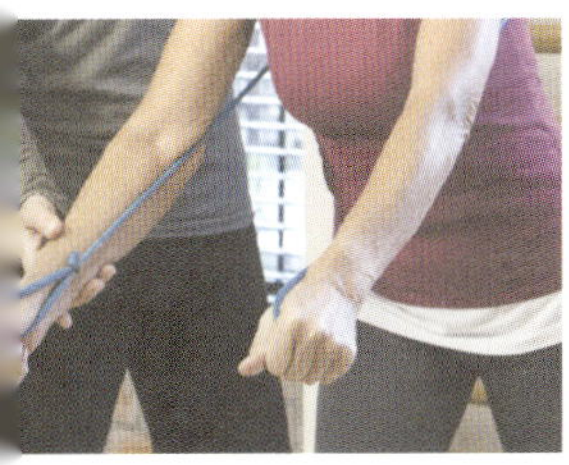
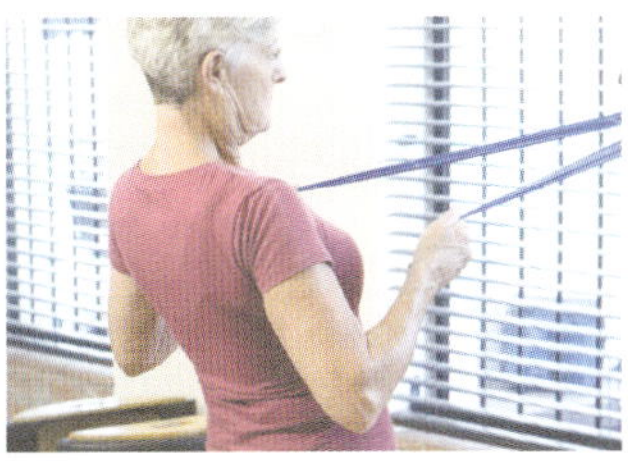
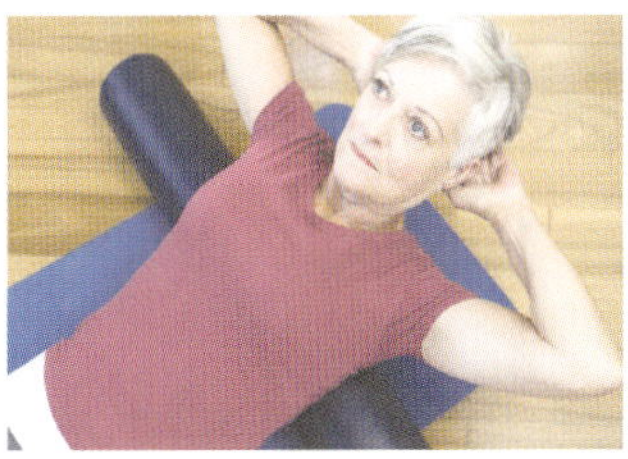
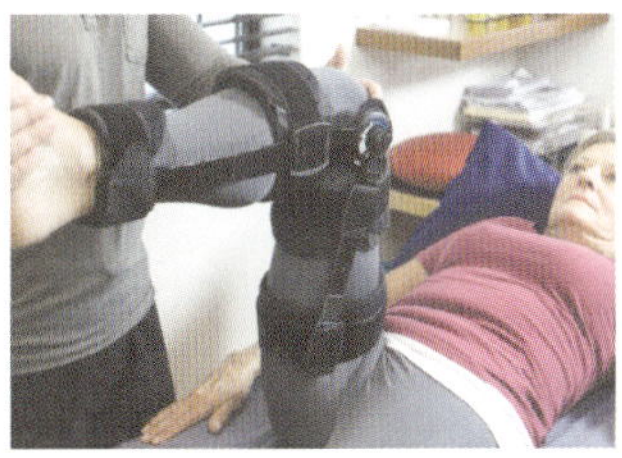
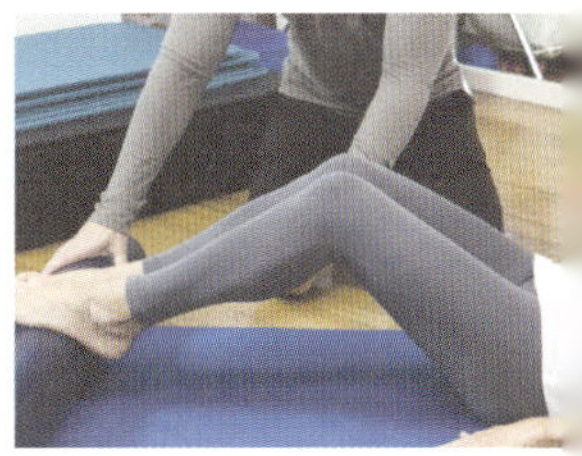

학지사메디컬
HAKJISA MEDICAL

저자소개

대표저자

김 경 대구대학교

편집위원

손호희 부산가톨릭대학교

이진환 대구보건대학교

정다은 김해대학교

저자

김 경 대구대학교

김중휘 대구가톨릭대학교

김진섭 선문대학교

배주한 구미대학교

손호희 부산가톨릭대학교

이진환 대구보건대학교

전현주 전주비전대학교

정다은 김해대학교

차용준 대전대학교

한동욱 신라대학교

김경태 제주한라대학교

김상진 호산대학교

김성길 위덕대학교

김성호 신구대학교

류전남 여주대학교

문성기 대전보건대학교

박승규 세한대학교

신형수 경운대학교

양경희 경복대학교

이건철 경남정보대학교

이인학 대전보건대학교

최석주 대구과학대학교

머리말

노인인구는 현대사회에 들어서면서 지난 20년 전에 비해 급증하였다. 여러 가지 이유가 있겠지만 최첨단 의학의 발달로 인해 생명연장의 시간이 매우 길어졌음을 우리 모두 알고 있을 것이다. 또한 개인의 건강유지를 위한 지속적인 운동과 적절한 식생활관리 등도 이유가 될 수 있을 것이다.

노인물리치료는 노인의 다양한 건강 변화를 토대로 노인질환을 이해하고 치료하는 물리치료일 뿐만 아니라 노화를 이해하고, 노인의 건강을 예방 · 유지하는 데 중요한 지침이며, 학문임에 틀림이 없다.

호주, 미국, 캐나다 등의 국가에서는 매년 노인물리치료 관련 학술회의를 개최하여 끊임없이 학문과 임상실무의 발전을 도모하고 있으며, 세계보건기구(WHO)에서 규정한 3대 질환인 비만, 당뇨, 고혈압의 치료방법에 따라 환자 맞춤형 노인물리치료를 시행하고 있다. 특히, 안뜰질환을 가진 노인에게 있어 안뜰물리치료 및 균형운동 등은 꼭 필요한 부분이기도 하다.

최근 국내에서 노인물리치료는 전국의 많은 대학교의 교과과정에 포함되고 있으며, 관련 저서 또한 다양하게 출간되고 있다. 물리치료 국가고시에서도 노인물리치료 영역이 점점 많이 확대되고 있는 실정이다. 국내는 전문적인 노인물리치료사의 양성이 절실하게 요구되며, 그에 못지 않은 교육과 근거중심연구가 뒷받침되어야 하므로 이 책이 그러한 부분에 큰 도움이 될 것이라 생각한다.

이 책은 5단원 총 23장으로 구성되었다. 주요 내용으로는 노인물리치료의 이해, 노인의 건강 변화, 노인을 위한 신체 평가 및 운동, 노인성 질환과 물리치료, 노인물리치료의 현황이 기술되었다. 각 내용에 대한 표와 그림을 함께 기술하였으며, 노인에게 적용할 수 있는 신체 평가 및 운동 등을 강화하였고, 안뜰질환의 개념 및 치료 부분을 추가하였다.

노인물리치료 영역의 발전을 함께 하고자 하는 교수님, 임상에서 일하시는 선생님과 함께 이 책이 학교 교재로, 임상의 길잡이로 제 역할을 할 수 있도록 최선을 다해 집필했지만 부족한 부분이 아직 많다고 생각한다. 앞으로 교재의 미비한 부분은 지속적으로 추가 · 보완해 나갈 예정이다.

끝으로 항상 배려와 도움을 아끼지 않으시는 학지사메디컬 김진환 사장님, 이병진 이사님 및 편집부와 집필 교수님들께 감사의 말씀을 전하는 바이다.

2019년 8월

대표저자 김 경

차례

차례

UNIT 3 노인을 위한 신체 평가 및 운동

UNIT 4 노인성 질환과 물리치료

CHAPTER 16 근골격계 질환과 물리치료

CHAPTER 17 신경계 질환과 물리치료

CHAPTER 18 심장호흡계 질환과 물리치료

CHAPTER 19 피부계 질환과 물리치료

차례

UNIT 1

노인물리치료의 이해

CHAPTER 1

노인의 정의

학습목표

1. 노인의 정의에 대해서 설명할 수 있다.
2. 노인의 분류에 대해서 설명할 수 있다.
3. 생활연령에 대해서 설명할 수 있다.
4. 기능연령에 대해서 설명할 수 있다.

핵심단어

- 노인(elderly)
- 노화(aging)
- 생활연령(chronological age)
- 기능연령(functional age)

노인(老人)이란 '어르신', '나이가 많은 사람', '늙은 사람'과 같은 용어와 동일하게 사용된다.

개인의 자각연령은 본인이 느끼는 심리적 · 신체적인 노화(aging)현상으로 문화 또는 환경변화에 적절하게 적응하지 못하는 경우에 스스로 노인이라고 느끼게 된다. 실제적으로 경제적 활동과 노동현장에서 은퇴하여 역할 상실과 불 건강, 소득 상실을 하고 있는 인구층을 지칭한다.

1951년 제2회 국제노년학회(International Association of Gerontology)에서는 "노인이란 인간의 노령과정에서 나타나는 생리적 · 육체적 · 심리적 · 환경적 및 행동의 변화가 상호작용하는 복합형태의 과정에 있는 사람"이라고 정의하였다. 그리고 노인은 첫째, 환경의 변화에 적절히 적응할 수 있는 조직기능이 감퇴되고 있는 사람, 둘째, 생체의 자체 통합 능력이 감퇴되는 시기에 있는 사람, 셋째, 인체기관, 조직, 기능에 쇠퇴현상이 일어나는 시기에 있는 사람, 넷째, 생체의 적응능력이 점차 결손되고 있는 사람, 다섯째, 인체조직의 예비능력이 감퇴하여 적응이 제대로 되지 않는 사람을 말한다고 하였다.

노인은 나이가 들어감에 따라 신체적 · 심리적 · 사회적인 기능이 현저하게 감퇴되기 때문에 정상적인 사회생활 수행의 어려움을 경험하는 사람이라 할 수 있으며, 노동능력과 관련하여 역연령으로 65세 이상인 사람이라고 할 수 있다.

1. 노인의 분류

노인(elderly)은 스스로 판단하여 노인이라 생각하는 개인의 자각에 의한 노인과 사회학적 역할 상실을 기준으로 보는 사회적 노인으로 분류할 수 있으며, 객관적이고 보편적인 기준이 없기 때문에 생활연령과 기능연령으로 구분하는 것이 일반적이다.

생활연령(chronological age)은 시간경과의 단위인 달력상의 시간에 의하여 일정한 연령에 도달한 사람을 말하며, 1889년 세계 최초로 제정된 독일의 노령연금법에서 노령연금 수혜자격의 연령을 65세로 규정한데서 시작되었다. 뉴가튼(Neugarten)의 견해로 연소노인(young-old)을 55~65세, 중고령 노인(middle-old)은 65~75세, 고령 노인(old-old)은 75세 이상으로 구분하였다.

1990년대 이후는 평균 수명의 연장으로 연소노인을 65~69세, 중고령 노인은 70~74세, 고령노인은 75~84세, 85세 이상을 '초고령 노인(oldest-old)'으로 구분하는 경향이 있다. 일반적으로 우리나라에서는 노인을 60세 이상 혹은 65세 이상 인구를 지칭한다. 연소노인 65~69세는 경제활동이 가능한 시기를 말한다. 중고령 노인 70~74세는 퇴직자를 말하고, 고령노인 75~84세는 질병이 많고, 사회적 고립, 경제적 빈곤에 노출위험성이 크다. 초고령 노인은 85세 이상이다(표 1-1).

기능연령(functional age)은 노화로 인한 다른 능력의 감퇴에도 불구하고, 특수한 신체적, 정신적, 사회적 영역의 업무를 수행할 수 있다는 전제에서 개인이 특수한 업무를 적절히 수행할 수 없을 때를 노인으로 규정하고 있다. 이러한 정의로 보면 75세라도 가능연령은 67세가 될 수도, 83세가 될 수 있다. 노인을 생활연령이 아닌 기능연령으로 판단한다는 것은 기준에 시간이 많이 소요

표 1-1 평균수명 기준으로 노인의 분류

연령	구분	
65~69세	연소노인	경제활동이 가능한 시기
70~74세	중고령 노인	퇴직 시기
75~84세	고령 노인	질병, 사회적 고립, 경제적 빈곤 노출 시기
85세 이상	초고령 노인	임종 시기

된다는 것이 단점이 될 수 있으나 보다 공정하고 개인차를 인정하게 되어 사회적으로 유용한 개념이 될 수 있다. 또한 일반적으로 노인은 역연령, 행정규정 연령, 개인의 자각연령(정신적, 신체적) 등에 의하여 정의된다. UN에서 65세를 노인의 나이로 정하여 전체 인구 중에 노령화 지수에 따라 7% 이전을 전고령화사회, 7~14%를 고령화사회, 14~21%를 고령사회, 21% 이상을 초고령사회로 정의하였다.

참고문헌

- 권육상(2004). 케어복지개론. 유풍출판사.
- 김용천 외(2001). 노인물리치료학. 현문사.
- 김정휘(1990). 노인심리학. 성원사.
- 정낙수 외(2013). 노인물리치료학. 군자출판사.
- 홍숙자(1999). 노년학개론. 도서출판 하우.

CHAPTER 2

노화의 개념

학습목표

1. 노화의 개념에 대해서 설명할 수 있다.
2. 노화 이론에 대해서 설명할 수 있다.
3. 노화적응의 유형에 대해서 설명할 수 있다.
4. 고령사회 문제점에 대해서 설명할 수 있다.

핵심단어

- 수명(life span)
- 고령사회(aged society)
- 노령화 지수(aging index)
- 노인부양비(old dependency ratio)

노화(aging)는 “시간이 흐름에 따라 유기체의 세포, 조직, 기관조직, 유기체 전체에 일어나는 점진적인 변화”를 말한다. 노화는 인간이 출생하여 죽음에 이르는 과정의 전반적인 변화를 말한다. 세포의 노화는 세포가 분열할 수 있는 능력을 잃어버리는 것으로 나타난다. 노화는 일반적으로 스트레스에 대처하는 능력이 감소하고 항상성을 유지하지 못하게 되며, 질병에 걸리는 위험이 증가하는 것이 특징이다. 인간의 경우, 노화는 시간이 지남에 따라 인간에 미치는 변화가 축적되며, 여기에는 육체적, 심리학적, 사회적 변화를 동반한다. 노화가 어느 정도 진행되면 사망에 이르게 된다.

일차노화(primary aging) 또는 정상노화(normal aging)는 시간에 따른 보편적인 변화를 말하며, 질병 및 환경적 영향은 포함하지 않는다. 이차노화(secondary aging) 또는 병적노화(pathological aging)는 정상 노화과정에 노화관련 질환이 동반된 것을 말한다. 그러나 건강상태와 질병을 구분하는 것이 쉽지 않고 따라서 정상노화와 일반노화의 구별도 용이하지 않다. 일차노화의 특징을 살펴보면 다음과 같다.

첫째, 세포, 조직, 기관 등의 유기체 전반(universal)에 걸쳐서 일어난다.

둘째, 환경 변화에 적절히 반응하는 조직과 기능, 질병에 걸리기 쉽고, 죽음의 확률이 높은 연령과 더불어 통계적으로 증가하는 해로운(deleterious) 변화이다.

셋째, 근본적으로 생체에 내재하고 있는 필연적 과정으로서 생기는 외상, 질병, 환경적인 인자에 의해서 발생되는 것이 아닌 내재성(intrinsic)이다.

넷째, 연령에 수반되는 생리적 기능의 저하, 스트레스에 대한 자기회복의 저하, 예비력의 저하 등 누적적인(cumulative) 변화이다.

다섯째, 인체의 노화에 따른 점진적인(progressive) 변화이다.

노화는 스트레스에 대처하는 능력을 감소시키고, 항상성을 유지하지 못하게 하여 질병에 걸릴 위험을 증가시키는 것이 특징이며, 시간이 지남에 따라 변화가 축적되며 여기에는 신체적, 심리학적, 사회적 변화를 동반한다.

1. 노화 이론

노화에 관하여 여러 가지 유전적, 비유전적, 면역, 생물학적, 사회 · 심리학적 노화 이론이 있다(표 2-1).

1) 유전적 노화이론

(1) 유전적 결정이론

성장, 수명 등과 같은 유전인자(DNA)에 의해 정해진 계획에 따라 진행되는 현상의 일부로, 정해진 시기에 이르게 되면 노화를 일으키는 유전자가 적극적으로 작용하여 세포를 노화시킨다.

표 2-1 노화이론

생물학적 노화이론	분자수준	유전자 이론	해로운 유전자의 활성화로 노화진행
		유전변이 이론	비정상적 세포, 돌연변이로 노화 시작
		유전자 오류이론	DNA/RNA 단백질 합성 오류
		체세포 변이 이론	방사선, 화학물질에 의한 DNA/RNA의 변화
		프로그램 이론	수정 순간부터 노화과정이 프로그램 시작, 세포분열 횟수 결정
	세포수준	산화기 이론	산화기가 노화현상 초래, 산화기 생산억제, 복구과정에 산화기 축적
		교차연결 이론	지방, 단백질, 탄수화물, 핵산이 화학물질이나 방사선 물질에 반응하며 띠를 형성, 세포를 불안정하고 굳게 만듦
		마모 이론	세포, 조직, 기관, 기관계를 과잉 사용하거나 반복적 손상
	기관수준	면역반응이론	B세포, T세포의 변화로 자가조절 능력저하: 정상 노화에 의해 변화된 세포를 이물질로 인식: 이 세포에 대한 항체생산
		신경 · 내분비 조절이론	뇌하수체와 시상하부의 통제기전이 각종 기관과 조직관의 상호작용을 조절: 이기전 간의 신호체계의 변화로 자가조절 능력 저하
사회 · 심리학적 노화이론		사회유리 이론	노인은 사회에 유익하지 않다는 경해로 사회 개입을 꺼림
		활동 이론	적정 수준의 사회활동을 유지하는 것이 노화과정을 효과적으로 유지할 수 있음
		지속성 이론	성인기 이후 자아상, 성격, 생활습관을 유지하면 자아존중감, 만족도 증가
		사회교환 이론	나이가 들면 사회적 상호작용 감소
		성장발달 이론	Erikson 노년기 성장발달과업
		현대화이론	현대화의 정도와 노인의 지위는 반비례 작용, 현대화가 사람의 기본 관념을 변화시키고 노인의 지위, 역할에 영향
		은퇴이론	노인 스스로 에너지를 보존하고 자신의 내적인 면을 돌볼 수 있는 시간을 갖기 위하여 사회로부터 분리되기를 원할 때 일어남
		연령계층화 이론	연령별로 사회계층을 형성하고 사회적 지위를 부여하며 역할과 규범을 규정
		정치경제이론	사회의 가치, 환경 요인, 공공정책, 정치적 우선순위, 물질적 여건들이 개인의 경제적 지원과 사회 심리적 지원에 영향
		사회적 와해이론	노인에게 무능한 인간이라는 낙인을 찍어버림으로서 노인으로 하여금 스스로 부정적인 인식

(2) 유전자 오류이론

RNA는 DNA와 함께 세포핵 속에 존재하는 핵산이며, DNA의 정보를 받아 세포나 기관의 생성과 생명 유지에 필요한 단백질을 합성한다. RNA와 DNA 사이의 정보 전달과정에서 착오가 발생하여 잘못된 단백질을 합성하고, 이것이 축적되어 세포, 조직, 기관에 손상을 입힘으로써 노화를 유발시킨다.

(3) 유전자 돌연변이 이론

세포 내에 축적된 노폐물 등에 의해 유전자가 손상을 입게 되면 DNA 복구시스템이 정상 유전자로 복구시키게 된다. 그러나 DNA 복구시스템의 작동이 비정상적일 경우, 특정한 유전자 정보의 상실로 돌연변이 세포가 생성되는데, 이러한 돌연변이 세포의 누적에 의해 노화가 발생한다.

2) 비유전적 노화이론

(1) 사용마모이론

인간의 몸은 기계를 장시간 사용하면 마모 현상에 의해 노후되는 것처럼 주요 세포와 조직이 닳아 없어짐으로써 신체기능이 저하된다.

(2) 노폐물 누적이론

인체에 해로운 물질과 노폐물이 축적되어 정상적인 세포기능을 방해하면서 노화현상이 생긴다.

(3) 교차연결이론

비교적 탄력이 적은 교원질세포, 탄력섬유, 망상섬유 등이 DNA와 교차연결이 있는 분자 사이에 화학적 반응이 일어나면 결체 조직에 변화가 일어난다. 연령증가와 함께 탄력섬유의 교차연결이 증가하면 피부의 변화가 두드러진다. 탄력 있던 피부는 건조하고 주름이 생기며, 혈관은 필요시 확장하거나 수축하는 기능이 떨어진다. 이로 인해 노화 현상이 발생한다.

(4) 자유 라디칼 이론

모든 동물은 자신의 체내에 외분의 유기물을 흡수하고 그것을 분해, 합성하여 성장과 존속에 필요한 물질과 에너지를 생산함으로써 성장, 존속, 활동을 할 수 있게 된다. 연령의 증가와 함께 자유 라디칼은 호흡과정에서 허파에 잔존하게 되는 산소에 의한 자연 생성분과 환경적 요인에 의한 것으로 나눌 수 있다. 자유 라디칼의 증가는 노화를 촉진하고 암과 같은 심각한 질환을 유발하는 주요요인이다.

3) 면역이론

(1) 면역반응이론

백혈구가 인체에 해로운 물질을 식별하는 능력이 감소됨으로 인해 파괴되어야 할 이물질이 체내에 누적되고, 누적된 이물질에 의한 인체의 부작용이 노화를 촉진한다.

(2) 자동면역반응이론

면역 체계가 항체를 만드는 과정에서 정상 세포마저 파괴하는 세포를 자동적으로 생산하게 되고, 이러한 자동면역항체의 증가에 의해 정상 세포의 파괴가 증가되면서 노화를 야기한다.

4) 생물학적 노화이론

(1) 유전자이론

하나 또는 그 이상의 해로운 유전자가 나이가 들어감에 따라 활성화되어 노화와 개인의 수명 제한이라는 결과가 나타난다.

(2) 유전자 오류이론

DNA 복제와 관련된 효소에 코팅을 하는 유전자(messenger RNA)의 복사 시에 오류가 있을 때 오류가 증폭되어 나타난다는 이론이다. 처음의 작은 오류는 같은 종류의 또 다른 오류를 유발하고, 결과적으로 다른 유전자 생산에도 장애를 일으키면서 노화가 증가된다.

(3) 프로그램이론

수정의 순간부터 시작되며, 원인은 밝혀지지 않았지만 세포가 분할하는 수를 미리 결정하는 유전적인 프로그램이다. 생체 시계를 의미하며 인간의 생명 프로그램은 이것을 따라 진행된다.

(4) 프로그램 소모이론

시간이 지남에 따라 끝을 보이는 제한된 양의 유전물질을 가지고 있다는 것을 제시하며, 생명의 유한성을 설명한다.

(5) 자유기이론

자유기는 매우 불안정한 세포로 두 개의 전자가 분리되어 있는 전환기의 매우 불안정한 조성물로, 생리적 조직에서 가장 흔히 내보내는 자유기는 산소이다. 산소는 반응성이 강한 원소로 단백질, 지방, 탄수화물의 대사에 필수적이며 부산물로 자유기가 발생된다. 신체적 산화는 지속적이기 때문에 자유기가 계속적으로 형성되면서 조직의 손상은 축적된다고 볼 수 있다.

(6) 교차연결이론

연결조직과 세포 DNA가 자유기의 영향을 받게 되어 자신을 재생산하는 신체기능이 감소하게 된다.

(7) 자가면역이론

연령 증가와 함께 면역계에서 자신과 남을 구별하는 능력이 감소되고, 그 결과 자가면역 질환과 알레르기 반응이 더 자주 발생하게 된다. 연령이 증가하면 세포 면역체에 문제가 생겨 자기 자신의 세포 중 한두 개에 자가항체를 만들어 내게 되어 자신의 조직에 심한 손상을 입히게 된다. 효과적인 세포면역기전이 없거나 부족하면 종양, 감염, 면역기능 감소, 면역복합체 질환 증가 등이 발생할 수 있으며, 모두 노화의 자가면역이론과 관련된다.

(8) 소모이론

조직은 오래 사용하면 닳아서 못 쓰게 된다는 이론이다. 세포가 화학물질, 노폐물의 축적과 같은 내적, 외적 스트레스에 노출됨에 따라 소모된다.

5) 사회 · 심리학적 노화이론

(1) 현대화이론

사회의 현대화 정도가 높을수록 노인의 사회적 지위가 상대적으로 낮아지고 결과적으로 노인문제가 발생한다.

(2) 은퇴이론

노인은 젊은이에 비하여 건강이 약화되고 죽음에 임하게 되는 확률이 높으므로, 개인 입장에서의 최적의 만족과 사회체계 입장에서의 중단 없는 계속이 필요로 한다. 이러한 사회의 분리는 정상적이고 피할 수 없다. 노인의 약화된 건강과 죽음의 가능성이 커짐으로써 노인 스스로 에너지를 보존하고 자신의 내적인 면을 돌볼 수 있는 시간을 갖기 위하여 사회로부터 분리되기를 원할 때 일어난다.

(3) 활동이론

노인의 사회활동의 참여 정도가 높을수록 심리적 만족감도 높다. 생물학적 측면과 건강의 불가피한 변화를 제외하고는 노인은 근본적으로 자아개념을 재확인하는데 필요한 역할 지지를 제공하며, 역할 지지는 긍정적인 자아상을 유지하는데 필요하고, 긍정적인 자아상은 생활만족도를 높게 유지하는 것과 연관을 맺고 있다. 활동에 많이 참여하고 친밀한 활동을 할수록 노인의 생활 만족도가 높이 유지되므로, 노령기에도 많은 사회적 관계의 활동에 참여하는 것이 필요하며, 퇴직으로 인하여 상실된 역할활동을 대치할 만한 다른 활동에 참여가 필요하다.

(4) 교환이론

노인이 소유한 교환자원의 가치와 양은 젊은 세대에 비해 상대적으로 열세하며 사회적 교환관계 내부에서 열등한 지위로 전략함으로써 노인문제가 야기된다. 개인과 집단 사이의 교환이 지속된다면 교환에 참여하는 사람이 그 상호작용에 이득을 얻는 한 지속된다는 이론이다.

(5) 정치경제이론

노화란 단독적으로 발생하는 것이 아니라 그 노인이 살고 있는 사회의 가치, 환경요인, 공공정책, 정치적 우선순위, 물질적 여건 등이 개인의 경제적 지원과 사회 심리적 지원에 영향을 주게 된다. 노화과정 그 자체는 자연적인 현상으로 사회문제가 될 수 없으나 자본주의사회의 구조적 모순에 의해 노인들이 경제적으로나 사회적으로 비인간적인 차별대우를 받는다. 따라서 성공적인 노화를 위해서는 정치, 경제, 사회적인 정의가 구현되고 노인복지의 당위성이 의식화되고 이에 따른 정책과 자원이 제공되어야 한다.

(6) 사회적 와해이론

사회적이고 심리적으로 문제가 있는 노인에 대한 사회의 부정적 인식은 노인에게 무능한 인간이라는 낙인을 찍어버림으로써 노인으로 하여금 스스로 부정적인 인식을 갖게 한다. 이것이 순환적인 틀이 되어 노인이 그 틀 속에 갇혀버림으로써 노인의 사회적 관계와 활동이 더욱 어렵게 된다.

2. 노화적응의 유형

나이가 들어감에 따라 생물학적 변화로 인하여 노화가 생성된다. 모든 사람에게 동일하게 일어나는 노화의 과정에 대하여 Richard 등(1962)은 은퇴 후 성격 및 적응유형을 다섯 가지로 분류하였다. 무장형, 은둔형, 성숙형에 해당하는 노인은 비교적 진행되어가는 노화에 잘 적응하는 긍정적인 경우이고, 분노형, 자학형에 해당하는 노인은 노화에 적응하지 못하는 불안과 두려움, 원망스러운 시간을 보내는 부정적인 경우이다.

1) 은퇴 후 성격 및 적응유형

(1) 자학형

자학형(self-haters)은 인생의 실패로 인하여 애통해 하면서 실패의 원인을 자기 자신에게 돌리고 자신을 책망하는 유형이다. 나이가 많아질수록 더욱 우울증에 빠지고 자신이 보잘것 없는 존재라고 비관하며, 심한 경우에는 자살을 시도하기도 한다.

(2) 분노형

분노형(angry man)은 젊은 시절의 인생목표를 달성하지 못하고 늙어버린 데에 대해 매우 비통해 하는 유형이다. 실패의 원인을 자기 자신에게서 찾는 것이 아니라 불안한 시대, 경제 사정, 부모, 형제, 자녀 등 다른 곳으로 돌림으로써 남을 질책하고 자신이 늙어가는 것과 타협하지 않으려고 한다.

(3) 무장형

무장형(armored)은 늙어가는 것에 대한 불안감을 방어하기 위해서 사회적 활동 및 기능을 계속하여 유지하는 유형이다. 이들은 노년기의 수동적인 면과 무기력함을 액면대로 받아들일 수 없어 계속적으로 활동함으로써 신체적 능력의 저하를 막아보려고 노력한다.

(4) 은둔형

은둔형(rocking-chair man)은 일생동안 지녔던 무거운 책임을 벗어버리고 복잡한 대인관계와 사회활동에서 해방되어 조용히 지내게 된 것을 다행스럽게 여기는 유형이다. 이들은 매우 수동적이며 노년기에 수동적으로 살고 싶은 욕구를 충족시키게 되어 젊은 시절에 갖지 못했던 좋은 기회를 맞이했다며 좋아한다.

(5) 성숙형

성숙형(matured)은 비교적 어려움 없이 노년기에 접어들고 신경증의 특이한 증세가 별로 없고, 늙어가는 자기 자신을 그대로 받아들이고 일상적인 활동이나 대인관계에 대해 만족을 느끼는 유형이다. 자신의 일생 가운데 실패와 불운보다는 성공과 행운에 더 큰 비중을 두고, 항상 감사하는 자세를 갖는다. 자기의 일생이 매우 값진 것이라고 느끼고, 과거에 대한 후회나 미래에 대한 무서움 등이 없고, 일생생활과 사회생활에서 매우 활동적이다.

2) 성격 유형과 역할활동의 정도 및 생활만족도

(1) 재구성형

재구성형(reorganizer)은 은퇴한 후에도 자신의 시간과 생활양식을 재구성하여 모든 분야의 활동에 적극적으로 뛰어들고 일상생활에 잘 적응하는 유형이다.

(2) 초점형

초점형(focused)은 활동적이고 생활에 잘 적응하고 있으나 여러 분야에 관심을 분산시키지 않고 오직 한 두 분야에만 활동을 집중시키며 생활만족을 구하는 유형이다.

(3) 유리형

유리형(disengaged)은 신체도 건강하며 생활 적응 수준도 높지만 스스로 자원하여 활동하는 일은 별로 없으며, 조용히 지내는 유형이다.

(4) 계속형

계속형(holdign-on)은 심리적 적응은 비교적 잘하고 있으나 왕성한 활동의 기본 동기가 노화 방지에 있으며, 만일 활동을 중지하면 빨리 늙어 버릴까 두려워하여 활동에 얽매이는 유형이다.

(5) 위축형

위축형(constricted)은 신체적 쇠약과 감각기능의 퇴화와 같은 노화의 위협에 사로잡혀 타인과 별다른 사회적 접촉 없이 폐쇄적으로 살아가는 사람의 유형이다.

(6) 구원요청형

구원요청형(succorance-seeker)은 몇 명의 가족이나 친지에게 심리적으로 의존하며 보통 정도의 생활만족도로 살아가는 사람의 유형이다.

(7) 무감각형

무감각형(apathetic)은 신체적 건강 유지를 위한 활동 이외에는 거의 활동이 없는 가운데 무기력, 무감각하게 되고 완전히 수동적으로 행동하는 사람의 유형이다.

(8) 조직와해형

조직와해형(disorganized)은 심리적 기능, 사고, 지능, 판단능력이 결핍되고 정서적 반응의 일관성이 없는 가운데 생활만족도가 매우 낮은 사람의 유형이다.

3. 신체적 노화

신체의 기관과 체계의 구조 및 기능이 시간의 경과에 따라 변화하는 것을 말한다.

1) 신체구조의 쇠퇴

피부 및 지방조직 감소, 세포 감소, 뼈대계통 및 수의근 약화, 치아 감소, 심장비대 및 심장박동 약화 등의 현상이 나타난다.

2) 신체외면상의 변화

백발 증가, 두발 감소, 주름 증가, 얼룩반점 증가, 신장 감소 등의 현상이 나타난다.

3) 만성질환의 발병률 증가

동맥경화, 고혈압, 당뇨병, 심장병, 신장병 등의 현상이 나타난다.

4. 생물학적 노화

1) 유전체의 불안정성

유전체의 불안정성은 정상적인 돌연변이 비율보다 높게 발생하는 돌연변이 비율을 의미하며, DNA 손상 복구와 밀접한 관련이 있다. 유전체의 불안정성은 양날의 칼과 같은 역할을 하는데, 유전체의 불안정성, 즉 돌연변이는 유전적 다양성과 자연선택의 원천이 되며 진화에 유익하다. 하지만 이 유전체의 불안정성은 암을 비롯해 노화에 따른 질병이라는 치명적인 결과를 가져올 수 있다.

유전체에 돌연변이를 일으키는 원인은 다양하며(X-선, 자외선, 각종 화합물, 활성산소, DNA 복제 과정의 실수 등), 이로 인한 유전체의 손상은 노화를 수반한다는 많은 증거가 있다. 반면에 세포분열 과정에서 유전체 변형 없이 충실하게 염색체들이 분리되는 경우에 포유동물의 수명을 연장시킬 수 있다는 유전적인 증거도 있다.

과다한 DNA 손상이나 DNA 손상 복구에 관여하는 단백질에 문제가 있다면 변형된 DNA는 그대로 유지되며, 따라서 정상적인 세포와는 다른(유전체의 불안정성을 내포한) 모습을 보이게 된다. 이런 관점에서 유전체의 불안정성은 세포의 변형을 유발하는 노화의 근본적인 원인으로 분류할 수 있다.

2) 텔로미어의 감소

텔로미어(telomere)는 유전정보를 담고 있는 DNA 묶음의 끝에 있는 부위를 말하는데, 특정 서열이 반복되는 특징을 지닌다. 많은 연구결과를 통해 노화가 진행됨(세포분열의 횟수가 증가함)에 따라서 텔로미어의 길이가 점차 줄어든다고 알려져 있다.

텔로미어는 DNA 묶음의 끝에 존재하여 DNA 묶음 전체를 보호하지만 세포분열 과정이 반복되면 그 길이가 줄어들게 된다. 일반적인 DNA 복제효소(DNA polymerase)는 텔로미어가 있는 DNA의 선형 말단을 복제할 수 없으며, 그것은 텔로머라아제(telmerase)라는 특수한 DNA 복제효소에 의해서만 가능하다. 그런데 대부분 체세포들은 이 텔로머라아제를 발현하지 못하기 때문에 텔로미어 서열들은 지속적으로 누적되어 손실된다. 이를 통해 텔로미어의 길이와 노화는 대단히 밀접한 관계로 나타나는 것이다. DNA 손상과 노화의 관점에서 보면, 위에서 설명한 유전체의 불안정성은 불규칙적으로 작용하는 데 비해 텔로미어의 감소는 노화에 대단히 민감하게 나타나는 것으로 알려져 있다.

3) 후성유전학적 변화

같은 유전적 정보를 가지고 있더라도 외부 요인에 의하여 특정 유전정보가 한쪽은 확대 재생산되고, 다른 한쪽은 생산되지 않는 경우에 그 차이를 극명하게 볼 수 있는데, 이런 원인에 의한 변화를 후성유전학적 변화라고 한다.

또한 환경오염(특히 미세먼지에 있는 많은 양의 중금속의 영향)의 결과로 후성유전학적인 변형이 일어날 수 있다. 이러한 변형은 DNA가 동일한 쌍둥이의 경우라도 각 유전자들의 발현 여부와 정도 차이 때문에 표현형의 변화와 차이를 보일 수 있으며, 반대로 다른 유전정보를 가진 부부가 같은 생활환경에서 같은 음식을 섭취하는 시간이 오래되면 닮아가는 것처럼 각 유전자들이 비슷한 패턴으로 발현되는 결과의 누적 때문이라고 할 수 있다. 만약 이런 과정에서 대단히 비정상적인 유전자 발현 또는 미발현과 같은 일들이 일어나면 단순한 닮음이나 차이를 벗어나 심각한 세포의 변형을 유도할 수 있고 그 변형은 바로 세포 노화의 시작이 될 수 있다.

4) 단백질 균형의 상실

정상적인 범위에서 세포 활동을 지속하려면 각 단백질들이 제 기능을 할 수 있는 일정한 수준의 농도가 유지되어야 한다. 그러나 단백질들은 열에 의한 변형이나 스트레스 혹은 활성산소와 같은 영향으로 인해 구조가 변형되기도 하고, 적절했던 단백질 구조 유지를 위한 접힘이 풀어지는 경우도 있다. 따라서 세포는 여러 가지 방법들을 동원하여 모든 단백질들의 기능을 유지하고자 한다.

그러나 단백질이 잘못 만들어진 경우에는 빠르게 분쇄하여 새로운 단백질의 재료로 쓰도록 하는 경우도 있는데, 이와 관련하여 가장 잘 알려져 있는 방법이 유비퀴틴을 붙여 프로테아좀을 통해 전체 단백질을 분쇄하는 방법이다. 단백질이 잘못 만들어진 경우에 유비퀴틴이라는 일종의 분리수거 스티커를 붙여서, 이 스티커를 인식하는 쓰레기 분쇄함(프로테아좀)을 통해서 제거하고, 분쇄된 단백질의 재료들을 새로운 단백질로 만드는 방법이다. 이를 통하여 비정상적인 혹은 기능을 할 수 없는 단백질들을 선별적으로 분쇄함으로써 세포의 비정상화(손상)를 막을 수 있다.

5. 심리적 노화

인생의 경험에 의한 행동, 감각, 지각기능, 정신기능, 성격 특성의 변화 등이 시간의 변화에 따라 변화하는 것을 말한다. 이는 개인적인 경험과 사건, 경제적, 사회적, 문화적 변화의 결과이므로 다양한 개인차를 나타낼 수 있다. 따라서 노년기의 심리적 측면을 보고자 할 때 노인들의 다양성을 인정하면서 노화에 따라 필연적으로 나타나는 변화를 고려하는 태도가 바람직하다.

1) 감각 및 지각기능의 변화

감각기능은 신체의 내적 및 외적 상황과 변화에 대한 정보를 수집하여 뇌에 전달하는 기능을 말하며, 이러한 정보수집의 수단이 바로 시각, 청각, 미각, 후각, 촉각 및 통각의 기관들이다. 위의 감각기관에 의하여 수집된 정보를 의식적인 수준에서 처리하고 평가하는 기능이 지각기능으로 연령증가에 따라 지각과정의 속도가 저하되고 있다는 것이다. 특히 신체적 노화로 인하여 외부의 자극과 정보를 처리하는 신경계통의 활동속도가 감소된다.

2) 정신기능의 변화

정신기능은 인간이 인간다운 기능을 하는 특징적인 기능으로, 감각 및 지각기능들을 기초로 하며, 지능, 기억력, 학습능력, 사고 및 문제해결능력, 창의력 등으로 구분된다.

(1) 지능

학습할 수 있는 능력, 경험에 의해 얻어질 수 있는 능력, 추상적 상징을 구체적으로 파악할 수 있는 능력을 말한다. 노화와 지적 능력에 관해 실시한 조사에 따르면 지능의 변화는 노화에 따라 일률적으로 쇠퇴한다고 말하기 힘들며, 노인의 교육수준, 세대 간의 차이, 사회 경제적 지위, 긴강상태 등의 요인을 고려해야 한다.

(2) 기억력

선행의 경험을 파악하는 능력이며, 노화에 따라 최근 기억의 상실이 과거의 기억상실보다 많이 일어난다. 논리적인 기억능력이 기계적인 기억능력보다 더 크게 감퇴되고, 들은 것의 기억력보다 본 것의 기억력이 더 감퇴된다.

(3) 학습능력

연습이나 경험을 통해 정보 및 기술을 습득하는 능력을 의미하며, 학습과정을 통한 능력의 성취도 면에서는 노인은 젊은이보다 떨어진다고 본다. 그러나 학습기간과 반응기간이 충분히 주어지면 노인층이 청년층보다 학습 증진이 더 많이 일어나며, 학습의 과제가 의미 있고 동기가 분명할수록 노인층과 청년층의 차이가 줄어든다고 보고되었다.

(4) 사고 및 문제해결능력

이미 습득한 지식을 살려 여러 가지 과제를 해결하거나 과제 상황에 대처해 나가는 정신기능이라 할 수 있다. 보통 연령이 높아갈수록 문제해결능력이나 사고능력이 저하된다고 본다. 그러나 사고능력과 문제해결능력은 교육수준, 지능 및 직업 등에 영향을 받으며 문제해결에 대한 사전 훈련을 미리 받으면 다시 증진될 수 있으므로 노년기에 사고능력 및 문제해결능력을 높이기 위해서는 이런 점의 고려가 필요하다.

(5) 창의력

개인의 독창적인 문제해결능력으로, 자기실현을 위한 독특한 반응이라 할 수 있다. 일반적으로 창의성은 노화에 따라 저하된다고 믿지만, 단순히 결론내리기가 어렵다. 창의적인 업적에는 연령 변인 이외에도 종사하는 분야 및 활동의 유형, 동기, 압박감, 노력, 보상, 개인차 등 다양한 변인에 영향을 받는다는 사실을 고려하여야 한다.

3) 성격특성의 변화

성격은 한 개인의 정신적 기능과 행동양식의 복합적이고 상호의존적 체계로서 개인이 다른 사람과 구별되는 고유한 특성이라고 할 수 있다. 현재까지의 연구에 의하면 성격은 성인기 이후 거의 변화 없이 연속성과 안정성을 유지한다는 주장과 상당한 정도로 변화한다는 주장이 엇갈리고 있어 확실한 결론을 내리기 어렵다. 그러나 대체적으로 노인의 성격변화의 특성을 보면 내향성 및 수동성 증가, 조심성 및 경직성 증가, 우울증 경향 증가, 과거에 대한 회상 증가, 친숙한 사물에 대한 애착심, 성 역할 지각의 변화, 의존성 증가, 유산을 남기려는 경향, 시간 전망의 변화 등 특성이 나타난다고 보고되었다.

6. 사회적 노화

사회적 측면에서도 개념을 규정하는 것이 노인의 정체성을 파악하는데 더욱 필요하며, 노인도 생물학적, 정신적 존재일 뿐만 아니라 다른 사람들과 상호작용하는 사회적 존재이다. 일반적으로 사회화는 자신이 속한 사회에서 요구하는 행동규범, 가치, 역할 등을 획득하는 과정을 의미한다.

노년기에 있어서 기대되는 역할이나 사회적으로 바람직스러운 역할규범이 일반적으로 확립되어 있지 않으므로 노인의 사회화는 어려움이 많고 불안의 상태에 빠지기 쉽다. 그러므로 동년배 노인들과의 친교 유지, 가정 및 직장에서의 일과 책임의 위임, 가정 및 사회에서의 어른 역할 수행, 자녀 및 손자녀들과의 원만한 관계를 유지하는 것이 사회적 발달과업으로 제시되고 있다.

1) 사회화

사회화(socialization)는 개인이 사회에 참여할 수 있는 유능한 사회적인 존재로 발전하는 결과를 가져오는 제반 절차를 의미한다. 사회화는 개인과 사회의 두 입장에서 접근할 수 있다. 개인 입장에서의 사회화는 개인이 자기가 속한 집단이나 사회에서 차지하고 있는 지위에 적절한 기술, 지식, 가치, 역할 등을 학습하는 것으로 볼 수 있다. 이러한 의미의 사회화는 기존의 사회체계에 통합되고 적응하기 위한 개인적인 노력의 과정이다. 개인이 가족, 이웃, 지역사회의 사람들과 상호작용을 가지면서 자기의 성격과 적응기술을 발전시키고, 공식적 및 비공식적인 교육기관에 참여하여 지식과 기술을 배우고, 사회적인 역할을 수행할 수 있는 준비와 훈련을 하게 되는 것이 바로 개인적 입장에서의 사회화이다.

성인의 사회화, 특히 노년기의 사회화는 여러 가지 관점에서 다음과 같은 문제를 나타내고 있다.

① 사회적 입장에서 사회는 젊은 사람들에게 새로운 지식과 기술을 습득하게 하여 사회적 역할을 수행하도록 하는 데 관심을 두고, 중년기 이후의 사람들의 사회화에는 관심을 거의 두지 못하므로 중년기 이후에 새로운 지식과 기술을 배울 수 있는 기회나 여건이 거의 주

어지지 않게 된다.

② 성인기 이후의 사회화는 자발적이고 자기주도적인 면이 강하여 개인적인 특별한 노력 없이 새로운 지식과 기술을 배우기는 힘들기 때문에 노년기까지의 사회화가 어려워진다.

③ 노년기에 있어서 기대되는 역할이나 사회적으로 바람직한 역할이 일반적으로 확립되어 있지 않으므로 새로운 지위와 역할을 알아서 미리 준비하는 예기적 사회화(anticipatory socialization)가 어려워지고, 따라서 노령기로의 전환이 어려워진다.

7. 성공적인 노화

성공적인 노화(successful aging)는 신체적인 건강, 개인적인 성장, 정서적으로 편안함, 독립성 유지, 행복한 가정생활, 경제적 안정과 함께 이루어지는 것이다. 세계보건기구, 미국노화연구소, 백악관회의에서는 질병과 장애가 없는 것 이상의 것임을 강조하였고, Rowe와 Kahn은 여기에서 더 진화하여 사회적 참여를 강조하였으며, Carlson과 동료들이 수행한 연구는 '성공적인 노화'를 이끄는 요소에 대한 통찰력을 제공한다(표 2-2). 현재 일반적으로 사용되는 모델은 신체, 인지, 사회적 기능이 높으면서 장애가 없는 상태를 말한다. 성공적인 노화라는 말 이외도 건강 노화(healthy aging), 최적 노화(optimal aging), 생산적 노화(productive aging), 잘 늙는 것(well aging) 등이 사용되고 있다.

표 2-2 성공적인 노화에 기여하는 요인

• 행복한 활동하기	• 복잡한 인지활동에서 마음을 다스리기
• 건강한 취미생활하기	• 건강한 식단 유지하기
• 일관된 삶의 패턴	• 저칼로리 음식 섭취하기
• 자신의 삶을 통해 통제력 경험하기	• 금연하기
• 규칙적으로 운동하기	• 예방 차원에서 치료 받기
• 가족과 친구와 같은 사회적인 네트워크에 참여하기	• 항산화 비타민제 및 아스피린 복용하기

출처: Rosow, I(1976). Status and Role Change through the Life Span, in Handbook of Aging and the Social Science, p.462.

성공적인 노화의 세 가지 핵심은 다음과 같다. 첫째, 질병과 장애로부터 자유로워야 성공적인 노화가 가능하다고 본다. 질병과 장애는 어느 정도 유전적인 요인이나 환경적인 요인에 의한 것으로서, 본인의 의지와는 무관하게 발생할 수 있는 문제이기도 하지만 완전히 예방이 불가능한 것도 아니다. 젊은 시절부터 충분한 건강관리가 뒤따른다면 건강한 신체를 가지고 노인의 삶을 영위할 수 있을 것이고, 행여 노인이 되어 질병이나 장애를 얻게 되었다 하더라도 자신의 의지를 통해 극복할 수 있는 문제라고 생각한다.

둘째, 적극적인 사회적 생산활동 참여를 해야 하며, 시대의 흐름에 뒤쳐지거나 포기하는 자세를 버려야 한다. 흔히 역사적 맥락이나 사회 환경적인 요소를 생각해보면, 노인에게 현 시대의 다양한 매체 활용이나 정보에 대한 접근을 강요하는 것은 무리가 따른다. 그러나 노인 스스로 그런 시대의 흐름을 거부하고, 옛 것만을 고집하다보면 자연스레 성공적인 노화에서 거리가 멀어진다. 나이가 들어서 배움을 포기한다거나, 더 이상의 발전을 거부하는 자세를 버리고, 좀 더 수용적인 자세를 갖춘다면 성공적인 노화가 가능하다.

셋째, 노인이 되어서도 자신의 주관과 선택을 유지한다. 이 능력의 전제 조건에는 기본적으로 인지능력이나 신체적 능력이 뒷받침 되어야 하지만, 가장 중요한 것은 노인이 되었다고 해서 자신의 선택권을 포기하고 누군가에게 의지하거나 누군가의 부양받기만을 원해서는 안 된다. 노인이 되어서도 자신의 선택으로 여가생활을 결정하고, 새로운 교육을 받고 주체적으로 삶에 참여하면 성공적인 노화가 가능하다.

8. 수명

수명(life span)이란 생물이 태어나서부터 죽을 때까지의 기간을 말한다. 각각의 생물들은 유전자 수준으로 규정된 생물학적 수명이 있으며, 인간의 생물학적 최대 수명은 약 110세에서 120세로 추정하고 있다. 생물학적 수명은 생물을 둘러싼 다양한 외적 환경 인자에 영향을 받는다. 이러한 영향으로 인간은 생물학적 수명만큼 살아가기가 어렵다.

수명은 평균수명과 자연수명으로 나뉘며, 자연수명은 인간이 일생 동안 살아가면서 외부 환경의 영향을 받지 않고 질병과 사고 없이 살아가는 시간을 말한다. 평균수명은 현재의 연령별 사망수준이 그대로 지속된다는 가정 하에, 올해 태어난 출생아가 향후 몇 세까지 살 것인지를 의미한다.

1) 자연수명

인간이 일생동안 살면서 외부와 환경조건에 영향을 받지 않고, 질병과 사고 없이 살아갈 수 있는 시간을 말한다. 생물학적 수명과 같은 의미이다.

2) 평균수명

평균수명은 기대수명과 동일한 용어를 자주 사용했으나, 기대수명을 사망자의 평균연령으로 혼동하는 경우가 많아 보다 정확한 용어인 기대수명을 사용하고 있다. 평균수명은 기대수명과 동일한 것으로 현재의 연령별 사망 수준이 그대로 지속된다는 가정 하에, 올해 태어난 출생아가 향후 몇 세까지 살 것인지를 의미한다.

또한 건강수명은 일반적인 수명과 달리 건강하게 살 것으로 기대되는 기간으로서의 수명을 의미한다. 다시 말해서 건강수명은 0세 아기의 평균적 수명인 기대수명에서 질병과 사고 등으로 인해 일찍 죽거나 건강하고 생산적인 삶이 손상된 기간을 빼고 계산한 '건강한 인간으로서 살아가는 기간'이라는 학술적인 의미를 말한다.

결과적으로 기대수명에서 질병이나 부상 등으로 인하여 활동하지 못한 기간을 뺀 수명을 건강수명이라고 한다. 따라서 기대수명에서 건강수명을 뺀 수치는 건강하지 못한 상태에서 삶을 유지하는 기간이라고 볼 수 있다.

한국인의 건강수명은 경제력이 비슷한 나라들과 유사한 수준이다. 2015년 OECD에서 발표한 주요국의 기대수명을 살펴보면, 일본이 75세로 가장 길고 한국, 프랑스, 스위스, 이탈리아 등이 73세, 네덜란드, 그리스, 스페인, 스웨덴 등이 72세, 영국, 독일 포르투갈 등이 71세이다.

2015년 한국의 기대수명은 남자 79.0세, 여자는 85.2세로 OECD 회원국의 기대수명보다 남자는 1.1년, 여자는 1.9년 높게 나타났다. OECD 회원국 중 여자의 기대수명이 가장 높은 국가는 일본 86.8세로 한국보다 1.6세 높고, 남자는 아이슬란드 81.3세로로 한국보다 2.3세로 높게 나타났다. 남녀 간 기대수명 차이는 6.2세로 OECD 평균 5.4세보다 높으며, 이 차이는 일본 6.3세와 유사한 수준으로 나타났다(그림 2-1).

현대 평균수명은 전반적인 의학 및 위생, 예방접종의 발달로 영유아 및 아동 사망률이 낮아져 획기적으로 늘어났고, 아울러 성인도 가능한 긴 수명을 누리고 자연사할 수 있게 되어 더욱 늘어나게 되었다. 그러나 선진국, 개도국을 막론하고 노화에 따른 질병은 어쩔 도리가 없어 서민층과 빈민층에서는 황혼을 가난과 질병 속에서 맞아 수십 년을 고생하고, 엄청난 의료비까지 지출 증가에 있어 사회 · 경제적 요인에 영향을 미치며, 또한 개인의 생활습관 역할이 중요함을

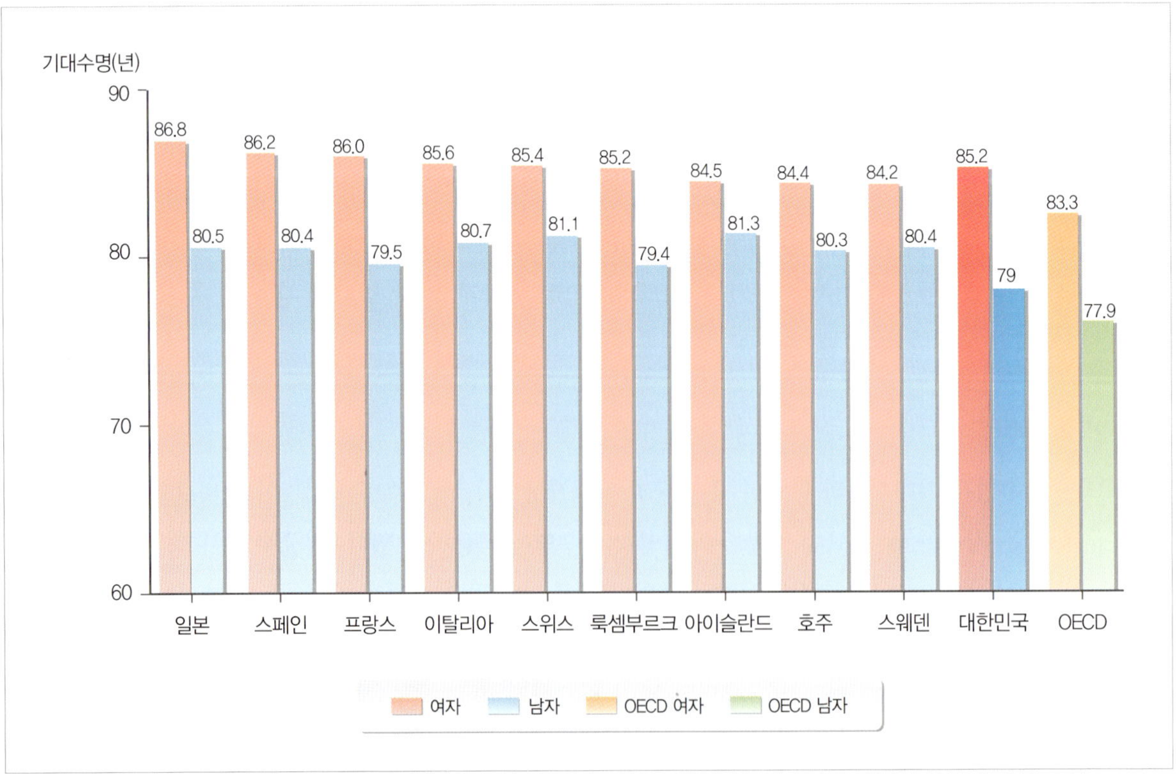

| 그림 2-1 | 2014년 OECD 주요 회원국 기대수명 비교(2015)

출처: OECD(2016). Health Status Data, 2016.

의미한다. 따라서 OECD는 건강 개선을 위해 보건 영역뿐만 아니라 교육, 환경, 소득 및 사회보장 등 보건 이외의 부문 간 협력을 통해 건강 개선을 위한 다양한 조치가 이루어져야 한다.

9. 고령사회

총 인구 중에 65세 이상 인구가 차지하는 비율이 14% 이상인 사회를 고령사회(aged society)라 한다. 우리나라는 출산율 저하와 평균수명 연장 등으로 급속한 고령사회가 진행되어 2050년에는 고령인구 비율이 38.2%로 세계 최고령 국가가 될 것으로 예상된다.

이미 고령사회에 진입한 우리나라의 인구구조는 2018년에는 고령사회로, 2026년에는 초고령사회로 진입할 것으로 전망되고 있다. UN이 정한 기준에 따르면 고령사회는 65세 이상 인구비율이 전체인구의 14% 이상, 20% 미만인 사회를, 초고령사회는 20% 이상인 사회를 말한다(**그림 2-2**). 인구고령화로 의료비, 연금, 사회복지서비스 비용 등 사회경제적인 비용이 급상승할 것이며 국가는 복지비 지출과다로 인해 사회적 갈등이 심해질 가능성이 높다.

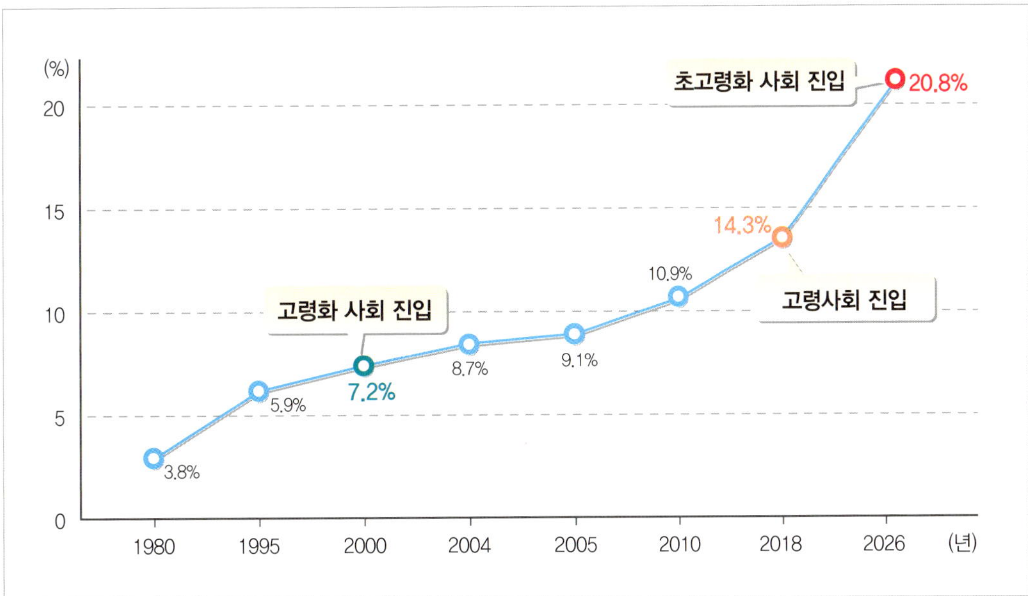

| 그림 2-2 | 고령인구비율 증가추이

구체적으로 살펴보면 사회적 노인부양부담이 지속적으로 증가하여 2005년에는 생산가능 인구의 8.2명이 노인 1명을 부양하였으나, 2020년에는 4.6명, 2030년 2.8명, 2050년에는 1.4명이 노인 1명을 부담하게 된다.

1) 노령화 지수

노령화 지수(aging index)는 14세 이하 인구 대비 65세 이상 노령인구의 백분율을 뜻한다. 쉽게 말해 어린아이들의 수보다 노인층의 인구가 더 높은 것을 말한다.

고령화추세에 따라 생산가능인구(15~64세) 6.6명이 노인 1명을 부양하고, 30년 후에는 생산가능인구 2명이 노인 1명을 부양해야 할 것으로 보고되었다. 또한 2010년 노령화 지수는 67.7로 유소년 인구 100명당 65세 이상 인구가 68명이었지만 2019년에 이르면 노령화 지수가 119.0로 고령 인구가 유소년인구를 초과할 것으로 조사되었다(그림 2-3).

- 노년부양비 = (65세 이상 인구 / 15~64세 인구) × 100
- 노령화 지수 = (65세 이상 인구 / 0~14세 인구) × 100
- 고령자 1명당 생산가능인구 = 15~64세 인구 / 65세 이상 인구

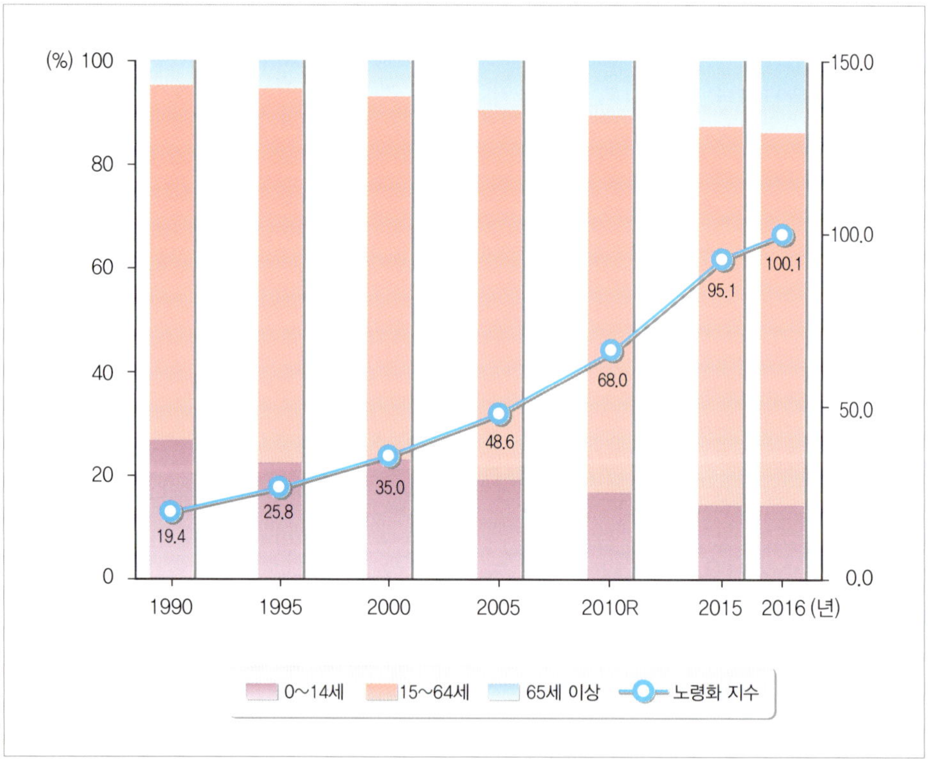

| 그림 2-3 | 1990~2016년 우리나라 연령별 인구고조 및 노령화 지수 추이

출처: 통계청(2017). 2017 인구주택총조사.

2) 노인부양비

노인부양비(old dependency ratio)는 생산가능인구에 해당하는 15~64세 사이 인구 100명당 65세 이상 노인인구의 비율을 가리킨다. 생산가능인구가 고령인구를 부양하는 데 드는 경제적인 부담을 나타내며, 이를 통해 사회의 고령화 추세를 파악할 수 있다. 노년부양비는 생산가능인구의 경제적 분담을 완화하기 위한 방안과 노후생활 안정 대책을 마련하는 데 기초 자료로 활

용된다.

1990년의 노인부양비는 7.4인 반면 2010년에는 15.0으로 두 배 가까이 증가하였다. 2019년에는 20.6, 2040년에는 56.7로 1.8명이 노인 1명을 부양하는 구조로 변화되어 급속한 고령화와 핵가족화로 가족이 노인을 부양하는 전통이 와해되어 경제활동인구 한 명당 노인부양 부담이 크게 증가할 것이다(표 2-3).

표 2-3 노인부양비 및 노령화 지수(단위: 백 명당)

구분	1990	2000	2010	2016	2019	2020	2030	2040
노년부양비	7.4	10.1	15.0	18.2	20.6	21.7	37.7	56.7
노령화 지수	20.0	34.3	67.7	100.7	119.0	125.9	213.8	314.8
노인 1명당 생산가능인구(명)	13.5	9.9	6.6	5.5	4.9	4.6	2.7	1.8

출처 : 통계청(2015). 장래인구추계.

노년부담비 증가는 노인인구 부양을 위해 생산가능인구의 조세, 사회보장비 부담 증가로 세대 간 갈등을 유발할 가능성이 있으며, 연금 수급권자 증가에 따른 연금재정 위기, 노인의료비 증가에 따른 건강보험 재정 불안 등 젊은 세대의 경제적 부담 증가가 초래되며, 전통적 가족문화 약화에 따른 노인의 사회적 부양책임 문제가 되고 있다.

노년부양비가 향후 급격하게 증가될 전망은 최근 심각한 사회문제로 떠오르는 고령화 사회에 대한 실상을 보여주는 것이며, 고령화 사회에 대한 대응의 필요성을 나타내고, 본격적인 고령화가 시작되기 이전에 노후생활 안정대책과 젊은 세대의 부담 완화 방안 마련이 필요하다.

10. 고령사회의 문제점

노인 문제는 어느 시대에나 있었다. 모든 사회는 그들의 문화 속에 사회를 지탱해 주는 여러 제도와 밀접하게 연결된 합리적인 노인부양체계를 가지고 있다. 20세기에 들어서 비서구사회(非西歐社會)에서는 이른바 서구화 과정을 거치면서 기존의 전통적인 노인부양체계가 와해되었으며, 새로운 노인부양체계가 정립되지 않은데서 많은 혼란과 어려움을 겪고 있는 사실을 관찰할 수 있다. 고령사회의 문제점은 현재 인간의 수명은 점점 더 늘어가고 있지만, 수명이 느는 것은 건강하게 오래 살 수 있는 의미가 아니라, 노인들이 생산에 참여할 수 있는지, 기대수명을 지탱할 수 있는지, 노후자금이 충분하게 있는지 등이 고령사회의 문제점이다.

우리나라는 2000년 고령화시회에 들어선 이후, 2017년 고령사회에 진입했다는 것은 젊은 생산가능층이 줄어서 부양해야 할 고령 인구의 숫자가 많아졌다는 것을 의미하며, 이렇게 되면 고령인구는 빈곤해지며, 생산 가능층에게는 부담이 생길 수밖에 없다.

또한, 저출산으로 인해서 인구 고령이 가속화되고 있다고 해도 과언이 아니다. 이런 고령사회의 문제점은 이제 우리에게 더 이상 먼 이야기가 아니라 현실이 되고 있다.

우리나라의 노인 빈곤율은 45%를 넘었으며, 이는 OECD 국가 중 가장 높은 수치이다. 복지제도와 연금이 취약한 한국은 노인들의 일자리를 많이 만들어 나가고 있지만, 인터넷 사용이 어려운 노인들은 쉽게 정보를 알기 힘들다. 또한 노인 일자리는 대부분 최저시급을 주고 있고, 경험을 활용할 만한 일이 없으며, 단순 노동자가 대부분이다.

1) 사회적 측면

노동력 상실 및 노후 대비 부족으로 인한 빈곤 문제, 노인 부양에 따른 청장년층의 재정 부담 증가, 청장년 세대와 노인 세대 간 일자리 경쟁 발생, 핵가족의 보편화에 따른 노인 소외 문제 발생, 노인 세대의 정치적 · 사회적 영향력이 증대되는 반면, 가족 내에서 노인들은 역할을 상실하게 된다.

2) 경제적 측면

생산 가능인구의 감소로 노동력 부족, 경제성장 둔화 현상, 노인 복지비 증가와 노인 부양에 대한 재정적 부담 증가, 실버산업이 새로운 사업으로 부각되게 된다.

3) 지역적 측면

청장년층의 이촌향도 현상으로 인해 농촌의 고령화 현상이 심화되어 가고, 농촌의 노동력 부족으로 농촌의 경기가 침체되어, 도시와 농촌 간 경제적 격차가 심화되어 진다.

11. 고령사회 해결방안

노인문제의 해결에는 노인, 가정, 사회, 국가가 다함께 노력해야 하나, 문제의 영역에 따라 노력과 책임의 소재 및 크기가 다르다.

예를 들어 경제적 빈곤과 노인의 보건 · 의료문제를 해결하려면 노인 스스로와 가족의 절약생활, 건강관리를 위한 노력보다도 정부의 역할과 대책이 크며, 노인의 무위 · 무료문제의 해소에는 정부에서 여가시설을 늘리고 소일프로그램을 개발하는 것도 필요하지만 노인 스스로의 생활 자세와 가족의 보살핌이 보다 절실하다.

고령사회로 접어든 우리나라는 다양한 정부 정책을 통해서 고령사회를 해결하고자 노력하고 있다. 정부에서 출산지원, 보육지원, 교육지원을 적극 지원해야 된다. 또 아이를 많이 낳을수록 고령사회의 해결방안이 된다. 자녀 양육 및 노인부양은 국가, 사회 및 가족 공동책임으로 전환하고 출산과 양육에 유리한 환경을 조성하여 인구 균형을 유지한다.

① 출산 양육에 유리한 환경 조성(여성이 직장생활과 출산을 병행할 수 있는 사회적 제도와 여건 마련, 자녀수당, 아동수당과 부모수당을 지급)
② 고령사회 삶의 질 향상 기반 구축
③ 성장 동력 확보 및 분야별 제도 개선
④ 사회적 분위기 조성
⑤ 부모부양세대의 일정액 감세 특별법 제정
⑥ 육아 및 가족 간호를 위한 휴가 및 유직제도의 부모할당제
⑦ 노동시장의 차별해소와 안정화

노후소득 보장강화를 위해서 국민연금 사업장 가입 확대 등으로 사각지대도 해소해 나가면서 퇴직연금 활성화를 위해서 신규사업장에 대해서는 우선 설정 의무를 부여하고 소득공제확대 등 세제 개선도 함께 추진해 나가야 할 것이다.

참고문헌

- 국민건강보험공단(2017). 연간 회보.
- 오영희 외(2012). 100세 시대 건강한 노화의 양상과 정책과제. 한국보건사회연구원.
- 통계청(2015). 장래인구추계.
- 통계청(2017). 인구주택총조사.
- Action plan for aging research(2001). Aging N10 U.S. Department fo health and human services.
- OECD(2016). Health Status Data, 2016.
- Bowen, Richard L.; Atwood, Craig S. (2004). Living and Dying for Sex. Gerontology, 50(5): 265–90.
- Rosow, I(1976). Status and Role Change through the Life Span, in Handbook of Aging and the Social Science, p.462.

CHAPTER 3

노인물리치료의 원리

학습목표

1. 건강노화 방안에 대해서 설명할 수 있다.
2. 노화를 최소화하는 원칙에 대해서 설명할 수 있다.
3. 노화에 따른 물리치료 요구에 대해서 설명할 수 있다.

핵심단어

- 건강함(wellness)
- 은퇴(retire)
- 신체활동(physical activity)
- 부상방지(injury prevention)

1. 건강노화의 물리치료

건강함(wellness)이란 삶의 질이나 건강 양자를 개선 혹은 지지하는 작용, 가치 그리고 태도를 포함하는 동적인 삶의 방식을 말한다. 건강증진이란 개인의 건강 개선이나 조절을 증가시키는 것을 가능하게 하는 사람, 집단, 사회에서 건강을 가져다주는 생활 생태나 활동을 지지하는 교육, 환경, 정책, 관리, 조직의 복합적인 계획이다. 예방적인 노력에 중점을 두며 건강노화에 기본 개념의 원리를 두고 있다.

Glantz와 Richman은 최적의 과제 성취와 능력 및 독립성 유지의 목표를 강조하도록 노인을 위한 건강관리 프로그램의 개발 지침을 마련하였다(표 3-1).

표 3-1 노인들을 위한 건강 프로그램

프로그램 목표	• 어떤 연령에서든 건강에 있어서 건강의 긍정적인 효과를 깨닫게 한다. • 건강에 미치는 영향과 음식에 대한 지식을 향상시킨다. • 노화에 대한 감각적인 변화를 일깨워 준다. • 의사결정 능력을 개선시킨다. • 건강에 대한 자기 책임감을 고취시킨다. • 긍정적인 관심을 최대화시켜 준다. • 환경 통제력과 독립심을 키워준다. • 건강을 방해하고 질병을 키우는 행동에 관한 인식을 강화한다. • 자기관리에 있어서도 독립심을 키워준다.
주요 주제	• 금연하기 • 개인적 영양 섭취 • 운동(앉기, 일어나기, 충격이 적은 에어로빅) • 활동(흥미 갖기) • 스트레스와 심장에 미치는 영향 • 휴식 • 건강에 대한 책임감 • 감각 상실과 안전(위험 제거) • 매년 정기적인 암 검사를 포함한 건강검진 계획하기

물리치료는 노인의 질병으로부터 건강증진 및 기능 상실을 줄일 수 있다는 작업의 가치를 두고 있다. 성공적인 노화의 개념에 관한 많은 연구에서 인간의 기본적인 욕구 중 하나가 건강한 삶이고, 노년기 삶의 만족도에 있어서도 건강은 중요한 영향 요인으로 제시되고 있다. 즉, 건강은 행복하고 바람직한 삶을 유지하는 데 가장 기본적이고 필수적인 요소라고 할 수 있다. 건강노화를 달성하기 위해서는 이미 일상생활활동의 기능 장애가 발생된 노인보다는 건강한 노인 또는 허약한 노인을 대상으로 건강 수준을 유지 및 향상시키는 것이 효과적이다. 건강증진은 질병의 치료와 의료적 및 물리치료를 실시하므로 건강수준을 유지하고, 질병의 예방, 건강유지 및 증진하는 것이다.

1) 건강노화 방안

전통적인 건강노화 방법으로는 만성질병을 최소화하고, 신체적 기능을 질적으로 향상시키고, 질병을 예방하며 오래 사는 것이다. 건강에 영향을 주는 인자들은 서로 연관되어 있으며, 상당히 많이 존재하고 있다는 것이다. 식습관, 신체활동, 수면습관, 음주와 흡연 등 생활습관요인이 영향을 주고 있다. 그 다음 요소로는 인간이 생활하고 일하는 물리적 및 사회적 환경이 영향을 미치고 있는데, 이는 주거, 교육, 사회서비스, 교통, 작업환경, 보건의료 등에 의해 결정된다.

따라서 건강노화 정책 방안으로 다양한 형태의 건강 결정인자에 집중할 필요가 있으며, 이 인자들은 사회 및 정치적 정책집단에 의해 결정되거나 개인의 속성에 의해서도 결정된다. 유럽 지역에서는 건강노화정책을 개발하는 프로젝트를 추진하는데 있어서 10개의 과제를 선정한 바 있다(표 3-2).

표 3-2 유럽의 건강한 노화 촉진을 위한 정책과제 및 전략

정책과제	주요 전략 내용
은퇴 및 은퇴 전	▪ 근로자의 노동능력 향상 및 연장 대책 수립 • 건강증진대책의 수립 및 개개인의 생활습관에 대한 책임의식 제고 • 산업보건에서의 질병예방 투자 • 질병에 의한 노동영향도 감소 • 잔존하는 노동력의 최대 활동 • 직업병의 위험인자 감소 및 예방 • 신체적 기능능력의 개발 및 지위 • 평생교육 기회의 확대 제공 등
사회자본	▪ 고령자의 건강 수준 유지 • 자원봉사, 사회지지, 사회적 고립예방
정신건강	▪ 고령자의 정신건강 수준 유지 • 연령차별 제거, 의미 있는 사회활동 참여, 타인과의 인적관계 강화, 신체적 건강, 빈곤 제거 ▪ 고령자에게 영향을 끼치는 정신건강 문제 • 우울증, 고뇌, 치매, 정신분열, 알코올 및 약물남용 ▪ 고령자의 정신건강 개선 방법 • 정신요법 및 정신사회적 치료: 인지행동요법, 회상요법, 사이코드라마접근법, 안정요법, 지지요법, 통제력 강화요법, 정신교육, 인지기술 훈련 • 우울증 예방이나 감소, 가족수발자의 지원 등
환경	▪ 환경 개선을 통한 고령자의 삶의 질 • 외부 활동시간의 제고 및 녹지공원 접근성 제고 • 환경기술의 개발, 기후변화, 대기오염 • 낙상부상 및 정신 개선을 위한 주택 개선(실내 환경 개선, 실내 디자인의 변경 및 가구배치 등

표 3-2 유럽의 건강한 노화 촉진을 위한 정책과제 및 전략(계속)

정책과제	주요 전략 내용
영양	▪ 고령자의 영양상태 및 식습관에 영향을 끼치는 요인 • 질병 및 치료의 결과로 인한 심리적 변화, 약물복용으로 인한 부작용, 장애 및 시각손상으로 인한 식욕 감소, 미각 손상, 치아손상이나 구강질환으로 인한 저작기능 저하, 연하기능 저하, 운동부족, 치매나 우울증 등 ▪ 영양관련 건강문제 해결방안 • 비타민D와 칼슘: 여성노인에게 권고, 허약한 고령자의 골절 예방 • 비타민K: 엉덩관절 위험 감소
신체활동	▪ 고령자의 건강과 효과적인 기능 유지 • 심장질환 및 혈압 감소에 효과적, 낙상 및 골절 예방 등 ▪ 신체활동 활성화 방안 • 집단적으로 수행하는 중강도 수준의 신체활동 제고, 사가 모니터링, 특정교육을 배제한 순수한 운동에 목표, 근력강화, 유연성 및 균형성 강화 등의 저항운동 훈련
부상방지	▪ 낙상에 대한 위험인자 • 과거의 낙상경험, 4종류 이상의 복약상태, 뇌졸중 또는 파킨슨병 진단, 균형성 부족, 낮은 기력 ▪ 낙상예방을 위한 개입 프로그램 • 낙상의 다차원적 위험요인 사정 및 관리, 예방 프로그램, 환경개선 및 교육, 약물복용 금지, 골절방지용 보호대 착용 등 ▪ 폭력 및 학대예방 전략 • 고령자를 사회적 기여자로의 인식제고, 고령자 자신의 권리의식에 대한 교육제고, 고령자의 사회적 고립 축소를 위한 세대 간 관계 제고, 고령의 보건의료 및 사회서비스 전문가 훈련, 고령자의 가치 결정력 제고, 고령자에 대한 부정적 이미지 쇄신, 고령자의 복지제도 개선, 고령자 학대 및 폭력사고에 대한 조사
약물남용 **(음주 및 흡연 포함)**	▪ 흡연: 암, 만성폐쇄성폐질환(COPD), 폐질환, 소화기계질환 등 각종 질병 발생 ▪ 음주: 비건전한 음주습관으로 건강에 부정적 영향 ▪ 비건강적 실천행위의 개선 및 실천행위의 방법 전략 모색
약물복용 및 **관련 문제**	▪ 투약실수 및 투약거부, 부적절한 처방, 약물 상호작용, 부작용, 위험을 동반하는 약물사용, 약물용기의 사용방법, 한방약과의 혼합사용의 문제 제지 ▪ 개선 방안 • 투약의 질적 지효(Quality medicators)개발: 처방해서는 안 되는 약물, 약물과 질병 간의 상호작용, 약물과 약물 간의 상호작용, 약물중복 및 모니터링
예방적 보건의료	▪ 장기요양상태를 야기시키는 질병이나 의존성 발생 지연에 필요 • 정기적 재택방문서비스, 건강지식도의 확대, 독감예방접종

출처: 선우덕 외(2009). 노인건강정책의 현황과 향후 추진과제-일상생활기능의 자립향상을 중심으로. 한국보건사회연구원.

2) 노화를 최소화하는 원칙

노화가 일어나는 것은 불가피한 현상이고, 노화는 산화적인 변화가 일어난 현상이기 때문에 돌이킬 수 없는 현상이다. 녹이 슬은 쇠의 부분을 다시 녹이 슬기 전의 모습으로 되돌릴 수 없는 것과 같다. 즉 다시 젊음으로 돌아가는 회춘은 이론적으로 불가능하며, 따라서 어떻게 노화가 덜 또는 천천히 일어나게 하는 가에 목표를 두어야 한다.

노화를 최소화하는 몇 가지 원칙은 다음과 같다. 첫째, 우리 몸의 세포를 가급적 불필요하게, 과다하게 사용하지 않도록 해야 한다. 노화과정에서 가장 중요한 역할을 하는 것이 유해산소이다. 세포가 활동을 많이 할수록 유해산소는 많이 나오고 유해산소가 많이 생성될수록 노화가 촉진된다. 또 하나는 세포자신도 많이 사용할수록 낡아져 기능이 쇠퇴하게 되며, 이로 인해 더 자주 분열해야 함으로 각 세포에게 주어진 분열회수를 미리 많이 쓰는 결과가 되어 조기 노화와 더불어 수명도 단축된다.

둘째, 노화의 결과로 나타난 부족한 부분을 대체해 준다. 예를 들어 폐경여성에서 호르몬 대체요법 등이 여기에 해당된다. 셋째, 전체적인 건강증진을 생활습관화 해야 된다.

어떤 한두 가지의 비싼 건강식을 먹거나, 건강행동으로 노화를 방지하거나 회춘할 수는 없다. 전반적으로 건강증진 노력을 생활화함으로써 노화가 지연된다.

(1) 과식을 삼가야 한다.

필요이상으로 많은 양을 먹으면 우리 몸의 세포는 과다하게 섭취한 음식을 소화시켜야 하고, 남아도는 영양소를 지방으로 만들어 저장해야 한다. 이 과정에서 세포는 많은 양의 에너지를 생산해야 하고, 여러 가지 작업을 해야 하기 때문에 세포 자체가 낡아가고 많은 양의 유해산소를 배출하게 된다. 소식, 절식, 금식 등이 도움이 되는 이유가 된다.

(2) 깨끗한 물과 공기를 섭취한다.

우리 몸에 불필요한 독성화학물질이 들어오면 세포는 독성물질을 처리하기 위해 많은 에너지를 사용해야 하고 작업해야 하므로, 이러한 과정에서 노화가 촉진된다. 독성화학물질이라고 하면 흡연, 음주, 약물, 오염된 공기, 물 그리고 식품 등이 있다. 금연, 과음과 폭음을 피해야 하며, 약물의 남용을 피해야 하고, 깨끗한 공기와 물을 마셔야 한다.

(3) 최소화 스트레스를 받아야 한다.

스트레스를 받으면 우리 몸의 세포는 신경과 호르몬 체계를 통해 엄청난 양의 부담을 받는다. 그 과정에서 세포는 많은 양의 에너지를 생산해야 하고 많은 작업을 해야 한다. 즉 노화가 촉진된다는 것이고, 큰 고통을 받고 난 후 몰라보게 늙어있는 사람을 종종 보게 되는 데, 바로 스트레스가 노화를 눈에 띠게 촉진시킨다는 사실을 말해 주는 것이다. 기쁨, 낙관, 사랑, 자비심, 웃음 등은 노화를 지연시키는 마음이며, 분노, 증오, 경쟁, 투쟁, 시기심, 지나친 야심 등은 노화를 촉진시키는 마음의 자세이다.

(4) 적절한 양의 운동을 해야 한다.

우리 몸이 정상적으로 그 기능을 발휘하려면 몸의 모든 부분을 원활하게 움직여야 한다. 원래 건강과 관련된 운동의 의미는 따로 시간을 내서 스포츠센터에 가서 운동을 하라는 것이 아니라 몸을 많이 움직이라는 것이다. 현재, 주로 좌식 생활이므로 몸을 많이 움직이는 생활을 하지 않는다. 따라서 따로 시간을 내서라도 몸을 많이 움직이라는 말이다. 이때 조심할 것은 운동자체가 에너지를 많이 필요로 하고 세포를 혹사할 가능성이 많기 때문에 과다하게 하면 오히려 더 노화가 촉진된다. 하루에 20~30분 정도, 일주일에 4~5회 약간 몸에 땀이 나고 숨이 약간 찰 정도의 운동이 가장 적당하다. 그 이상의 운동은 오히려 노화를 촉진하기도 한다.

건강노화의 물리치료와 관리로 기능적 수준을 정확하게 평가하고, 물리치료에 필요한 자원 및 사용가능한 자원을 찾는 것이 중요하다. 적극적인 활동을 유도하고, 변화된 생리직 반응을 이해하며, 가족의 기대치를 평가하여 신체관리 프로그램에 반영하여야 한다. 질병에 대한 프로그램을 적용하고, 사회화를 강조하고 자극하며, 약물사용을 최소화하여야 한다.

3) 노화에 따른 물리치료 요구

노화에 의해서 다양한 질환이나 장애를 가질 가능성이 높아지고, 질환을 치료하기 위해 치료적 요구는 더욱 높아질 것이라는 것을 추측할 수 있다. 한편으로 의료비의 상승을 통해서 사회 · 경제적인 문제가 나타날 것으로 예측된다. 의료비를 억제하기 위해서 의료공급자측은 보다 정확한 치료를 선택할 필요성을 가지며, 생활자립지원, 건강증진이나 예방적 측면에서도 개입할 필요가 있다.

노화에 의한 뇌혈관질환, 고혈압, 당뇨병, 낙상, 골절, 퇴행성골관절염, 퇴행성척추증, 폐렴 등은 모두 물리치료의 질환 대상이다. 특히 뇌혈관장애, 엉덩관절 골절은 대표적 물리치료 대상 질환이며, 이러한 질환의 대상으로 인하여 와상상태의 예방, 노인장기요양보험의 간병인 부담 경감, 노인장기요양보험을 필요로 하는 사람의 급증과 의료비 상승을 방지하기 위해서도 물리치료의 필요성은 점점 높아질 것이다(그림 3-1).

이러한 노인의료비 증가를 억제하기 위해서는 여러 가지 대책이 필요하지만 예방적 프로그램이 치료비를 절감할 수 있음은 이미 발표된 적이 있다. 건강교육, 건강상담, 건강검진, 영양 및 운동서비스, 기능훈련 및 방문지도 등의 질병 예방 건강증진사업을 적극적으로 추진하는 것이 매우 효과적이라고 평가되고 있다.

고령사회가 진행될수록 보건의료, 복지가 확실하게 연계되어 고령자의 건강증진, 예방의학을 발전시키는 것이며, 이에 따른 노인물리치료와 관리로 기능적 수준을 정확히 평가하고, 물리치료에 필요한 자원을 찾는 것이 중요하다. 적극적인 활동을 유도하고, 변화된 생리적 반응을 이해하며, 가족의 기대치를 평가하여 신체관리 프로그램에 반영하여야 한다. 질병에 대한 진단 자체가 아니라 질병의 관리 및 기능적 향상에 대한 관심을 가져야 하며, 단순한 운동프로그램을

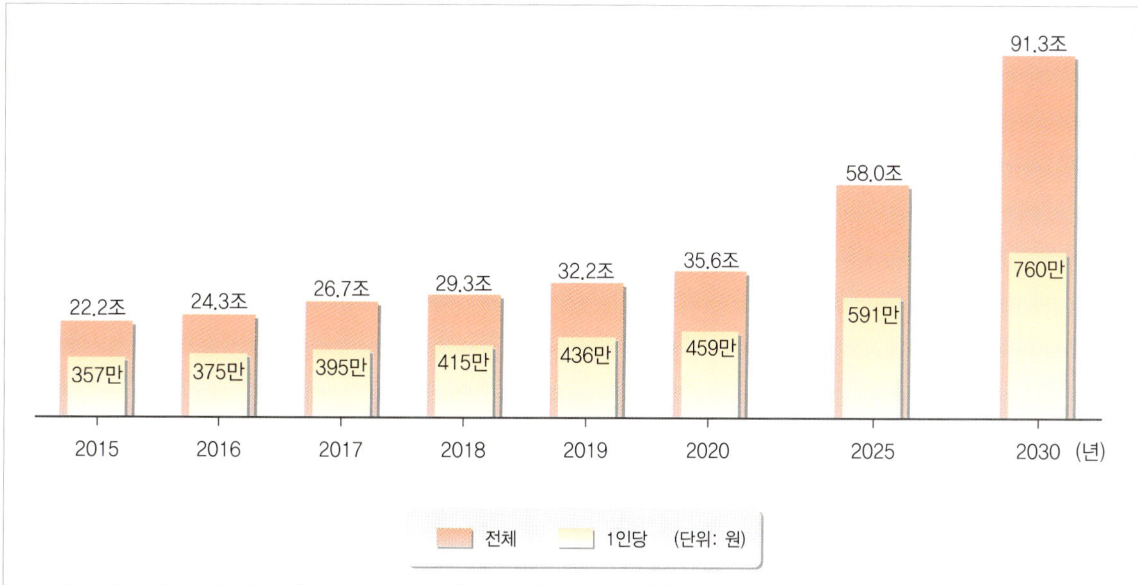

| 그림 3-1 | 65세 이상 노인의료비 지출 규모
출처: 국민건강보험공단(2017). 연간 회보.

적용하고, 사회화를 강조하고 자극하도록 하면서 약물 사용을 최소화하여야 한다.

물리치료사가 역할을 발휘할 상황이 증가하고 있으며, 적극적 직업영역 개척과 참여가 필요해지고 있다.

참고문헌

- 국민건강보험공단(2017). 연간 회보.
- 선우덕 외(2009). 노인건강정책의 현황과 향후 추진과제-일상생활기능의 자립향상을 중심으로. 한국보건사회연구원.
- 오영희 외(2012). 100세 시대 건강한 노화의 양상과 정책과제. 한국보건사회연구원.
- Carlson, M., Clark, F., Young, B., (1998). Practical contributions of occupational science to the art of successful aging: How to sculpt a meaningful life in older adulthood. Journal of Occupational Science 5(30), 107-118.
- Fozard JL, Metter EJ, Brant LJ. (1990). Next steps in describing aging and disease in longitudinal studies. J Gerontol Psy Sci, 45: 116-127.
- Glantz, C.H., Richman, N., (1996). The wellness model in longterm care facilities. Quest 7, 7-11.
- Kalache A, Gatti A(2003). Active Aging: a policy framework. Ade Geronntol, 11:7-18.
- White House Commission on aging: The road to an aging policy for the 21st century. Services. UDoHaH, 1996.
- Rowe JW, Kahn RL(1997). Successful Aging. Gerontologist, 37;433-440.
- 통계청 http://kostat.go.kr

UNIT 2

노인의 건강변화

CHAPTER 4

근육뼈대계의 변화

학습목표

1. 노화로 인한 근육계의 변화를 설명할 수 있다.
2. 노화로 인한 뼈의 변화를 설명할 수 있다.
3. 노화로 인한 관절의 변화를 설명할 수 있다.
4. 노화로 인한 신체의 생리학적 변화를 설명할 수 있다.

핵심단어

- 뼈대근육(skeletal muscles)
- 관절(joint)
- 뼈(bone)
- 노화(aging)

1. 개요

뼈대근육(skeletal muscles)은 신체가 움직이고 자세를 유지하도록 한다. 또한 혈액의 심장으로의 정맥 환류를 돕고 체온 유지에 도움이 되는 열을 발생시킨다. 뼈는 몸을 지탱하고 지레와 관절 시스템을 통해 신체의 움직임을 허용한다. 뼈대근육은 또한 지방과 무기질을 저장하고 혈액 세포 생산을 담당하는 적색골수(red bone marrow)를 수용한다. 나이가 들면 근육뼈대계의 이러한 구성 요소들이 점진적으로 퇴화하여 약해지고 낙상과 골절의 위험을 증가시킨다.

노화로 인해 뼈와 뼈대근육은 점차적으로 퇴행을 겪게 되며 약화가 촉진되는데 뼈대근육은 강도와 질량을 잃게 되고, 뼈는 밀도가 떨어지며 탈석회(decalcification) 및 탈염(demineralisation)을 겪는다. 결과적으로 노인들은 종종 힘의 상실, 낙상, 골절 및 허약감에 쉽게 빠지며 척추의 구부정한 만곡이 생기고 근육감소증(sarcopenia), 뼈엉성증(osteoporosis) 및 뼈관절염(osteoarthritis)과 같은 질병을 갖게 된다. 우리 몸의 모든 시스템이 그렇듯이, 근육뼈대계 역시 노년기에 활성을 유지하기 위해 적당한 운동을 하면 근육의 힘과 뼈의 밀도를 유지하는 데 도움이 될 수 있다. 노화에 따른 근육뼈대계통의 변화로 인한 노인들의 자세 변화는 머리가 앞으로 숙여지고 등은 굽으며, 엉덩관절과 무릎관절은 앞으로 굽힘된다. 이것은 종종 노년층에서 볼 수 있는 척추의 구부정한 만곡에 기여한다(그림 4-1).

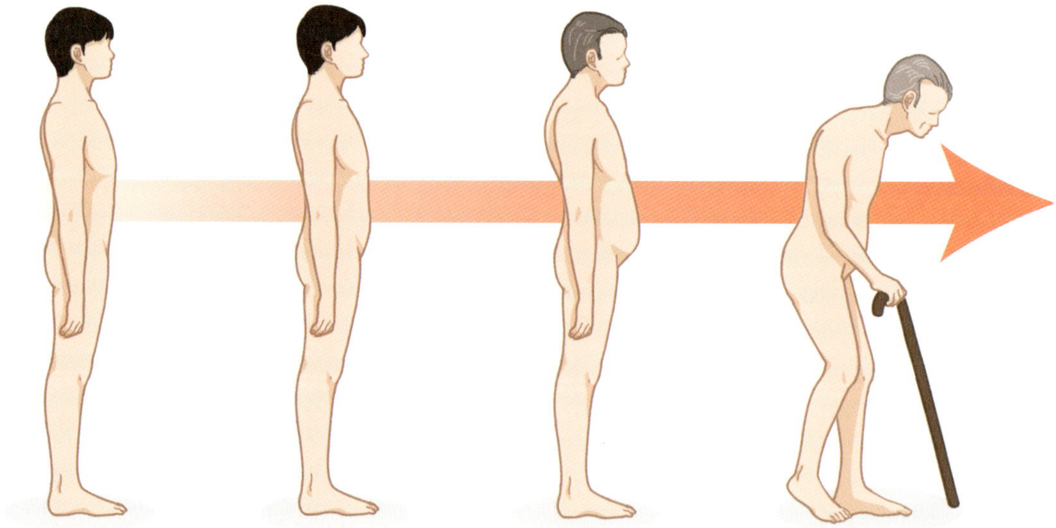

| 그림 4-1 | 나이 관련 자세 변화

2. 구조적 변화

1) 뼈의 변화

뼈는 주로 무기 성분인 인산칼슘복염(hydroxyapatite)과 유기 성분인 I 유형 콜라겐으로 구성된다. 인산칼슘 결정은 골격을 형성하고 뼈에 강성을 부여한다. 골격은 칼슘 저장소 역할을 하는데 뼈는 신체의 모든 칼슘의 약 99%를 저장한다. 불충분한 수준의 칼슘이나 비타민 D(칼슘 흡수에 필수적임)는 골밀도를 감소시키고 뼈엉성증과 골절의 위험을 증가시킬 수 있다. 노화로 인한 뼈대계의 큰 변화는 칼슘과 비타민 D의 장내 흡수율이 떨어지고 이로 인해 뼈를 위해 활용할 수 있는 칼슘의 수치는 낮아진다. 콜라겐은 인산칼슘복염을 뼈에 단단하게 결합시킨다. 어떤 사람들에게는 결함을 가진 콜라겐 생성을 유도하는 유전자가 있어 불완전뼈형성(osteogenesis imperfecta)이 초래되기도 한다. 근육과 마찬가지로, 뼈는 지속적으로 침착되고 부서지는 역동적인 조직이다. 이 유동 상태는 뼈를 부착시키는 뼈모세포(osteoblasts)와 뼈를 소화, 이온 칼슘을 혈액으로 방출하는 뼈파괴세포(osteoclasts)라는 두 가지 주요 골세포 유형에 의해 매개된다. 뼈모세포는 뼈가 직립의 활성 체중에 의해 부과될 때 더 활동적이다. 젊은 성인에서는 뼈모세포와 뼈파괴세포가 비슷한 속도로 작용하여 골밀도가 유지된다. 비활성이란 뼈모세포 활동을 감소시켜 골밀도를 감소시키는 것을 의미한다. 나이와 관련된 뼈대근육 질량의 감소는 뼈에 대한 부하(체중과 수축력 모두)의 감소에 기여하기 때문에 고령자는 가능한 한 능동적이고 가동성의 상태를 유지하는 것이 중요하다.

노화가 뼈에 미치는 영향은 다음과 같다. 과학적 근거에 따르면 최대 뼈 질량의 약 90%가 남성의 경우는 20세와 여성의 경우는 18세에 성취된다는 것을 보여준다. 뼈 질량은 최대 뼈 강도와 밀도가 달성되는 30세경까지 남녀 모두 증가한다. 그러나 골밀도(bone density)는 중년이 되면서 감소하기 시작한다. 이로 인해 여성들은 뼈의 탈염과 뼈엉성증의 특별한 위험에 처해 있다. 뼈엉성증은 점차적으로 에스트로겐 전후 폐경기 여성의 뼈를 보호하는 효과를 잃게 한다. 연구결과에 따르면 여성은 남성보다 아래팔에서 매년 1.5~2배 정도의 골밀도를 잃는다고 보고되었다. 남녀의 뼈 손실은 노년기까지 계속되며, 80세의 골밀도는 젊은 연령층의 최고 골밀도의 약 절반 정도밖에 되지 않는다. 골격으로부터 나이와 관련된 칼슘의 손실은 일반적으로 뼈엉성증을 나타내는 다공성 및 스펀지 같은 모양을 취한다. 뼈엉성증에 대한 두 가지 인식 형태가 있다. 이는 폐경기 여성과 폐경기 후 여성에서 볼 수 있으며 여성 호르몬 수치가 떨어지는 결과로 발생한다고 생각되는 I 형과 남성과 여성 모두에게 영향을 미치며 뼈모세포의 수와 활동 감소로 인한 것으로 보이는 노인성 골감소증라고 불리는 II 형으로 구분된다. 또한, 인터루킨 6과 같은 일부 전-염증성 사이토카인(나이가 들어감에 따라 증가)은 뼈파괴세포를 자극하여 뼈의 탈염을 유도한다. 척추뼈는 특히 뼈엉성증에 취약하며 미세골절을 일으켜 신체의 무게로 붕괴되어 압축되고 변형된다. 뼈대근육은 연령과 관련된 해부학적 및 생리적 변화에 직접적으로 기인하는 힘의 상실을 초래한다(표 4-1).

표 4-1	뼈대근육의 연령과 관련된 변화
단백질 합성 감소	• 팔다리에서 근섬유의 크기와 수의 감소 • 전발생세포(progenitor cell)의 수 감소
근육 성장 감소	• 근육이 스스로 회복할 수 있는 능력의 감소 • 활성 근섬유가 콜라겐이 풍부한 비수축성 섬유 조직으로 대체 • 운동신경세포 수의 감소 및 신경근접합부의 악화 • 순수 근육 조직의 손실부위에 지방 침착이 증가 • 리포푸신[lipofuscin(나이 관련 색소)]의 축적
미토콘드리아 수의 감소	• 특히 빠른연축근육에서 비효율적인 신진대사 • 주요 근육군으로의 혈류 감소

2) 관절의 변화

윤활 관절에서 관절 연골의 정상적인 활동은 충격 흡수체의 역할을 하며 관절 운동 중에 적정한 간격 유지와 뼈의 원활한 활주를 보장한다. 그러나 30대 이후부터 연골수분의 탈수가 진행되고 점점 노화가 진행됨에 따라 연골 형성 세포인 연골세포(chondrocytes)의 수와 활동은 연령에 따라 감소하는데, 노화에 따른 관절의 변화로 인해 무릎과 같은 중요한 관절에서 연골 양의 감소를 가져올 수 있다. 관절 연골의 양이 감소할수록 관절면이 빨리 마모되며, 충격흡수기능 약화로 인한 구조적인 손상, 염증, 통증 등을 초래한다. 이러한 변화로 인해 노인은 유연성이 소실되며, 관절이 뻣뻣해지고 관절의 불안정성이 증가되어 통증 및 자세 변형을 초래한다. 이러한 연골 결핍은 노화된 관절이 기계적 손상에 보다 취약해지고 뼈관절염에서 흔히 볼 수 있는 통증을 유발하는 뼈 사이 접촉의 위험을 증가시킨다.

3. 생리적 변화

나이가 들면서 뼈대근육이 위축되고 질량이 감소하며(그림 4-2), 근육의 수축 속도와 힘이 감소된다. 이러한 현상은 노인성 근육감소증으로 알려져 있으며, 체력 저하를 수반한다. 노인에게서 나타나는 노인성 근육감소증은 의자에서 일어나기, 집안일 하기 또는 씻기와 같은 일상적인 작업을 수행하는 능력을 손상시킬 수 있다. 근육의 최대 질량과 힘은 20대와 30대에 최대에 도달한다. 이것은 중년을 거치면서 점진적으로 감소하며 60세부터 근육 조직의 손실이 가속화된다. 늙은 나이에 팔다리는 매우 많은 근육 조직을 잃게 되는데 이동성이 감소한 사람들에게서는 피부와 뼈의 소실보다 조금 더 소실이 발생할 수 있다. 갈비뼈사이근의 쇠약 때문에 갈비뼈 사이에 깊은 고랑이 생길 수 있으며, 안면 근육 조직의 상실은 이목구비의 전체적인 느슨함을 발생시킨다. 이러한 노인성 근육감소증은 노쇠함(frailty)의 증가와 관련 있다. 노쇠함이란 여러 요인으로 나타나지만 뼈대근육에서 발생하는 악화(deterioration)와 근육감소증은 매우 중요한 문제가 되며, 이로 인해 발생된 약화는 피로와 낙상의 위험을 증가시켜 노인 사망률의 증가를 가져온다. 뼈대근육은 주로 두 가

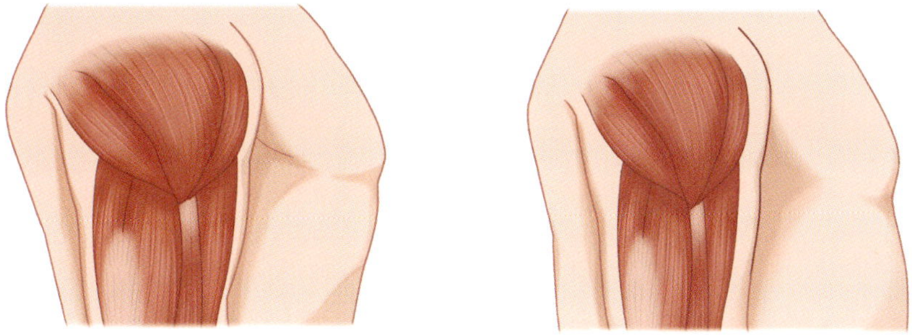

활동성이 있는 20대　　활동성이 적은 60대

| 그림 4-2 | 노화와 감소된 활동으로 인한 뼈대근육의 위축

지 유형의 섬유로 구성된다. 느린연축섬유(유형 I)[slow-twitch fibres (type I)]는 장거리 걷기와 같은 지구력 활동에 사용되며 빠른연축섬유(유형 II)[fast-twitch fibres (type II)]는 스프린트와 같은 짧은 폭발적 활동에 사용된다. 근육감소증은 빠른연축섬유의 수와 생리적 변화와 관련이 있고, 느린연축섬유는 상대적으로 나이에 영향을 받지 않는다. 최근의 연구에 따르면 느린연축섬유는 일부 신진대사 효소의 농도를 유지하거나 심지어 증가시켜 빠른연축섬유의 근육섬유 활성의 감소를 방해할 수도 있다고 보고되었다. 근육감소증은 또한 운동신경섬유의 소실(신경 결손)과 신경근접합부(운동 신경을 뼈대근육에 연결시키는 시냅스)의 손실 및 퇴행에 의해 유도되는 것으로 생각된다. 결과적으로 근육은 자극이 덜되고 질량이 감소한다. 근육감소증은 중년 이후로 감소되는 성장 호르몬, 테스토스테론 및 신진대사 호르몬의 수준 감소로 심해진다. 뼈대근육은 대사적으로 매우 활동적이기 때문에, 근육감소증은 연령과 관련된 대사율 감소에 기여하는 주된 요인이 된다. 평균적으로 우리는 20세 전후의 기초대사를 기준으로 30세부터 10년마다 순수 근육 질량의 3~8%를 잃는다. 칼로리 섭취량이 젊은 시기와 동일하게 유지된다면 초과되는 칼로리가 지방 형태로 저장될 위험이 훨씬 커진다. 이것은 인슐린 저항성이 있는 노년층에서 악화될 수 있다. 뼈대근육 질량의 감소는 뼈와 관절에 제공되는 지지의 점진적인 감소를 가져오고, 이는 차례로 고령에서 관찰된 자세 변화에 기여한다. 또한 뼈관절염의 위험뿐만 아니라 낙상과 골절의 위험을 증가시킨다. 노화된 근육은 부상을 입기 쉽고 복구 및 회복에 더 오랜 시간이 걸린다. 이러한 느린 회복은 진행성 세포 노화로 인해 새로운 근육 세포 또는 미오사이트(myocytes)로 발전할 수 있는 미분화 줄기세포인 전발생세포(progenitor cells)의 수가 감소된 결과일 수 있다.

참고문헌

- 김난수 외(2010). 노인재활. 군자출판사.
- 김용천 외(2002). 노인물리치료학. 현문사.
- 노인물리치료 교재편찬위원회(2014). 노인물리치료. 범문에듀케이션.
- 노인물리치료학 편찬위원회(2018). 노인물리치료학. 현문사.
- 서병도 외(2012). 노인물리치료학. 엘스비어코리아.
- Bailey AJ (2002) Changes in bone collagen with age and disease. Journal of Musculoskeletal and Neuronal Interactions; 2: 6, 529–531.
- Boskey AL, Coleman R (2010) Aging and bone. Journal of Dental Research; 89: 12, 1333–1348.
- Bougea et al (2016) An age-related morphometric profile of skeletal muscle in healthy untrained women. Journal of Clinical Medicine; 5: pii.
- Cartee GD et al (2016) Exercise promotes healthy aging of skeletal muscle. Cell Metabolism; 23: 6, 1034–1047.
- Choi SJ (2016) Age-related functional changes and susceptibility to eccentric contraction-induced damage in skeletal muscle cell. Integrative Medicine Research; 5: 3, 171–175.
- Costache C, Costache D (2014) Femoral neck fractures. Bulletin of the Transilvania University of Brasov, Series VI: Medical Sciences; 7(56): 1, 103–110.
- Daly RM et al (2013) Gender specific age-related changes in bone density, muscle strength and functional performance in the elderly: a-10 year prospective population-based study. BMC Geriatrics; 13: 71.
- Fragala MS et al (2015) Muscle quality in aging: a multi-dimensional approach to muscle functioning with applications for treatment. Sports Medicine; 45: 5, 641–658.
- Freemont AJ, Hoyland JA (2007) Morphology, mechanisms and pathology of musculoskeletal ageing. Journal of Pathology; 211: 2, 252–259.
- Hanna F et al (2005) Factors influencing longitudinal change in knee cartilage volume measured from magnetic resonance imaging in healthy men. Annals of the Rheumatic Diseases; 64: 7, 1038–1042.
- Kloss FR, Gassner R (2006) Bone and aging: effects on the maxillofacial skeleton. Experimental Gerontology; 41: 2, 123–129.
- Kwan P (2013) Sarcopenia, a neurogenic syndrome? Journal of Aging Research; 2013: 791679.
- Lau AN, Adachi JD (2011) Bone aging. In: Nakasato Y, Yung RL (eds) Geriatric Rheumatology: A Comprehensive Approach. New York: Springer.
- Murgia M et al (2017) Single muscle fiber proteomics reveals fiber-type-specific features of human muscle aging. Cell Reports; 19: 11, 2396–2409.
- Musumeci G et al (2015) Apoptosis and skeletal muscle in aging. Open Journal of Apoptosis; 4: 41–46.
- National Institute for Health and Care Excellence (2015) Osteoarthritis.
- National Institutes of Health (2015) Osteoporosis: Peak Bone Mass in Women.
- Nigam Y et al (2009) Effects of bedrest 3: musculoskeletal and immune systems, skin and self-perception. Nursing Times; 105: 23, 18–22.
- Papa EV et al (2017) Skeletal muscle function deficits in the elderly: current perspectives on resistance training. Journal of Nature and Science; 3: 1, e272.
- Power GA et al (2013) Human neuromuscular structure and function in old age: a brief review. Journal of Sport and Health Science; 2: 4, 215–226.
- Skelton DA, McLaughlin AW (1996) Training functional ability in old age. Physiotherapy; 82: 3, 159–167.
- Stokinger J et al (2017) Caloric restriction mimetics slow aging of neuromuscular synapses and muscle fibers. The Journals of Gerontology. Series A; glx023.
- Zhang Y, Jordan JM (2010) Epidemiology of osteoarthritis. Clinics in Geriatric Medicine; 26: 3, 355–369.

CHAPTER 5

신경계의 변화

학습목표

1. 노화로 인한 신경계의 구조적, 생리적 변화에 대해 이해하고 설명할 수 있다.
2. 노화가 뇌기능에 미치는 영향에 대해 이해하고 설명할 수 있다.

핵심단어

- 노화(aging)
- 중추신경계(central nervous system)
- 말초신경계(peripheral nervous system)
- 뇌기능(brain function)

1. 개요

신경계는 신체의 모든 기관과 조직의 활동을 조절하고 통합한다. 눈, 귀, 코, 입, 피부 및 근육과 같은 부위로부터 감각 입력을 받아 신경계를 통해 정보를 처리하고 다양한 효과기관을 통해 반응한다. 모든 신체 시스템과 마찬가지로, 신경계 역시 노화(aging)와 관련된 뇌세포의 손실을 피할 수 없으며 노화와 관련된 다양한 변화를 겪는다. 그러나 노화가 반드시 신경계의 혼란이나 치매로 이어지는 것은 아니다. 약 1천억 개 이상의 신경세포를 가지고 있는 뇌는 매우 복잡하며, 지난 수십 년 동안의 연구에도 불구하고, 그 기능은 아직도 잘 알려지지 않고 있다. 하지만 기존의 과학적 지식은 노화가 신경계에 어떤 영향을 미치는지에 대해 완전하지는 않지만 어느 정도 이해할 수 있도록 기여하였다. 노화로 인한 신경계의 변화로 인지기능은 점차 저하되고 방광조절이나 기립저혈압과 같은 여러 문제가 발생할 수도 있지만 건강한 상태에서는 뇌가 정상적으로 계속 기능한다고 할 수 있다. 신경계의 노화는 신경세포의 점진적 소실과 신경전달물질의 고갈을 초래하고, 이러한 변화들은 보통 인지기능의 점진적인 감소와 관련되어 있으며 환경, 유전 및 생활 방식에 영향을 받는다. 다음은 뇌, 척수 및 말초신경계에서 발생하는 노화로 인한 신경계의 구조적, 생리적 변화와 노화로 인해 발생하는 뇌기능(brain function)의 문제들에 대해 설명한다.

2. 노화로 인한 신경계의 구조적, 생리적 변화

1) 신경조직

노화된 뇌는 점차 신경세포(neuron)와 지지신경아교세포(supporting neuroglial cells)를 잃어가게 된다(**그림 5-1**). 20~60세 사이에 뇌는 1년 동안 약 0.1%의 신경세포를 잃게 되고, 그 후로는 그 과정이 빨라진다. 90세가 되면 50대인 경우보다 뇌의 질량이 약 11% 감소하며, 이는 150g 정도의 신경조직 손실과 같다. 나머지 조직에는 철, 알루미늄 및 프리라디칼(free radicals)과 같은 유해 물질의 농도가 증가한다. 또한 노화된 신경조직은 두 가지 색소, 즉 갈색의 리포푸신과립(lipofuscin)과 흑색의 신경멜라닌(neuromelanin)의 침착으로 인해 색소침착이 증가한다. 리포푸신과립은 아밀로이드 단백질 침착과 신경섬유 매듭의 형성을 유발하는 원인이 된다. 신경조직의 이러한 비정상적인 영역은 노화된 뇌 조직에서 저밀도로 존재하는 경우가 많으나 알츠하이머병에서는 이러한 색소침착이 고밀도로 관찰된다.

2) 대뇌겉질

신경세포의 손실은 대뇌겉질(cerebral cortex)에서 가장 뚜렷하게 나타난다. 대뇌겉질 표면의 고랑(sulcus)은 노인의 뇌에서 눈에 띄게 더 깊다(**그림 5-1**). 기존에는 이마엽(frontal lobe)이 노화로 인한 신경 손실에 특히 취약한 것으로 생각되었지만 실제로 마루엽(parietal lobe)과 같은

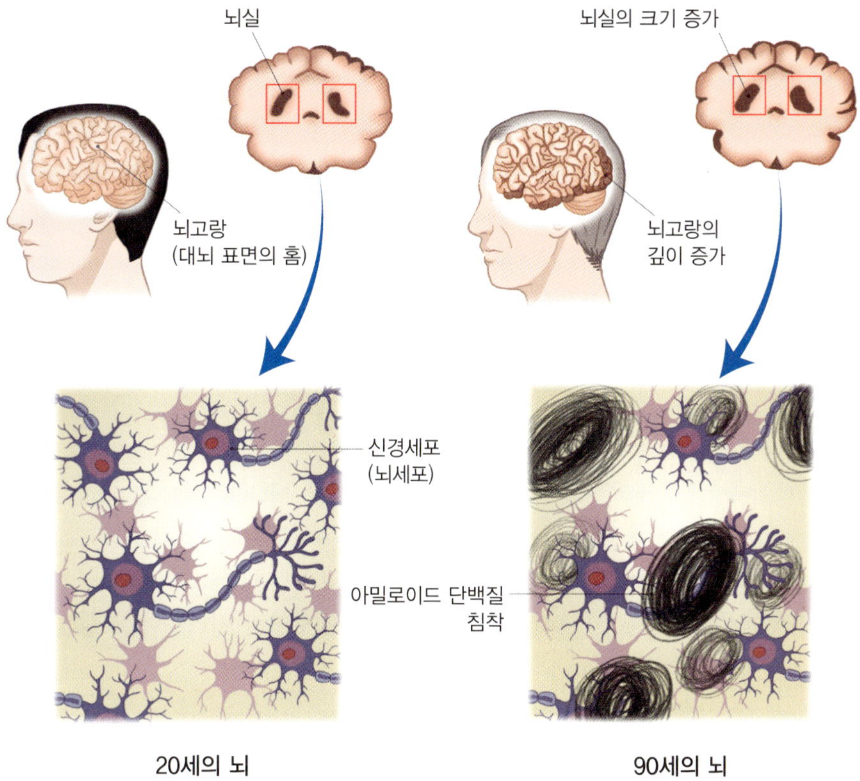

| 그림 5-1 | 뇌의 노화 관련 3가지 변화

다른 겉질 영역에서도 유사한 손실이 관찰된다. 이마엽과 마루엽의 구조적 변화는 노인의 기억력 감소와 연관된다. 80대 중 아밀로이드 단백질(amyloid protein) 침착 수준이 낮은 사람들은 기억력을 잘 유지하는 반면, 침착 수준이 높은 사람들은 기억력(특히, 단기기억)에 문제를 갖는다고 보고되었다. 그러나 최근 연구 결과에서 기억력 손상이 아밀로이드 침착으로 인한 요인보다 오히려 타우단백질(tau protein)의 축적과 같은 다른 요인이 더 중요한 역할을 한다고 보고되었다.

3) 해마

해마(hippocampus)는 기억과 새로운 기술 습득에 핵심적인 역할을 한다. 해마는 나이가 들면서 상당한 양의 신경조직을 잃게 되고, 이는 새로운 언어를 배우는 것과 같은 활동이 나이가 들수록 왜 어려워지는가에 대한 이유로 설명될 수 있다. 최근 연구에 따르면 컴퓨터로 생성된 가상 환경을 탐색할 때 공간 인식이 향상되고, 젊은 사람과 노인 모두에서 해마의 수축이 줄어들었다는 보고가 있다. 따라서 향후 가상현실 컴퓨터 프로그램은 잠재적으로 중요한 뇌 영역의 수축을 줄이는데 활용될 수 있을 것이라 여겨진다.

4) 몸운동겉질

70세 이상의 사람들 중 약 35%에서 보행장애가 발견된다. 근육 및 관절에서 노화와 관련된 변화들이 중요한 요인이지만 신경계도 이와 관련 있다. 뇌의 이마엽에 위치한 몸운동겉질(somatic motor cortex)은 걷는 것과 관련된 근육의 움직임을 제어한다. 중년 이후부터 이 영역의 신경세포는 보행장애를 일으킬 수 있는 위축의 징후를 보이며, 이는 노인의 이동성을 감소시키는 잠재적 원인이 될 수 있다.

5) 뇌실

노화로 인해 뇌실(brain ventricles)의 크기가 점진적으로 증가된다(**그림 5-1**). 이것은 뇌실을 연결하는 세포들의 소실과 연관된다. 확대된 뇌실들은 뇌척수액으로 가득 차게 되며 이는 자기공명영상에서 쉽게 관찰된다. 평균적으로 뇌실의 용적은 연간 약 2.9%씩 증가한다. 이러한 용적의 증가는 70세 이후로 가속화되며 연간 평균 4.25%씩 증가하는 것으로 보고되었다. 대부분의 노년층에서 뇌실 팽창이 나타나기는 하지만, 이것이 인지기능에 영향을 미치는 지에 대해서는 분명하게 밝혀져 있지 않다.

6) 뇌줄기 및 자율신경기능

노화로 인해 숨뇌(medulla oblongata)를 비롯한 뇌줄기(brainstem)의 여러 부위는 뇌의 다른 부위에 비해 상대적으로 신경세포를 적게 잃는다. 노화 시 뇌줄기는 아마도 가장 잘 보존된 뇌의 부위일 것이다. 이것은 아마도 생명유지에 필수적인 역할을 하기 때문이라 여겨진다. 뇌줄기는 호흡, 연동운동, 심장박동 및 혈압을 조절한다. 그러나 뇌의 자율신경기능은 나이가 들어감에 따라 감소하며, 이로 인해 신체의 내외부 환경 변화에 신속하게 대응할 수 있는 능력이 저하된다. 부교감신경과 교감신경으로 이루어진 자율신경계의 두 분지는 노화로 인해 위태로워진다. 이러한 변화는 노인에게 부정적인 영향을 줄 수 있다. 예를 들어, 혈관에서 혈압의 변화에 반응하는 신경말단부인 압력수용체(baroreceptor) 반응의 둔화는 기립성 저혈압의 위험을 증가시키므로 갑자기 일어서다가 넘어져 부상을 당하는 원인이 된다. 또 다른 부정적인 결과는 방광조절의 점진적인 감소이다. 배뇨를 조절하기 위해 신체는 신장감각수용기, 자율신경계(함께 방광 채워짐을 모니터링)와 대뇌겉질의 의식영역(방광이 가득 차면 신호를 보냄)의 상호작용에 의존한다. 또한 배뇨를 시작하려면 요도괄약근의 운동조절을 필요로 한다. 모든 요소는 노화되어감에 따라 기능이 저하되며, 이러한 변화는 남성의 전립선비대와 여성의 골반 기저부근육의 약화와 같은 다른 신체 시스템의 기능과 결합하여 방광의 민감도와 통제력을 감소시킨다.

7) 신경전달물질

노화는 노르아드레날린(noradrenaline), 글루타메이트(glutamate), 도파민(dopamine) 및 세로토닌(serotonin)을 비롯한 많은 신경전달물질(neurotransmitter)의 생성 및 감소와 관련이 있다. 특히 노화로 인한 도파민의 감소가 중요한데, 도파민은 운동기능과 새로운 기술 습득을 조절하는 동시에 뇌의 보상 화학물질의 역할을 한다. 도파민을 생성하는 신경세포의 수는 정상적인 노화 과정의 일부로써 자연스럽게 감소하고 이는 과거 경험으로부터 배우는 능력에 부정적 영향을 미칠 수 있다. 최근 연구에 따르면 L-DOPA(파킨슨 병 치료에 일반적으로 사용되는 약물)를 복용하여 도파민 수치를 높였던 많은 노인들이 젊은 성인과 마찬가지로 학습능력이 빨라졌다고 보고되었다.

8) 척수

노화와 관련된 척수(spinal cord)의 변화를 조사한 연구는 거의 없다. 최근의 동물 모델 연구에서는 노화된 척수에서 콜레스테롤 함량이 증가하는 것으로 나타났는데, 이는 척수기능을 잠재적으로 손상시키는 원인이라고 보고되었다. 노화와 관련된 신경세포와 신경아교세포의 변화는 척수기능에 거의 영향을 미치지 않는 것으로 보인다. 그러나 노화에 따른 척추 및 추간판의 변화는 척수 및 그 분지의 신경뿌리에 대한 압력을 증가시킬 수 있다. 이것은 운동 신경세포를 따라 신경 자극의 전도를 느리게 할 수 있어 근력 저하를 유발하게 된다. 감소된 감각 및 운동 전도는 협응, 균형 및 미세 운동조절을 어렵게 하며 이로 인해 상해 위험이 증가될 수 있다.

9) 말초신경계

나이가 들면 일부 말초신경세포는 '역행사망(축삭 길이의 축소)', 즉 미토콘드리아의 소실과 절연성 말이집의 퇴화가 나타난다. 말이집(myelin)의 손실은 말초신경 자극의 전도속도를 5~10% 정도 느려지게 한다. 건강한 상태에서는 이러한 전도성 감소로 인한 문제는 거의 발생하지 않지만 당뇨병이 있는 노인에서는 당뇨성 신경병증을 유발하고 악화시킬 수 있다. 손상된 말초신경은 젊은 사람들처럼 노인에서도 잘 회복되지 않으며 이러한 신경의 일부는 치료되지 않는다. 이는 감각기능 및 운동조절 감소에 영향을 미칠 수 있다.

3. 노화가 뇌기능에 미치는 영향

질병이 없는 경우에 지적능력은 평생 동안 유지될 수 있다. 그러나 신경세포가 점진적으로 소실되거나, 신경전달물질이 고갈되고 신경전달이 느려지는 경우에는 정보처리 속도가 느려질 수 있다. 결과적으로 노인은 특정 작업을 완료하는데 더 오랜 시간이 걸릴 수 있으며, 일반적으로 다음과 같이 설명할 뇌의 기능적 변화를 경험한다.

1) 단기 및 일화기억

단기기억(short-term memory) 및 일화기억(episodic memory)의 상실은 아마도 노화와 관련된 뇌 변화의 초기 징조이다. 치매에서 일어나는 것과는 달리, 질병이 없는 경우의 단기기억 감소는 일상적인 기술(예: 요리 능력)에 영향을 미치지 않지만, 불편함(예: 쇼핑 목록에서 항목을 잊어버림)으로 나타난다. 일화기억(자서전적 사건과 그 시기와 순서 기억하기)은 많은 노인에게서 점차적으로 감소한다.

2) 언어 및 단어 기술

일반적으로 구두 의사소통 기술은 평생 동안 강하게 남아 있다. 하지만 70세 이상의 사람들은 단어를 사용하거나 단어를 회상하는데 어려움을 보인다. 보편적 사물을 신속하게 명명하는 기능은 일반적으로 70세까지 안정적으로 남지만 이후로는 점차 감소한다.

3) 반응 시간

신경세포의 점진적 손실, 자극전달속도의 감소 및 척수의 미세한 변화는 반응 시간(reaction time)의 지연을 초래한다. 이로 인해 특히 신속한 대응이 필요할 때(예: 다가오는 차를 피야 할 때) 문제가 발생할 수 있다.

4) 감정적인 반응

노인은 전반적으로 젊은 사람들보다 감정적인 분출에 있어 덜 민감하다. 감정과 연결된 뇌 영역의 상대적 구조 안정성과 관련이 있을 수 있다. 충동적 행동과 정서적 반응에 많이 관여하는 편도(amygdala)에 대해 대부분의 연구에서 다른 뇌 영역에 비해 위축이나 축소가 훨씬 느린 속도로 진행된다는 증거는 없다. 그러나 편도는 노년층에서 기능적 활동의 대부분이 유지되는 것으로 보고된다.

5) 노화에 따른 뇌의 정상적 변화와 병리적 변화의 차이

노화와 관련된 뇌의 정상적인 변화가 치매와 관련된 병리적 변화(예: 알츠하이머병)와 어떻게 구별되는지에 대해 아직까지 명확하게 밝혀지지 않았다. 문제는 알츠하이머병의 주요 임상 특징 세 가지(일화기억 상실, 뇌 조직 손상 및 아밀로이드 침착)가 치매의 증거가 거의 없거나 전혀 없는 건강한 노인에게서도 나타난다는 점이다. 그러나 치매 발병의 주된 위험 요소는 노화라는 사실이 일반적으로 받아들여지고 있다.

6) 노화에서 건강한 정신 활동의 필요성

인생 전반에 걸쳐 정신적 활동을 유지하는 것은 신경계에 미치는 영향을 감소시킬 수 있고, 사회적, 스포츠 및 정신적으로 어려운 활동에 참여하는 것은 인지능력의 저하를 늦출 수 있다. 개인의 직업이 지능적이고 복잡해질수록 노년에도 인지능력이 향상되는 것으로 나타났다. 그러나 직장에서의 정신적 어려움이 제거될 때(예: 퇴직 시) 인지능력은 감소하는 것처럼 보인다. 고령자는 우울증의 위험을 줄이면서 인지기능과 기억력을 향상시킬 수 있는 사교, 독서 및 게임과 같은 자극적인 활동에 참여하도록 권장되어야 한다. 노화가 혼란, 치매 및 정신착란과 같은 상태로 이어진다는 것은 일반적인으로 잘못된 인식이다. 인간의 두뇌에 내장된 중복기능은 노화와 관련된 신체적 변화에 적절히 대처할 수 있게 해준다. 실제로 질병이 없는 경우라면 적절한 정신기능은 평생 동안 유지될 수 있다.

참고문헌

- Age UK (2017). Later Life in the United Kingdom, January 2017. London: Age UK.
- Brier MR et al (2016). Tau and Aß imaging, CSF measures, and cognition in Alzheimer's disease. Science Translational Medicine; 8: 338, 338ra66.
- Burke SN, Barnes CA (2006). Neural plasticity in the ageing brain. Nature Reviews Neuroscience; 7: 1, 30–40.
- Chen JJ et al (2011). Age–associated reductions in cerebral blood flow are independent from regional atrophy. Neuroimage; 55: 2, 468–478.
- Chowdhury R et al (2013). Dopamine restores reward prediction errors in old age. Nature Neuroscience; 16: 5, 648–653.
- Cleasby ME et al (2016). Insulin resistance and sarcopenia: mechanistic links between common co–morbidities. Journal of Endocrinology; 229: 2, R67–R81.
- Clewett DV et al (2016). Neuromelanin marks the spot: identifying a locus coeruleus biomarker of cognitive reserve in healthy aging. Neurobiology of Aging; 37: 117–126.
- Esiri MM (2007). Ageing and the brain. Journal of Pathology; 211: 2, 181–187.
- Fidalgo S et al (2013). Serotonin: from top to bottom. Biogerontology; 14: 1, 21–45.
- Fjell AM et al (2014). What is normal in normal aging? Effects of aging, amyloid and Alzheimer's disease on the cerebral cortex and the hippocampus. Progress in Neurobiology; 117: 20–40.
- Harada CN et al (2013). Normal cognitive aging; Clinics in Geriatric Medicine: 29: 4, 737–752.
- Hotta H, Uchida S (2010). Aging of the autonomic nervous system and possible improvements in autonomic activity using somatic afferent stimulation. Geriatrics and Gerontology International; 10: Suppl 1, S127–S136.
- Joynt RJ (2000). Aging and the nervous system. In: The Merck Manual of Geriatrics. West Point PA: Merck & Co.
- Looker AC et al (2012). Osteoporosis or low bone mass at the femur neck or lumbar spine in older adults: United States, 2005–2008. National Center for Health Statistics Data Brief; 93: 1–8.
- Lövdén M et al (2012). Spatial navigation training protects the hippocampus against age–related changes during early and late adulthood. Neurobiology of Aging; 33: 3, 620.e9–620.e22.
- Mahncke HW et al (2006). Memory enhancement in healthy older adults using a brain plasticity–based training program: a randomized, controlled study. Proceedings of the National Academy of Sciences of the United States of America; 103: 33, 12523–12528.
- Manini TM et al (2013). Aging and muscle: a neuron's perspective. Current Opinion in Clinical Nutrition and Metabolic Care; 16: 1, 21–26.
- Marques P et al (2016). The functional connectome of cognitive reserve. Human Brain Mapping; 37: 9, 3310–3322.
- Mather M (2016). The affective neuroscience of aging. Annual Review of Psychology; 67: 213–238.
- Montagne A et al (2015). Blood–brain barrier breakdown in the aging human hippocampus. Neuron; 85: 2, 296–302.
- Nyberg L et al (2012). Memory aging and brain maintenance. Trends in Cognitive Sciences; 16: 5, 292–305.
- Ottis P et al (2012). Human and rat brainlipofuscin proteome. Proteomics; 12: 15–16, 2445–2454.
- Parashar R et al (2016). Age related changes in autonomic functions. Journal of Clinical and Diagnostic Research; 10: 3, CC11–CC15.
- Park DC, Reuter–Lorenz P (2009). The adaptive brain: aging and neurocognitive scaffolding. Annual Review of Psychology; 60: 173–196.
- Parkinson GM et al (2016). Perturbed cholesterol homeostasis in aging spinal cord. Neurobiology of Aging; 45: 123–135.
- Raz N, Rodrigue KM (2006). Differential aging of the brain: patterns, cognitive correlates and modifiers. Neuroscience and Biobehavioral Reviews; 30: 6, 730–748.
- Rosso AL et al (2013). Aging, the central nervous system, and mobility. The Journals of Gerontology. Series A, Biological Sciences and Medical Sciences; 68: 11, 1379–1386.
- Spirduso WW (1995). Physical Dimensions of Aging. Champaign, Il: Human Kinetics.
- Steffener J, Stern Y (2012). Exploring the neural basis of cognitive reserve in aging. Biochimica et Biophysica Acta; 1822: 3, 467–473.
- Tucker AM, Stern Y (2011). Cognitive reserve in aging. Current Alzheimer Research; 8: 4, 354–360.
- Vandervoort AA et al (1992). Age and sex effects on mobility of the human ankle. Journal of Gerontology; 47: 1, M17–M21.
- Wyss–Coray T (2016). Ageing, neurodegeneration and brain rejuvenation. Nature; 539: 7628, 180–186.

CHAPTER 6

심장호흡계의 변화

학습목표

1. 심장계의 노화로 인한 구조적 변화에 대해 설명할 수 있다.
2. 심장계의 노화로 인한 생리적 변화에 대해 설명할 수 있다.
3. 호흡기계의 노화로 인한 구조적 변화에 대해 설명할 수 있다.
4. 호흡기계의 노화로 인한 생리적 변화에 대해 설명할 수 있다.

핵심단어

- 심장판막(heart valve)
- 허파꽈리(pulmonary alveolus)
- 기관지(bronchus)

1. 개요

나이가 들어감에 따라 노인들의 심장혈관계의 변화는 다양하게 나타난다. 심장계의 구조적 변화는 심장계의 생리적 변화보다 더 쉽게 관찰되고 지속적으로 진행된다. 노화로 인한 심장은 크기가 증가하고 심벽은 두꺼워지며, 심방과 심실도 커진다. 노화가 되면 몸 전체의 동맥과 세동맥벽의 두께도 두꺼워진다. 두꺼워진 혈관벽은 조직 내 탄력성을 감소시켜 혈압을 상승시키는 주요 원인으로 작용한다.

노화로 인한 심장의 구조적 변화는 심장의 수축력을 감소시켜 심장의 기능을 전반적으로 떨어뜨릴 수밖에 없다. 심박동수와 관련하여 젊은 사람의 경우에는 운동할 때를 제외하고 분당 약 180회의 심장 박동이 이루어지는 반면, 노인은 140회 정도로 약 40회 정도가 감소하는 양상을 나타낸다. 최대심박수의 감소는 노인의 활동 능력 감소와 밀접한 관련이 있다.

노인인구에서 흔하게 관찰되는 심장질환으로는 심장판막질환(cardiac valvular disease), 심근경색증(myocardial infarction), 심부전증(heart failure) 등이 있으며, 이 질환을 일으키는 주요 원인으로는 고혈압, 스트레스, 운동 부족 등이 있다.

노인들의 호흡기계는 역학적인 변화와 폐용적, 가스 교환, 방어기전 등에서 변화가 나타난다. 흉곽의 유순도(comliance) 감소와 허파의 탄성반동(elastic recoil)의 감소는 호흡기계의 역학적인 변화를 일으킨다. 노화에 따른 허파조직의 탄력성 소실은 기도의 저항을 증가시킨다. 기도의 저항은 호흡 시 사용되는 에너지를 증가시켜 70세의 노인은 20세의 젊은이 보다 20% 더 많은 에너지를 필요로 하게 된다.

노화로 인한 폐용적과 호흡유량의 변화는 최대자발성환기, 최대날숨유량, 1초간노력성 날숨량, 1초간노력성 날숨량에 대한 노력성 폐활량의 비가 감소한다. 일회 호흡량에서는 거의 변화가 없지만 폐활량은 감소하고 잔기량은 증가한다. 노화가 진행되면 허파꽈리와 모세혈관 사이의 막이 두꺼워지고 탄력성 조직의 소실이 발생한다. 이러한 변화는 호기 시 기도를 막는 원인이 되어 충분한 호기가 이루어지지 않는다. 충분한 호기가 이루어지지 않게 되면 기도 말단부가 확대되어 허파꽈리의 크기가 커지게 된다. 허파꽈리가 커지게 되면 허파꽈리의 벽은 더욱 얇아질 수밖에 없다. 얇아진 허파꽈리벽은 모세혈관 함유량을 감소시켜 가스 교환 장애를 일으킨다.

노인인구에서 흔하게 관찰되는 호흡기계 질환으로는 만성폐쇄폐질환(chronic obstructive pulmonary disease), 폐렴(pneumonia), 특발성폐섬유증(idiopathic pulmonary fibrosis) 등이 있으며, 주요 원인으로는 흡연, 분진, 세균, 바이러스 등이 있다.

2. 구조적 변화

1) 심장혈관계의 구조적 변화

나이가 들어감에 따라 심장을 이루는 근섬유와 전도성 조직, 판막의 구조적 변화가 나타난다. 심장을 이루고 있는 전체 근세포의 수는 감소하지만, 근세포의 용적은 증가한다. 따라서 증가된 근세포의 용적을 채우기 위해 불필요한 이상 조직인 노인성 아밀로이드 찌꺼기가 쌓이게 된다.

심장동맥과 전신 혈관에는 혈관벽이 딱딱해지는 구조적 변화가 나타난다. 통상적으로 근위부 동맥혈에서 1차적으로 변화가 나타나고, 왼쪽 심장동맥과 오른쪽 심장동맥 순으로 변화가 나타난다. 혈관벽이 딱딱해지는 구조적 변화는 말초 혈관계의 저항성을 증가시키므로, 심장은 이를 보상하기 위하여 근세포를 비대하게 한다. 비대해진 근세포는 혈액 흐름을 원활하지 못하게 할 뿐만 아니라 지질을 침착시켜 심장에 더 큰 부담을 주게 되는 요인이 된다(표 6-1).

표 6-1	노화에 따른 심장혈관계의 변화
심장계	• ↓ 근세포 수(근섬유와 심장박동조율세포) • ↑ 근세포 크기(근세포성 비대) • ↑ 근세포 내 지질 침착 • ↑ 근세포 내 리포푸신 침착 • ↓ 미토콘드리아 • ↓ 미토콘드리아 산화적 인산화 • ↑ 산화적 손상 • ↑ 심장 내 아밀로이드 침착 • ↓ 결절 간 경로 내 단백질 합성 비율 • ↑ 판막의 섬유화와 석회화(특히 승모판 고리와 대동맥판막)
혈관계	• ↑ 내피세포 이질성(크기, 모양, 축방향) • ↑ 혈관 내 비팽창성 아교질, 섬유성 조직, 칼슘 • ↑ 혈관 내 민무늬근세포 두께 • ↓ 관상내피의 아산화질소 분비

2) 호흡기계의 구조적 변화

노화는 호흡기계의 구조적 변화를 발생시킨다. 가스 교환을 위한 기관인 허파조직과 흉곽 및 몸통 근육 부착부위를 전반적으로 퇴화시킨다.

노화로 인한 허파조직의 주요 변화는 허파꽈리와 모세혈관 사이의 공간은 감소시키고 허파꽈리막을 변성시킨다. 이는 허파꽈리벽을 파괴하고 크기를 감소시키는 요인이 된다.

노화로 인한 흉곽의 변화는 무기질과 뼈기질의 소실, 통모양가슴과 등뼈뒤굽음증을 야기하는 교원질의 교차결합 증가에 의해 나타난다. 몸통뼈의 가동성 감소와 호흡 시 호흡근육의 활동을 어렵게 하는 나쁜 자세는 노화가 됨에 따라 호흡 기능을 더욱 감소시키는 원인이 되고 있다(표 6-2).

표 6-2	노화에 따른 호흡기계의 변화
기도	• ↑ 기관과 기관지의 굳음(↑석회화) • ↓ 세기관지벽의 탄력 • ↓ 섬모 • 세기관지에 비수축성 조직과 함께 민무늬근섬유의 대치
허파	• ↑ 점액층 두께, 점액분비선 • ↑ 허파꽈리벽 두께 감소(허파꽈리 교원질 감소) • ↓ 허파꽈리중격 파괴(섬유성 지지고리 소실)에 의한 기능적 호흡 면적 • ↑ 허파꽈리 직경(허파꽈리 표면적 감소에 의한) • ↓ 허파꽈리모세혈관 사이 공간(하파꽈리 크기 증가와 모세혈관계 감소에 의한) • ↑ 폐순응도 • ↓ 폐실질량 • 혈관 중간과 내막이 굳어지며 두꺼워짐
호흡근육	• ↓ 수축성 단백질 • ↑ 비수축성 단백질 • ↑ 결합성 조직 • ↓ 근섬유 수 대비 모세혈관 수 • ↑ 수축기와 이완기 • 가로막의 위치와 효율성 변화
뼈대근육	• ↓ 뼈무기질 침착 소실 • ↓ 추간원판 사이 공간 • ↓ 갈비뼈움직임(복장뼈와 갈비척추 움직임 감소에 의한) • ↑ 가슴의 앞-뒤 직경 • ↑ 척추뒤굽음증(흉부 길이 감소에 의한)

허파혈관의 노화에 대해서는 알려진 바가 없지만 노화가 되면 허파동맥의 평균 압력이 증가한다는 연구결과가 있다. 허파동맥의 압력 증가는 성별, 흡연 상태, 체순환의 변화와 상관없이 모두 일어난다고 하였다. 따라서 허파혈관은 온몸순환의 노화로 인한 변화로 해석될 수 있다.

3. 생리적 변화

1) 심장혈관계의 생리적 변화

나이가 들어감에 따라 체내에서 필요한 혈액공급량에 비하여 상대적으로 비대해진 심장근세포의 크기 증가는 심장조직에서 더욱 많은 양의 산소를 필요로 하게 된다. 또한 노화로 인하여 발생한 딱딱해진 심장동맥의 혈관벽과 지속적인 교감신경성 혈관의 수축은 심장이 필요로 하는 혈액량을 충분히 공급하지 못하게 된다. 심장동맥의 혈관이 수축에서 이완에 이르기까지 많은 시간이 소요되는 것은 더욱 많은 에너지와 산소를 필요로 하게 되므로 심장 및 체내가 필요로 하는 공급과 수요의 불균형을 발생시킨다(**그림 6-1**).

노인 집단을 연구한 연구결과에 따르면 노인은 10년에 분당 심박동수가 1회 감소하는 것으

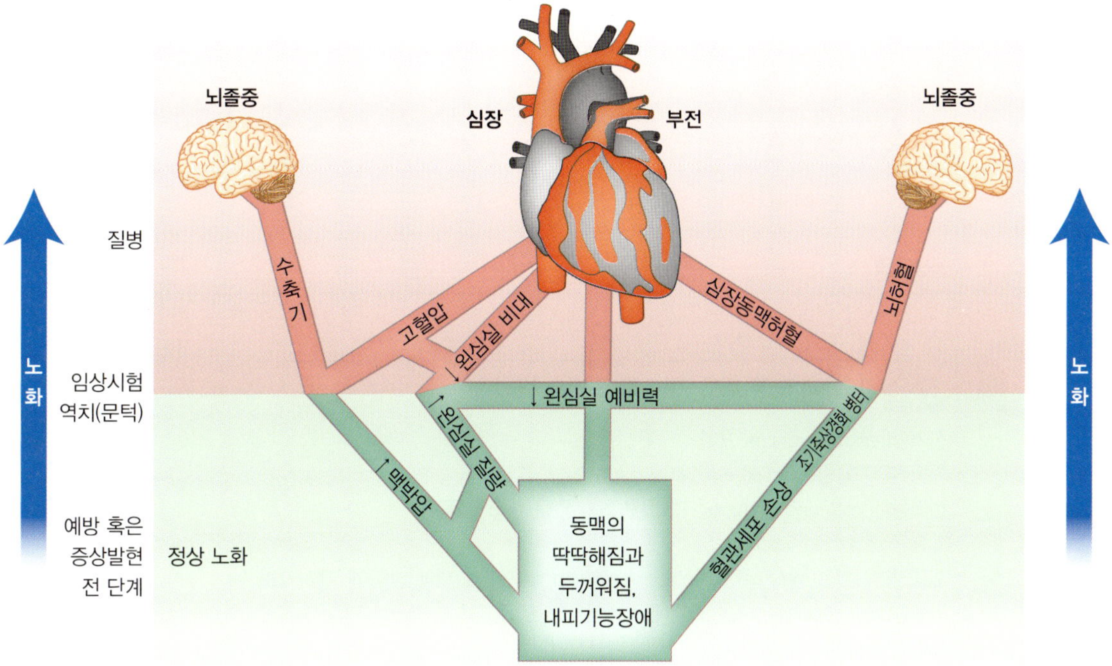

| 그림 6-1 | 노화에 따른 혈관계와 심장의 변화

로 나타났다. 또한 노인의 휴식기 심박동에는 젊은 사람에 비하여 다양하지 못하다는 연구 결과가 있다. 젊은 사람들은 휴식 시에는 부교감 신경이 주요한 자율 신경으로 활동하기 때문에 활동 시에 비하여 심박동수가 느리게 반응을 하지만, 노인의 경우에는 교감신경과 부교감 신경의 자율 신경계 조절이 원활하게 이루어지지 않기 때문으로 보고 있다.

정상적인 노화 과정에서 일어나는 현상으로 볼 수는 없지만 동맥경화에 의한 대동맥의 저항성 증가는 노인의 수축기 혈압을 상승시키는 주요 원인이 될 수 있다. 확장기 혈압은 60세 이상에서 감소하기 시작한다. 이는 연령이 증가함에 따라 근육량과 모세혈관의 밀도가 감소되기 때문으로 보고 있다.

2) 호흡기계의 생리적 변화

허파꽈리 구조와 모세혈관계의 퇴행은 허파꽈리로의 환기를 변화시켜 가스 교환을 감소시킨다. 혈액 내에서 산소와 이산화탄소의 효과적인 가스 교환이 이루어지기 위해서는 하파꽈리막과 혈류 흐름이 중요하다. 노화로 인한 허파꽈리막과 모세혈관 사이의 공간 감소는 가스 교환과 혈류 흐름을 더욱 어렵게 한다. 혈류 흐름에 비하여 더욱 넓은 영역에서 가스 교환 장소가 필요하다는 것은 결국에는 허파꽈리의 확산능력을 감소시키게 된다. 노화로 인한 허파꽈리의 탄력성 소실 및 전도성 조직의 소실은 가스 교환과 혈류 흐름 불균형을 더욱 가중시키게 된다. 혈류 흐름에 비한 환기의 급격한 감소는 동맥혈 내 산소분압을 감소시키는 주요 요인이 된다(표 6-3, 6-4, 그림 6-2).

표 6-3 노화에 따른 호흡 기능의 변화

- ↑ 환기-혈류 흐름 비조화(균일성 상실)
- ↓ 확산능력
- ↑ 생리적 무용공간
- ↓ 폐 배출
- ↑ 호흡근의 산소 소비(안정 시)
- ↑ 분시환기량
- ↓ 들숨근력

표 6-4 노화에 따른 호흡 기능 측정 변수 변화

- ↓ 잔기량(residual volume, RV)
- ↑ 기능적잔기용량(functional residual capacity, FRC)
- ↓ 전폐용량(total lung capacity, TLC): 변화가 없을 수도 있음
- ↑ 폐쇄용적(closing volume)
- ↓ 최대자발성환기(maximal voluntary ventilation, MVV): 30대에 비하여 30% 감소
- ↓ 폐활량(vital capacity, VC): 30대에 비하여 25% 감소
- ↓ 노력성날숨량(forced expiratory volume, FEV1)
- ↓ 동맥산소분압(arterial pressure of oxygen, PaO2): 70대는 75mmHg가 정상 수치
- ↓ 산소포화도(oxygen saturation)
- ↓ 일산화탄소 확산용적(diffusing capacity)

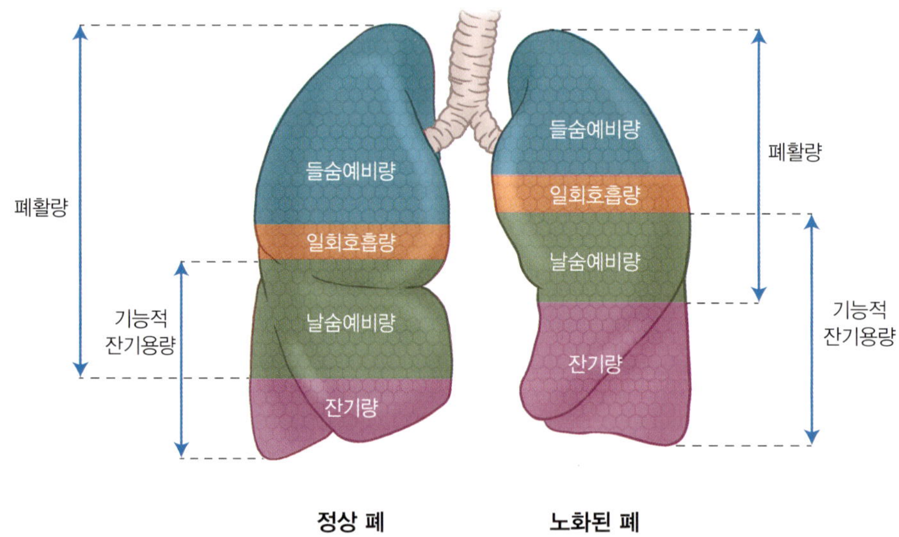

| 그림 6-2 | 노화에 따른 폐용적 변화 모형

참고문헌

- 김태호 외(2014). 노인물리치료. 범문에듀케이션.
- 대한호흡재활연구회. 노인환자에서의 호흡재활. http://www.breatheasyclub.com
- 배주한 외(2018). 노인물리치료학. 현문사.
- 유해영(2014). 2014개편 물리치료사 국가시험 완벽대비 실기문제집. 현문사.
- 조주연(2010). 심혈관계통의 노화. 임상노인의학회지, 11(2): 125-142
- Brandstetter & Kasemi, (1983). Aging and the respiratory system. Med Clin North Am 67; 419-431.
- Chan ED, Welsh CH 1998. Geriatric respiratory medicine. Chest 114;1704-1733
- Janssens JP, Pache JC, Nicod LP, (1999), Physiological changes in respiratory function associtated with ageing. Eur Respir J 13; 197-205.
- Lakatta & Levy, (2003a). Arterial and cardiac aging: major shareholders in cardiovascular disease enterprises. Circulation 107: 139-146.
- Nkomo VT, Gardin JM, Skelton TN, et al. Burden of valvular diseases: a population-based study. The Lancet Online. August 18, 2006; Vol 368; pp 1005-1011.
- Polkey MI, Harris ML, Hughes PD et al. (1997). The contractile properties of the elderly human diaphragm. Am J Respir Crit Care Med, 155; 1560-1564.
- Timothy LK, Ron Scott, John OB, et al. (2014). A comprehensive guide to geriatric rehabilitation, Churchill Livingstne. Elsevier, 3rd edit.

CHAPTER 7

피부계의 변화

학습목표

1. 노화로 인한 피부의 구조적 변화에 대해 이해하고 설명할 수 있다.
2. 노화로 인한 피부의 생리적 변화에 대해 이해하고 설명할 수 있다.
3. 상처치유 과정과 노화로 인한 치유 과정의 지연에 대해 이해하고 설명할 수 있다.

핵심단어

- 표피(epidermis)
- 진피(dermis)
- 피부밑조직(subcutaneous tissue)
- 상처치유(wound healing)

1. 개요

인체의 다른 계통들처럼 피부도 노화와 함께 변화가 진행된다. 피부의 노화현상 자체가 질병을 일으키지는 않으나 피부가 약해서 쉽게 찢어지거나 손상될 위험이 높아지며, 욕창, 궤양 등이 발생할 위험이 높아진다. 이 장에서는 정상적인 피부의 개요와 노화로 인한 피부계의 변화에 대해 살펴보고자 한다.

피부는 인체에서 체중의 15~20%를 차지하는 가장 큰 계통(system)으로 외부의 자극이나 해로운 물질로부터 아래에 있는 신체구조를 보호하는 역할을 한다. 그 외에도 피부는 감각수용기의 역할, 체액의 균형, 체온 조절, 자외선 흡수, 비타민 D의 대사, 표피지방 합성 등의 기능을 한다.

신체의 다른 기관들과 마찬가지로, 피부도 노화가 일어나면서 변화가 시작된다. 나이가 들어 나타나는 정상적인 생물학적 노화뿐 아니라, 이와 더불어 가해지는 외재적인 자극이나 피부에 영향을 줄 수 있는 기타 질환이 더해지면서 노인은 피부손상의 위험이 커지게 된다.

2. 구조적 변화

피부는 표층에서부터 표피(epidermis)와 진피(dermis), 피부밑조직(subcutaneous tissue)으로 구성되어 있으며 피부 부속기관으로 털, 기름샘, 땀샘 등이 있다(그림 7-1, 표 7-1).

1) 표피

표피는 피부의 얇은 층으로 혈관이 없이 중층편평상피로 구성되어 있으며, 바깥층에서부터 각질층(stratum corneum), 투명층(stratum lucidum), 과립층(stratum granulosum), 가시층(stratum spinosum), 바닥층(stratum germinativum)의 5층으로 구성된다.

정상적인 표피는 혈액공급은 없으나 4~6주마다 재생되는 조직으로, 수분을 보유하여 신체 수분량을 조절하고 외부물질로부터 내부 구성물을 보호하는 기능을 한다. 각질층은 피부를 보호하는 단백질인 케라틴 성분이 풍부한 죽은 세포로 이루어져 있다. 투명층은 보통 손바닥과 발바닥의 두꺼운 피부에만 존재하는 표피층의 일부이며, 직접적인 외부로부터의 손상을 방지하는 역할을 한다. 과립층에는 케라토하이알린과립(keratohyalin granule)이 있어 세포의 케라틴 형성을 돕는다. 가시층은 바닥층의 세포로 이루어져 있으며, 계속 분열하여 과립층을 형성한다. 특히 바닥층에는 멜라닌세포(melanocyte)와 무색소과립가지세포(nonpigmented granular dendrocytes, langerhans cell)가 존재한다. 정상적인 노화과정에서 표피는 얇아지고 수분함유 기능이 떨어지며, 면역기능에 관여하는 랑게르한스세포(Langerhans cell)의 밀도도 감소한다. 전반적으로 피부의 두께는 얇아지고 건조해지며, 면역기능이 감소되어 감염으로부터 신체를 보호하는 기능이 떨어진다.

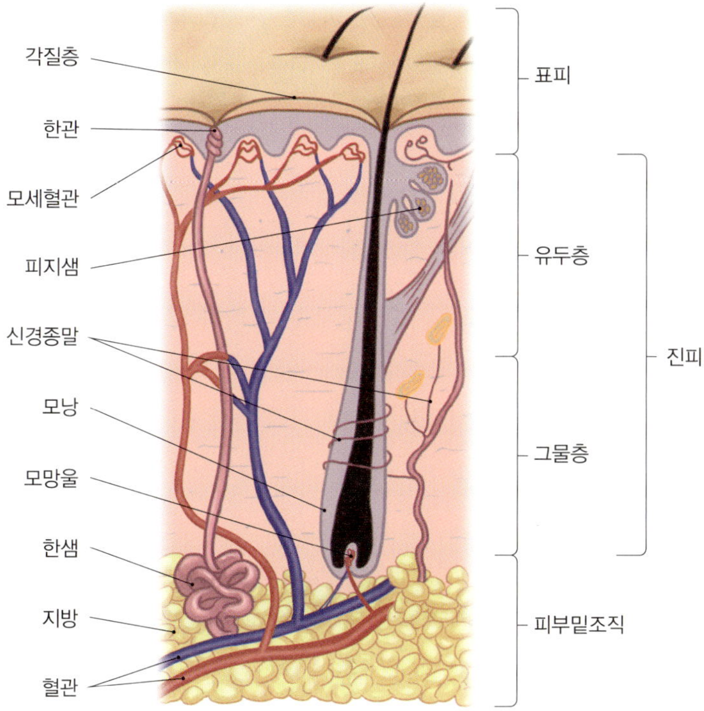

| 그림 7-1 | 전체 피부구조

또한 표피와 진피 사이에는 두 층을 구분하고 있는 기저막이 있어 표피와 진피 사이의 전단력에 견딜 수 있다. 하지만 나이가 들어감에 따라 기저막도 얇아져 피부 전단력으로 인한 손상이 많아지게 된다.

2) 진피

진피는 확산을 통해 표피에 영양과 수분을 공급하는 두꺼운 층이다. 혈관, 신경 및 피부부속기관이 존재하고 있지만 정상적인 노화과정에서 혈관벽과 신경말단이 줄어들고 얇아진다. 진피는 유두층(stratum papillarosum)과 그물층(stratum reticularsom)의 2층으로 구성되어 있다. 유두층은 비교적 얇아 전체 진피의 약 1/5을 차지하며 성긴 결합조직(loose connective tissue)으로 구성된다. 그물층에는 섬유모세포가 있어 교원섬유(collagen)와 탄력섬유(elastin)를 생산하여 피부가 늘어날 수 있도록 장력과 탄력을 제공한다. 노화가 진행됨에 따라 섬유모세포는 줄어들어 교원섬유와 탄력섬유의 생산도 감소한다. 또한 파치니소체와 마이스너소체 등의 감각수용기 또한 퇴화되어 노인은 압각과 촉각을 인지하는 능력이 감소하게 된다.

3) 피부밑조직

진피 아래의 피부밑조직은 주로 지방조직으로 구성되어 있으며 신경과 혈관 및 림프조직이 분포되어 있다. 피부밑조직에서는 혈액공급을 통해 진피의 재생을 촉진시키고 또 진피와 그 아래의 구조물을 연결한다. 지방조직은 에너지를 저장하고 외부충격을 완화하여 피부를 보호하는 기능이 있다. 그러나 나이가 들어감에 따라 피부의 표면층과 마찬가지로 얇아지고 완충작용을 통한 보호기능과 단열능력이 약화된다.

3. 생리적 변화

노인의 피부상태는 나이, 생활방식, 영양상태 등에 따라 달라진다. 내적 요인이나 반복적인 자외선 노출로 인한 광노화, 흡연 및 영양상태 부족 등의 외적 요인으로 인해 주름 형성, 과다색소 침착, 건조 등의 피부노화가 일어난다. 특히 피부노화의 가장 중요한 외적 요인의 하나는 광피부노화, 즉 자외선 노출이다. 자외선에 반복적으로 노출되면 피부가 건조해지고 거칠고 두꺼워지며 깊은 주름이 생기기 쉽다.

노인의 피부는 표피세포의 분열속도와 재생속도가 감소되어 있다. 따라서 피부의 상처치유 능력이 감소되어 상처의 회복 또한 느려지게 된다. 또한 표피의 랑게르한스 세포의 감소는 70세에 이르면 정상 성인에 비해 절반 수준으로 감소한다. 랑게르한스 세포의 감소와 T 림프구의 기능 감소로 인해 피부의 면역기능이 감소되어 각종 피부질환, 피부암이 발생하기 쉬운 상태가 된다. 멜라닌세포가 줄어들어 자외선에 대한 보호기능도 감소한다.

진피의 혈관 수가 줄어들면 체온 조절능력이 떨어지게 되어 노인은 고체온증이나 저체온증에 대해 취약해진다. 탄력섬유의 감소나 변성으로 인해 주름이 생기고 탄력이 감소하며, 상처치유가 느려진다(표 7-1).

표 7-1 피부의 노화에 따른 효과

구조적 변화		생리적 변화
표피	진피-표피 결합부 편평화	피부 투과성 변화
	기저세포 변화	염증성 반응 감소
	랑게르한스 세포 감소	면역학적 반응 감소, 피부암 위험 증가, 알레르기항원에 대한 민감도 증가
	멜라닌 세포 감소	상처치유 지연, 광보호성 소실, 피부암 위험 증가
진피	진피 두께 감소, 탄력섬유 변성	탄력 감소, 주름 증가, 상처치유 지연, 반흔조직 감소(미용상 이점)
	혈관 감소	비타민 D 생산 감소
부속기	한선의 구조변형과 수 감소	에크린 땀분비 감소, 피부 온도 조절 변화
	특화된 신경종말의 구조변형과 수 감소	감각지각 감소, 통증 역치 증가
	모구 멜라닌 세포 감소와 모낭 수 감소	모발색 변화(회색, 흰색), 탈모

노인에게 가장 흔한 피부계 질환으로는 노화로 인한 상처치유의 지연뿐만 아니라 피부건조증, 지루 각화증(seborrheic keratosis), 옴에 의한 감염, 욕창 발생 등이 있다.

4. 상처치유

피부는 흉터 없이 치유될 수 있는 능력이 뛰어난 조직이다. 그러나 나이가 들면 기저질환이 없다하더라도 젊은 사람들에 비해 상처가 치유되는 과정이 느리게 진행된다. 상처가 치유되는 형태는 일차유합, 이차유합 등으로 분류할 수 있으며, 상처치유의 과정은 염증기, 증식기, 성숙기로 구성된다.

1) 상처치유의 과정

(1) 염증기

상처가 생기면 상처치유의 첫 단계인 염증반응이 즉시 일어난다. 우선 상처 주위의 손상된 혈관에 있는 혈소판, 백혈구, 대식세포 등이 활성화된다. 혈액응고가 시작된 후, 혈관 확장과 모세혈관 투과성이 증가하면 백혈구와 대식세포들이 상처부위로 이주하여 세균과 이물질, 괴사조직 등을 제거한다. 또한 사이토카인 등 여러가지 활성물질과 성장인자들을 분비하는데, 사이토카인은 상처치유가 증식기로 진행되도록 하는 화학매개체로 작용한다.

(2) 증식기

증식기는 상처 발생 후 2일에서 약 3주까지 지속되며, 조직의 세포질과 세포의 기질들이 증식하는 단계로 주로 콜라겐 합성을 하는 단계이다. 섬유아세포, 상피세포, 혈관내피세포 등이 육아조직을 형성하기 위해 상처부위로 모인다. 가장 먼저 괴사조직 근처의 살아있는 혈관의 내피세포가 증식하기 시작하고, 혈관 신생을 통해 조직의 치유에 필요한 산소와 영양분을 공급하여 붉은 육아조직을 형성한다. 육아조직에서는 내피세포, 섬유아세포, 일부 염증세포 등을 관찰할 수 있다. 조직치유가 완료되면 새롭게 형성되었던 혈관은 혈류가 차단되고 퇴화한다.

섬유아세포, 내피세포, 각질세포가 성장인자의 합성을 주도하여 세포의 이동, 기질화 등이 일어난다. 상처의 초기에는 피브린, 피브리넥틴으로 이루어진 일시적인 기질로 채워졌다가 섬유아세포가 나타나면서 새로운 콜라겐, 엘라스틴, 당단백 분자가 합성되고 기질의 콜라겐에 교차결합을 형성하면서 초기 반흔이 만들어진다. 이 시기에 형성된 육아조직은 연약한 상태로, 이후의 과정인 성숙기를 통해 튼튼해진다.

(3) 성숙기

성숙기는 상처 발생 후 약 3주경에 시작되어 약 2년간 지속되며 조직을 성숙시키고 재형성시킨다. 성숙기 동안 상처의 흉터조직은 줄어들고 재형성되며, 조직은 단단하고 치밀해지고 모세혈관이 퇴행하여 줄어들면서 붉은 색은 희미해져 원래의 피부색조로 돌아간다. 많이 증식했던 섬유아세포, 모세혈관은 세포자멸사에 의해 줄어든다.

2) 상처치유의 지연

상처치유의 과정은 조직의 상태와 상처의 종류에 따라 기간이 달라질 수 있으며 염증기, 증식기, 성숙기는 서로 겹쳐지며 일어난다. 노인이라고 해서 기본적인 상처치유 과정이 달라지지는 않지만 신체상태에 따라 치유를 지연시킬 수 있다. 영양상태, 당뇨 등의 기저질환, 약물의 복용, 흡연 등이 치유 과정에 영향을 미치게 된다. 또한 감염여부에 따라서 영향을 받게 되는데, 상처에 감염이 발생하면 상처는 급성기에서 더 진행하지 않고 회복되지 않아 만성적인 상처로 이어진다.

노인은 건강한 젊은 성인에 비해 영양상태가 부족하고, 탈수의 위험이 높고 욕창과 관련된 상처치유의 시간이 증가하여 심각한 합병증을 초래할 수도 있다. 상처나 감염이 있으면 염증반응이 일어나는 동안 대사활동이 증가하여 상당량의 신체 칼로리와 단백질 소모를 증가시킨다. 만성질환 등으로 영양상태가 좋지 않으면 상처치유의 기간은 더욱 길어지므로 주의해야 한다.

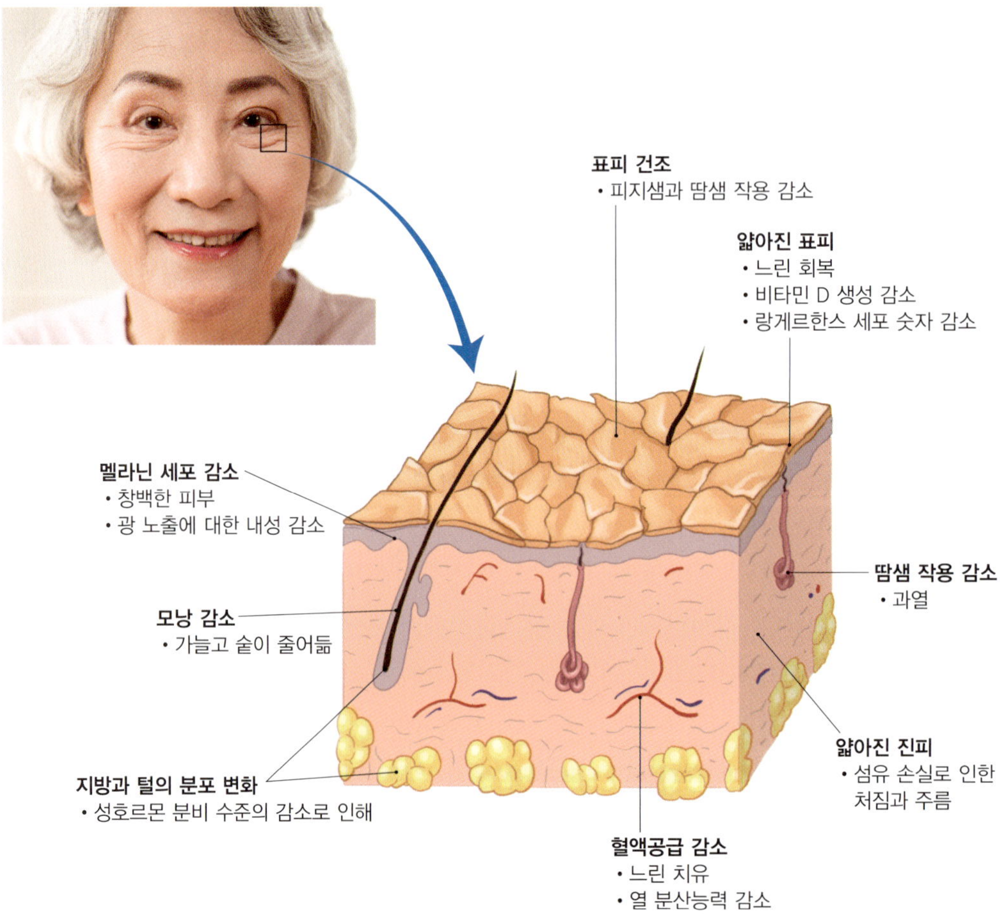

| 그림 7-2 | 노화로 인한 피부변화

참고문헌

- 강원형(2006). 피부질환 아틀라스. 한미의학.
- 김민수 외(2010). 치료사를 위한 병리학 3판. 이퍼블릭.
- 김태호 외(2008). 노인물리치료학. 탑메디오피아.
- 박지환 외(2013). 피부물리치료중재학. 이퍼블릭.
- 서병도 외(2012). 노인물리치료학 1판. 엘스비어코리아.
- 장정훈 외(2008). 일상생활동작 환자관리와 기능훈련 4판. 이퍼블릭.
- http://faculty.ircc.cc.fl.us/faculty/JSchwartz/Saladin.Chapt.6.htm

CHAPTER 8

정신건강의 변화

학습목표

1. 노화에 의한 뇌조직의 변화를 설명할 수 있다.
2. 노화에 의한 신경전달물질의 변화를 설명할 수 있다.
3. 인지기능 세부 항목들을 이해할 수 있다.
4. 노화로 인한 인지기능 변화를 설명할 수 있다.

핵심단어

- 뇌(brain)
- 언어능력(linguistic competence)
- 시공간 기능(visuospatial abilities)
- 집행기능(executive function)

1. 개요

정신건강(mental health)이란 정신장애가 없는 상태만을 의미하는 것은 아니다. 미국 정신위생위원회(national committee for mental hygiene)에서는 "정신건강이란 단지 정신적 질병에 걸려 있지 않은 상태만이 아니라 만족스러운 인간관계와 그것을 유지해 나갈 수 있는 능력을 의미하며, 모든 종류의 개인적, 사회적 적응을 포함하여 어떠한 환경에도 대처해 나갈 수 있는 건전하고, 균형적이며, 통일된 성격의 발달을 의미한다"고 정의하고 있다.

이러한 정신건강은 노화가 진행되면서 신체 기능의 쇠퇴와 더불어 저하되는 것으로 알려져 있다. 노인들은 일반적으로 여러 가지 신체 질병으로 인해 통증이 일상화되기 쉬우며 은퇴로 인한 사회·경제적인 변화, 가족 구성원의 축소, 배우자나 친구의 상실 등 많은 이유로 인해 정신건강이 위협을 받게 된다. 이 시기의 노인은 매사에 흥미가 없고, 우울한 감정이 생김에도 불구하고 신체적 증상에 비해 정신적 증상을 소홀히 여기는 경향이 많아, 우울하거나 슬픈 감정들을 드러내기를 어려워하거나 부인하려 한다. 따라서 치료가 필요한 상황임에도 조기 진단이 어려워 치료시기가 늦어지는 경향이 있다. 특히 가족과 사회적 지지가 결여된 시기에 정신건강의 문제가 발생하면 조기 진단이 더 어렵게 되어 치료시기 역시 더욱 늦어지게 된다. 노인에게 가장 흔한 정신건강 관련 질병은 우울증과 인지장애이다.

일반적으로 노인이 되면 인지기능이 전반적으로 감퇴된다고 생각하지만, 인간의 인지기능은 30대에 정점을 이룬 후 50~60대까지는 약간의 감퇴가 있을 뿐 비교적 잘 유지되다가 70대 이후 감소하는 것으로 알려져 있다. 인지기능은 주의력, 언어능력, 기억력, 시공간 기능, 집행기능 등이 있으며, 이러한 영역은 하위 영역으로 다시 세분화될 수 있다. 세부영역은 노화에 따라 감퇴 정도가 달라서 상대적으로 잘 유지되는 기능이 있는가 하면, 상당히 저하되는 기능도 있다. 보통 노화가 진행되면 정보를 받아들이고 입력시키는 능력은 감소하지만, 나이가 들었다 하여 의식의 이상, 지남력(orientation), 판단력, 계산능력, 대화, 언어 능력이 반드시 감소되는 것은 아니다. 따라서 단기 기억력에 문제가 있으면 인지기능 장애를 의심해 보고, 지남력에 문제가 있으면 치매에 대한 검사를 해보는 것이 바람직하다.

2. 뇌조직 변화

1) 뇌의 구조

노화가 진행됨에 따라 뇌세포수의 감소가 두드러지게 나타난다. 뇌에는 약 10^{11}~10^{12}개의 신경세포가 존재하는데, 성인이 되면 매일 10^5개의 신경세포가 세포사로 인해 감소한다. 이로 인해 뇌의 무게가 약 10% 정도 감소하지만, 60세가 지나면 매년 뇌의 무게가 0.4%씩 감소한다. 이러한 뇌세포수의 감소는 특히 이마엽(frontal lobe)과 관자엽(temporal lobe)에서 심하게 나타난다. 그렇다 하더라도 인지 기능이 정상인 사람에서는 뇌겉질의 위축이 심하지 않은 반면 알츠하이머 환자의 뇌에서는 이마엽, 관자엽 및 시상주위엽에서 심한 위축이 관찰된다. 바닥핵이나 시상도 나이가 들어감에 따라 약 20% 정도 그 부피가 감소하지만, 마루엽과 뒤통수엽은 비교적 일정한 부피를 유지한다.

2) 세포뼈대 및 신경연접

세포뼈대는 다양한 크기와 단백 구성 성분으로 이루어진 중합체이다. 중합체의 세 가지 중요한 형태는 액틴미세잔섬유(actin microfilament), 미세관(microtubule), 중간잔섬유(intermediate filament)로 나눌 수 있다. 노화에 따른 신경세포의 구조적 변화는 세포뼈대(cytoskeletal)의 변성과 아밀로이드와 같은 불용성 단백이 세포 밖에 축적되어 나타난 결과라 할 수 있다. 예를 들어 신경세포는 세포의 복잡한 구조물에 따라 다르게 분포하는 여러 종류의 미세관련단백질(microtubule associated proteins, MAPs)이 발현되는데, MAP-2의 경우, 가지돌기(dendrite)에는 분포하지만 축삭(axon)에서는 관찰되지 않으며, 타우(tau) 단백은 축삭에는 관찰되지만 가지돌기에는 분포하지 않는다. 노화가 진행됨에도 불구하고 주요 세포골격 단백에서는 큰 변화가 없지만, 세포골격기질화(cytoskeletal organization)와 세포골격단백의 번역 후 변형(post-translational modification), 즉 단백질이 합성된 후 성숙 단백질이 되는 과정의 변형으로 인해 단백질의 변성이 발생하는 현상이 관찰된다. 예를 들면 타우단백의 인산화가 해마와 앞뇌바닥부(basal forebrain)와 같이 학습과 기억에 중요한 뇌 부위에서 증가되며, MAP-2와 가는근육잔섬유(actin filament)를 세포막에 연결해주는 단백질인 스펙트린(spectrin)의 칼슘-매개 단백분해가 노화가 진행됨에 따라 일부 신경세포에서 관찰된다. 이러한 변화는 알츠하이머병, 파킨슨병, 헌팅턴병과 같은 퇴행성 신경질환에서 현저하게 발생하는 것으로 알려져 있다. 이러한 질환을 앓고 있는 환자에서는 신경세포의 세포질 내에 형성되는 타우단백의 실 모양(filamentous) 축적물인 신경원섬유매듭(neurofibrillary tangle, NFT)이 발생하는 것을 볼 수 있다.

또한 신경퇴행질환에서는 단백질의 변성뿐만 아니라 신경연접이 소실된다. 신경연접에 국한된 흥분성 세포독성에 의한 신경연접의 퇴행이 알츠하이머병, 파킨슨병, 헌팅턴병 및 뇌졸중에서 신경세포 사멸의 원인 중 하나라고 알려져 있다. 노화가 진행됨에 따라 신경세포에서 가용한 에너지의 감소, 산화성 스트레스의 증가, 아밀로이드 축적과 같이 질병의 특이적 변화가 일어나면 시냅스는 흥분성 독성에 특히 취약한 부위가 된다.

3) 뇌혈관

뇌에 혈액을 공급하는 혈관은 노화와 관련된 죽상경화증(atherosclerosis)과 동맥경화증(arteriosclerosis)에 취약하여 혈관이 쉽게 막히거나 터져 노인 인구에서 장애와 사망의 주요 원인이 되는 뇌졸중을 유발하게 된다. 뇌졸중이 없는 상태에서도 뇌관류(perfusion) 감소는 노화 관련 인지기능 저하와 깊은 연관이 있다. 나이가 증가함에 따라 뇌혈류가 감소하고, 이에 따라 뇌에서 사용해야 할 산소 감소 및 당대사율 저하가 신경세포의 기능저하를 초래하여 인지기능을 저하시킨다고 할 수 있다. 두 번째로 초저밀도지단백(VLDL)의 구성물질인 아포지단백 E(apolipoprotein E, apo E) 유전자 다형태(polymorphism)가 노화가 진행됨에 따라 증가하는데, 이 물질은 죽상경화증과 알츠하이머병의 발병위험인자로 알려져 있다. 결국 아포지단백의 증가는 노화와 연관된 혈관변화를 일으키고, 이러한 혈관변화가 알츠하이머병의 신경퇴행과정에 관여한다고 할 수 있다. 마지막으로 뇌혈관장벽을 구성하고 있는 혈관내피 세포와 별아교세포(astrocyte)의 중요한 운반 기능이 노화가 진행됨에 따라 감소하는데, 특히 알츠하이머병에서 두드러진다. 이는 뇌혈관장벽의 변화가 인지기능감소에 관여함을 시사하는 것이다.

4) 아밀로이드 축적

Aβ는 세포막을 관통하는 베타아밀로이드 전구단백(amyloid precursor protein, APP)에서 생성된 40~42개의 아미노산 염기를 가진 단백질이다. Aβ는 뇌실질과 혈관 내에 축적되어 불용성 판(plaque)을 형성하며, 일반적으로 아밀로이드판(amyloid plaque)은 해마, 내후각겉질과 같은 학습과 기억을 담당하는 뇌 부위에 가장 치밀하게 축적된다. Aβ의 축적은 정상노화과정에서도 발생하지만, 알츠하이머병에서 뇌에 축적되는 Aβ의 양이 신경세포 퇴행 및 인지기능 저하의 심한 정도와 비례하는 것을 보면 Aβ의 축적이 인지기능 저하와 밀접한 관련이 있음을 알 수 있다. Aβ는 신경세포의 대사성, 흥분독성, 산화성 손상에 대한 취약성을 증대시킨다. Aβ에 의해 유도된 일련의 신경세포 손상 및 신경세포 사멸 기전에 세포막 지질의 과산화(peroxydation) 유도가 관여하는 것으로 알려져 있다. Aβ의 축적은 내인성지질산화물인 4-HNE를 생성하는데, 이 물질은 형질막(plasma membrane)의 Na^+/K^+통로, Ca^{2+}통로, ATP분해효소(ATPase), 포도당 전달체(glucose transporter), 글로탐산전달체(glutamate transporter) 등 세포 이온 평형과 에너지 대사와 유지에 필요한 단백과 공유결합 하여 변성시키는 독성이 강하다. 따라서 4-HNE의 증가는 세포 내 칼슘의 과도한 상승과 미토콘드리아 기능 이상을 초래해 세포자멸사를 일으킨다. 신경세포퇴행 과정 이외에 Aβ는 신경전달물질 신호경로에도 영향을 미칠 수 있다. Aβ는 아세틸콜린의 무스카린 수용체와 GTP결합단백의 결합을 저해하는데, 이는 알츠하이머병에서 잘 알려진 콜린성 신호 경로의 기능 결손을 증가시키는 작용이라 할 수 있다. 마지막으로 Aβ는 노화된 뇌에서 혈관손상과 염증반응에도 기여한다.

5) 신경전달물질

노화과정에서 신경전달물질(neurotransmitter)과 관련된 요소들의 변화가 보고되어 있다. 예를 들면, 카테콜아민의 대사에 관여하는 카테콜-O-메틸전이효소(catechol O-methyltransferase, COMT), 아세틸콜린분해효소(acetylcholine esterase, AchE) 등이 감소한다. 특히 카테콜-O-메틸전이효소는 도파민, 노르에피네프린, 에피네프린과 같은 카테콜아민계 신경전달물질에 S-adenosyl-L-methionine의 메틸기를 전달하는 역할을 하는 효소이기 때문에 이 효소의 변화는 우울증과 양극성 우울증 및 다운증후군의 발생과 관련이 있는 것으로 알려져 있다. 또한 세로토닌 수용체 및 도파민 수용체 등의 감소와 감마아미노부틸산(GABA), 세로토닌, 카테콜아민 등의 신경전달 물질의 감소가 노화과정에서 발생한다. 아세틸콜린, 도파민, 에피네프린, 노르에피네프린, 세로토닌 등의 신경전달물질은 신경과 신경 사이에 정보를 전달하는 역할을 하는 화학적 물질로서 우리의 행동과 정서에 영향을 미치기 때문에, 이 물질들의 분비가 줄어들게 되면 주의, 각성, 기억, 정서, 운동 기능의 변화가 발생하게 되어 정신병, 우울증, 인지기능 및 신체기능 장애가 발생하게 된다.

(1) 아세틸콜린

아세틸콜린(acetylcholine)은 뇌의 특정 세포군에서 신경전달물질로 사용되는데, 가장 두드러진 구조물은 앞뇌바닥 신경군(basal forebrain neuron)으로 새겉질(neocortex)과 해마(hippocampus) 등이다. 이 콜린성 신경세포가 사람에서 학습과 기억과정에 중요한 역할을 하는 것으로 알려져 있다. 노화에 따라 신경계에서 콜린전달, 아세틸콜린 합성 및 분비, GTP결합작동단백(GTP-binding effector protein)과 무스카린 수용체의 결합 등 콜린성 신호전달과정에 결손이 발생할 수 있는데, 알츠하이머병 환자에서 결손이 더 심하게 나타난다. 특히 겉질 신경세포에서 GTP결합단백을 활성화시키는 무스카린 작용제(muscarinic agonist)의 활성도 감소가 두드러지게 나타난다. 또한 신경세포막에서 지질과 산화 농도가 증가할수록 콜린성 신호전달이 감소하는 것으로 알려져 있다.

(2) 도파민

도파민(dopamine)은 흑색질(substantia nigra)에서 새줄무늬체(neostriatum)로 연결되는 신경회로의 신경전달물질이다. 또한 배측덮개부(ventral tegmental region)에서 둘레계통(limbic system)과 연결되는 신경회로에 관여하고, 시상하부와 뇌하수체의 기능을 조절하는데도 관여하는 것으로 알려져 있다. 따라서 도파민은 고도의 정신기능과 창조성을 발휘하는데 기여하는 대표적인 신경전달물질이다. 뇌 속 도파민은 주로 몸동작 기능과 인식능력, 식사 및 음료섭취행위, 신경계통의 대사산물 조절 및 선택적 주의력 등에 많은 영향을 준다. 도파민은 신경전달물질인 에피네프린과 노르에피네프린 합성의 전구체로 작용하며, 뇌 속에서 아주 적은 양이 방출됨에도 불구하고 정서, 정신, 운동기능에 많은 영향을 미친다. 도파민이 과도하게 방출되면 정신병적 증상이 나타나며, 도파민 생성세포가 파괴되어 적게 분비되면 파킨슨병이 발생한다.

(3) 카테콜아민

인간의 몸속에는 20종류의 아미노산이 존재하는데, 그중에서 '페닐알라닌'이라는 벤젠고리를 가지고 있는 아미노산이 있으며, 여기에 -OH가 붙으면 '티로신' 아미노산이 된다. 이 티로신 아미노산에서 복잡한 인간정신 및 감정의 조절물질인 도파민, 에피네프린, 노르에피네프린과 같은 세 가지 카테콜아민이 만들어진다. 이들은 신경계에 작용하여 인지와 정서반응을 유발함과 더불어, 심혈관계, 대사율, 온도 조절과 민무늬근 수축에 영향을 미치는 것으로 알려져 있다. 또한 뇌 속에서 노르에피네프린을 많이 함유하고 있는 청반핵은 대뇌겉질로 광범위하게 섬유를 보내는 상향성 신경회로를 통해 우울증에 관여하고, 척수를 통해 말초 감각기관으로 가는 하향성 신경회로를 통해 통증에 관여한다고 알려져 있다. 따라서 우울증 환자가 통증을 호소하는 경우를 흔히 볼 수 있다. 결과적으로 노화에 따른 카테콜아민의 변화는 노인에서 볼 수 있는 인지기능 저하, 감정의 변화 및 심혈관계 기능 약화 등에 영향을 미칠 수 있다.

(4) 세로토닌

세로토닌(serotonin)은 신경세포사이에서 다양하게 작용하고 체내에서 자연스럽게 합성되는 신경전달물질로 중추신경계에 광범위하게 작용한다. 음식에서 섭취되는 아미노산의 일종인 트립토판(tryptophan)이 체내에서 신진대사작용을 하여 세로토닌으로 합성된다. 세로토닌은 뇌의 신경세포의 활동에 중요한 역할을 담당하고 있으므로 뇌 속에서 균형 있게 생성되지 못하면 뇌 신경계통의 역할 역시 균형을 잃게 된다. 세로토닌의 불균형은 아동에서 볼 수 있는 극심한 부주의와 주의력 산만, 우울증, 공포심, 공격행동, 섭식문제, 수면문제, 통각조절문제 등의 증상이나 행동의 원인이 될 수 있다. 세로토닌은 수면이나 체온 조절, 감각인식, 면역반응, 운동기능, 신경내분비 조절, 식욕, 학습, 기억 등의 시냅스활동들의 조절과 균형에 관여한다. 따라서 노인에서 세로토닌의 불균형은 우울증, 인지기능 장애 및 행동정서적 이상증상의 발생을 초래하는 원인이 될 수 있다.

3. 인지기능의 세부영역별 변화

1) 주의력

주의력(attention)이란 특정 자극에 대해 주의를 집중하는 능력을 의미하는데, 여기에는 선택적 주의력, 지속적 주의력, 분배적 주의력 등이 있다. 선택적 주의력(selective attention)이란 순간적으로 특정 자극에 초점을 맞추는 능력을 말한다. 지속적 주의력(sustained attention)이란 그러한 자극에 초점을 맞춘 상태를 지속해 나가는 능력을 의미하며, 분배적 주의력(divided attention)이란 동시에 두 가지 이상의 자극에 초점을 맞출 수 있는 능력을 의미한다. 이러한 주의력은 세부 영역별로 감퇴되는 정도가 다르다. 과거 연구에서는 노인의 선택적 주의력이 심하게 저하되는 것으로 보고되었으나, 최근의 연구들은 지각, 청각 등 감각기능의 차이를 보정할 경우 연령증가에 따른 선택적 주의력의 저하가 없다고 보고한다. 지속적 주의력 또한 노화에도 불구하고 잘 유지된다고 하며, 다만 분배적 주의력은 연령증가에 따라 저하된다는 것이 일반적인 보고이다.

2) 언어능력

언어능력(linguistic competence)은 한 언어의 체계, 즉 문법규칙, 어휘, 언어의 모든 조각들과 이 조각들이 어떻게 서로 맞는가에 대한 인간의 기저 지식이라고 할 수 있다. 일상적인 대화에서 자신의 의사를 표현하고 상대방의 언어를 이해하는 능력과 일반적인 어휘력은 노화에도 불구하고 비교적 잘 유지되는데, 표준화된 검사의 다수 항목에서도 언어 기능은 잘 유지되는 것으로 알려져 왔다. 그러나 70대가 넘으면 언어 유창성과 사물의 이름대기 능력은 다소 감퇴된다. 언어 유창성은 일정 시간동안 같은 글자로 시작되는 단어들을 계속 말하도록 하는 방법으로 평가할 수 있는데, 이 검사에서 노인은 젊은 성인에 비해 다소 감소한다. 또한 어떤 물건을 직접 보여주거나 물건이 그려진 그림을 보여주고, 그 이름을 묻는 대면이름대기(confrontation naming) 검사 점수 역시 노인은 젊은 성인에 비해 감소한다.

3) 기억력

노인의 기억력(memory power)은 세부 영역에 따라 차이가 있는데, 과거에 학습한 내용을 기억해 내는 능력은 잘 보존되는 반면 새로운 기억을 재생해내는 능력은 감퇴된다. 기억력은 언어적, 시각적 정보를 받아들여서 뇌 속에 등록(registration)하고 일정한 기간 동안 저장(retention) 했다가 필요할 때에 의식적으로 꺼내어 재생(retrieve)하는 능력들로 구성되어 있다. 이러한 과정 중 등록하고 저장하는 기능은 노화에 의해 큰 변화가 없는 반면 재생하는 기능은 노화에 따라 저하되는 것으로 알려져 있다. 예를 들어 몇 초 동안 기억을 보유하는 즉각 회상 능력은 주로 등록과 관련되어 있기에, 노인과 젊은 성인들 사이에 큰 차이가 없다. 그러나 단어 목록 등을 기억한 다음 3~5분이 지나 재생하게 하는 소위 지연성회상의 방법으로 평가하는 단기기억력은 재생과정과 관련되어 있으므로 노화에 따라 저하되는 것으로 알려져 있다. 그러나 어떤 연구에서는 젊은 사람과 노인의 지연성재생 능력을 조사한 결과 노인들이 배운 것을 더 빨리 잊어버리는 것이 아니라, 새로운 사실을 배우는데 시간이 더 많이 소요되는 것뿐이라고 주장하며, 즉시재생은 물론 지연성재생 모두 연령에 따라 의미 있는 차이를 보이지 않는다고 하였다. 그러나 현재까지의 연구 결과들을 종합해 보면 즉각 기억력과 장기기억력은 노화에도 불구하고 보존되는 반면, 단기기억력은 노화에 따른 감퇴를 보이는 것으로 결론지을 수 있다.

4) 시공간 기능

시공간 기능(visuospatial abilities)이란 공간 내에서 자극을 탐지해서 행동해나가는 능력을 의미하며, 흔히 연령과 함께 저하되는 것으로 알려져 있다. 시공간 기능을 임상적으로 측정하기 위해서는 그림을 보고 그리도록 하는데, 그림이 복잡해질수록 기능 감퇴의 정도가 심한 것으로 알려져 있다. 이러한 변화가 일상생활에서는 노인들이 늘 가던 익숙한 가게에서는 구매하고자 하는 물건을 잘 찾아내지만, 낯선 가게에서는 물건을 찾아내는 능력과 속도가 현저하게 떨어지는 양상으로 나타난다.

5) 집행기능

집행기능(executive function)이란 추상적 사고력, 판단력, 행동의 억제 능력, 복잡한 행동을 계획해서 단계적으로 수행해 나가는 능력 등을 포함하는 포괄적 개념으로서 가장 상위 인지기능이라 할 수 있다. 노인에서 논리적 사고, 추상적 사고능력, 변화에 대한 적응 능력은 떨어지지만, 일상적 문제 해결 능력, 기계적 기술, 단어의 의미 파악능력 등은 안정된 수준으로 유지 된다. 집행기능의 감퇴가 일상생활에서 나타나는 예로 어떤 일을 처리하는데 있어서 노인들이 상황변화에 적응하지 못하고, 예전의 일 처리 방식을 고집하는 현상을 들 수 있다.

참고문헌

- 김전(2000). 통증의 신경생리. 대한신경과학회 춘계보수교육, 1:5-9.
- 대한노인병학회(2005). 노인병학. 의학출판사.
- 이상복, 김진희, 김정일(2011). 자폐 및 정서 · 행동장애 아동의 약물치료에 대한 이해. 시그마프레스.
- Carlsson A. The current status of the dopaminc hypothcsis of schizophrenia. Neuropsy chopharmacology, 1988, 1:179-186.
- Feldman DC. The Development and Enforcement of Group Norms. Academy of Management Review, 1984, 9:47-53.
- Gustavson KH, Wetterberg L, Backstrom M and Ross SB. Catechol-O-methyltransferase activity in erythrocytes in Down's syndrom. Clon Genet, 1973, 4:279-280.
- Katzung BG. Basic & Clinical Pharmacology. Mcgraw-Hill, 8th, 2002
- Karege F, Bovier P, Gaillard JM and Tissot R. The decrease of erythrocyte catechol-O-methyltransferase activity in depressed patients and its diagnostic significance. Acta Psychiatr Scand, 1987, 76:303-308.
- Majnemer A1, Barr RG. Association between sleep position and early motor development. J Pediatr, 2006, 149(5):623-629.

CHAPTER 9

대사계의 변화

학습목표

1. 대사계의 구조적 변화를 설명할 수 있다.
2. 대사계의 생리적 변화를 설명할 수 있다.
3. 대사계의 관련 호르몬을 설명할 수 있다.
4. 대사계의 관련 질환을 설명할 수 있다.

핵심단어

- 당뇨병(diabetes mellitus)
- 저혈당(hypoglycemia)
- 고콜레스테롤혈증(hypercholesterolemia)
- 고지혈증(hyperlipidemia)

1. 개요

대사계는 인체 내 물질대사에 관여하는 기관이다. 인체의 대사는 내분비계통에 의하여 조절된다. 호르몬을 생성하는 것이 내분비계통의 주요 역할이며, 내분비계통에 의해 생산된 호르몬은 혈류를 통하여 인체 각각의 조직 및 기관의 기능을 조절한다.

노화는 내분비계의 생리적 기능을 감소시킴에는 의심할 여지가 없으나 어떤 특정한 원인이 내분비계의 노화를 주도하는지 명확하게 알기는 어렵다. 노화와 관련된 대사성질환으로는 당뇨병

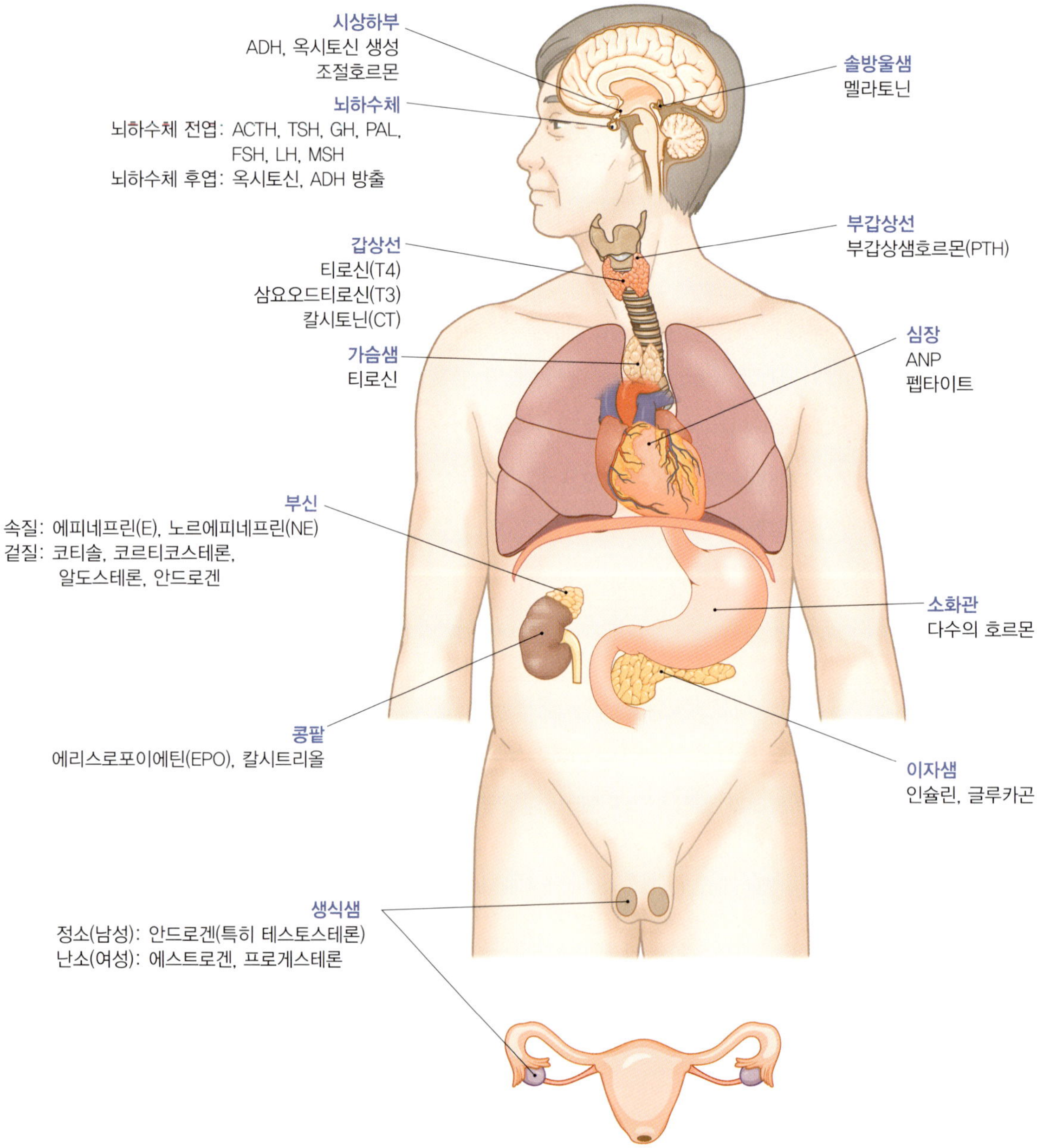

| 그림 9-1 | 내분비계통과 호르몬

(diabetes mellitus), 갑상샘기능항진증(hyperthyroidism), 갑상샘기능저하증(hypothyroidism) 등이 있으며, 노화로 인한 내분비계통의 해부학적, 조직학적 변화로 인한 호르몬 조절능력의 감소가 주요 원인으로 알려져 있다.

2. 구조적 변화

노인은 나이가 들어감에 따라 인슐린의 저항성이 증가되는데, 인슐린 저항성의 증가는 당뇨, 고혈압, 관상동맥질환, 뇌혈관질환 및 혈관성 치매를 일으키는 원인이 되기도 한다. 또한 노인은 체내 총근육량이 줄어드는 반면, 체내 총지방량은 소폭 증가하며, 피하지방보다는 내장지방이 증가하게 된다. 축적된 내장지방은 지방산의 대사를 교란시켜 혈중 인슐린 농도를 증가시키며, 증가된 인슐린은 지방조직에 대식세포의 침윤 및 염증반응을 유발한다.

내분비계는 뇌하수체(pituitary gland), 갑상샘(thyroid gland), 부갑상샘(parathyroid gland), 부신(adrenal gland), 솔방울샘(pineal gland), 이자(pancreas), 정소(tertis) 및 난소(ovary) 등으로 이루어져 있다(그림 9-1). 내분비계는 신경계와 더불어 생체기능을 조절하여 항상성 유지를 하는 주요 체계이다. 갑상샘호르몬은 체온 유지와 신체대사의 균형을 유지한다. 부갑상샘호르몬은 칼슘과 인의 대사조절, 비타민 D를 합성한다. 부신겉질호르몬은 스트레스에 대한 몸의 대사와 면역반응을 조절하고, 혈압, 혈액량, 전해질을 조절한다. 부신속질호르몬은 혈압조절에 중요한 역할을 하며, 정소는 남성호르몬을 생산하여 남성 생식기를 발달시키고, 난소는 여성호르몬을 분비하여 여성 생식기 발달과 이차성징에 관여한다. 따라서 내분비계에서 분비된 호르몬은 신체의 성장과 발육에 관여할 뿐만 아니라 영양소 대사 및 체온 조절, 심장박동 및 호흡 조절 등에 관여하여 인체의 항상성을 유지하는 중요한 기능을 한다. 호르몬의 종류와 기능은 표 9-1과 같다.

3. 생리적 변화

나이가 들어감에 따라 내분비계의 해부학적, 생리학적 퇴행이 나타난다. 이는 호르몬의 생산을 감소시켜 인체의 항상성 유지를 어렵게 만든다. 내분비계를 이루는 뇌하수체와 갑상샘, 부갑상샘, 부신 등의 크기는 상대적으로 작아지며, 섬유화도 일어나게 된다. 이는 호르몬 조절에 악영향을 미치게 되어 호르몬이 과다하게 분비되거나 감소 혹은 결핍되기도 한다. 노화로 인한 호르몬 수용체의 수적 감소는 대사기능도 저하시키는 요인으로 작용한다.

1) 당뇨병

당뇨병(diabetes mellitus)은 이자에서 인슐린의 생성이 부족하거나 체내 세포가 인슐린에 저항

표 9-1 호르몬의 종류와 기능

호르몬		기능
뇌하수체 전엽	성장호르몬	뼈와 연골 뼈대근육의 성장을 자극함
	프로락틴	유방을 자극하여 유즙을 생산함
	갑상샘자극호르몬	갑상샘을 자극하여 갑상샘호르몬을 생산함
	부신겉질자극호르몬	부신겉질을 자극하여 스테로이드, 특히 코티솔을 생산함
생식샘자극호르몬	난포자극호르몬	난자와 정자를 자극함
	황체형성호르몬	여성의 배란이 일어나게 하고, 여성의 프로게스테론과 남성의 테스토스테론 생성함
뇌하수체 후엽	항이뇨호르몬	수분이 콩팥으로 재흡수되도록 하고 혈관을 수축함
	옥시토신	분만 중에 자궁을 수축하게 하며, 유선으로 유즙이 나옴
갑상샘과 부갑상샘호르몬	갑상샘호르몬(T3, T4)	갑상샘이 분비, 대사율을 조정하고 성장과 발달을 조절함
	칼시토닌	갑상샘에서 분비, 혈중 칼슘 수준을 낮춤
	부갑상샘호르몬	부갑상샘에 의해서 분비, 혈중 칼슘 농도를 증가시킴
부신호르몬	카테콜아민 에피네프린 노르에피네프린	맞섬도피반응을 자극함
스테로이드	코티솔	글루코코르티코이드는 포도당, 지방, 단백질 대사의 조절을 도움(스트레스 반응에 의한)
	알도스테론	광물코르티코이드는 콩팥이 나트륨과 수분을 재흡수하도록 하고, 칼륨을 배설하도록 하며, 수분과 전해질 균형을 도움
	성호르몬	특히 안드로겐을 분비함, 여성과 남성의 2차 성징발달을 도움
이자호르몬	인슐린	랑게르한스섬 β-세포에서 분비되며, 탄수화물, 단백질, 지방 대사를 조절함, 혈당을 낮춤
	글루카곤	랑게르한스섬 α-세포에서 분비되며, 혈당을 높임
기타 호르몬	에스트로겐과 프로게스테론	난소에서 분비되며, 난자의 발달과 여성의 2차 성징을 자극함
	테스토스테론	주로 정소에서 분비 남성의 주된 남성호르몬으로 정자의 발달과 남성의 2차 성징함
	티모신	T림프군의 성숙을 자극함
	멜라토닌	솔방울샘에서 분비되어 바이오리듬 조절을 도움

성을 갖게 됨으로 인해 발생한다. 이자에서 합성이 되는 인슐린은 체세포가 혈액에서 포도당을 흡수하여 에너지원으로 사용할 수 있도록 한다. 하지만 당뇨병이 발생하게 되면, 포도당을 에너지원으로 사용할 수 없게 되기 때문에 체내에 독성이 강한 대사물질이 형성된다. 에너지원으로 사용되지 못한 포도당은 혈액이 소변에 축적되어 소변량을 증가시키고 갈증을 일으키게 된다.

2) 저혈당

저혈당은 주요 에너지원으로 사용되고 있는 포도당이 체세포에 없는 상태로 발한, 오심, 배고픔, 불안증 등의 증상을 동반한다. 대부분 일시적이며, 제1형 당뇨병 환자의 경우는 인슐린 주사를 맞고 난 후에 생기는 경우가 많다. 제2형 당뇨병에서도 발생할 수 있지만 그 빈도는 제1형에 비해서 훨씬 낮다.

3) 고콜레스테롤혈증

동맥경화증과 관계가 깊은 고콜레스테롤혈증은 관상동맥질환과 뇌졸중 발병 위험을 높이는 원인이 되고 있다. 콜레스테롤은 지방의 일종으로 대부분 간에서 생성되지만, 일부분은 달걀, 고기, 갑각류 등의 음식물로부터 나오기 때문에, 체내 콜레스테롤은 음식섭취(건강한 식사)와 생활습관에 의해 영향을 받게 된다. 콜레스테롤의 혈액 내 이동은 지방과 지단백이라는 지방을 운반하는 단백질의 결합 형태에 의해 이루어진다.

지단백질에는 저밀도지단백(LDL)과 고밀도지단백(HDL)이 있다. 저밀도지단백은 고밀도지단백에 비해 훨씬 많은 양의 콜레스테롤을 운반할 수 있으며, 체내의 콜레스테롤 축적에 영향을 주기 때문에 저밀도지단백이 많아지면 동맥질환의 위험도가 증가한다. 과도한 저밀도지단백은 동맥벽에 지방축적을 증가시키기 때문에 혈전을 생성하여 혈류 흐름 장애를 어렵게 하고 혈관을 폐쇄시키게 된다. 고밀도지단백은 콜레스테롤을 간으로 다시 보내어 간에서 분해되게 한다.따라서 혈중에 고밀도지단백이 많은 경우에는 동맥질환을 예방할 수 있다.

4) 고지혈증

과다한 양의 지질이 혈액 내에 있는 고지혈증은 지방성분이 동맥벽에 침착되어 혈관을 좁아지게 한다. 혈관이 좁아지게 되면 뇌와 심장을 비롯한 주요 장기부를 손상시키는 원인이 될 수 있다. 고지혈증의 원인은 생활습관과 유전적 원인이 있으며, 기타 원인으로는 당뇨병, 갑상샘기능저하증, 간질환, 신장질환, 비만 등이 있다.

참고문헌

- 권영은 외(2016). 알기 쉬운 해부생리. 정담미디어.
- 김선욱, 김광일. 노인대사변화와 영양공급. J Clin Nutr 2014;6(1):2-6.
- 서울대학교 의학백과 사전 http://www.snuh.org/health/encyclo/view/16/2.do

UNIT 3

노인을 위한 신체 평가 및 운동

CHAPTER 10

자세 평가

학습목표

1. 자세에 대해 설명할 수 있다.
2. 적절한 자세에 대해 설명할 수 있다.
3. 자세 변화에 대해 설명할 수 있다.
4. 자세 평가 및 운동에 대해 설명할 수 있다.

핵심단어

- 자세(posture)
- 자세 변화(posture change)
- 자세 평가(posture evaluation)
- 운동(exercise)

1. 자세

척추는 좋은 자세와 건강에 있어서 매우 중요하다. 똑바르고 견실한 척추는 활동하는 동안 편안하다. 하지만 많은 사람들은 머리를 자꾸 숙이고, 어깨를 둥글게 하며, 등을 구부정하게 하는 등 자세가 바르지 못하다. 좋지 않은 자세로 장시간 있는 것은 근육의 약화와 단축을 초래한다. 구부정하게 TV를 시청하거나 컴퓨터 작업을 하는 것은 척추를 정렬에서 벗어나게 하고, 무거운 물건을 들거나 몸에 과부하를 주는 것 역시 문제를 더욱 악화시킨다. 부모님들은 우리에게 항상 똑바로 앉고 서라고 말씀하시는데 올바른 자세를 만들기 위해서는 처음에 많은 주의가 요구되지만 계속 반복해서 습관이 되면 자연스러워진다. 좋은 습관으로 만든 좋은 자세는 우리가 더욱 활기차게 움직일 수 있도록 해주고 신체의 통증도 적게 해준다.

2. 적절한 자세

자세란 우리가 서고, 앉고, 움직일 때 몸의 각 부분이 서로 이루는 각도와 위치에 따라 만들어지는 모양을 말한다. 우리 신체는 각 부위 정렬이 똑바르고 균형이 좋으면 몸을 지탱하는 구조물인 뼈와 인대 그리고 근육에 주는 스트레스와 피로가 최소화된다. 또한 좋은 자세는 내장기관이 작용할 수 있도록 적절한 공간을 제공한다. 폐로 호흡할 때, 똑바른 자세에서 호흡하면 폐가 확장되어 충분한 공간이 만들어지고 복근을 긴장시키면 내장기관과 골반 사이의 공간이 확보되어 내장기관의 움직임이 편안해진다. 자세는 팔과 목의 움직임과 호흡에도 영향을 미치고, 턱의 움직임과 씹는 동작에도 영향을 미친다. 다음 두 가지의 간단한 동작을 해보면 자세의 중요성을 아는데 도움이 된다.

첫 번째는 머리를 앞으로 내밀어 턱을 돌출시키면서 목뒤를 둥글게 하고, 어깨를 좁혀 구부정한 나쁜 자세에서 네 가지 동작을 실시한다(그림 10-1).

① 심호흡을 3회 실시한다.
② 머리를 좌우로 돌려본다.
③ 두 팔을 머리 위로 올린다.
④ 치아를 가볍게 부딪친다.

두 번째는 턱을 당기고 목을 반듯하게 세워 앞을 똑바로 본다. 어깨를 앞으로 쳐지지 않게 적당히 뒤로 하는데, 편안하게 약간 아래로 내려 준다. 등을 똑바로 세우고 배를 당긴 좋은 자세에서 네 가지 동작을 반복한다(그림 10-2).

① 심호흡을 3회 실시한다.
② 머리를 좌우로 돌려본다.
③ 두 팔을 머리 위로 올린다.
④ 치아를 가볍게 부딪친다.

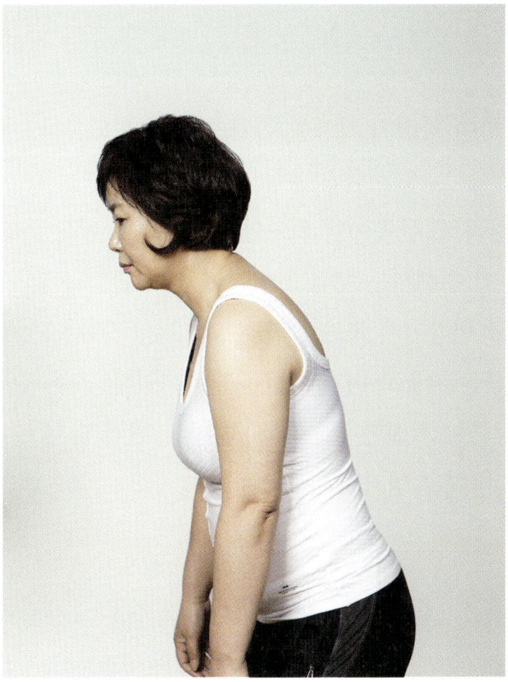

| 그림 10-1 | 나쁜자세

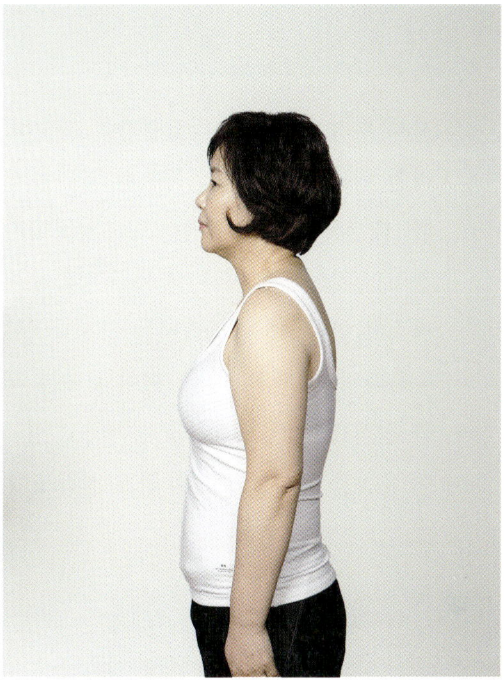

| 그림 10-2 | 좋은자세

위의 두 차이에 집중하면 잘 정렬되어 있을 때 심호흡이나 머리와 팔을 움직이기가 좀 더 쉬운 느낌인가를 생각할 수 있다. 대칭은 좋은 자세에 있어 중요하다. 우리 몸은 정렬이 잘되어 왼쪽, 오른쪽과 앞 · 뒤가 균형적일 때는 별로 힘들이지 않고 바로 선 직립자세를 잘 유지하지만, 만약 몸이 비대칭적이라면 직립자세 유지 시, 어떤 특정 부위는 더 많은 일을 하게 된다. 이렇게 습관적이고 장기적으로 일을 많이 하게 되는 부위는 결국 지치고 상처를 입게 되어 사람들의 몸에 통증을 유발하게 된다.

3. 자세 변화

나쁜 자세는 나이가 들어감에 따라 신체변화로 인해 야기되지만 많은 노화와 관련된 제약들로 인해 충분히 활동하지 않는 데에서도 기인한다. 나이 든 사람들은 대체로 목만 앞으로 쭉 내밀고 어깨는 둥글게 한 거북목자세인 경우가 많다. 또한 컴퓨터 앞에 앉아서 많은 시간을 보내는 젊은 사람들에게서도 일찍부터 이런 자세가 나타나는 것을 볼 수 있다. 나이는 신체의 변형과 변화와도 관련이 있다. 사람은 나이를 먹어감에 따라 척추원반의 수분이 감소하여 스펀지처럼 되고, 뻣뻣해지며 좁아지고 그로 인해 나쁜 자세와 경직을 가져온다. 또한, 나이가 들어감에 따라 엉덩관절과 무릎 또한 점점 굽어져 보행패턴에 변화를 가져오고, 골다공증이나 척추 협착증이 발생하기도 한다. 시간을 되돌릴 수는 없다. 하지만 적당한 운동과 훈련을 통해 나이가 들어감에도 불구하고 신체기능을 유지하고 향상시킬 수 있다.

4. 자세 평가 및 운동

자세 평가는 각각의 검사결과를 기술하고 기록하여 자신의 자세를 판가름 하는데 도움을 준다. 이러한 평가표는 자신의 독특한 자세를 알려주고 좀 더 효과적인 운동 프로그램을 만드는데 이용된다. 대부분의 몸은 완벽하게 대칭적이지 않고 왼쪽, 오른쪽이나 위 · 아래가 똑같지 않은 약간 비대칭적인 것이 정상이다. 자세를 정확하게 평가하기 위해서는 누군가가 곁에 있어 옆이나 앞, 뒤에서 봐줘야 한다. 때에 따라서는 당신과 친구가 서로 번갈아서 평가해 줄 수도 있다. 만약 이것이 불가능하다면 앞면이나 양측 면이 보이는 세 면의 전신 거울로 자가 진단을 할 수 있다. 치우침의 정도를 점검표에 따라 점수를 평가하고 평가에 해당하는 적절한 운동을 시행한다. 만일 다시 평가하려면 운동을 실시한 8주 후 먼저 점검표에 추가 기록하고 평가한다.

1) 머리

(1) 동작

머리의 정렬을 보기 위한 검사로, 거울이나 치료사를 마주보고 선다. 바닥에 상상의 수직선을 그리고, 머리 앞쪽 중앙과 코, 턱의 가운데 그리고 복장뼈의 상부가 일직선이 되도록 한다(그림 10-3).

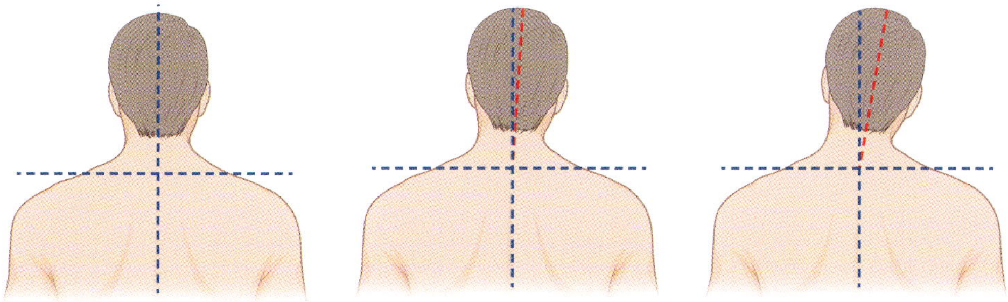

| 그림 10-3 | 머리 정렬

(2) 점수

- 머리 중앙이 상상의 선과 직선이 된다면 ··· 10점
- 머리가 상상의 선으로부터 약간 돌아갔거나 기울어져 있다면················· 5점
- 머리가 상상의 선으로부터 많이 돌아갔거나 기울어져 있다면················· 0점

날짜:	날짜:	날짜:
점수:	점수:	점수:

(3) 평가

점수가 5점 또는 0점이라면 턱 당기기 운동을 해야 한다. 점수가 낮은 사람은 긍정적인 결과가 나오도록 조언을 해준다.

① 턱 당기기 운동

■ 목적

목을 앞으로 쭉 빼고 머리가 앞으로 향한 구부정한 자세일 때 아주 유용한 운동이다. 목의 만곡이 심하거나 경추가 일자로 쭉 펴진 자세는 앉거나 서 있는 동안 목에 부정적인 자극을 준다. 약간의 만곡은 자연스럽고 당연하지만 너무 과도한 굴곡은 통증을 일으키거나 뻣뻣해지고 일상생활에 지장을 줄 것이다.

■ 방법

1. 의자에 앉아 몸을 바르게 한다(**그림 10-4-A**).
2. 머리를 똑바로 한 채, 숨을 들이 쉬고 목은 척추와 나란히 하면서 턱을 뒤로 당긴다(**그림 10-4-B**).
3. 이 자세를 10초간 유지하며 심호흡을 한다.
4. 운동은 매시간 5회씩 반복한다. 이 운동은 서서도 할 수 있다.

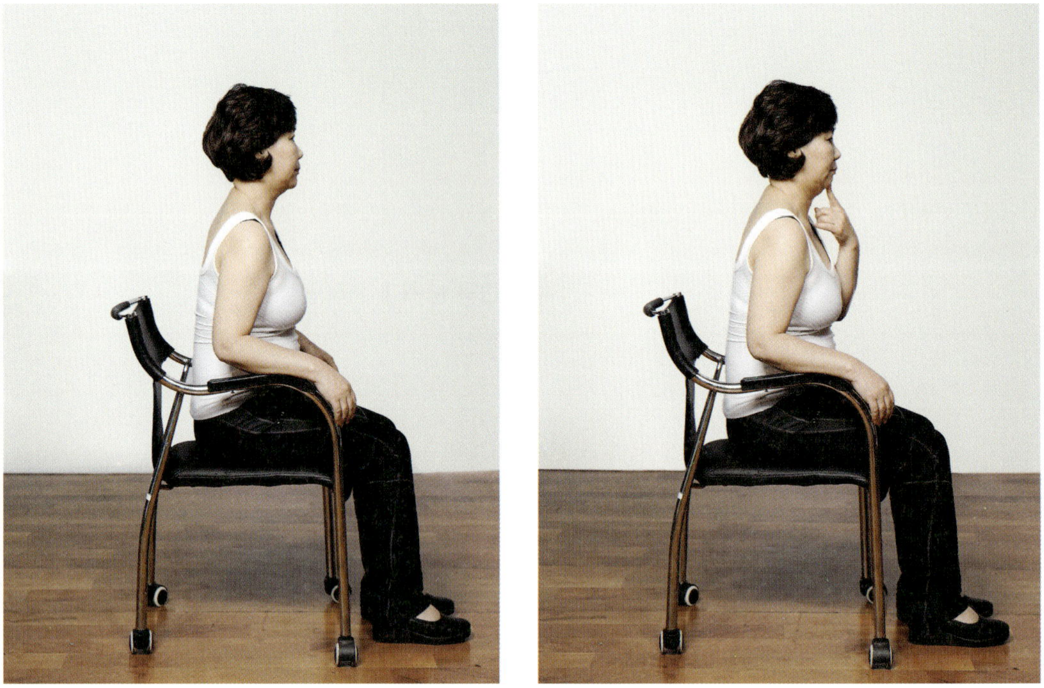

A. 앉은 자세 B. 턱을 당긴 자세

| 그림 10-4 | 턱 당기기 운동

2) 어깨

(1) 동작

어깨의 정렬을 보기 위한 검사로 거울이나 치료사를 마주보고 선다(그림 10-5).

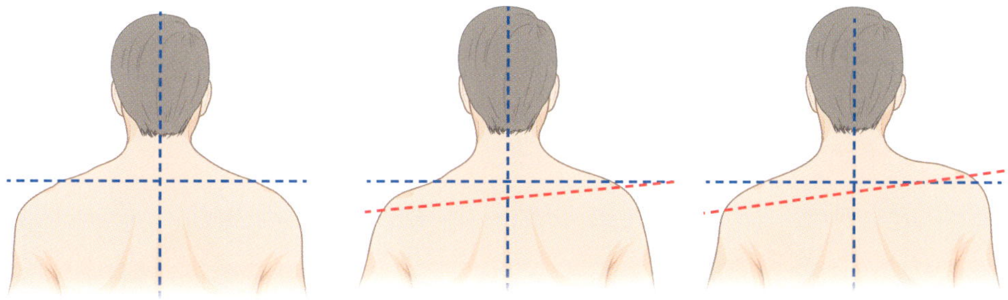

| 그림 10-5 | 어깨 정렬

(2) 점수

- 어깨가 평행하다면 ···················· 10점
- 어깨의 한쪽이 약간 높다면 ···················· 5점
- 어깨의 한쪽이 확연히 높다면 ···················· 0점

날짜:	날짜:	날짜:
점수:	점수:	점수:

(3) 평가

점수가 5점 또는 0점이라면 골반기울기와 축 폄 운동 및 턱 당기기 운동을 한다. 한쪽으로 기울어진 것이 싫다면 이 운동을 두 달 동안 시행한다.

① 골반기울기와 축 폄 운동

■ 목적

이 운동은 서 있을 때, 등과 머리를 정렬시키는데 매우 좋은 운동이다. 또한 앉거나 서 있을 때 척추 만곡에 부정적인 영향이 가해질 수 있는데, 이에 맞설 수 있어 매우 중요하다. 약간의 척추 만곡은 자연스럽고 당연한 것이지만 너무 과도하다면 통증을 일으키거나 뻣뻣해지고 일상생활의 움직임을 어렵게 할 수 있다.

■ 방법

1. 등을 바닥에 대고 무릎은 구부리고, 팔은 옆으로 벌리고 누워 숨을 들이쉰다(그림 10-6-A).
2. 복근에 힘을 주고 엉덩이를 살짝 올린다. 그리고 턱은 뒤로 당겨 목을 편평하게 하고

숨을 내쉰다(그림 10-6-B).

3. 10초간 유지하고 심호흡을 한다.
4. 3번을 반복하고 점차 10회에서 20회로 증가시킨다.
5. 이 운동은 하루에 1~2회 실시한다.

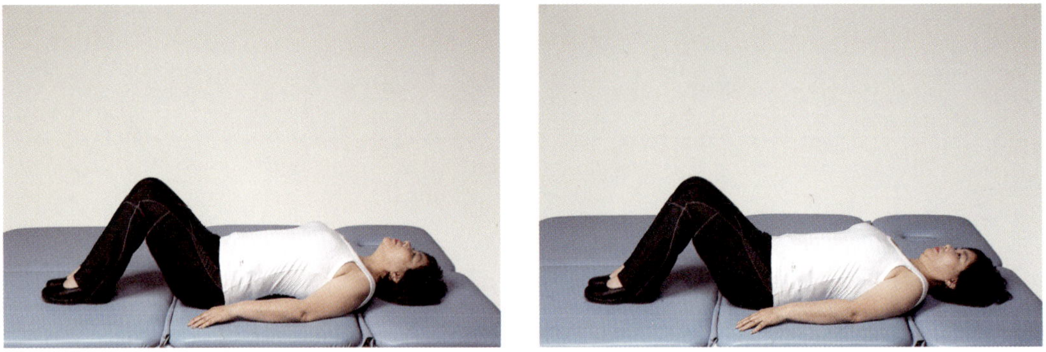

A. 시작 자세 B. 끝 자세

| 그림 10-6 | 골반기울기와 축 폄 운동

3) 척추

(1) 동작

척추의 정렬을 보기 위한 검사이다. 전신거울이나 관찰해줄 치료사를 보고 뒤돌아선다. 대상자의 뒷면에서 척추를 관찰할 때 머리는 척추의 중앙선에 위치하고 엉덩이의 골 사이로 상상의 선이 지나간다. 앞면에서 관찰할 때의 중앙선은 복장뼈와 배꼽을 일직선으로 지나간다(그림 10-7).

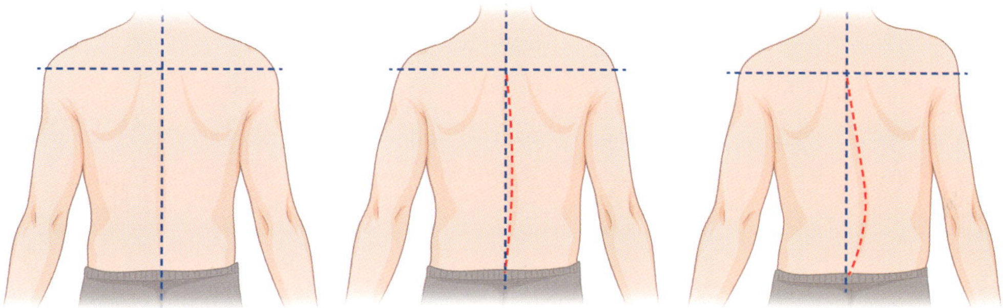

| 그림 10-7 | 척추 정렬

(2) 점수

- 척추의 만곡이 없다면 ······························· 10점
- 약간의 만곡이 있다면 ······························· 5점
- 뚜렷한 만곡이 있다면 ······························· 0점

날짜:	날짜:	날짜:
점수:	점수:	점수:

(3) 평가

점수가 5점 또는 0점이라면 골반기울기와 폄, 벽 닿기 그리고 W 무릎 굽히고, W 스트레칭의 운동을 한다. 척추의 만곡이 심하다면 근육의 불균형을 가져올 수 있으므로, 그에 대하여 대처하거나, 잠재된 심각한 문제를 찾아야 한다.

① 벽 닿기 운동

■ 목적

이 운동은 등을 정렬시키는데 좋은 운동이다. 매일 앉아 있거나 서 있는 자세에서의 등에 주는 스트레스는 척추굴곡에 나쁜 영향을 미친다. 약간의 굴곡은 자연스럽고 당연한 것이라 할 수 있으나 심한 경우에는 구부정하게 되거나 위축이 생긴다.

■ 방법

1. 발을 엉덩이 너비만큼 벌리고 벽에서 5cm 정도 떨어져 벽을 보고 선다(**그림 10-8-A**).
2. 배와 턱을 당기고 숨을 들이쉰다.
3. 팔을 위로 올려 벽을 향하여 쭉 편다. 이때 가능한 한 척추를 뻗침시킨다(**그림 10-8-B**).
4. 30초간 유지하며, 호흡은 깊게 한다.
5. 팔을 내려 이완한다.
6. 이 운동을 3번 반복한다. 하루에 1~2회 실시한다.

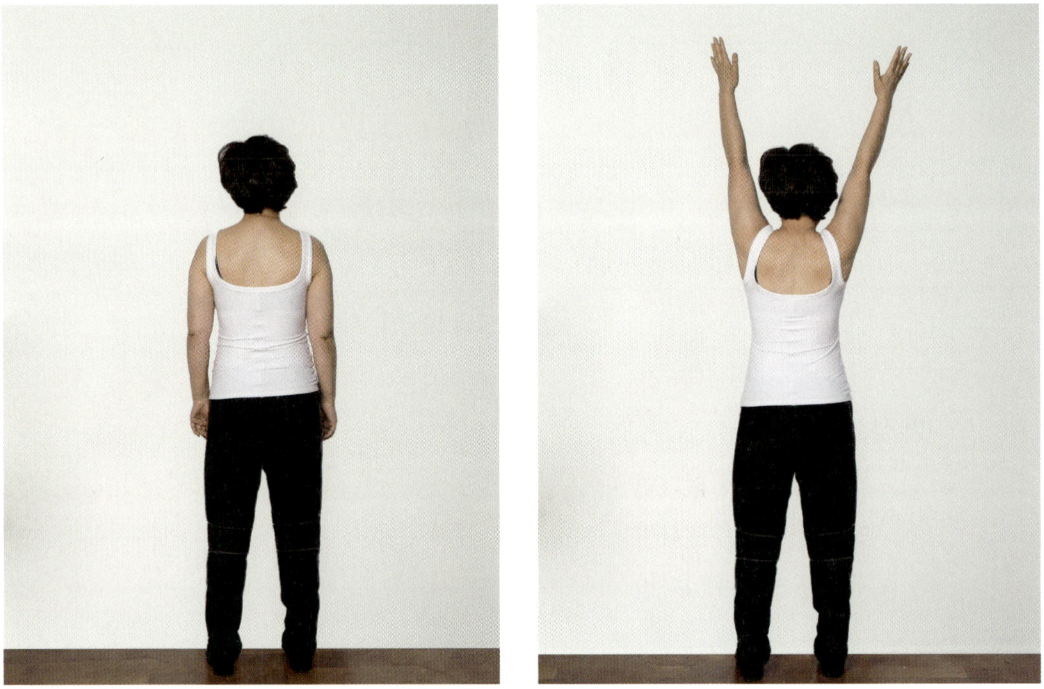

A. 시작 자세　　B. 끝 자세

| 그림 10-8 | 벽 닿기 운동

② W 무릎 굽히고, W 스트레칭 운동

■ 목적

이 운동은 등을 정렬시킬 뿐만 아니라 등의 통증이나 경직 그리고 일상생활동작의 어려움을 감소시켜 준다.

■ 방법

1. 양발을 15.2~20.3cm 벌리고, 발뒤꿈치를 20.3~60.1cm 벽에서 떨어지도록 하여 등을 벽에 기대고 선다.
2. 팔을 'w' 자세로 한다(**그림 10-9-A**).
3. 숨을 들이쉬면서 배와 턱을 당기고 목과 등을 벽에 붙인다.

4. 숨을 내쉬면서 무릎을 살짝 구부려 벽의 1/3 정도 내려오게 하고 팔은 벽에 붙인 상태로 가능한 한 위로 올려 척추를 뻗침시킨다(그림 10-9-B).
5. 이 자세를 30초간 유지하며, 호흡은 깊게 한다.
6. 팔을 내리고 무릎을 펴서 이완시킨다.
7. 이 운동을 3번 반복하며 하루에 1~2회 실시한다.

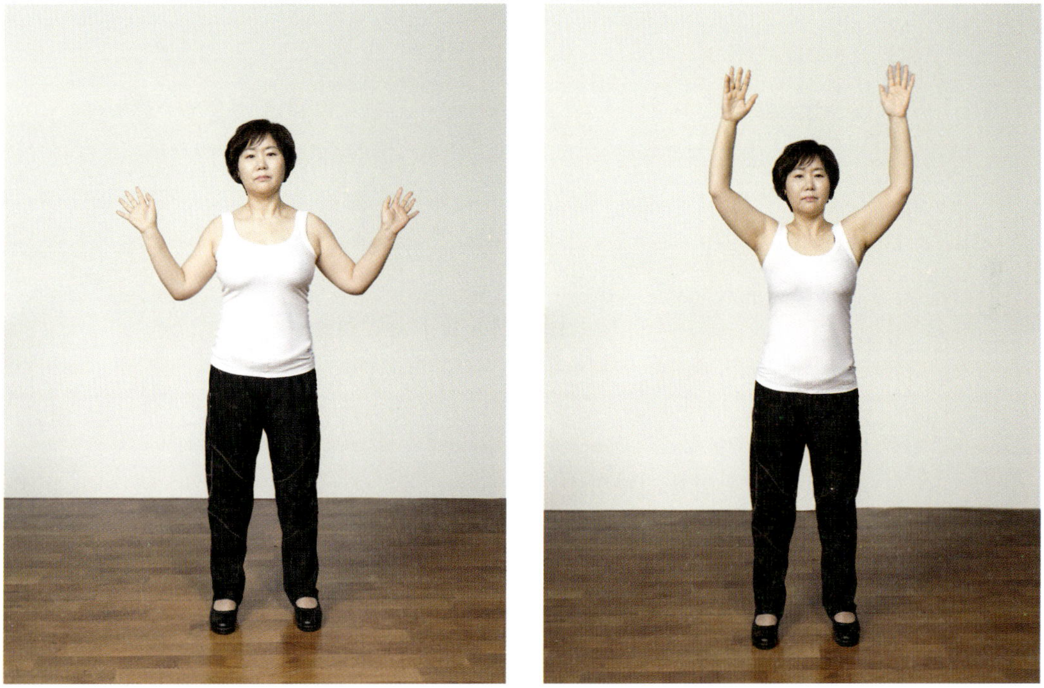

A. 시작 자세 B. 끝 자세

| 그림 10-9 | W 무릎 굽히고, W 스트레칭 운동

4) 엉덩이와 골반

(1) 동작

이 검사는 중요하다. 엉덩이가 균형적이면 우리 몸의 활동은 보다 나아지고, 엉덩이가 균형적이지 않으면 척추와 목의 균형을 떨어뜨릴 수 있다. 치료사가 거울을 마주보고 서서 엉덩이의 정렬을 주의 깊게 관찰한다(그림 10-10).

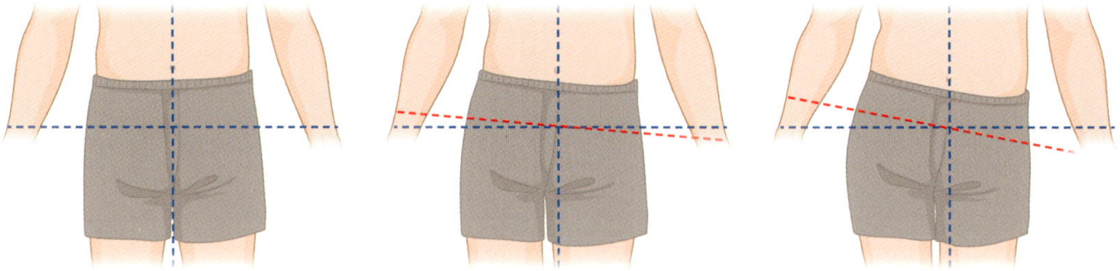

| 그림 10-10 | 골반 정렬

(2) 점수

- 양쪽 골반의 높이가 같다면 ······ 10점
- 한쪽이 약간 높다면 ······ 5점
- 한쪽이 확연히 높다면 ······ 0점

날짜:	날짜:	날짜:
점수:	점수:	점수:

(3) 평가

점수가 5점 또는 0점이라면 엉덩관절 굽힘근 뻗침과 뒤넙다리근 뻗침 운동을 한다.

① 엉덩관절 굽힘근 뻗침 운동

■ 목적

만약 선 자세에서 옆으로 기울어져 있다면 자신의 엉덩이 한쪽 근육이 짧기 때문이며, 아마 그런 경우, 다른 한쪽은 높을 것이다. 이 운동은 짧아진 엉덩이 근육을 이완시켜줌으로 짧아진 근육에 3번을 집중적으로 실시한다면 서 있을 때 엉덩이는 좀 더 대칭적이고 편평하게 될 것이다.

■ 방법

1. 등을 바닥에 대고 누워, 무릎을 구부리고 발을 편평하게 놓는다. 숨을 들이쉬고, 복부를 단단히 긴장시키며 턱을 아래로 당기고 목과 허리를 편평하게 한다(그림 10-11-A).

2. 왼쪽 무릎을 가슴으로 가져와 손으로 허벅지 아래를 잡고 숨을 내쉰다.
3. 오른쪽 다리는 바닥을 향해 천천히 편다. 이 자세를 30초간 유지하며 심호흡을 한다. 손으로 다리를 잡고 호흡을 하는 동안 숨을 내쉴 때마다 큰소리로 숫자를 센다(**그림 10-11-B**).
4. 다리를 바꾸어 시작자세를 취한다.
5. 오른쪽 다리를 가슴으로 가져와 허벅지 아래를 잡고 위의 동작을 반복한다.
6. 다리를 바꾸어 3번의 운동을 교대로 반복하거나 짧아진 엉덩이 근육 쪽에 좀 더 집중적으로 한다.
7. 이 운동을 하루에 1~2회 실시한다.

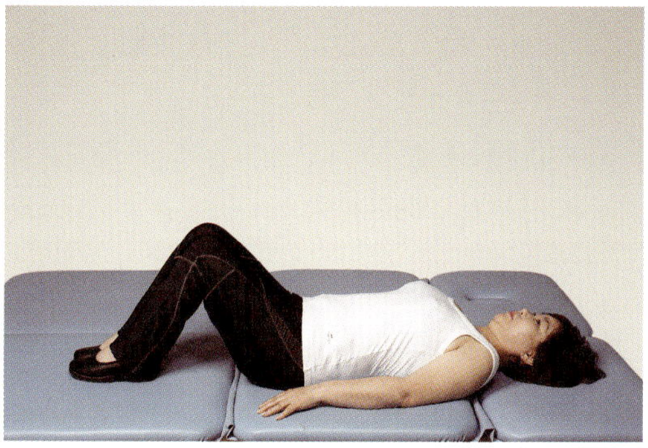
A. 시작 자세

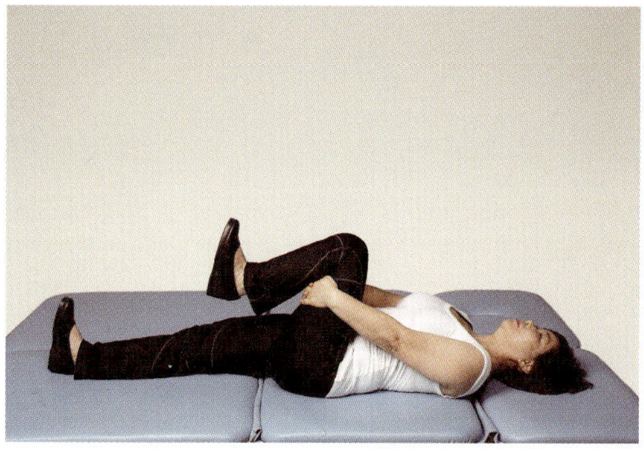
B. 끝 자세

| 그림 10-11 | 엉덩관절 굽힘근 뻗침 운동

② 뒤넙다리근 뻗침 운동

■ 목적

이 운동은 서 있을 때, 한쪽 무릎 또는 양쪽의 무릎이 자꾸 굽혀지는 것을 바로 설 수 있도록 도움을 준다. 만약 한쪽 무릎이 더 굽혀진다면 이것은 필시 한쪽의 근육이 더 짧아져 있는 것이다. 일단 뒤넙다리근이 대칭적이라면 똑바로 서는 것은 가능하다.

■ 방법

1. 등을 바닥에 대고 누워, 무릎을 구부리고 발은 편평하게 바닥에 놓는다. 숨을 들이쉬고 턱과 배를 당겨 등을 똑바로 편다(**그림 10-12-A**).
2. 오른쪽 다리를 곧게 들어 올려 펴고, 왼쪽 다리는 그대로 놓은 채 숨을 내쉰다.
3. 오른쪽 무릎을 편 채, 오른발을 앞쪽으로 당기면서 발과 발목을 구부린다.
4. 통증이 없는 범위 내에서 오른쪽 다리를 높이 들어 올린다. 이 자세를 30초간 유지하며 심호흡을 한다(**그림 10-12-B**).
5. 다리를 바꾸어 왼쪽 다리를 시작자세로 한다.
6. 왼쪽 다리에도 위와 같은 운동을 반복한다.

7. 3번의 운동을 각각의 다리에 반복한다. 두 다리에 모두 하거나 근육이 짧아진 쪽에 집중적으로 한다. 이 운동을 하루에 1~2회 실시한다.

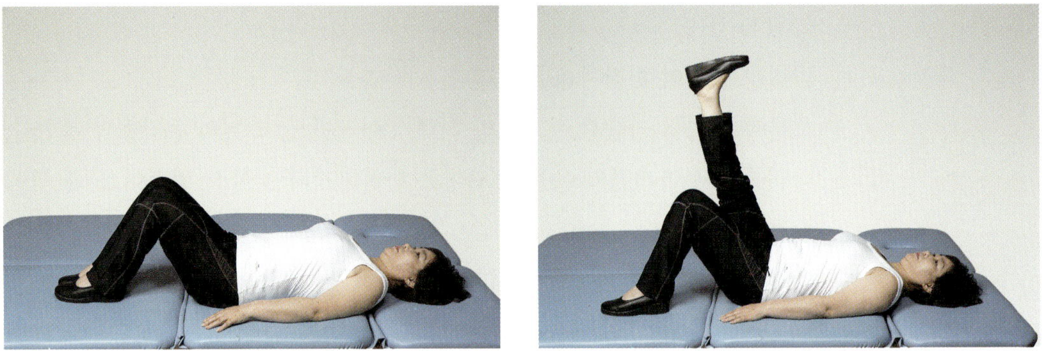

A. 시작 자세 B. 끝 자세

| 그림 10-12 | 뒤넙다리근 뻗침 운동

5) 목

(1) 동작

목의 정렬을 보는 가장 좋은 방법은 치료사가 옆에서 관찰해 주는 것이다. 만약 불가능하다면 거울 앞에 비스듬히 서서 얼굴은 돌리지 않고 관찰한다(그림 10-13).

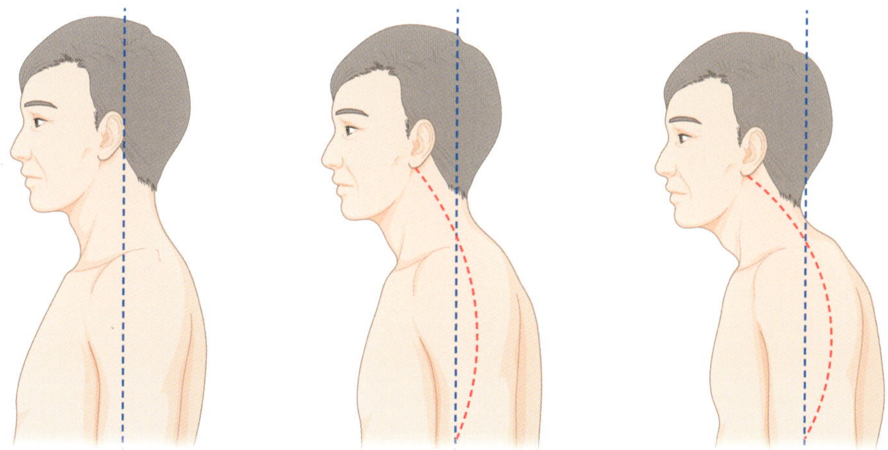

| 그림 10-13 | 목 정렬

(2) 점수

- 목이 똑바르고, 턱이 당겨져 있으며, 귓불과 어깨가 일직선이면 ………… 10점
- 목이 약간 앞으로 나오고 턱이 약간 나왔다면 ………………………………… 5점
- 목이 확연히 나오고 턱이 두드러지게 나왔다면 ……………………………… 0점

날짜:	날짜:	날짜:
점수:	점수:	점수:

(3) 평가

점수가 5점 또는 0점이라면 골반기울기와 축 펌 운동과 W 무릎 굽히고, W 스트레칭 운동을 한다. 머리를 정렬하는데 있어서 목의 정확한 자세는 매우 중요하다.

6) 위가슴부

(1) 동작

위가슴부의 평가에서 가장 좋은 방법은 치료사가 옆에서 관찰하는 것이다. 만약 불가능하다면 거울 앞에 비스듬히 서서 몸을 돌리지 않고 관찰한다(그림 10-14).

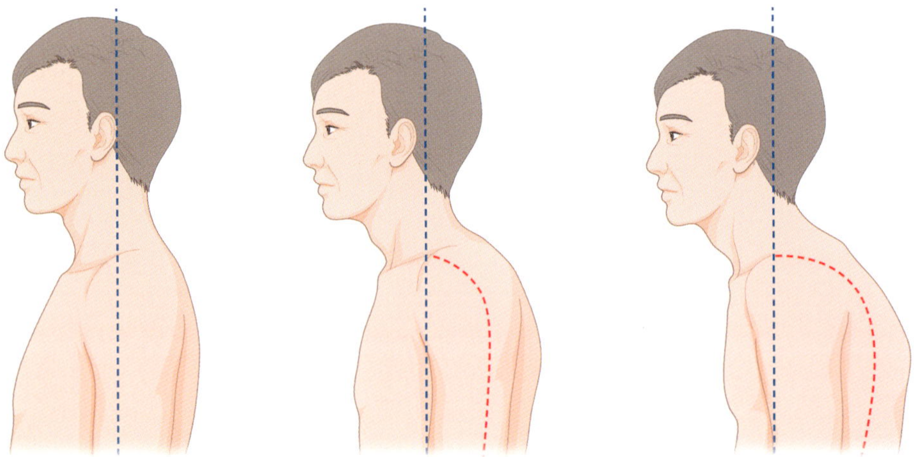

| 그림 10-14 | 위가슴부 정렬

(2) 점수

- 등이 약간 굽었다면 ······ 10점
- 등이 조금 더 굽었다면 ······ 5점
- 등이 확연히 굽었다면 ······ 0점

날짜:	날짜:	날짜:
점수:	점수:	점수:

(3) 평가

점수가 5점 또는 0점이라면 등척성 팔꿈치 뒤로 밀기와 가슴근의 뻗침 그리고 W 무릎 굽히고 W 스트레칭 운동을 한다.

① 등척성 팔꿈치 뒤로 밀기 운동

■ 목적

일상생활 동작에서 앞가슴 근육들을 많이 사용하고 또한 소홀히 하기 때문에 등근육이 약화될 수 있는데, 이 운동은 등근육을 강화하는 데 아주 좋은 운동이다.

■ 방법

1. 의자에 기대어 앉거나 벽에 기대고 선다. 턱을 당기고 숨을 들이쉰다(그림 10-15-A).
2. 팔꿈치를 굽혀 옆에 붙이고 가볍게 주먹을 쥐고 의자를 뒤로 가볍게 민다(그림 10-15-B).
3. 뒤로 민 상태에서 움직이지 않고 10초간 자세를 유지하며 심호흡을 한다.
4. 숨을 들이쉬며 천천히 자세를 이완시킨다.
5. 2번을 반복해서 실시하며, 한 번 할 때마다 10~20회 실시한다. 하루에 1~2회 실시한다.

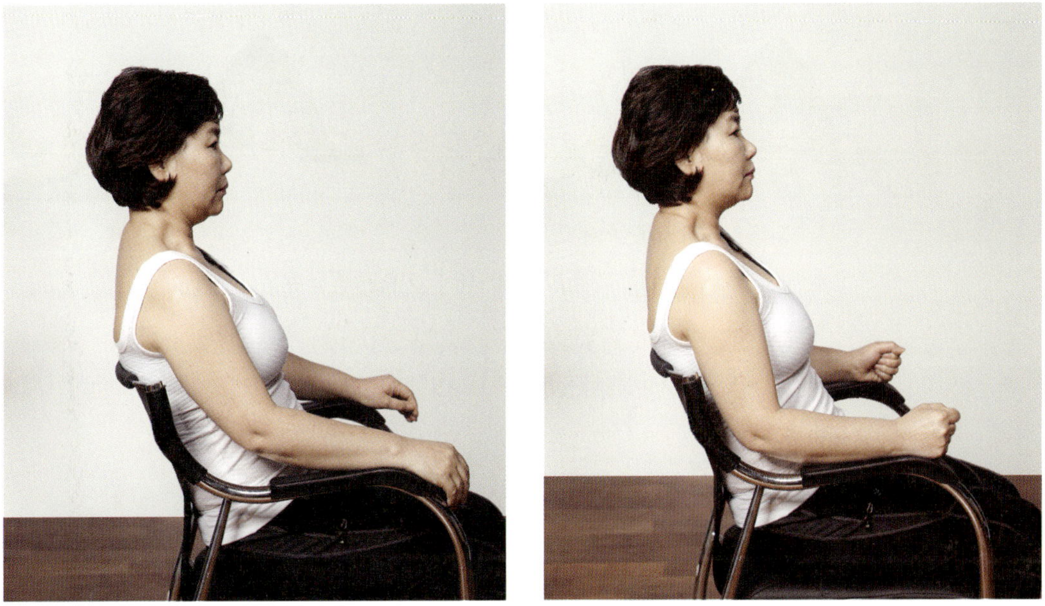

A. 시작 자세　　B. 끝 자세

| 그림 10-15 | 등척성 팔꿈치 뒤로 밀기 운동

② 가슴근 뻗침 운동

■ 목적

한 시간 이상 구부정하게 앉아 있으면, 가슴 근육이 짧아질 수 있는데 간단한 신장으로 이 근육을 늘려주면 바로 서 있을 때 가슴이 확장되어 좀 더 자유롭게 숨을 쉴 수 있다. 이 운동은 스틱이나 빗자루를 이용하여 할 수도 있다.

■ 방법

1. 등을 바닥에 대고 누워 무릎을 구부리고, 발바닥을 바닥에 편평하게 놓은 후, 두 팔은 몸의 양옆에 놓는다.
2. 가벼운 스틱이나 빗자루를 양손으로 잡고, 팔꿈치를 구부려 고정한 채, 아래팔과 손을 들어 얼굴 위로 올린다(그림 10-16-A).
3. 팔은 그대로 유지한 채, 천천히 숨을 내쉬며 지팡이나 빗자루를 쥔 손을 머리 위 바

닥에 내린다(그림 10-16-B).

4. 30초간 움직임 없이 이 자세를 유지하며, 호흡을 깊게 한다.
5. 천천히 시작 자세로 되돌아온다.
6. 이 운동을 3번 반복한다. 하루에 1~2회 실시한다.

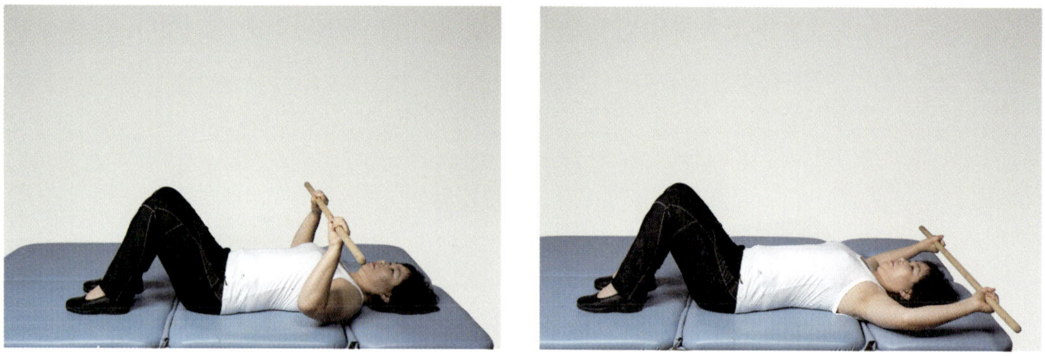

A. 시작 자세 B. 끝 자세

| 그림 10-16 | 가슴근 뻗침 운동

7) 복부

(1) 동작

이 검사는 다른 사람으로부터 배가 불룩 튀어나오고 늘어졌다는 듣기 싫은 소리를 들을 수 있으므로 스스로 검사한다. 운동을 통해 날씬하고 단단한 복부를 가질 수 있다. 거울 앞에 서서, 옆으로 몸을 돌리지 않고 관찰한다(그림 10-17).

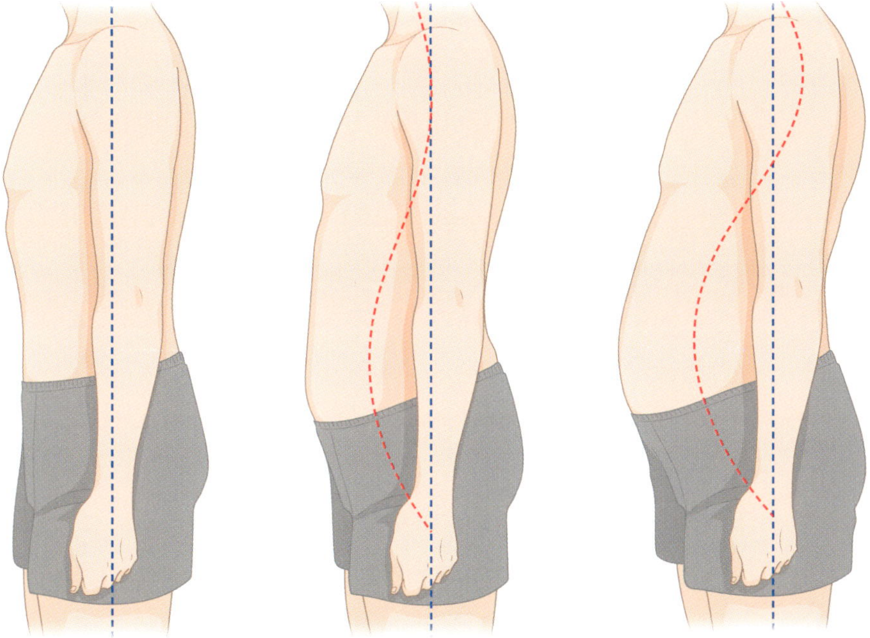

| 그림 10-17 | 복부 정렬

(2) 점수

- 복부가 편평하다면 ············ 10점
- 약간 불룩하다면 ············ 5점
- 확연히 나왔다면 ············ 0점

날짜:	날짜:	날짜:
점수:	점수:	점수:

(3) 평가

점수가 5점 또는 0점이라면 골반기울기와 축 폄과 W 무릎 굽히고 W 스트레칭 그리고 몸통 굽힘 운동을 한다.

① 몸통 굽힘 운동

■ 목적

이 운동은 서 있을 때, 복부를 지지하고, 허리의 정렬을 잘 유지하게 하는 근육들을 강화시키는 운동으로 복부 근육을 단단하게 발달시켜준다.

■ 방법

1. 무릎을 구부리고 등과 발바닥은 바닥에 댄 상태로 똑바로 눕는다. 운동하는 동안 턱은 가슴 쪽으로 약간 당긴다. 숨을 들이쉰다(**그림 10-18-A**).
2. 복근을 이용하여 머리와 어깨를 천천히 부드럽게 들어 올린다. 이때 어깨뼈가 바닥에서 떨어져서는 안 된다. 또한 손으로 머리를 당겨서도 안 된다. 숨을 내쉬면서 이 자세를 6~10초간 유지한다(**그림 10-18-B**).
3. 숨을 들이쉬며 머리와 어깨를 시작 자세로 천천히 내린다.
4. 편안히 할 수 있을 만큼 반복하되 10회 정도 반복할 수 있도록 훈련한다.
5. 이 운동을 매일 실시한다.
6. 다리나 팔의 위치를 다양하게 하여 이 운동의 강도를 점차 높일 수 있다.
7. 허리를 반듯하게 펴서 다리를 들어 올린다. 그리고 무릎을 90도 정도 구부린다(**그림 10-18-C, D**).
8. 허리를 반듯하게 펴고 다리를 들어 올린다. 그리고 발목을 교차시킨다(**그림 10-18-E**).
9. 머리와 어깨를 들어 올린 후 한쪽 다리를 펴거나 양쪽 다리를 편다(**그림 10-18-F**).
10. 팔의 위치를 바꾼다. 손을 귀에 가까이 대고 하거나 가슴 앞에 팔짱을 끼고 하거나 머리 위로 들어 올리고 한다.

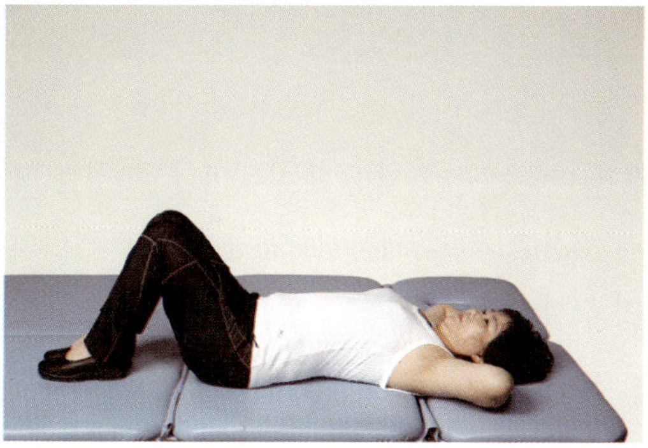

A. 누운 자세

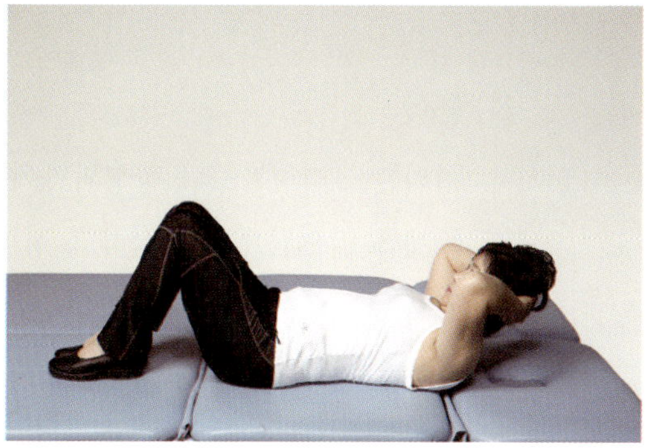

B. 들어 올린 자세

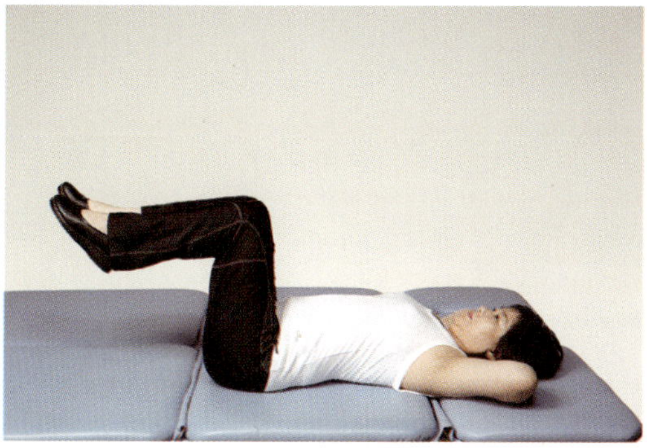

C. 다리 들어 올린 자세

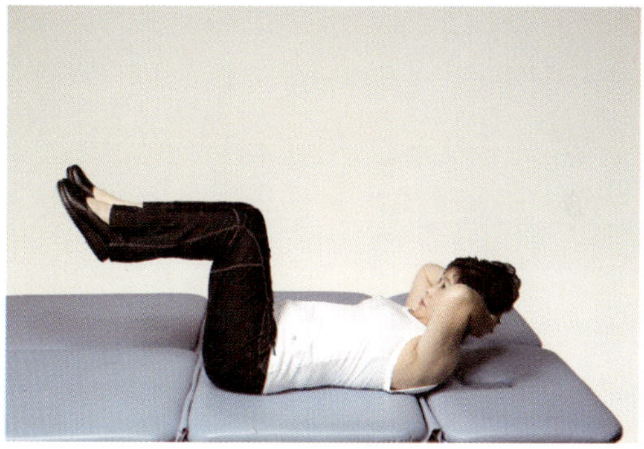

D. 다리와 머리 들어 올린 자세

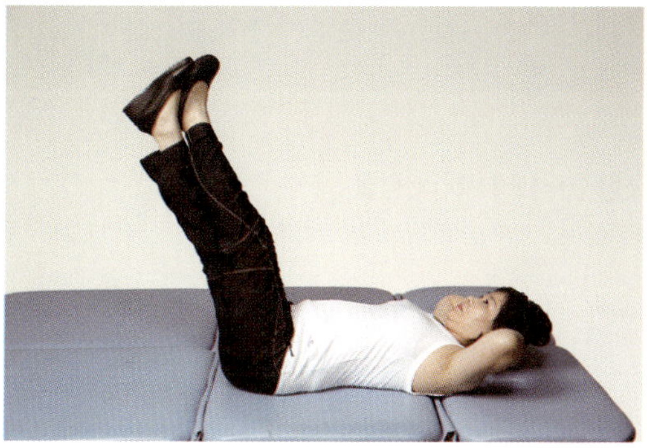

E. 발목 교차시킨 자세

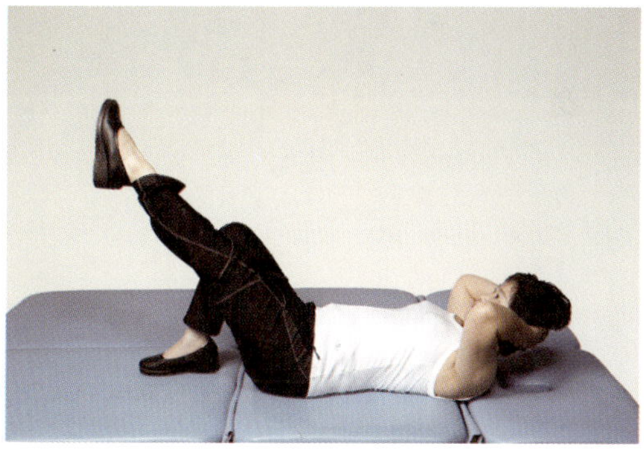

F. 머리들림과 한쪽 다리 편 자세

| 그림 10-18 | 몸통 굽힘 운동

8) 허리

(1) 동작

허리는 물리치료사나 정형외과에서 많이 다루는 아주 중요한 부위이다. 부실한 허리는 많은 문제를 일으킴으로 세심하고 정밀하게 검사한 후, 그에 맞는 운동을 처방 받아야 한다. 이 검사는 치료사가 옆에서 도와주는 것이 가장 좋다(그림 10-19).

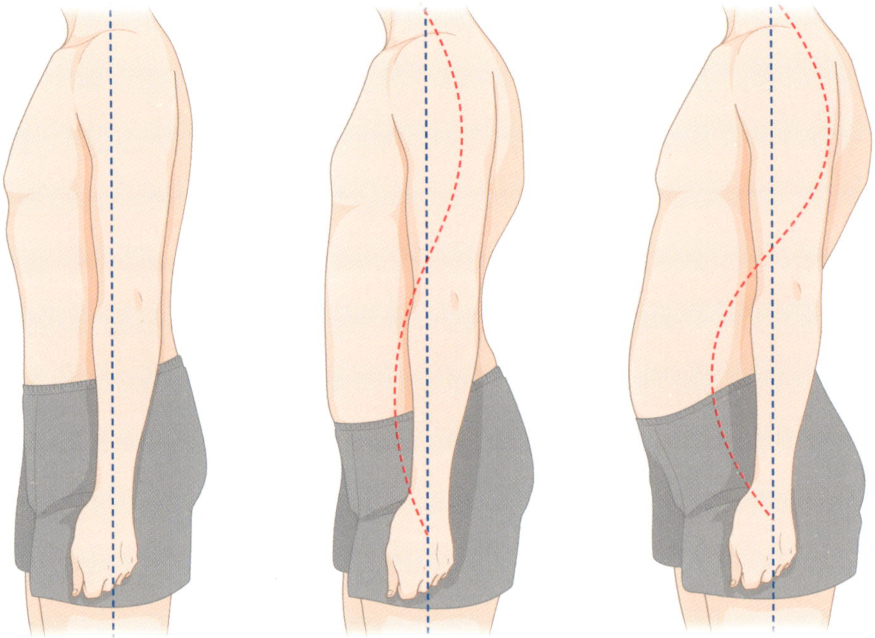

| 그림 10-19 | 허리 정렬

(2) 점수

- 허리가 약간 만곡되었다면 ··· 10점
- 허리가 많이 만곡되었다면 ··· 5점
- 허리가 확연히 만곡되었다면 ··· 0점

날짜:	날짜:	날짜:
점수:	점수:	점수:

(3) 평가

점수가 5점 또는 0점이라면, 골반기울기와 축 폄과 W 무릎 굽히고 W 스트레칭 운동을 한다.

9) 자세 평가 최종점수

모든 검사를 더한 만점은 80점이다. 총점이 40점 이하이거나 각 검사의 대부분이 0점이라면 물리치료사에게 다시 평가받고, 운동에 대한 추가적인 도움을 받아야 한다. 만일 근육이나 관절이 긴장되어 있다면, 관절 가동술이나 연부조직 기법 또는 물리적 요법 등의 물리치료를 통해 이완시키므로 좀 더 효율을 높일 수 있다. 대부분에서 5점이라면 주의가 필요하지만 자세 운동을 통해 효과를 볼 수 있을 것이며, 운동 2달 후에 다시 평가해보면 점수가 상승되었음을 볼 수 있을 것이다.

참고문헌

- 강준환(2012). 자세분석을 통한 운동치료. 한솔의학서적.
- 유병규(2013). 자세평가: 치료사를 위한 지침서. 영문출판사.
- 장훈제(2006). 자세와 통증치료에 있어서 근육의 기능과 검사(5판). 한미의학.
- 정형국(2018). 비대칭 자세 교정. 영문출판사.
- 최중기 외(2018). SNPE 바른자세 척추운동. 바른몸만들기.
- Drzał-Grabiec J1, Snela S, Rykała J, Podgórska J, Banaś A. (2013). Changes in the body posture of women occurring with age. BMC Geriatr. 2013 Oct 12;13:108.
- Gong H, Sun L, Yang R, Pang J, Chen B, Qi R, Gu X, Zhang Y, Zhang TM. (2019). Changes of upright body posture in the sagittal plane of men and women occurring with aging-a cross sectional study. BMC Geriatr. 2019 Mar 5;19(1):71.
- Kado DM1, Huang MH, Barrett-Connor E, Greendale GA. (2005). Hyperkyphotic posture and poor physical functional ability in older community-dwelling men and women: the Rancho Bernardo study. J Gerontol A Biol Sci Med Sci. 2005 May;60(5):633-7.
- Kim JE, Seo TB, Kim YP. (2019). The effect of a Janda-based stretching program range of motion, muscular strength, and pain in middle-aged women with self-reported muscular skeletal symptoms. J Exerc Rehabil. 2019 Feb 25;15(1):123-128.

CHAPTER 11

근력 평가 및 운동

학습목표

1. 근력에 대해 설명할 수 있다.
2. 적절한 근력에 대해 설명할 수 있다.
3. 근력 변화에 대해 설명할 수 있다.
4. 근력 평가 및 운동에 대해 설명할 수 있다.

핵심단어

- 근력(muscle strength)
- 근력 변화(muscle strength change)
- 근력 평가(muscle strength evaluation)
- 운동(exercise)

1. 근력

근력은 건강한 신체적 수행에 있어 중요한 요소이다. 강한 근육은 일상생활 동작을 쉽게 하고 활기차게 생활할 수 있도록 해 준다. 근육은 다른 것들과 달리 스트레스에 많은 영향을 받으며, 그에 반응하고 그 스트레스가 점점 더 커질 수 있다. 따라서 근력 훈련은 근육의 능력을 향상시키고 건강한 신체 수행력을 향상시키기 위하여 가장 효과적이고도 안전한 방법이라 할 수 있다. 좋은 운동프로그램은 근육의 부피를 더욱 늘려줄 뿐만 아니라 신체를 안정화시켜 주고 부분별 근력을 키워 조각과 같은 몸을 만드는데 도움을 준다.

2. 적절한 근력

근력은 체력을 향상시키거나 계단을 오를 수 있는 힘을 생산하거나 일을 할 수 있도록 해주는 근육의 능력이다. 일반적으로 근육이 크면 클수록, 힘을 생산하는 능력이 훨씬 더 커진다. 예를 들어, 엉덩이의 큰 근육과 허벅지 앞면 근육은 아래팔이나 눈가의 근육들보다 훨씬 더 강하다. 근육은 몸을 움직이도록 하는 기능을 가지고 있고 인대에 의해 뼈에 붙어 짧아지거나, 움직임 없이 긴장도가 계속적으로 유지되거나, 길어지는 세 가지 형태로 수축한다. 신체 내에는 대략 100여 개의 근육이 있으며 세 가지 주요 기능으로 민무늬근, 심근, 뼈대근육으로 분류할 수 있다. 민무늬근은 수의적으로 조절되지 않으며, 혈관 벽과 소화관, 방광과 같은 내장기관에서 볼 수 있다. 심근은 불수의근으로 심장을 박동하고 펌프질하여 몸 전체로 순환하는 근으로 심장에서만 볼 수 있는 독특한 특징이 있다. 뼈대근육은 유일한 수의근으로 의식적으로 조절할 수 있어 우리 몸을 의사대로 움직이게 할 수 있다. 근력을 증가시키기 위해서는 뼈대근육이 중요하다. 뼈대근육은 굽힘, 폄, 벌림, 모음, 돌림과 같은 모든 형태의 운동 기능을 한다. 굽힘은 신체가 굽혀지는 것이라 할 수 있다. 무릎을 구부리거나 음식을 입으로 가져가기 위해 팔꿉관절을 굽히는 동작이다. 굽힘의 반대는 폄으로 굽어진 부위를 반듯하게 펴서 신체 부분을 똑바르게 한다. 벌림은 몸의 중심선으로부터 팔 · 다리가 멀어지는 움직임이다. 다리를 옆으로 벌리거나 손을 옆으로 들어 올리는 운동이다. 벌림의 반대는 모음으로 팔 · 다리가 몸의 중심선으로 가까워져 합쳐지는 움직임이다. 한쪽 다리를 반대쪽 다리로 교차하거나 오른팔을 왼쪽 어깨로 가져가는 운동이다. 돌림은 어떤 부위가 장축을 기준으로 돌아가는 움직임이다. 손바닥을 위아래로 돌리거나 고개를 좌우로 돌리는 것이다. 뼈대근육은 두 가지 유형의 근섬유로 구성되어 있는데, 타입 I 은 지속적인 운동을 수행할 때 근 활동을 유지하도록 도와주고 지구력을 향상시키는 느린수축섬유(slow-twitch fibers)이다. 이것은 고빈도의 저강도 훈련에 의해 발달될 수 있다. 타입 II 는 빠른수축섬유(fast-twitch fibers)로 빠른 운동수행을 위해 빠른 움직임을 하게 하고, 짧고 폭발적인 활동을 하게 하며, 저빈도 고강도 훈련에 의해 발달된다. 복근은 오직 타입 I 섬유로만 구성되어 있어서 복근을 강화시키기 위해서는 부분적 윗몸일으키기를 많이 반복해야 하고 낮은 무게를 사용한다. 허벅지 근육은 대부분 타입Ⅱ 섬유로 구성되어 있어 허벅지 근육을 강화시키기 위해서는 저빈도 고강도를 사용한다.

근수축은 우리의 몸이 움직이거나 몸의 자세를 유지하기 위해 일어난다. 움직임은 골프채를 스윙하는 것처럼 클 수도 있고, 눈을 깜박이는 것처럼 작을 수도 있으며, 가만히 서 있는 것처럼 정적일 때도 있다. 근수축의 종류는 등척, 등장, 편심 수축 세 가지로 분류할 수 있는데, 등척수축은 근육이 힘은 발생시키지만 근육의 길이에는 아무런 변화가 없는 수축일 때 나타난다. 손바닥을 서로 마주해서 누르면 손에 움직임이 일어나지 않을지라도 팔과 체간의 근육은 수축한다. 등장수축은 근육이 운동하는 동안 근육의 힘은 일정하지만 근육의 길이변화가 일어나는 수축이다. 동일한 중량을 들어 올리더라도 여러 관절 각도에서 근육이 쓰는 힘은 다르다. 예를 들어 손으로 똑같은 물건을 들어 올리더라도 팔을 편 채 물건을 들어 올리는 것보다는 팔꿈치를 90°로 구부려 들어 올리는 것이 힘이 덜 든다. 편심수축은 중량을 조절하기 위해 근육의 길이가 늘어나면서 수축을 지속하려고 할 때 힘에 대항하여 근육의 길이가 늘어나는 수축을 말한다. 천천히 쪼그리고 앉을 때, 허벅지 앞쪽 근육은 편심수축을 하며, 이 편심수축은 근육통을 가져오기도 한다.

3. 근력 변화

근육은 출생에서부터 청소년기 사이에 가장 발달하고 30세에 최고조에 이르지만, 규칙적인 근력훈련으로 나이와 상관없이 증가시킬 수 있으며, 계속 사용할 수 있다. 나이가 들수록, 근육은 강하고 탄력성 있는 수축 능력을 잃어버린다. 특히 팔이나 손 그리고 다리나 발과 같은 부위에 위축이 일어나고 움직임의 범위를 감소시키며 근육의 크기를 감소시킨다. 대부분의 사람들은 30세에서 80세 사이에 약 30%의 체력 경감을 경험한다. 그러므로 누구나 나이가 들면서 근력을 더욱 증가시키고 유지하도록 노력한다. 노화와 관련된 근력 소실은 걷기나 계단 오르기, 식료품 옮기기, 손자를 데리러 가기와 같은 일반적이고도 일상적인 활동에서는 거의 느낄 수 없지만 점차 이러한 모든 과제들이 어려워지고 힘들게 될 것이다. 활동이 감소하는 것은 근육이 손실된 것을 의미하는데, 나이가 들면 신체 활동 수준을 점차 낮추어 결과적으로 활동량을 줄이지만 모두 다 그런 것은 아니다. 실제 그 누구도 어떤 연령대에서든 근력을 보장받을 수는 없다. 그렇기 때문에 20대 후반에서 30대가 되든 60대에서 70대가 되든지 간에 근력이 약화되는 것을 방지하는 것은 매우 중요하다. 근육은 훈련을 통해서 건강을 계속 유지하고 노화가 진행됨에도 불구하고 근력을 증가시킬 수 있다.

4. 근력 평가 및 운동

평가는 다양한 근육이나 혹은 근 그룹의 근력을 판단하는데 도움이 된다. 설명하는 각 검사의 결과를 기록한다. 검사를 완전히 수행한 후, 체크리스트를 사용하여 자신의 근력 프로파일을 만들고 효과적인 운동 프로그램으로 발전시킨다. 만일 특정 부위의 근력 결함이 걱정된다면, 효과적인 프로그램을 처방해 줄 수 있는 물리치료사에게 근력 검사를 꼭 받는다. 이 검사를 수행하기 위해서는 팔걸이가 없고 척추를 적당히 지지해주는 의자가 필요하다. 또한 초를 잴 수 있는 시계와 30.5cm 자가 필요하다. 그리고 검사를 받아야 할 사람은 운동화나 다른 편평한 신발을 신어야 하며, 측정을 위해서 또 다른 누군가의 도움이 필요할 수도 있다. 어떤 검사는 세라밴드(Thera-band®)가 필요할 수 있는데, 30.5cm 길이로 하고 고리를 만들기 위해서는 밴드의 양 끝을 타이트하게 묶어야 한다(그림 11-1). 여자는 이렇게 만든 30.5cm 길이의 고리를 사용하고, 남자는 30.5cm 고리를 반으로 접은 15.2cm 고리를 사용한다(그림 11-2). 이 검사는 재미있고, 자신이 얼마나 강한지 알 수 있다. 하지만 지나치게 무리해서 수행하지 말고 8주 동안 운동을 실시한 후 다시 평가할 필요가 있다.

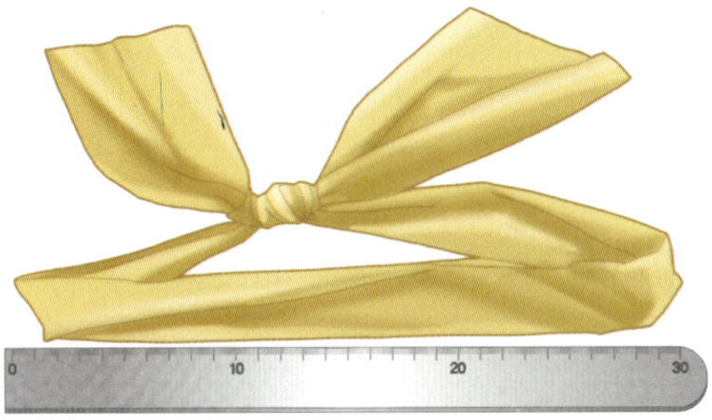

| 그림 11-1 | 30.5cm 길이의 고리

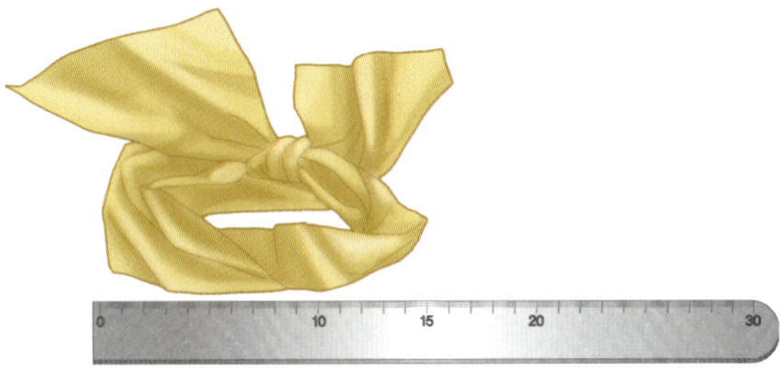

| 그림 11-2 | 15.2cm 길이의 고리

1) 팔꿉관절 굽힘 근력

(1) 동작

팔꿉관절을 굽히는 능력을 검사하기 위해 의자에 똑바로 앉는다. 세라밴드 고리를 왼발 아래에 놓고 세라밴드 끝은 왼손으로 잡는다. 팔꿈치가 거의 90° 정도 구부러지도록 세라밴드를 잡는다(그림 11-3). 만일 세라밴드가 느슨하다면 팽팽해지도록 발을 좀 더 앞으로 놓는다. 가능하면 천천히 그리고 부드럽게 손을 어깨 쪽으로 가져가는데 오직 팔꿈치만을 구부려야 하며, 등을 구부리거나 하면 안 된다. 가능한 한 편안하게 밴드를 잡아당길 수 있을 때까지 당기고 치료사는 그 길이를 측정한다. 오른쪽 팔도 테스트한다.

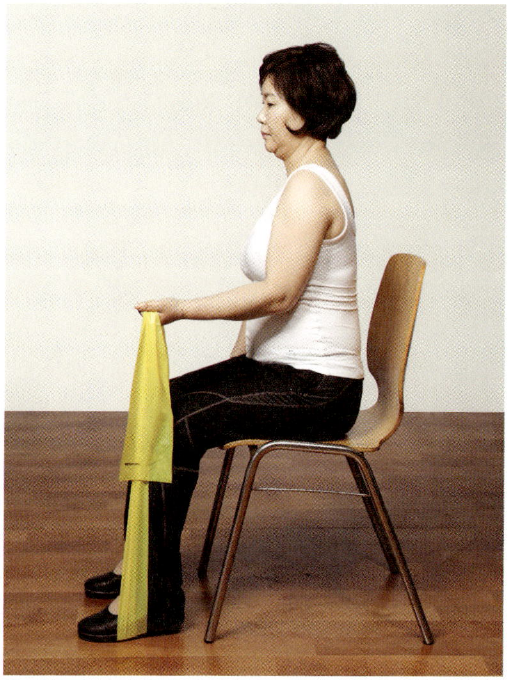

| 그림 11-3 | 굽힘 근력

(2) 측정

각각의 팔로 자신이 늘린 밴드의 거리를 기록한다.

날짜:	날짜:	날짜:
오른쪽:	오른쪽:	오른쪽:
왼쪽:	왼쪽:	왼쪽:

(3) 평가

여자들은 최소 71.1cm를 뻗침시키고 남자들은 두 겹으로 된 밴드를 사용하여 최소 38.1cm를 뻗침시킨다. 만일 그렇게 할 수 없다면 팔꿉관절 굽힘 운동을 한다.

① 팔꿉관절 굽힘 운동

■ 목적

이 운동은 팔꿈치를 구부리는 근육을 강화시켜 주는 운동으로 팔의 앞쪽 근육을 발달시키는 데 도움을 준다. 식료품이나 책, 서류가방 같은 것들을 옮길 때 이 근육을 자주 사용하는데 이 운동을 하면 더욱 강해지고, 만일 팔꿈치를 구부리는 근육이 약하다면 이 운동은 더욱 필요한 운동이 된다.

■ 방법

1. 팔걸이가 없는 의자에 앉아 턱을 당기고 등과 목을 잘 정렬한다. 무게를 쥐고 팔을 곧게 펴 몸의 양옆으로 내리고, 손바닥은 앞쪽을 향하게 한다. 숨을 들이마신다(**그림 11-4-A**).
2. 숨을 내뱉으면서 팔꿈치를 구부리며 무게를 어깨 쪽으로 천천히 들어 올리는데 손바닥은 위로 향하게 한다(**그림 11-4-B**).
3. 숨을 들이마시면서 팔꿈치를 곧게 펴 무게를 천천히 내리고 시작 자세로 되돌린다.
4. 이렇게 올렸다 내리는 운동을 8번에서 12번 반복한다. 격일로 주 3회 실시한다.

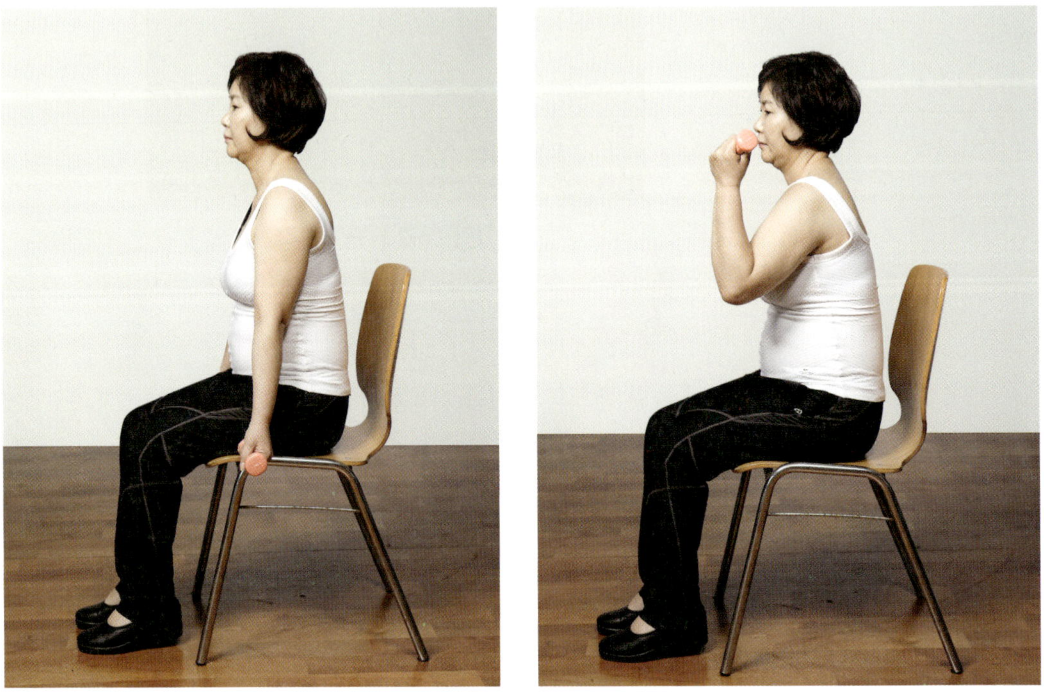

A. 시작 자세 B. 끝 자세

| 그림 11-4 | 팔꿉관절 굽힘 운동

2) 팔꿉관절 폄 근력

(1) 동작

팔꿉관절을 폄시키는 능력을 검사하기 위해 의자에 앉는다. 세라밴드 고리를 왼쪽 발아래에 놓고 세라밴드 끝은 왼손으로 잡는다. 가슴을 허벅지 쪽으로 구부린다. 만일 세라밴드가 느슨하다면 팽팽해지도록 발을 좀 더 앞으로 놓는다. 오른손은 왼쪽 위팔 옆을 잡는다. 왼쪽 팔꿈치를 약 90° 정도 구부린다(그림 11-5-A). 팔꿉관절을 폄시키기 위해 세라밴드를 잡은 왼손을 가능하면 부드럽게 천천히 뒤쪽으로 민다(그림 11-5-B). 가능한 한 편안하게 밴드를 잡아당길 수 있을 때까지 늘리고, 치료사는 그 길이를 측정 한다. 오른쪽 팔도 검사한다.

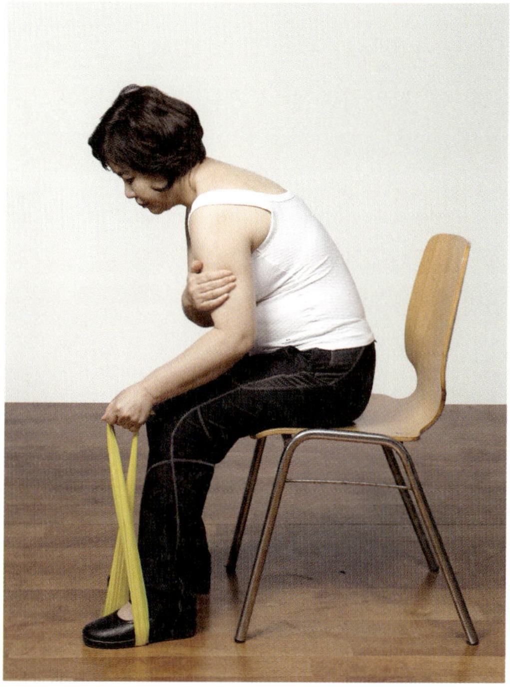

A. 시작 자세

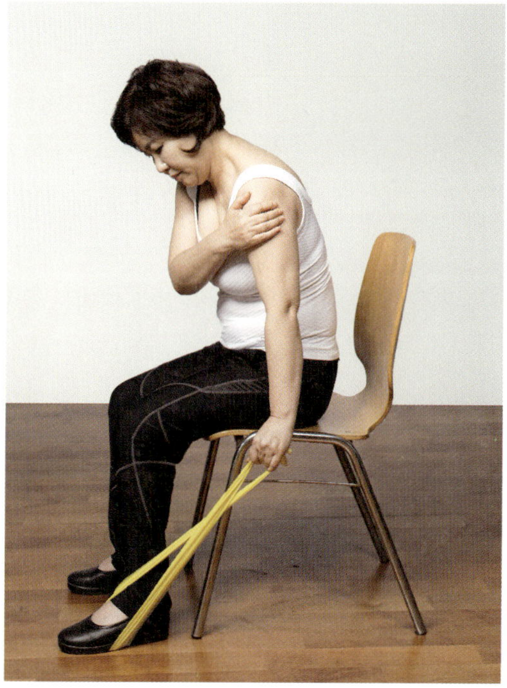

B. 끝 자세

| 그림 11-5 | 팔꿉관절 폄 근력

(2) 측정

각 부위별로 자신이 늘린 밴드의 거리를 기록한다.

날짜:	날짜:	날짜:
오른쪽:	오른쪽:	오른쪽:
왼쪽:	왼쪽:	왼쪽:

(3) 평가

여자들은 최소 60.9cm를 뻗침시키고, 남자들은 두 겹으로 된 고리를 사용하여 최소 27.9cm를 뻗침시킨다. 만일 그렇게 할 수 없다면 머리 위로 들어 올리기 운동과 팔꿉관절 폄 운동을 한다.

① 머리 위로 들어 올리기 운동

■ 목적

팔을 머리 위로 들어 올리기 운동은 어깨에서부터 팔 중간 부분까지의 근육을 강화시키므로 물건을 머리 위로 들어 올리는 능력을 향상시켜 준다.

■ 방법

1. 팔걸이가 없는 의자에 앉아 턱을 당기고 등과 목은 잘 정렬한다. 양 어깨 옆 어깨 바로 위 높이에서 팔꿈치를 구부려 'W' 모양처럼 팔 무게를 들어 올린다. 숨을 들이마신다(**그림 11-6-A**).
2. 숨을 내뱉으며 팔을 곧게 펴면서 천천히 무게를 머리 위로 들어 올린다(**그림 11-6-B**).
3. 숨을 들이마시면서 무게를 천천히 내리고 시작 자세를 취한다.
4. 이렇게 올렸다 내리는 운동을 8번에서 12번 반복한다.
5. 격일로 주 3회 실시한다.

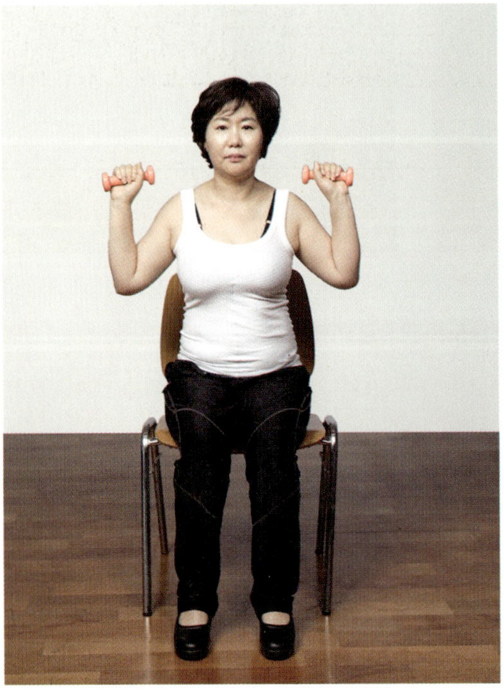

A. 시작 자세

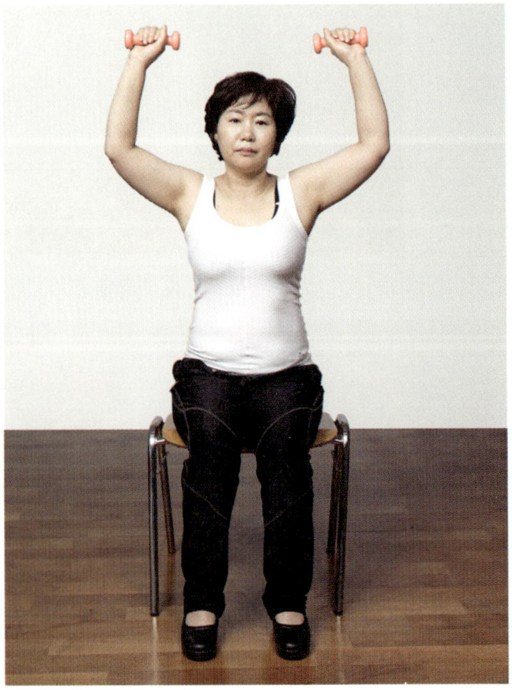

B. 끝 자세

| 그림 11-6 | 머리 위로 들어 올리기 운동

② 팔꿉관절 폄 운동

■ 목적

이 운동은 팔꿈치를 곧게 펴는 근육을 강화시켜, 의자에서 일어날 때나 문을 열 때 팔로 미는 것과 같은 능력을 개선시키며 또한 팔 근육을 발달시킨다.

■ 방법

1. 팔걸이 없는 의자에 앉아 턱을 당기고 등과 목은 잘 정렬한다. 무게를 쥔 팔을 들어 올려 팔꿈치를 머리 뒤로 구부렸다가, 천장을 향하여 팔을 들어 올리는데 귀 옆에 일직선이 되도록 한다. 숨을 들이마신다(그림 11-7-A).
2. 숨을 내뱉으면서 천천히 팔꿈치를 곧게 펴 무게를 머리 위로 들어 올린다(그림 11-7-B).
3. 천천히 팔꿈치를 구부려 무게를 아래로 내리고 숨을 들이마시면서 시작 자세로 되돌린다.
4. 이렇게 올렸다 내리는 운동을 8번에서 12번 반복한다. 격일로 주 3회 실시한다.

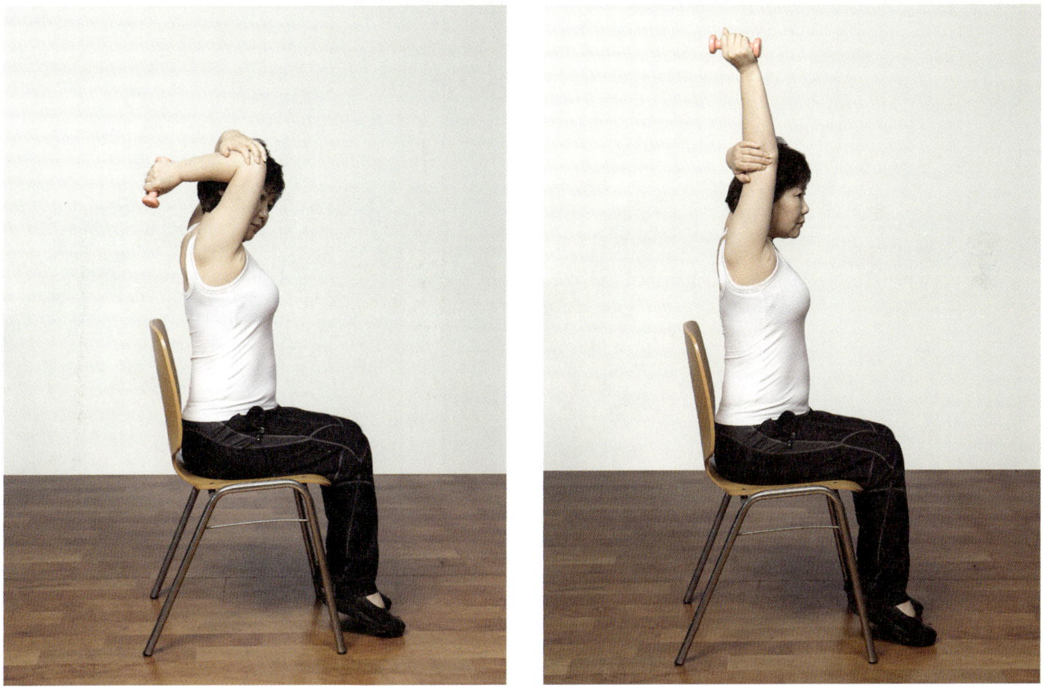

A. 시작 자세 B. 끝 자세

| 그림 11-7 | 팔꿉관절 폄 운동

3) 어깨관절 굽힘 근력

(1) 동작

팔을 앞으로 들어 올리는 능력을 검사하기 위해 의자의 등 받침에 등을 똑바로 붙이고 앉는다. 세라밴드 고리를 오른쪽 발아래에 놓고 오른팔을 아래로 내려 손바닥이 의자와 마주보도록 하여 세라밴드 끝을 잡는다(그림 11-8-A). 만일 세라밴드가 느슨하다면 팽팽해지도록 발을 좀 더 앞으로 놓는다. 팔꿈치를 곧게 펴서, 팔 전체를 앞으로 들어 올린다(그림 11-8-B). 등을 구부리면 안 된다. 가능한 한 편안하게 밴드를 잡아당길 수 있을 때까지 늘리고, 치료사는 그 길이를 측정한다. 왼쪽 어깨도 검사한다.

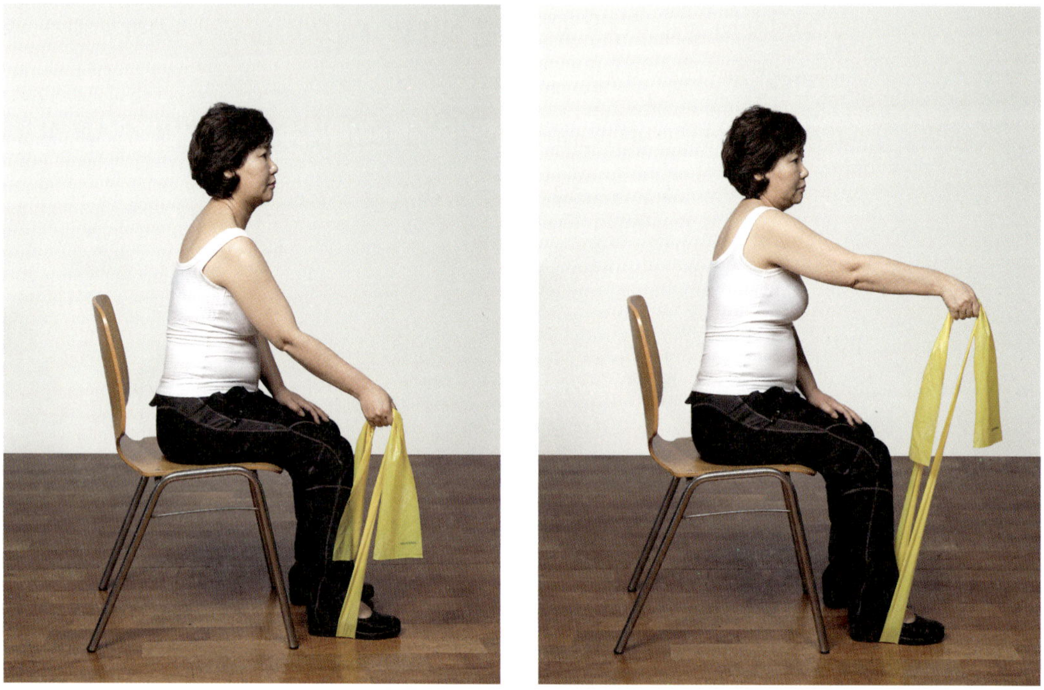

A. 시작 자세 B. 끝 자세

| 그림 11-8 | 어깨관절 굽힘 근력

(2) 측정

각 부위별로 자신이 늘린 밴드의 거리를 기록한다.

날짜:	날짜:	날짜:
오른쪽:	오른쪽:	오른쪽:
왼쪽:	왼쪽:	왼쪽:

(3) 평가

여자들은 최소 88.9cm를 뻗침시킬 수 있어야 하며, 남자들은 두 겹으로 된 고리를 사용하여 최소 30.5cm를 뻗침시킬 수 있어야 한다. 만일 그렇게 할 수 없다면 머리 위로 들어 올리기, 노 젓기, 어깨관절 굽힘 운동을 한다.

① 노 젓기 운동

▪ 목적

팔을 머리 위로 들어 올리기 운동처럼 이 운동은 팔을 들어 올리게 하는 근육을 강화시키는 운동이다. 등, 가슴 그리고 어깨 근육을 발달시키고 자세를 개선시킨다.

▪ 방법

1. 팔걸이가 없는 의자에 앉아 턱을 당기고 등과 목은 잘 정렬한다. 팔꿈치를 구부리고 손바닥은 아래로 향하게 하여 무게를 쥐고 대퇴부에 놓는다. 숨을 들이마신다(**그림 11-9-A**).
2. 숨을 내뱉으면서 천천히 무게를 턱 아래로 들어 올린다. 팔꿈치를 구부려 유지하는데 팔꿈치가 손의 위치보다 약간 더 높은 위치에 있게 한다(**그림 11-9-B**).
3. 숨을 들이마시면서 무게를 천천히 아래로 내려 시작 자세를 취한다.
4. 이렇게 올렸다 내리는 운동을 8번에서 12번 반복한다.
5. 격일로 주 3회 실시한다.

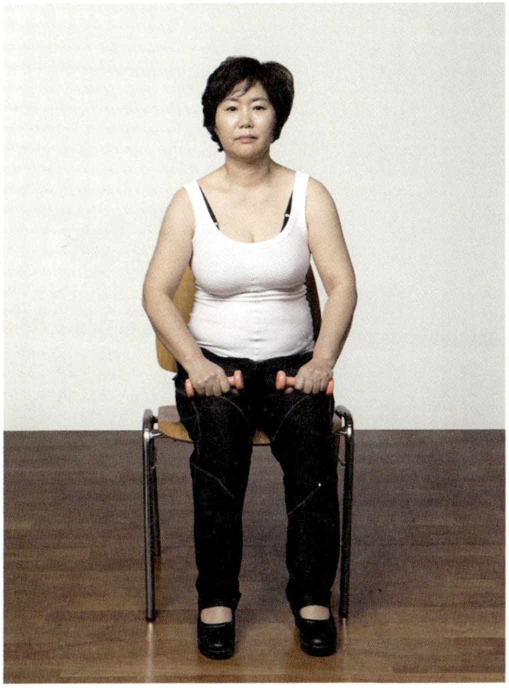

A. 시작 자세

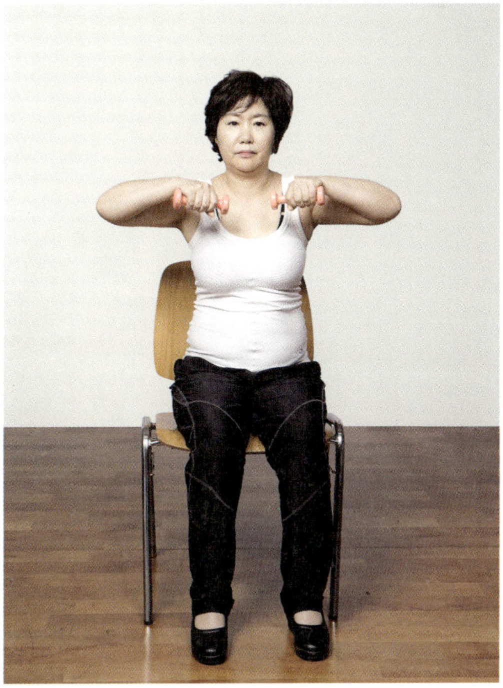

B. 끝 자세

| 그림 11-9 | 노 젓기 운동

② 어깨관절 굽힘 운동

■ 목적

이 운동은 팔을 앞으로 들어 올리는 근육을 강화시켜 물건을 들어 올리는 능력을 개선시키며 어깨 앞쪽 근육을 발달시켜 준다. 만약 양쪽 팔을 동시에 들어 올리기 힘들다면 한쪽 팔씩 실시한다.

■ 방법

1. 팔걸이가 없는 의자에 앉아 턱을 당기고 등과 목은 잘 정렬한다. 무게를 쥐고 팔을 곧게 펴 몸의 양옆으로 내리고, 손바닥은 의자를 향하게 하여 엄지손가락이 앞쪽을 향하게 한다. 숨을 들이마신다(**그림 11-10-A**).
2. 숨을 내쉬면서 무게를 든 양팔을 어깨 높이까지 앞으로 천천히 들어 올린다. 팔꿈치는 약간 구부린 상태를 유지한다(**그림 11-10-B**).
3. 숨을 들이마시면서 무게를 천천히 내리며 시작 자세로 되돌린다.
4. 이렇게 올렸다 내리는 운동을 8번에서 12번 반복한다.
5. 격일로 주 3회 실시한다.

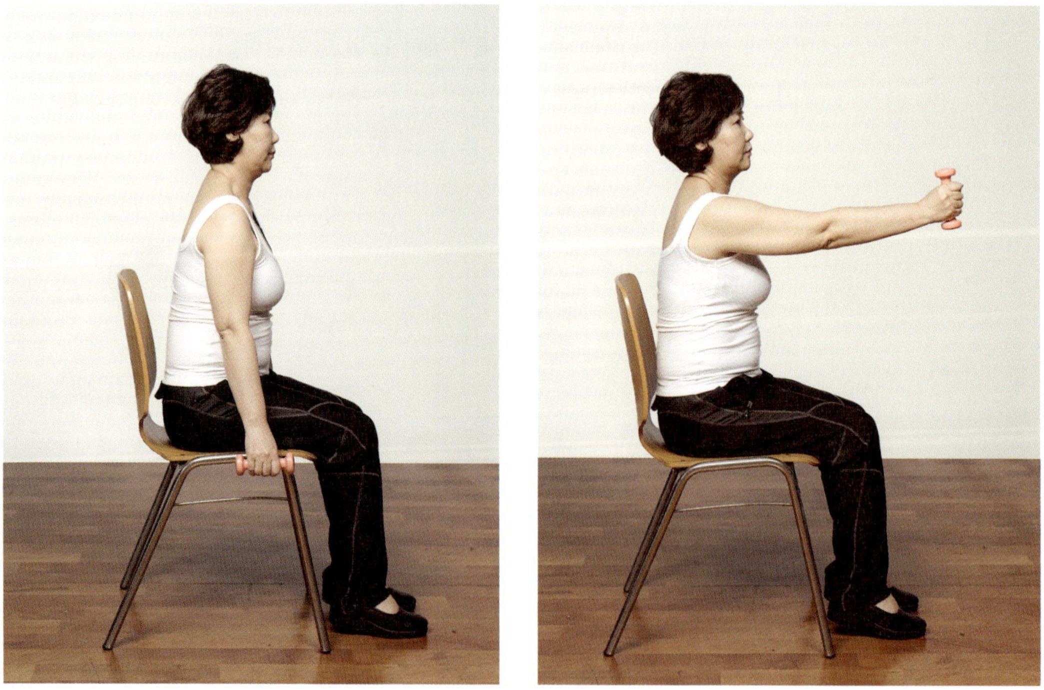

A. 시작 자세　　B. 끝 자세

| 그림 11-10 | 어깨관절 굽힘 운동

4) 어깨관절 벌림 근력

(1) 동작

팔을 옆으로 들어 올리는 능력을 검사하기 위해, 의자의 등 받침에 등을 똑바로 붙이고 앉는다. 오른팔 손바닥이 의자에 마주보도록 하여 옆에 둔다. 세라밴드 고리를 오른쪽 발아래에 놓고, 오른손으로 밴드의 끝을 잡는다(그림 11-11-A). 만일 세라밴드가 느슨하다면 팽팽해지도록 발을 좀 더 앞으로 놓는다. 팔꿈치를 곧게 펴서, 팔 전체를 옆으로 들어 올린다(그림 11-11-B). 검사 시 반대편으로 몸을 기울이면 안 된다. 가능한 한 편안하게 밴드를 잡아당길 수 있을 만큼 늘리고 치료사는 그 길이를 측정한다. 왼쪽 어깨도 검사한다.

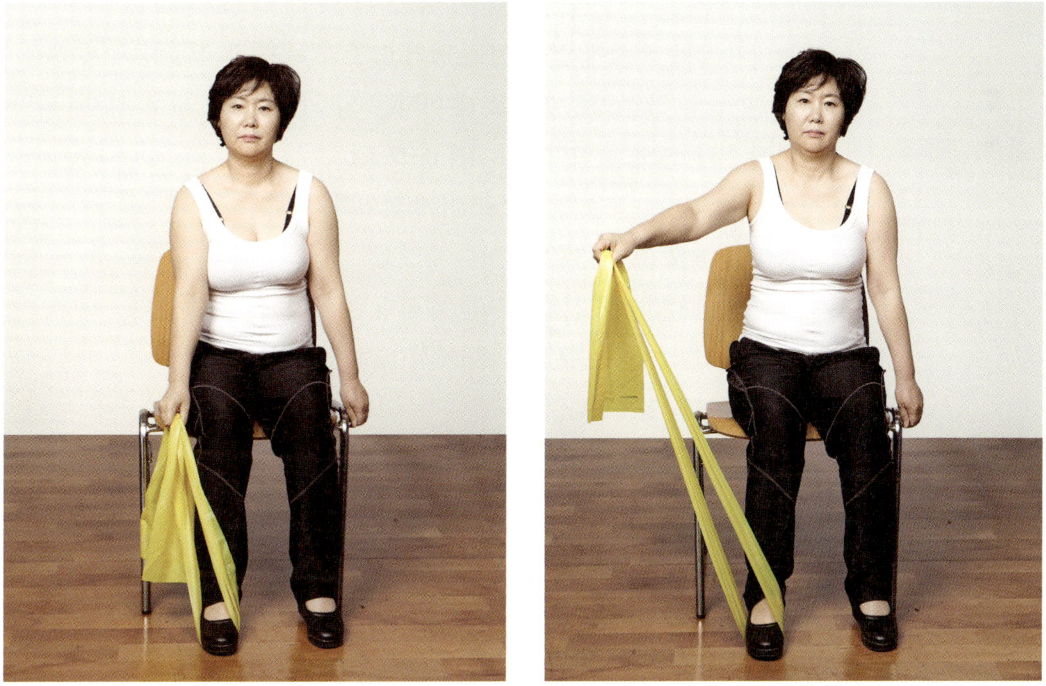

A. 시작 자세　　　B. 끝 자세

| 그림 11-11 | 어깨관절 벌림 근력

(2) 측정

각 부위별로 자신이 늘린 밴드의 거리를 기록한다.

날짜:	날짜:	날짜:
오른쪽:	오른쪽:	오른쪽:
왼쪽:	왼쪽:	왼쪽:

(3) 평가

여자들은 최소 76.2cm를 뻗침시킬 수 있어야 하며, 남자들은 두 겹으로 된 고리를 사용하여 최소 20.3cm를 뻗침시킬 수 있어야 한다. 만일 그렇게 할 수 없다면 어깨관절 벌림 운동을 하도록 한다.

① 어깨관절 벌림 운동

■ 목적

이 운동은 팔을 옆으로 들어 올리는 근육을 강화시켜, 물건을 들어 올리는 능력을 개선시키며 어깨 옆쪽 근육을 발달시킨다.

■ 방법

1. 팔걸이가 없는 의자에 앉아 턱을 당기고 등과 목을 잘 정렬한다. 무게를 쥐고 팔을 곧게 펴 몸의 양옆으로 내리고, 손바닥은 의자를 향하게 하여 엄지손가락이 앞쪽을 향하게 한다. 숨을 들이마신다(그림 11-12-A).
2. 숨을 내뱉으면서 팔을 양옆으로 어깨 높이까지 들어 올린다. 팔꿈치는 살짝 구부려 준다(그림 11-12-B).
3. 숨을 들이마시면서 천천히 무게를 내리며 시작 자세로 되돌린다.
4. 이렇게 올렸다 내리는 운동을 8번에서 12번 반복한다.
5. 격일로 주 3회 실시한다.

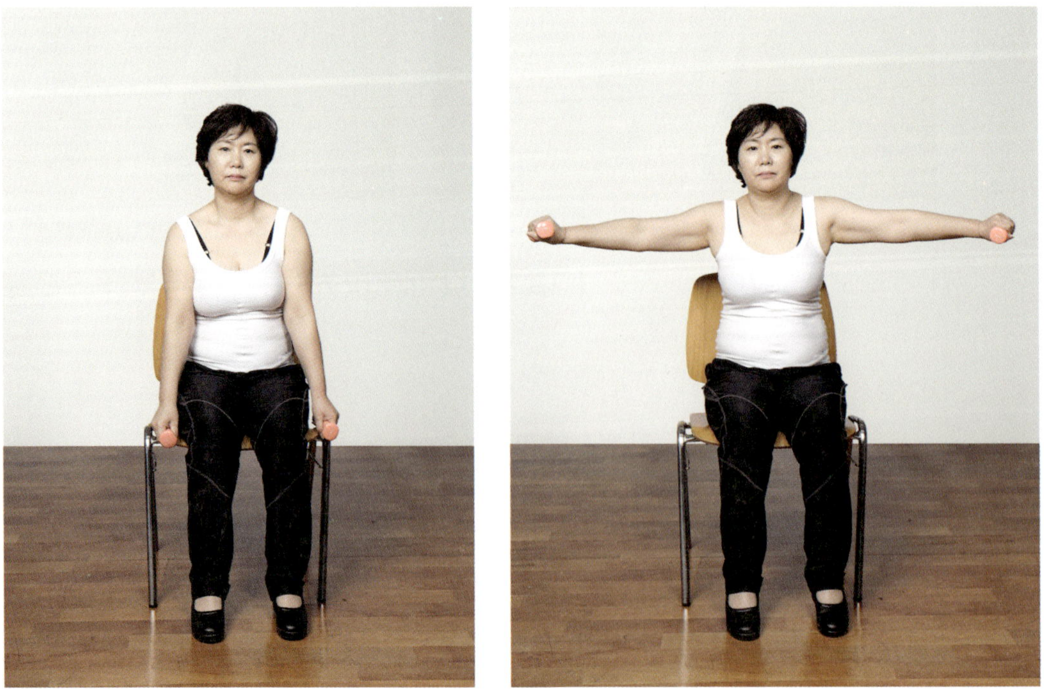

A. 시작 자세　　B. 끝 자세

| 그림 11-12 | 어깨관절 벌림 운동

5) 어깨관절 폄 근력

(1) 동작

팔을 뒤로 들어 올리는 능력을 검사하기 위해, 의자에 똑바로 앉는다. 오른팔을 손바닥이 의자에 마주보도록 하여 옆에 둔다. 세라밴드 고리를 오른쪽 발아래에 놓고 오른손으로 세라밴드 끝을 잡는다(그림 11-13-A). 만일 세라밴드가 느슨하다면 팽팽해지도록 발을 좀 더 앞으로 놓는다. 팔꿈치를 곧게 유지한 채 팔 전체를 뒤로 들어 올린다(그림 11-13-B). 검사 시 등을 앞으로 구부리면 안 된다. 가능한 한 편안하게 밴드를 잡아당길 수 있을 때까지 늘리고, 치료사는 그 길이를 측정한다. 왼쪽 어깨도 검사한다.

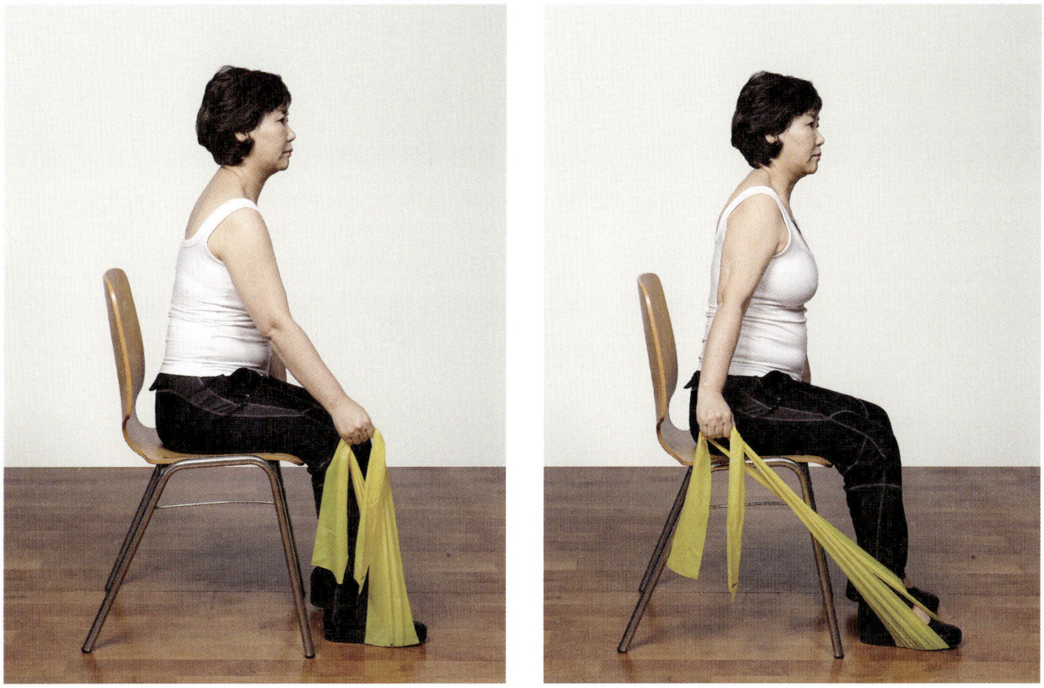

A. 시작 자세　　　　B. 끝 자세

| 그림 11-13 | 어깨관절 폄 근력

(2) 측정

각 부위별로 자신이 늘린 밴드의 거리를 기록한다.

날짜:	날짜:	날짜:
오른쪽:	오른쪽:	오른쪽:
왼쪽:	왼쪽:	왼쪽:

(3) 평가

여자들은 최소 81.3cm를 뻗침시킬 수 있어야 하고, 남자들은 두 겹으로 된 고리를 사용하여 최소 27.9cm를 뻗침시킬 수 있어야 한다. 만일 그렇게 할 수 없다면 어깨관절 폄 운동을 하도록 한다.

① 어깨관절 폄 운동

■ 목적

이 운동은 팔을 뒤로 들어 올리는 근육을 강화시켜 어깨 뒤쪽 근육을 발달시켜 주고 쉽게 물건을 들어 올릴 수 있도록 해 준다.

■ 방법

1. 발을 평행하게 벌려 선 자세에서 왼쪽 발보다 오른쪽 발을 더 앞에 두고 무릎은 약간 구부린다. 왼쪽 대퇴부에 왼쪽 팔을 올려놓고 허리를 구부린다. 왼손에 무게를 쥐고 왼팔을 아래로 내린다. 숨을 들이마신다(그림 11-14-A). 등은 곧게 유지하고 목은 척추와 함께 정렬을 하는데, 이 운동을 하는 동안 머리를 들어서는 안 된다.
2. 숨을 내쉬며 왼쪽 팔꿈치를 구부리면서 팔을 뒤로 들어 올린다(그림 11-14-B). 숨을 들이마시면서 천천히 팔꿈치를 펴 팔을 내리고 시작 자세로 돌아간다.
3. 오른쪽 팔도 이 동작을 반복한다.
4. 이렇게 올렸다 내리는 운동을 8번에서 12번 반복한다.
5. 격일로 주 3회 실시한다.

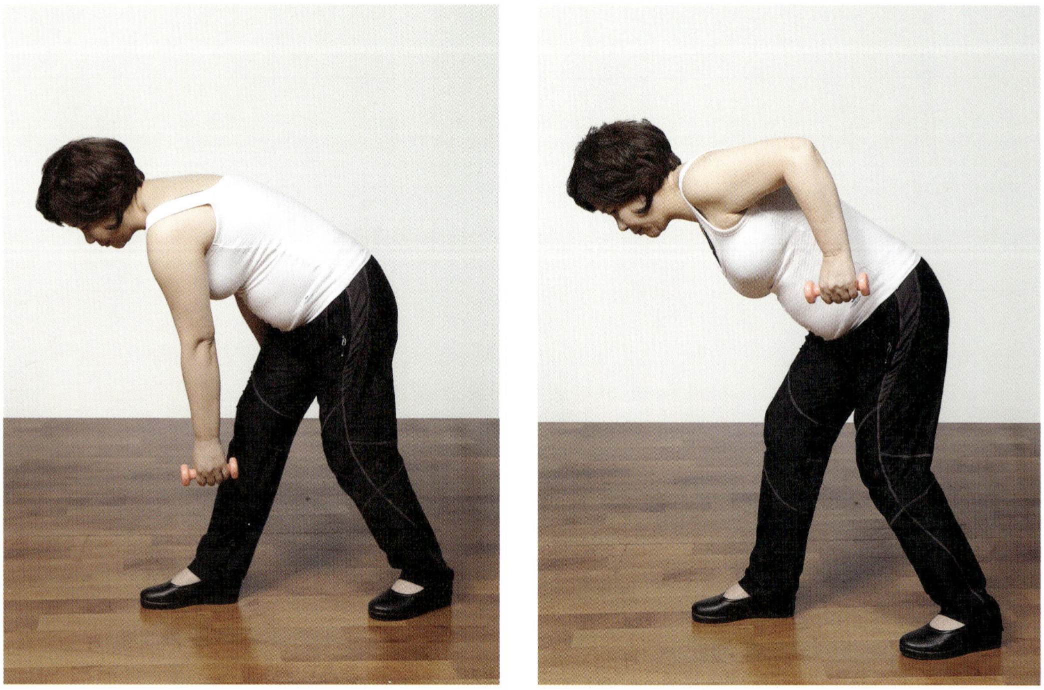

A. 시작 자세　　B. 끝 자세

| 그림 11-14 | 어깨관절 폄 운동

6) 엉덩관절과 무릎관절 폄 근력

(1) 동작

무릎을 폄시켜 바로 서는 능력을 검사하기 위해, 의자에 똑바로 앉는다. 몸을 의자에 기대지 않도록 한다. 팔을 가슴에 교차시켜 팔짱을 낀다(그림 11-15-A). 초를 잴 수 있는 스톱워치를 사용하여 완전히 선 자세에서(그림 11-15-B) 다시 앉은 자세를 연속 10번 하며 시간을 측정한다. 검사 시, 팔은 사용하지 않도록 한다.

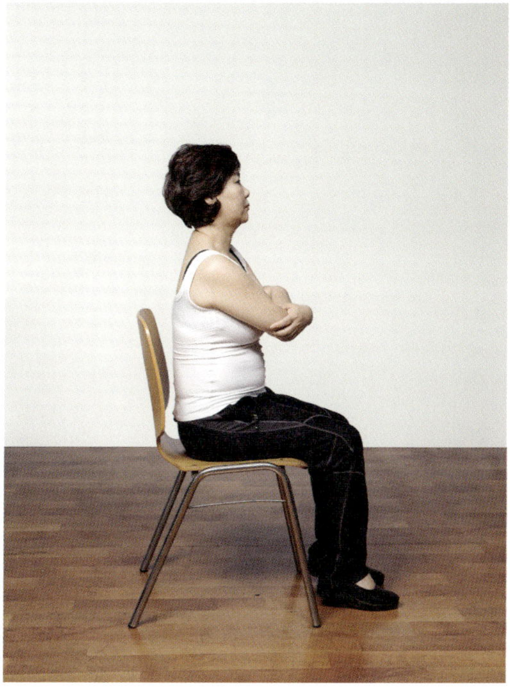

A. 시작 자세

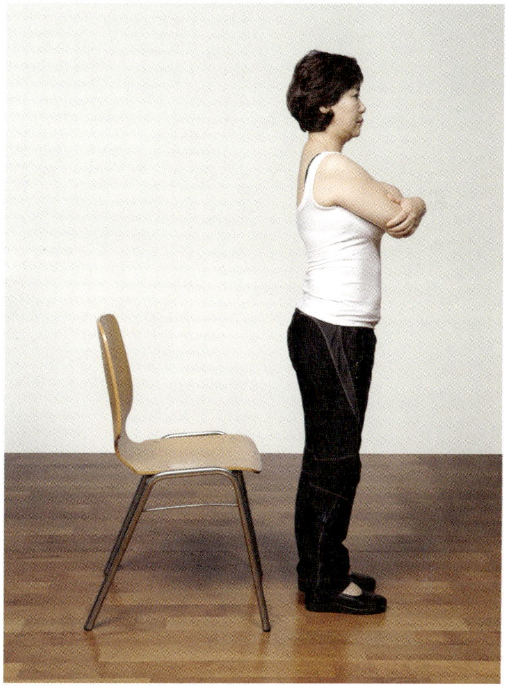

B. 끝 자세

| 그림 11-15 | 엉덩관절과 무릎관절 폄 근력

(2) 측정

섰다 앉기를 10번 하는데 걸린 시간을 기록한다.

날짜:	날짜:	날짜:
오른쪽:	오른쪽:	오른쪽:
왼쪽:	왼쪽:	왼쪽:

(3) 평가

표 11-1을 참고하여 수행시간이 느리다면, 네발기기 자세에서 엉덩관절 폄과 벽활주 그리고 몸통과 엉덩관절 교각 운동을 하도록 한다.

표 11-1 연령과 성별에 따른 일어서기 운동(10회) 평균 예측시간

연령	여자 평균시간 (초)	남자평균시간 (초)
30	12.6	10.8
35	13.4	11.7
40	14.3	12.7
45	15.1	13.7
50	15.9	14.7
55	16.8	15.6
60	17.6	16.6
65	18.4	17.6
70	19.3	18.5
75	20.1	19.5
80	20.9	20.5
85	21.8	21.5

① 네발기기 자세에서 엉덩관절 폄 운동

■ 목적

이 운동은 근력을 강화하는 운동으로 보행의 효율을 도와주며, 의자에서 빠르게 일어서거나 계단을 쉽게 오르게 해 준다. 또한 오랜 기간 앉은 자세로 인해 유발된 역효과를 없애주고 엉덩이와 등의 근육을 발달시켜 준다. 이 운동은 발목 주위에 모래주머니를 차고 한다.

■ 방법

1. 무릎을 구부리고, 손을 바닥에 놓고 네발기기 자세를 취한다. 아랫배를 팽팽하게 하고 턱을 끌어당긴 후 등을 편평하게 한다. 그리고 숨을 들이마신다(**그림 11-16-A**).
2. 숨을 내쉬면서, 오른쪽 다리를 천천히 펴서 들어 올리고, 왼쪽 무릎은 체중을 지지한다(**그림 11-16-B**). 등은 똑바로 유지하여 전방이나 뒤쪽으로 기울어지지 않게 한다. 오른쪽 다리는 등과 목의 수평선상 위를 넘지 말아야 한다.
3. 숨을 들이마시면서, 천천히 시작 자세로 다리를 내린다.
4. 왼쪽 다리도 똑같이 반복한다.
5. 이렇게 올렸다 내리는 운동을 8번에서 12번 반복한다.
6. 격일로 주 3회 실시한다.

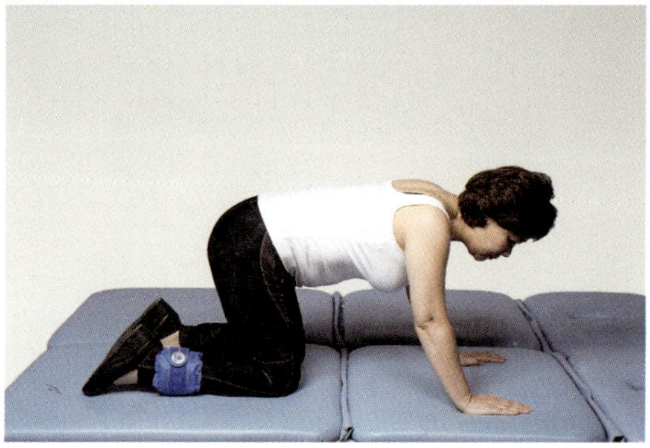

A. 시작 자세

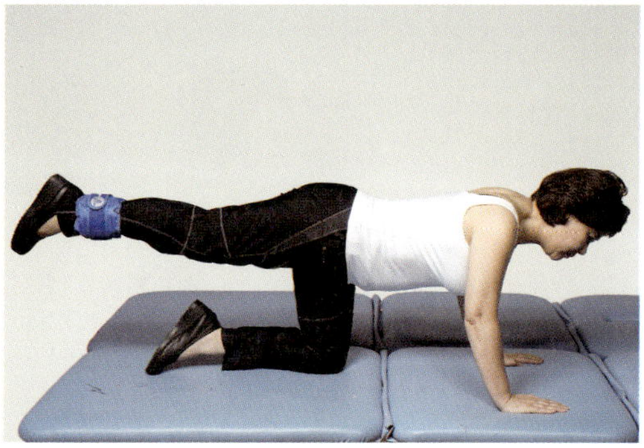

B. 끝 자세

| 그림 11-16 | 네발기기 자세에서 엉덩관절 폄 운동

② 벽활주 운동

▪ 목적

이 운동은 엉덩관절 폄과 같이 근육을 강화하는 운동으로 보행의 효율을 높여주며, 빠르게 의자에서 일어서고, 쉽게 계단을 오를 수 있게 해주며 엉덩이와 넙다리 앞쪽의 근육을 발달시킨다. 벽 활주는 시간에 쫓기는 사람들에게 매우 효과적이고 효율적인 운동으로 손에 무게를 들고 할 수 있다.

▪ 방법

1. 팔은 몸의 양옆으로 내리고, 발은 평행하게 거의 어깨넓이만큼 벌리고, 벽에서부터 약 45.7~60.9cm 정도 떨어져 선다. 아랫배를 당기고 턱을 끌어당긴 후 등을 편평하게 한다. 숨을 들이마신다(그림 11-17-A).
2. 등을 벽에 밀착시킨 채, 무릎을 천천히 구부리며 숨을 내쉰다. 무릎이 발목의 뒤쪽 또는 발목을 넘어서서 위치하도록 벽 아래로 몸을 천천히 내려앉은 자세를 취한다(그림 11-17-B). 숨을 들이쉬면서 이 자세를 유지하고, 내쉴 준비를 한다. 그렇게 하고 있을 때, 큰 소리로 숫자를 세는 것도 좋다.
3. 숨을 들이쉬면서, 무릎을 천천히 펴, 몸을 벽 위쪽으로 미끄러지듯 올리며 시작 자세로 되돌아온다.
4. 격일로 주 3회 실시한다.

③ 몸통과 엉덩관절 교각 운동

▪ 목적

이 운동은 몸통을 지지하는 복부와 허리, 엉덩이 부위, 엉덩관절을 폄시키는 근육들을 강화시켜 준다. 이러한 근육들은 의자에서 쉽게 일어서거나 효과적인 걷기에 중요한 근육들로 이 운동은 복부, 엉덩이, 엉덩관절, 다리에 있는 근육들의 윤곽을 선명하게 하고 발달시킨다.

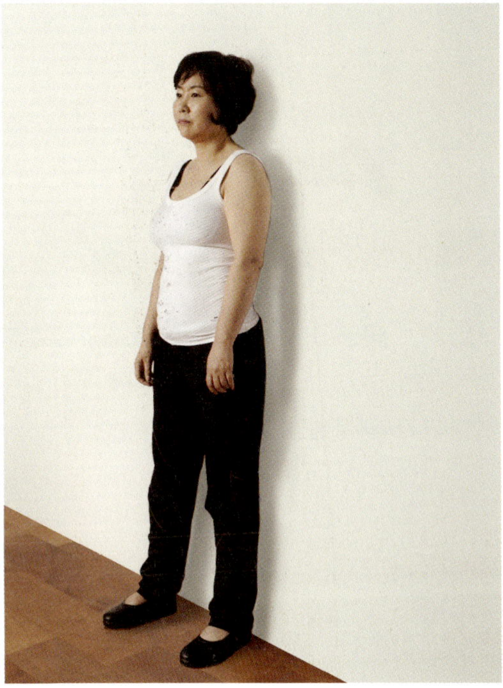

A. 시작 자세

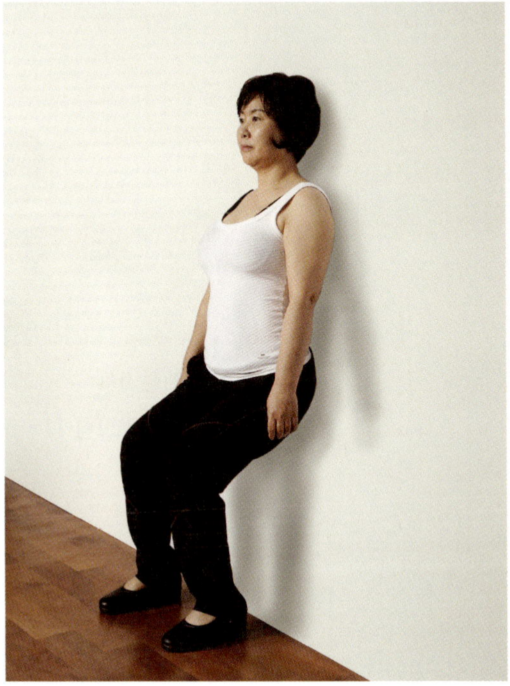

B. 끝 자세

| 그림 11-17 | 벽활주 운동

■ 방법

1. 무릎을 구부리고 등과 발바닥은 바닥에 댄 상태로 똑바로 눕는다. 양팔을 몸 옆에 내려놓고 손바닥은 바닥을 향하게 한다. 턱을 약간 당긴 상태로 복부를 단단히 긴장시킨다. 숨을 들이쉰다(그림 11-18-A).
2. 허리를 반듯하게 펴서 그대로 유지한 채, 엉덩이를 바닥에서 천천히 부드럽게 들어 올린다. 숨을 내쉬면서 이 자세를 6~10초간 유지한다(그림 11-18-B).
3. 숨을 들이쉬면서 엉덩이를 천천히 내리고 시작 자세로 한다.
4. 이 자세를 1분간 유지할 수 있도록 훈련한다.
5. 이 운동을 매일 실시한다. 잘 할 수 있다면, 이 자세를 유지하면서 한쪽 다리를 쭉 펴서 들어 올린다(그림 11-18-C).

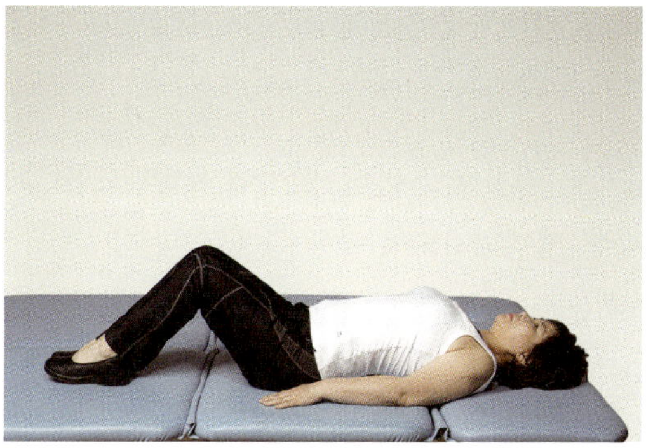

A. 시작 자세

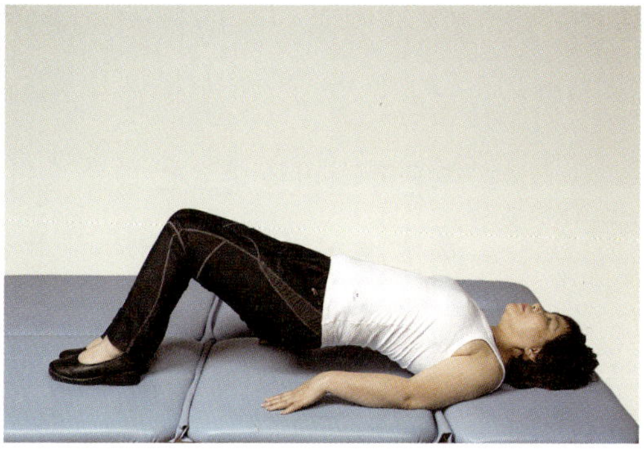

B. 엉덩이 들어올린 자세

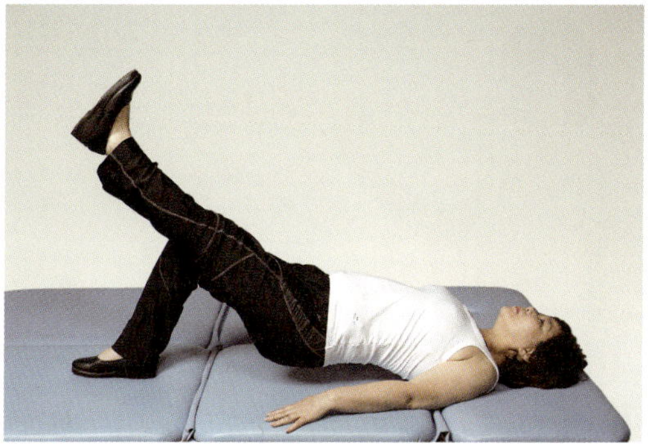

C. 한쪽 다리 들어 올린 자세

| 그림 11-18 | 몸통과 엉덩관절 교각 운동

7) 엉덩관절 벌림 근력

(1) 동작

오른쪽 다리를 옆으로 들어 올리는 능력을 검사하기 위해, 발목에 세라밴드를 걸고 선다(그림 11-19-A). 만일 세라밴드가 느슨하다면 팽팽해지도록 발을 좀 더 벌린다. 팔은 균형 유지를 위해 벽을 짚고 체중을 왼쪽 다리에 둔다. 오른쪽 다리를 곧게 펴서 천천히 그리고 부드럽게 옆으로 들어 올린다(그림 11-19-B). 가능한 한 편안하게 밴드를 잡아당길 수 있을 때까지 늘리고 치료사는 그 길이를 측정한다. 왼쪽 다리도 검사한다.

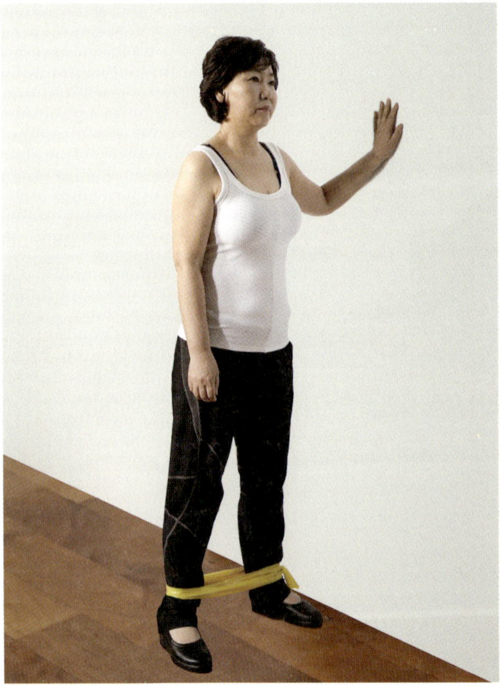

A. 시작 자세

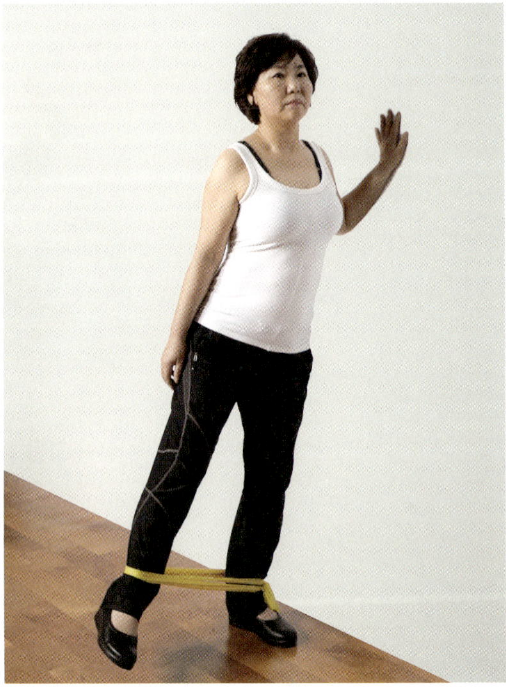

B. 끝 자세

| 그림 11-19 | 엉덩관절 벌림 근력

(2) 측정

각 부위별로 자신이 늘린 밴드의 거리를 기록한다.

날짜:	날짜:	날짜:
오른쪽:	오른쪽:	오른쪽:
왼쪽:	왼쪽:	왼쪽:

(3) 평가

여자들은 최소 76.2cm를 뻗침시킬 수 있어야 하고 남자들은 두 겹으로 된 고리를 사용하여 최소 30.5cm를 뻗침시킬 수 있어야 한다. 만일 그렇게 할 수 없다면 엉덩관절 벌림 운동을 하도록 한다.

① 엉덩관절 벌림 운동

■ 목적

이 운동은 보행 시 골반 유지에 도움을 주어 몸을 더욱 안정된 자세로 유지하는 데 도움을 준다. 엉덩관절 외측과 엉덩이 쪽의 근육들을 발달시키는데 이 근육들은 발목관절 삠, 무릎 연골의 문제, 엉덩관절 대체술 등에 의해 약화될 수 있다. 이 운동은 발목주위에 모래주머니를 차고 할 수도 있다.

■ 방법

1. 왼쪽을 바닥에 대고 옆으로 눕는다. 올바른 정렬을 유지하기 위해 등을 벽에 기댈 수도 있다. 머리 아래에 베개를 놓고, 아랫배는 당기고 턱을 끌어당긴 후 등을 편평하게 한다. 숨을 들이마신다(그림 11-20-A).
2. 숨을 내쉬면서, 오른쪽 다리를 15.2~20.3cm 천천히 들어 올린다(그림 11-20-B).
3. 숨을 들이마시면서, 천천히 시작 자세로 다리를 내린다.
4. 왼쪽 다리도 똑같이 반복한다.
5. 이렇게 올렸다 내리는 운동을 8번에서 12번 반복한다.
6. 격일로 주 3회 실시한다.

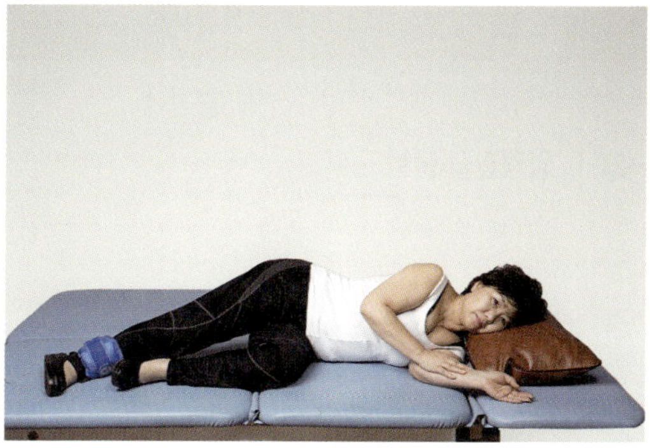

A. 시작 자세

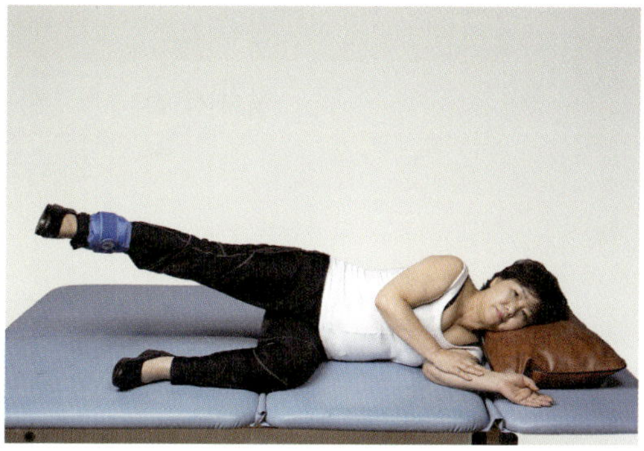

B. 끝 자세

| 그림 11-20 | 엉덩관절 벌림 운동

8) 엉덩관절 굽힘 근력

(1) 동작

엉덩관절 굽힘 능력을 검사하기 위해 세라밴드를 8자 모양으로 하여 발에 건다(그림 11-21-A). 만일 세라밴드가 느슨하다면 팽팽해지도록 발을 좀 더 벌린다. 균형을 잡기 위해 도움이 필요하다면 벽을 짚고 서며, 체중을 왼쪽 다리에 둔다. 오른쪽 무릎을 천천히 그리고 부드럽게 가슴까지 들어 올린다(그림 11-21-B). 가능한 한 편안하게 밴드를 잡아당길 수 있을 때까지 늘리고 치료사는 그 길이를 측정한다. 왼쪽 다리도 검사한다.

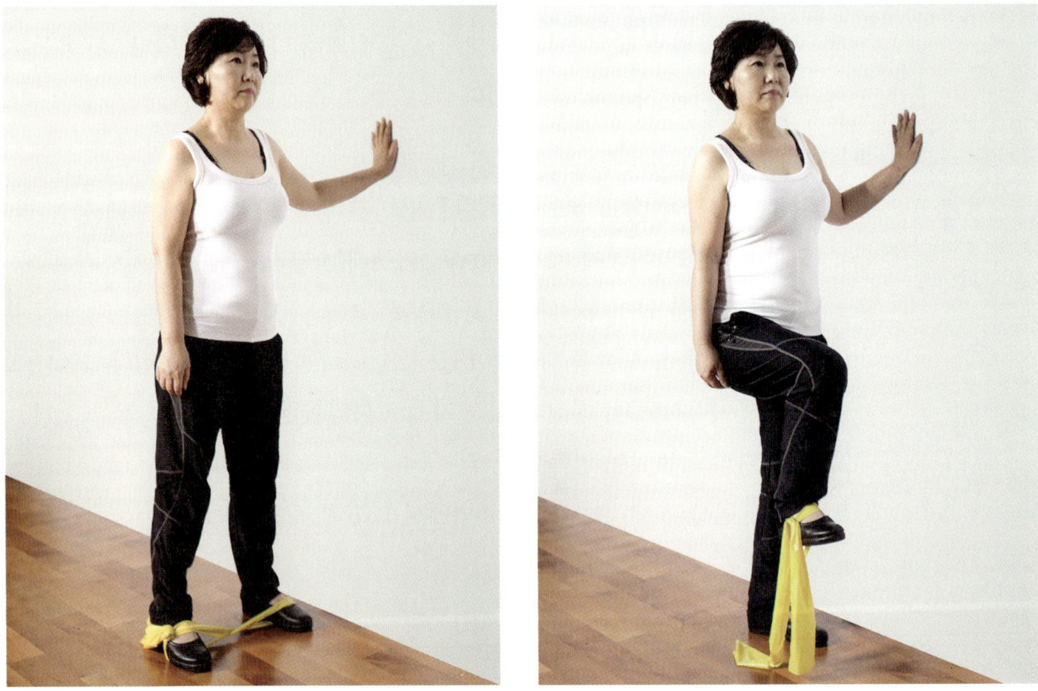

A. 시작 자세　　B. 끝 자세

| 그림 11-21 | 엉덩관절 굽힘 근력

(2) 측정

각 다리에서 자신이 늘린 밴드의 거리를 기록한다.

날짜:	날짜:	날짜:
오른쪽:	오른쪽:	오른쪽:
왼쪽:	왼쪽:	왼쪽:

(3) 평가

여자들은 최소 50.8cm를 뻗침시킬 수 있어야 하고, 남자들은 두 겹으로 된 고리를 사용하여 최소 33.0cm를 뻗침시킬 수 있어야 한다. 만일 그렇게 할 수 없다면 엉덩관절 굽힘과 엉덩관절 모음 운동을 한다.

① 엉덩관절 굽힘 운동

■ 목적

이 운동은 엉덩관절 앞쪽에 있는 근육을 발달시켜, 계단 또는 단상에 올라갈 때, 다리를 들어 올리는 동작을 쉽게 해 준다. 다리를 들어 올려 버스를 타기가 어렵거나 걷기의 시작이 어렵다면, 이 근육을 강화시킨다. 이 운동은 발목 주위에 모래주머니를 차고 할 수도 있다.

■ 방법

1. 똑바로 선다. 균형 잡기에 도움이 필요하다면, 단단한 의자나 테이블에 손가락 한두 개를 살짝 올려놓는다. 아랫배를 당기고 턱을 끌어당긴 후 등을 편평하게 한다. 숨을 들이마신다(그림 11-22-A).
2. 숨을 내쉬면서, 오른쪽 무릎을 천천히 굽히면서 다리를 들어 올려, 넙다리뼈가 바닥과 평행이 되도록 한다(그림 11-22-B). 등은 똑바로 유지하여 전방이나 뒤쪽으로 기울어지지 않게 한다.

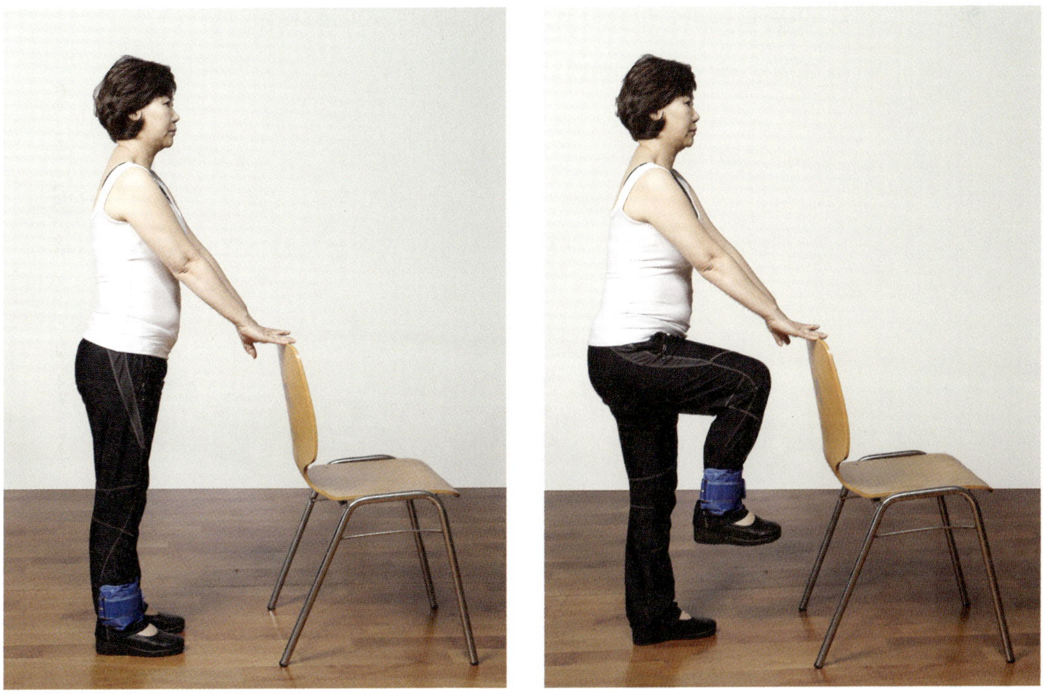

A. 시작 자세　　B. 끝 자세

| 그림 11-22 | 엉덩관절 굽힘 운동

3. 숨을 들이마시면서, 천천히 시작 자세로 다리를 내린다.
4. 왼쪽 다리에도 똑같이 반복한다.
5. 이렇게 올렸다 내리는 운동을 8번에서 12번 반복한다.
6. 격일로 주 3회 실시한다.

② 엉덩관절 모음 운동

■ 목적

이 운동은 근육을 강화하는 운동으로 걸을 때나 다리를 교차시킬 때 다리가 벌어지지 않게 유지시켜 주고 균형과 대칭성을 유지하는 데 도움을 준다. 서 있을 때나 걸을 때 더욱더 안정성을 확보해 준다. 또한 안쪽 넙다리뼈와 서혜부에 있는 근육을 발달시키는 데 이 근육이 매우 약하다면 몸의 균형을 유지하기 위해 이 운동을 꼭 해야 한다. 이 운동은 발목 주위에 모래주머니를 차고 할 수도 있다.

■ 방법

1. 왼쪽을 바닥에 대고 옆으로 눕는다. 머리 아래에 베개를 놓고, 아랫배는 당기고, 턱을 끌어당긴 후 등을 편평하게 한다. 오른쪽 무릎을 구부려서 다리를 들어 왼쪽 무릎 앞쪽에 내려놓는다. 숨을 들이마신다(그림 11-23-A).
2. 숨을 내쉬면서, 왼쪽 다리를 편 상태로 10cm 정도 천천히 들어 올린다(그림 11-23-B).
3. 숨을 들이마시면서, 천천히 시작 자세로 다리를 내린다.
4. 오른쪽 다리도 똑같이 반복한다.
5. 이렇게 올렸다 내리는 운동을 8번에서 12번 반복한다.
6. 격일로 주 3회 실시한다.

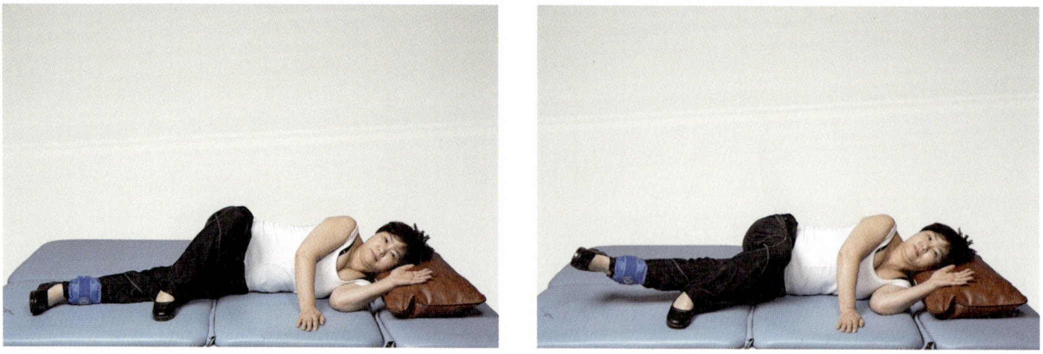

A. 시작 자세 B. 끝 자세

| 그림 11-23 | 엉덩관절 모음 운동

9) 무릎 굽힘 근력

(1) 동작

무릎 굽힘 능력을 검사하기 위해 세라밴드를 8자 모양으로 하여 발에 건다(남자는 두 겹으로 된 고리를 사용한다). 왼쪽 발에 1개의 고리를 걸고, 다른 한쪽 고리는 오른쪽 발목에 건다(그림 11-24-A). 만일 세라밴드가 느슨하다면 팽팽해지도록 오른발과 왼발 사이를 벌린다. 균형을 잡기 위해 도움이 필요하다면 벽을 짚고 서며, 허벅지는 일직선으로 세우고, 왼쪽 다리의 무릎을 구부려 아래쪽 다리만 가능한 만큼 뒤로 들어 올린다(그림 11-24-B). 가능한 한 편안하게 밴드를 잡아당길 수 있을 때까지 늘리고 치료사는 그 길이를 측정한다. 오른쪽 다리도 검사한다.

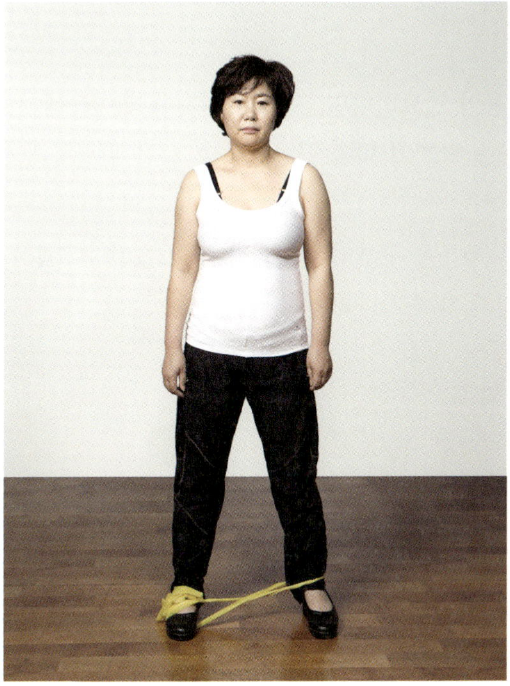

A. 시작 자세

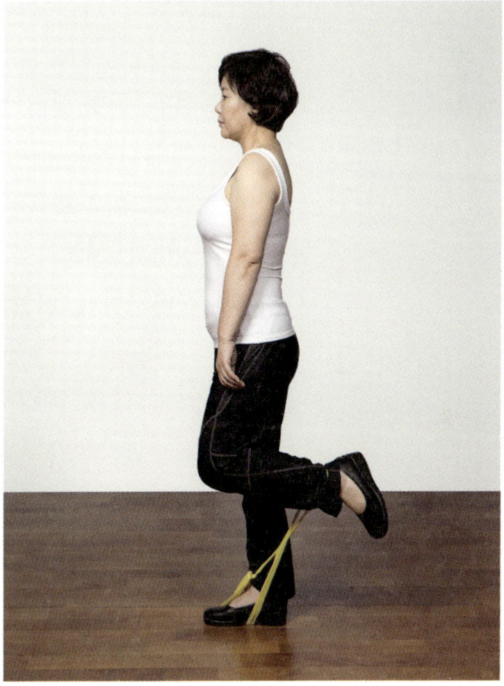

B. 끝 자세

| 그림 11-24 | 무릎 굽힘 근력

(2) 측정

각 다리에서 자신이 늘린 밴드의 거리를 기록한다.

날짜:	날짜:	날짜:
오른쪽:	오른쪽:	오른쪽:
왼쪽:	왼쪽:	왼쪽:

(3) 평가

여자들은 적어도 50.8cm를 뻗침시킬 수 있어야 하고, 남자들은 두 겹으로 된 고리를 사용하여 최소 33.0cm를 늘릴 수 있어야 한다. 만일 그렇게 할 수 없다면 무릎관절 굽힘 운동을 하도록 한다.

① 무릎관절 굽힘 운동

■ 목적

이 운동은 근육을 강화하는 운동으로 무릎을 구부리는 것을 돕고 걸을 때 움직임을 조절해 준다. 무릎관절 굽힘근(특히 무릎관절 뒤쪽에 있는 넙다리뒤근)은 걷기에 중요한 근육으로 이 운동은 넙다리뼈의 뒤쪽 근육을 발달시켜 준다. 발목 주위에 모래주머니를 차고 할 수도 있다.

■ 방법

1. 똑바로 선다. 균형 잡기에 도움이 필요하다면, 단단한 의자나 테이블에 손가락 한두 개를 살짝 올려놓는다. 아랫배를 당기고 턱을 끌어당긴 후 등을 편평하게 한다. 숨을 들이마신다(그림 11-25-A).
2. 숨을 내쉬면서, 천천히 오른쪽 무릎을 구부려 종아리를 들어 올린다(그림 11-25-B).
3. 숨을 들이마시면서, 천천히 시작 자세로 다리를 내린다.

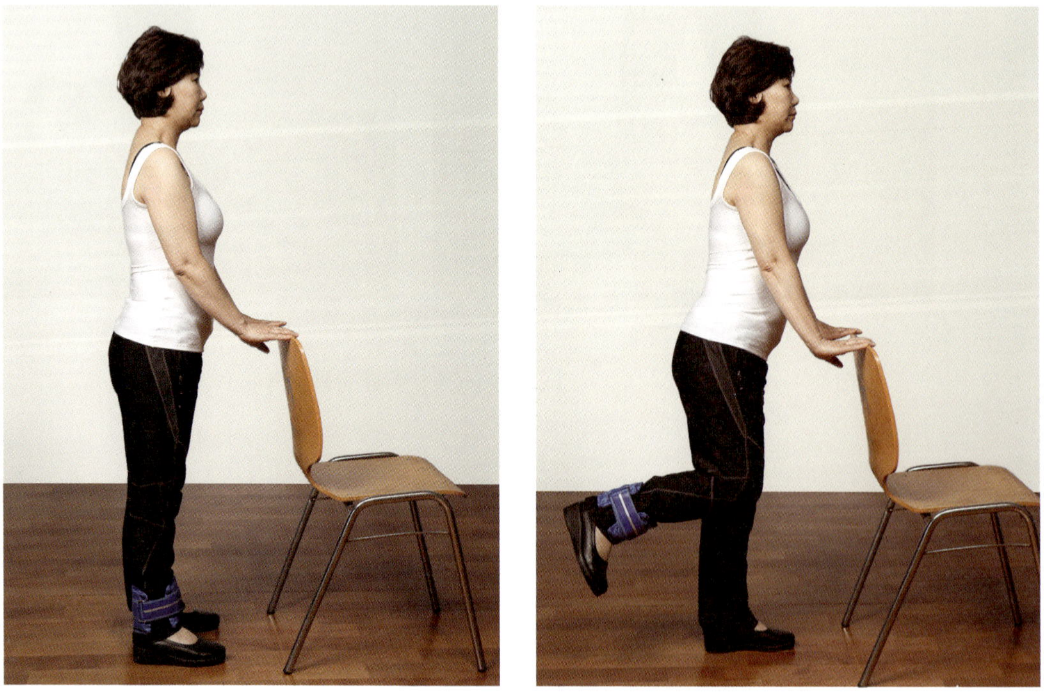

A. 시작 자세 B. 끝 자세

| 그림 11-25 | 무릎관절 굽힘 운동

4. 왼쪽 다리도 똑같이 반복한다.
5. 이렇게 올렸다 내리는 운동을 8번에서 12번 반복한다.
6. 격일로 주 3회 실시한다.

10) 발목과 발가락 굽힘 근력

(1) 동작

발목과 발가락의 근력을 검사하기 위해, 오른쪽 다리로 서고 왼쪽 다리는 바닥에서 떼어 들어 올린다. 왼쪽 무릎을 90°로 구부리는데 만약 균형을 유지하기 어렵다면, 한두 개의 손가락으로 테이블이나 카운터 또는 벽에 살짝 의지하여 균형을 잡는다(그림 11-26-A). 그리고 천천히 부드럽게 오른쪽 발뒤꿈치를 살짝 들어 올린다(그림 11-26-B). 다시 처음 시작 자세로 돌아간다. 이 동작을 10번 정도 반복하든지, 불편함이 없다면 할 수 있는 만큼 그리고 가능한 한 많이 반복한다. 왼쪽 다리도 이 검사를 반복한다.

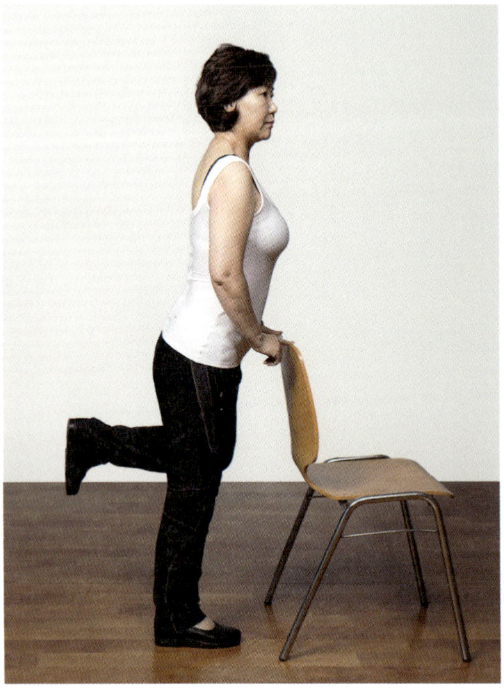

A. 시작 자세

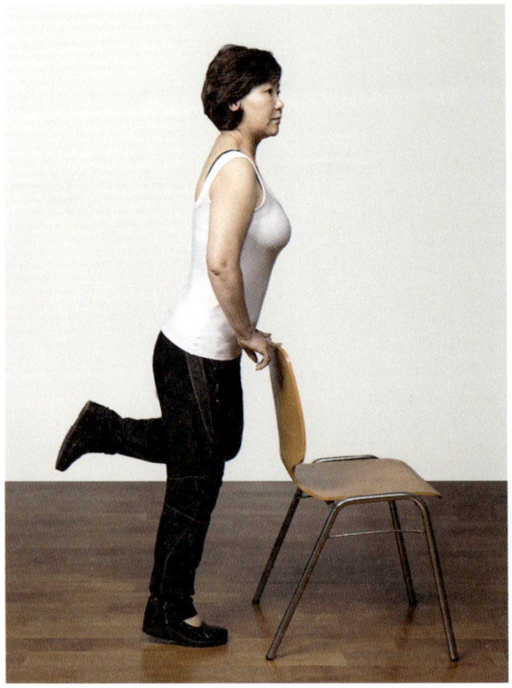

B. 끝 자세

| 그림 11-26 | 발목과 발가락 굽힘 근력

(2) 측정

이 동작을 몇 번 했는지 개수를 기록한다.

날짜:	날짜:	날짜:
오른쪽:	오른쪽:	오른쪽:
왼쪽:	왼쪽:	왼쪽:

(3) 평가

만약 이 동작을 완벽하게 10번 정도 할 수 없다면 뒤꿈치 들기 운동을 하도록 한다.

① 뒤꿈치 들기 운동

■ 목적

이 운동은 근육을 강화하는 운동으로 달리기, 점프, 서기, 걷기에 효율적이다. 종아리 뒤쪽 근육은 일상생활 중 활동에 있어 중요한 역할을 하며 좋은 균형을 유지하도록 돕는다. 이 운동은 발목 주위에 모래주머니를 차고 할 수도 있다.

■ 방법

1. 똑바로 선다. 균형 잡기에 도움이 필요하다면, 단단한 의자나 테이블에 손가락 한두 개를 살짝 올려놓는다. 아랫배를 당기고 턱을 끌어당긴 후 등을 편평하게 한다. 숨을 들이마신다(그림 11-27-A).
2. 숨을 내쉬면서, 천천히 발뒤꿈치를 들어 올린다(그림 11-27-B).
3. 숨을 들이마시면서, 천천히 시작 자세로 다리를 내린다.
4. 자세를 유지하면서 이 운동을 50회 반복한다.
5. 격일로 주 3회 실시한다.

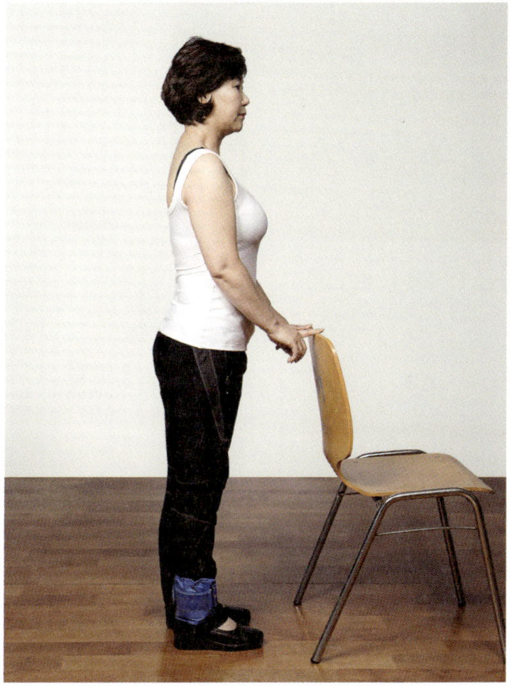
A. 시작 자세

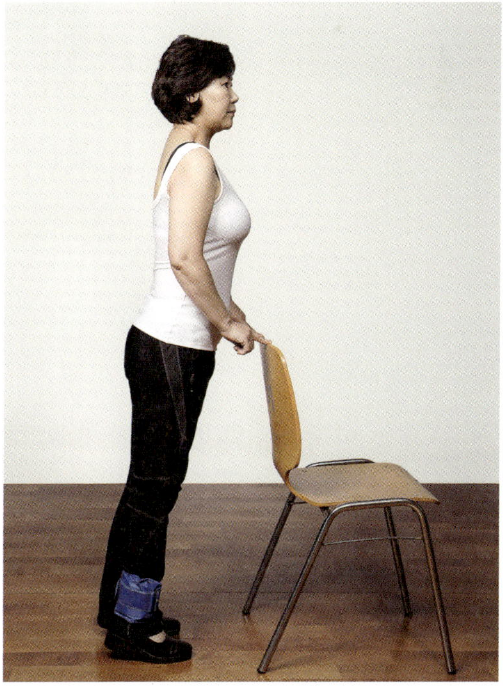
B. 끝 자세

| 그림 11-27 | 뒤꿈치 들기 운동

11) 발목과 발가락의 폄 근력

(1) 동작

발목과 발가락 근력을 검사하기 위해, 오른쪽 다리로 서서, 왼쪽 다리를 들어 올린다. 왼쪽 무릎을 90˚로 구부리는데, 만약 균형을 유지하기 어렵다면, 한두 개의 손가락으로 테이블이나 카운터 또는 벽에 살짝 의지하여 균형을 잡는다. 오른쪽 발의 앞쪽 발가락을 할 수 있는 만큼 들어 올렸다가 처음 시작 자세로 되돌린다(그림 11-28). 5번 정도 반복하든지, 불편함이 없다면 할 수 있는 만큼 가능한 한 많이 반복한다. 왼쪽 다리도 이 검사를 반복한다.

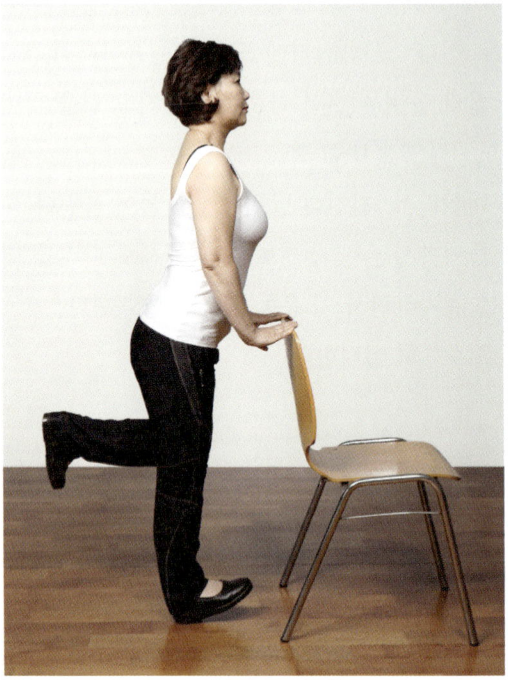

| 그림 11-28 | 폄 근력

(2) 측정

이 동작을 몇 번 했는지 기록한다.

날짜:	날짜:	날짜:
오른쪽:	오른쪽:	오른쪽:
왼쪽:	왼쪽:	왼쪽:

(3) 평가

만약 이 동작을 완벽하게 5번 정도 할 수 없다면, 앞꿈치 들기 운동을 하도록 한다.

① 앞꿈치 들기 운동

■ 목적

이 운동은 근육을 강화하는 운동으로 걷기, 계단 오르기, 연석 위에 발을 올려놓을 때 발가락의 끌림을 예방하는 운동이다. 또한 좋은 균형 유지를 돕는 다리의 앞쪽 근육을 발달시켜 준다. 이 운동은 발목 주위에 모래주머니를 차고 할 수 있다.

■ 방법

1. 똑바로 선다. 균형 잡기에 도움이 필요하다면, 단단한 의자나 테이블에 손가락 한두 개를 살짝 올려놓는다. 아랫배를 당기고 턱을 끌어당긴 후 등을 편평하게 한다. 숨을 들이마신다(그림 11-29-A).
2. 숨을 내쉬면서, 발가락과 발볼을 바닥에서 천천히 들어 올린다(그림 11-29-B).
3. 숨을 들이마시면서, 발가락과 발볼을 천천히 내려 시작 자세로 되돌린다.
4. 자세를 유지하면서 이 운동을 50회 반복한다.
5. 격일로 주 3회 실시한다.

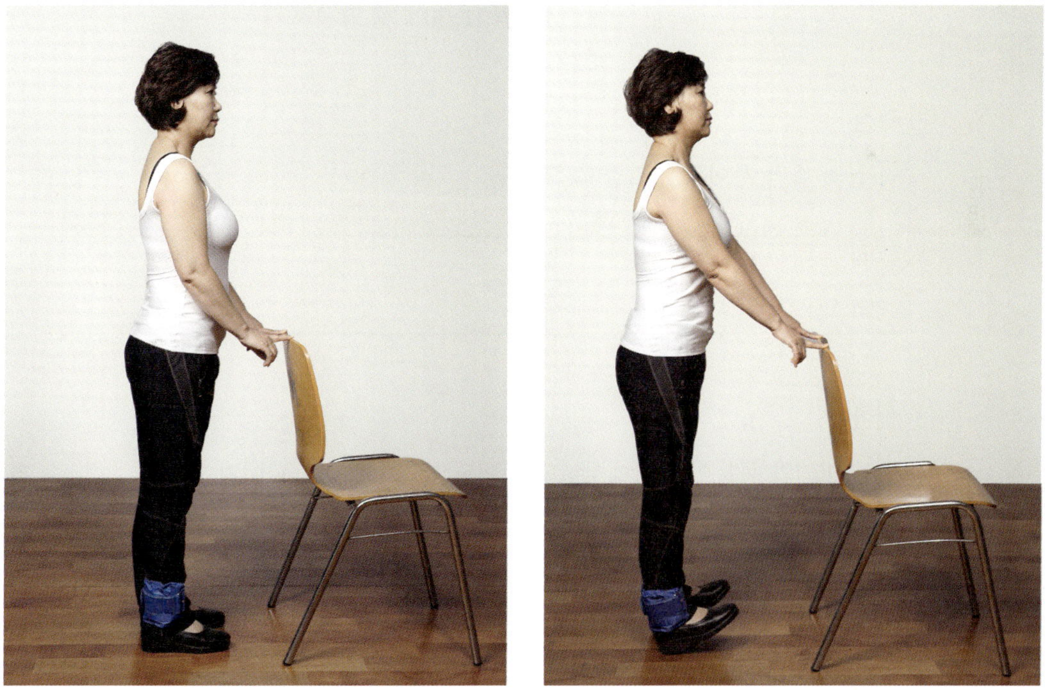

A. 시작 자세　　B. 끝 자세

| 그림 11-29 | 앞꿈치 들기 운동

12) 등 폄 근력

(1) 동작

등을 꼿꼿이 세우거나, 아치모양으로 만드는 능력을 검사하기 위해, 발끝을 바닥에 편평하게 하고, 두 손을 머리 뒤로 깍지 끼고 엎드린다(**그림 11-30-A**). 발은 계속 바닥에 놓은 채, 머리와 상체를 들어 올려 턱이 바닥에서부터 약 17.8cm 정도 떨어지게 한다(**그림 11-30-B**).

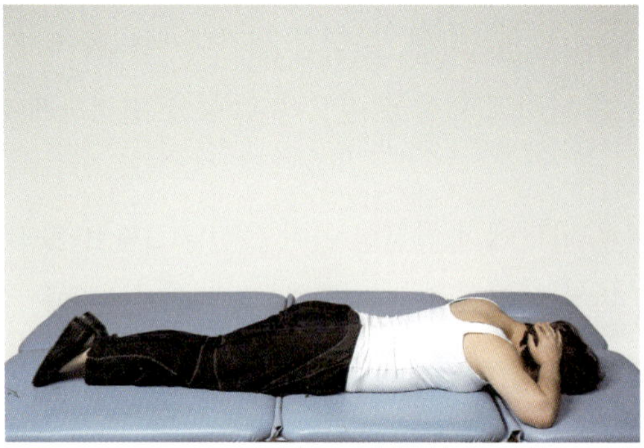

A. 시작 자세

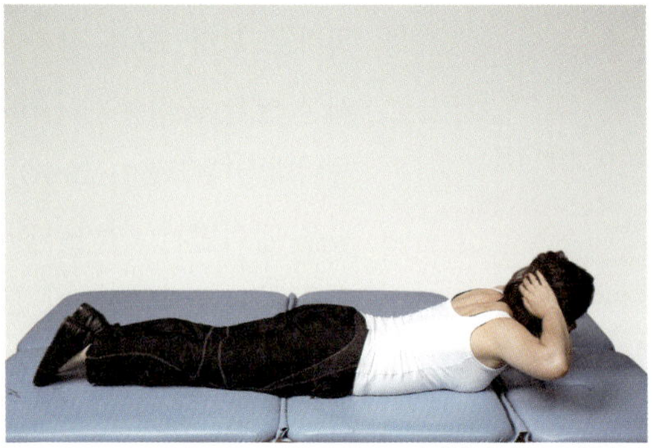

B. 끝 자세

| 그림 11-30 | 등 폄 근력

(2) 측정

턱 끝과 바닥 사이의 거리를 측정한다.

날짜:	날짜:	날짜:
거리:	거리:	거리:

(3) 평가

만약 머리와 몸통이 바닥에서부터 적어도 17.8cm 정도 떨어지게 들어 올릴 수 없다면 어깨 으쓱하기 운동, 어깨뼈 안정화 운동 그리고 몸통 폄 운동을 한다.

① 어깨 으쓱하기 운동

■ 목적

위쪽 어깨와 목 근육을 바르게 강화시키는 운동으로 물건을 들어 올리는 능력을 개선시켜 주고 머리의 정렬을 유지하며 목의 안정성을 유지시켜 준다. 또한 목과 위쪽 어깨 근육을 발달시켜 주고, 짧아진 목과 어깨 근육을 이완시켜 준다.

■ 방법

1. 팔걸이가 없는 의자에 앉아 턱을 당기고 등과 목은 잘 정렬한다. 무게를 쥔 팔을 몸 옆에 내리고 손바닥은 몸을 향하게 한다. 숨을 들이마신다(**그림 11-31-A**).

2. 숨을 내뱉으면서 어깨를 귀 쪽으로 천천히 올린다(그림 11-31-B).
3. 숨을 들이마시면서 어깨를 천천히 내리고 근육을 이완시키면서 시작 자세로 되돌린다.
4. 이렇게 올렸다 내리는 운동을 8번에서 12번 반복한다.
5. 격일로 주 3회 실시한다.

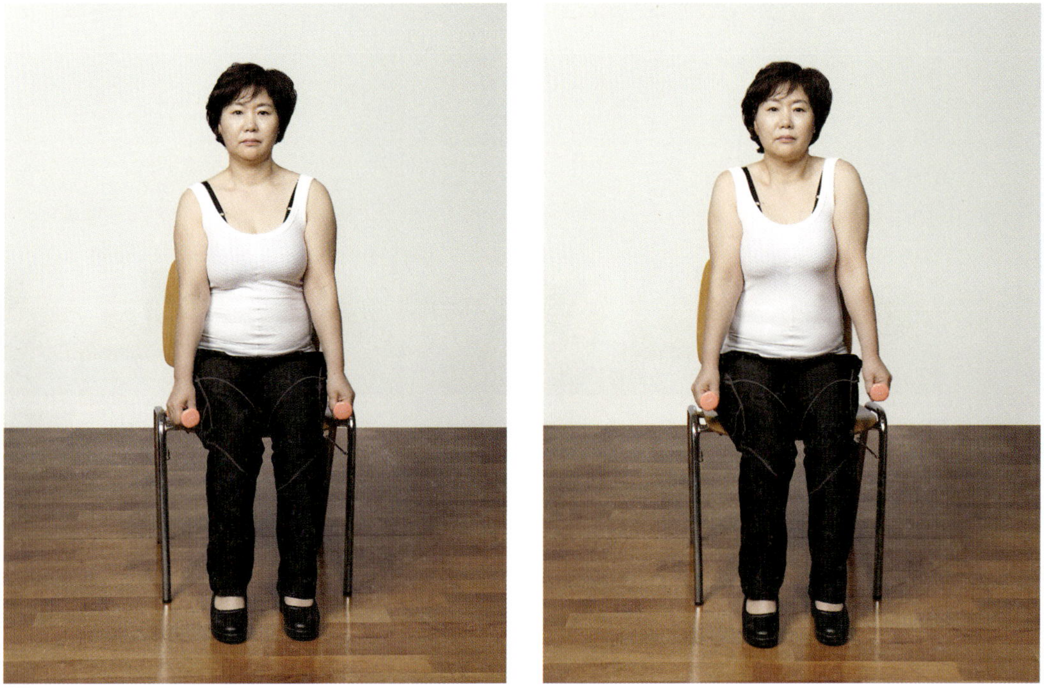

A. 시작 자세 B. 끝 자세

| 그림 11-31 | 어깨 으쓱하기 운동

② 어깨뼈 안정화 운동

■ 목적

서 있을 때 팔이음뼈의 적절한 정렬과 안정성을 유지시켜 주는 근육을 강화시키기 위한 운동이다. 이 운동은 팔의 기능을 더욱 능률적으로 해주며, 테니스나 골프 같은 운동 시, 사용하는 근육에도 도움이 되는 운동으로 위쪽허리와 팔이음뼈 사이의 근육들을 발달시킨다. 위쪽허리와 팔이음뼈 사이의 근육들은 가끔 약해질 수 있기 때문에 운동을 처음 시작할 때는 무게 없이 하거나 아주 작은 중량을 이용하여 실시하고 점차 강도를 늘려가야 한다.

■ 방법

1. 복부 아래에 큰 베개를 놓고 얼굴이 바닥을 향하도록 엎드려 눕는다. 이마를 바닥에 대거나 작은 수건을 말아 이마에 댄다. 팔꿈치를 90° 정도 구부려 팔을 바닥에 놓는다. 복부 근육을 단단히 긴장시키고 턱을 당긴다. 숨을 들이쉰다(그림 11-32-A).

2. 이마를 바닥이나 수건에 댄 상태에서 팔을 가능하고 편안한 높이만큼 부드럽게 들어 올린다. 숨을 내쉬면서 이 자세를 6~10초간 유지한다(그림 11-32-B).
3. 숨을 들이쉬면서 천천히 팔을 내려 시작 자세로 되돌아간다.
4. 편안히 할 수 있을 만큼 반복하되 10회 정도 반복할 수 있도록 훈련한다.
5. 이 운동을 매일 실시한다.

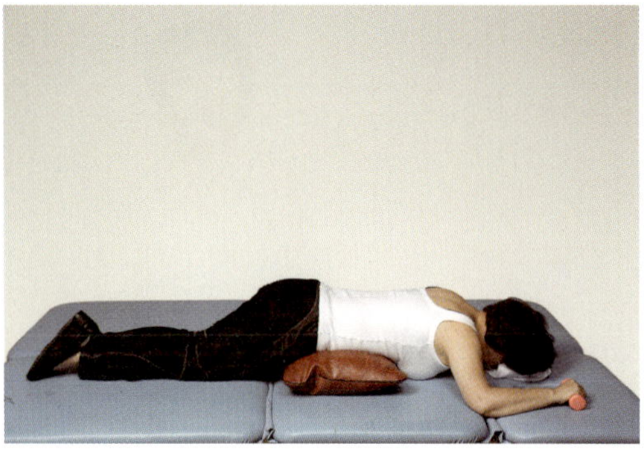
A. 시작 자세

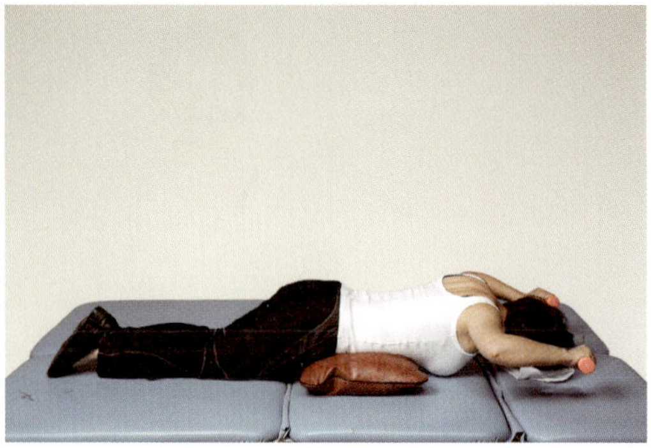
B. 끝 자세

| 그림 11-32 | 어깨뼈 안정화 운동

③ 몸통 폄 운동

■ 목적

이 운동은 서 있을 때 몸통을 똑바로 세워주는 근육들을 강화시켜 주고 몸통이 더욱 빠르고 능률적으로 움직일 수 있도록 도와준다. 또한 오랜 시간 동안 앉아 있을 때 발생하는 피로를 경감시켜 주고, 근육의 윤곽을 선명하게 해주며 더욱 발달시켜 준다.

■ 방법

1. 복부 아래 큰 베개를 놓고 머리가 바닥을 향하도록 엎드려 눕는다. 이마를 바닥에 대거나 작은 수건을 말아 이마에 댄다. 팔을 귀 가까이에서 머리 위로 쭉 편다. 복부 근육을 단단하게 하고 턱을 당긴다. 운동하는 동안 복부를 단단히 긴장시키고 턱은 약간 당긴 상태를 계속 유지한다. 숨을 들이쉰다(그림 11-33-A).
2. 왼쪽팔과 오른쪽 다리를 동시에 2.54cm 정도 바닥에서 들어 올린다. 팔과 다리는 편 상태이어야 한다. 팔과 다리를 부드럽게, 마치 누군가 팔을 앞으로 당기고 다리는 뒤쪽으로 당기는 것처럼 가능한 한 편안하게 길게 뻗침시킨다(그림 11-33-B). 숨을 내쉬면서 이 자세를 6~10초간 유지한다.
3. 숨을 들이쉬면서 팔과 다리를 시작 자세로 되돌린다.
4. 오른팔과 왼쪽 다리도 동일하게 반복한다.
5. 편안히 할 수 있을 만큼 반복하되 10회 정도 반복할 수 있도록 훈련한다.
6. 이 운동을 매일 실시한다.

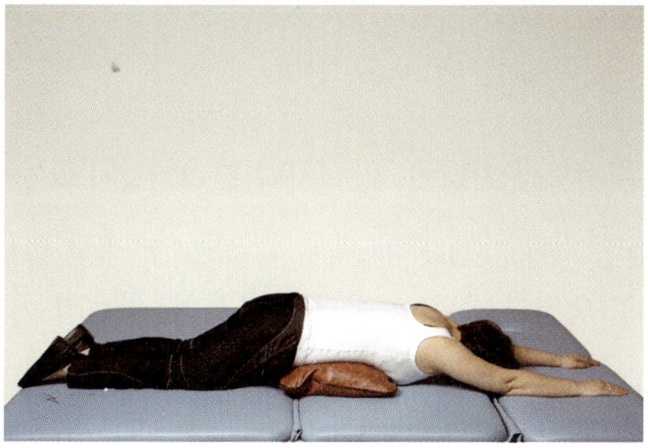

A. 시작 자세

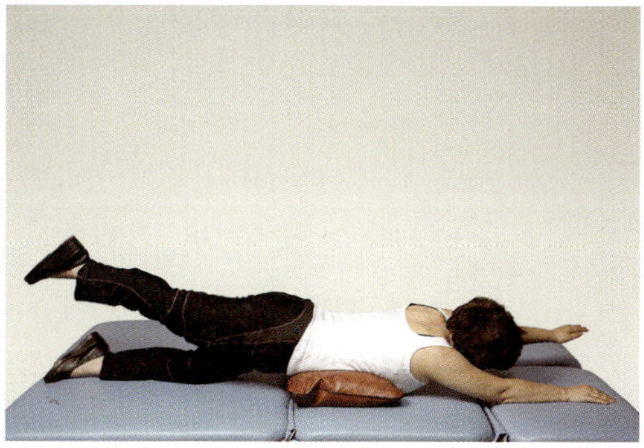

B. 끝 자세

| 그림 11-33 | 몸통 폄 운동

13) 복부 굽힘 근력

(1) 동작

혹시 척추에 골다공증이 있다면, 이 검사를 시작하기 전 의사나 물리치료사와 상담해야 한다. 복부근육의 근력을 검사하기 위해 다리를 곧게 펴고 바로 눕는다. 두 손을 머리 뒤로 깍지 끼고(그림 11-34-A) 턱을 가슴 쪽으로 당긴다. 복부 근육을 사용하여, 자신의 어깨뼈가 바닥에서 떨어질 때까지 머리와 어깨를 천천히 들어 올린다(그림 11-34-B). 다리와 발은 곧게 편 자세로 해야 하고, 손으로 머리를 당겨서도 안 된다.

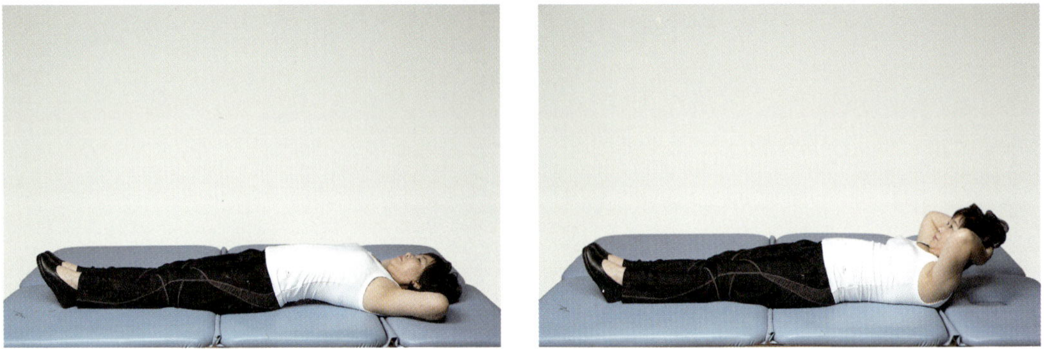

A. 시작 자세　　B. 끝 자세

| 그림 11-34 | 복부 굽힘 근력

(2) 측정

어깨의 뒤쪽에서 가장 높은 지점과 바닥 사이의 거리를 측정한다.

날짜:	날짜:	날짜:
거리:	거리:	거리:

(3) 평가

만약 어깨뼈가 바닥에서 많이 떨어지게 들어 올릴 수 없다면 목 굽힘과 폄 운동, 목 돌림 운동, 몸통 굽힘 운동, 몸통 굽힘과 돌림 운동, 몸통 근력강화 운동을 한다.

① 목 굽힘과 폄 운동

■ 목적

턱을 몸 쪽으로 당겨주거나 목의 자세를 바로 잡아주는 근육, 머리를 끄덕이거나 회전하는 근육을 강화시켜 준다. 또한 목의 앞쪽이나 뒤쪽에 있는 근육들의 윤곽을 선명하게 해주고 발달시켜 준다.

■ 방법

1. 똑바로 누워, 무릎을 구부리고 등과 발바닥은 바닥에 댄 상태로 똑바로 눕는다. 한 손은 몸 옆에 놓고 다른 한 손은 이마에 놓는다. 숨을 들이쉰다(그림 11-35-A).
2. 이마에 놓은 손으로 이마를 밀고, 그에 대항하며 턱을 가슴 쪽으로 당긴다. 이때 힘만 주고 움직임은 없어야 한다. 숨을 내쉬면서 이 자세를 6~10초간 유지한다.
3. 한 손을 머리 뒤쪽에 두고 다른 손은 몸 옆에 놓는다.
4. 손에 대항하여 머리를 뒤로 민다(그림 11-35-B). 힘을 주지만 어떠한 움직임도 일어나서는 안 된다. 숨을 내쉬면서 이 자세를 6~10초간 유지한다.
5. 편안하게 이완시키면서 숨을 들이쉰다.
6. 이 두 가지 운동을 10번씩 반복할 수 있도록 훈련한다.
7. 이 운동을 매일 실시한다.

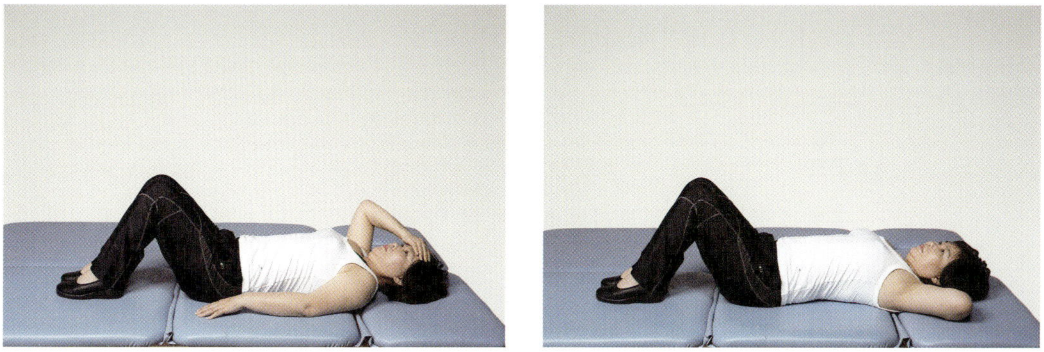

A. 시작 자세　B. 끝 자세

| 그림 11-35 | 목 굽힘과 폄 운동

② 목 돌림 운동

■ 목적

머리를 돌릴 수 있는 근육들을 강화시켜 주는 운동으로 목의 앞쪽과 뒤쪽에 있는 근육들의 윤곽을 선명하게 해 주고 발달시켜 준다. 이 운동은 등척성 수축 운동으로 최대한 힘을 쓰되 머리나 목을 움직여서는 안 된다.

■ 방법

1. 무릎을 구부리고 등과 발바닥은 바닥에 댄 상태로 똑바로 눕는다. 왼손을 왼쪽 관자놀이나 뺨에 놓고 오른손은 내려놓는다. 숨을 들이쉰다(그림 11-36).
2. 관자놀이나 뺨에 올려놓은 손에 대항하여 얼굴을 왼쪽으로 민다. 어떠한 움직임도 일어나서는 안 된다. 이 자세로 6~10초간 숨을 내쉬면서 유지한다.
3. 편안히 이완시키며 숨을 들이쉰다.

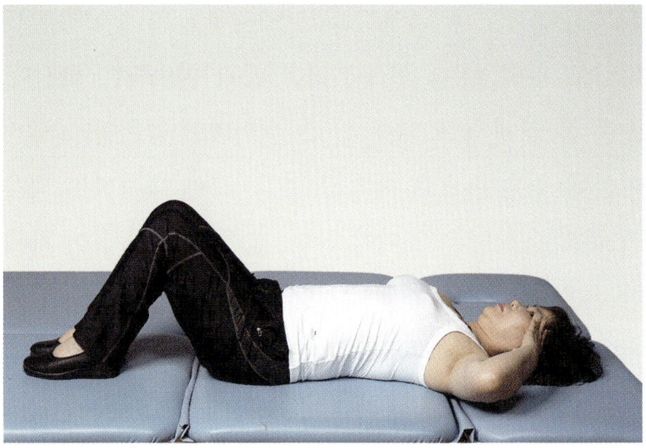

| 그림 11-36 | 목 돌림 운동

4. 왼쪽도 똑같이 반복한다.
5. 이 운동을 양쪽 각각 10회씩 반복할 수 있도록 훈련한다.
6. 이 운동을 매일 실시한다.

③ 몸통 굽힘과 돌림 운동

■ 목적

몸통을 돌리거나 구부리는 배속빗근 및 배바깥빗근을 강화시켜 주기 위한 운동이며 서 있을 때 허리의 정렬을 유지시켜 주고 복근 지지에 도움을 준다. 몸통 굽힘 운동처럼 이 운동도 복부 근육을 단단하게 발달시켜 준다.

■ 방법

1. 무릎을 구부리고 등과 발바닥은 바닥에 댄 상태로 똑바로 눕는다. 손을 머리 뒤로 한다. 운동하는 동안 턱은 가슴 쪽으로 약간 당겨 유지한다. 숨을 들이쉰다(그림 11-37-A).
2. 복근을 이용하여 머리와 어깨를 천천히 들어 올려서 오른쪽 팔꿈치가 왼쪽 엉덩이 방향으로 향하게 한다(그림 11-37-B). 손으로 머리를 잡아당겨서는 안 되며, 이 자세를 유지한다.
3. 숨을 들이쉬면서 머리와 어깨를 시작 자세로 천천히 내린다.
4. 반대쪽도 반복하여 실시한다(그림 11-37-C).
5. 편안히 할 수 있을 만큼 반복하되 10회 정도 반복할 수 있도록 훈련한다.
6. 이 운동을 매일 실시한다.
7. 다리 위치를 다양하게 하여 이 운동의 강도를 점차 높일 수 있다
8. 허리를 반듯하게 펴서 다리를 들어 올린다. 무릎을 90° 정도 구부린다. 그런 다음 몸통을 돌린다(그림 11-37-D, E).
9. 허리를 반듯하게 펴고 다리를 들어 올린다. 발목을 교차시킨 후 몸통을 돌린다(그림 11-37-F).

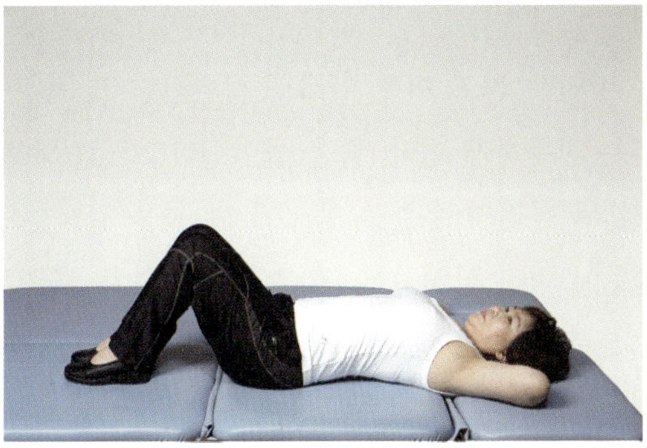

A. 시작 자세

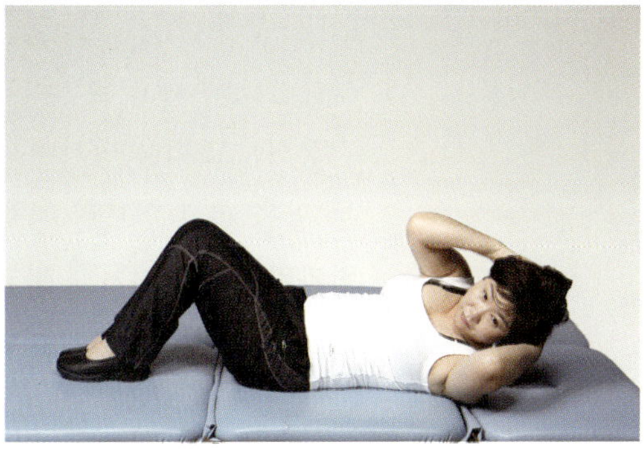

B. 머리와 어깨 들어 올린 자세

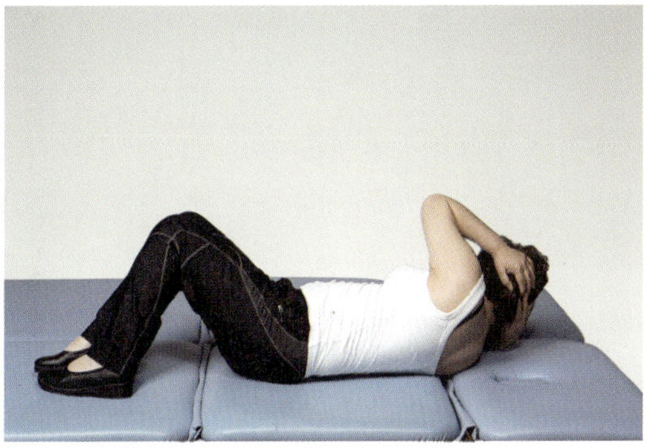

C. 반대쪽 들어 올린 자세

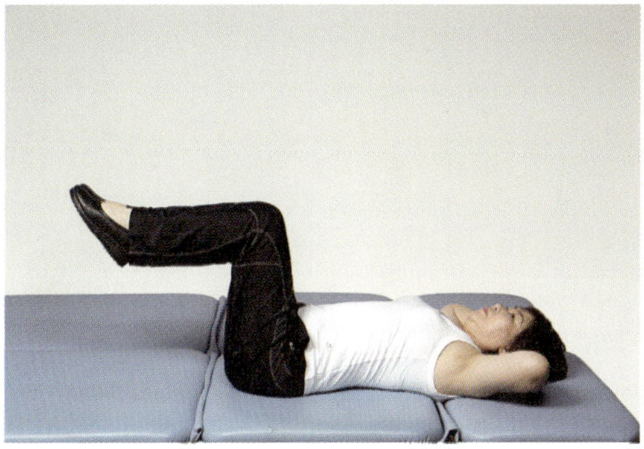

D. 다리 굽힘 자세

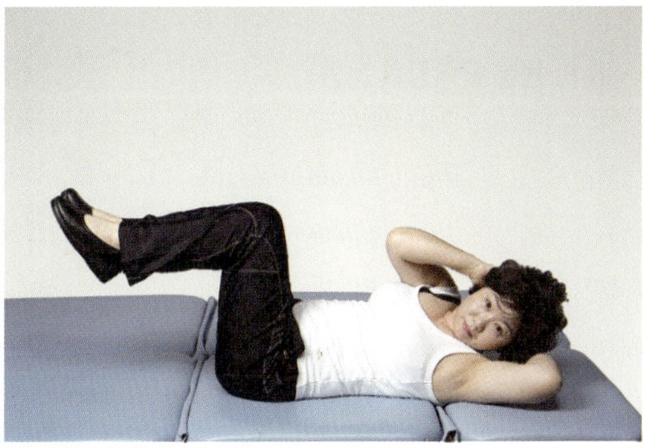

E. 몸통 돌림 자세

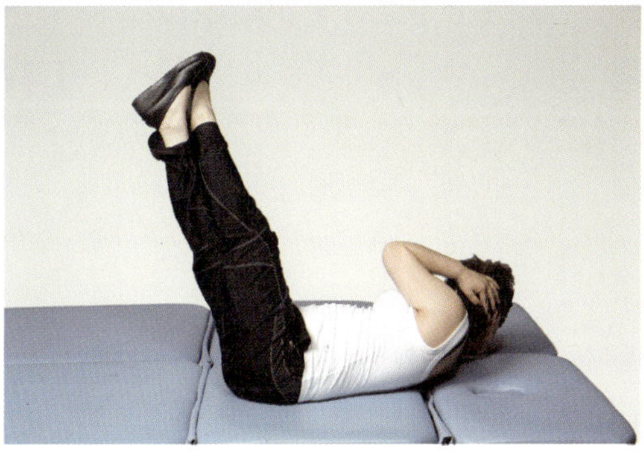

F. 발목교차 몸통 돌림 자세

| 그림 11-37 | 몸통 굽힘과 돌림 운동

④ 몸통 근력강화 운동

■ 목적

이 운동은 몸에 있는 대부분의 근육들을 강화시켜 준다. 목과 몸통, 팔과 다리에 있는 많은 근육들을 발달시켜 주고 근육의 윤곽을 선명하게 해 준다.

■ 방법

1. 무릎을 구부리고 엎드려 손은 바닥에 놓고 어깨 아래를 정렬시킨다. 복부를 단단히 긴장시키고 턱을 당기며, 허리는 반듯하게 편다. 숨을 들이쉰다(그림 11-38-A).
2. 두 팔을 펴고 엎드린 자세에서 두 다리의 무릎을 동시에 펴 몸을 일직선으로 한다. 발가락은 구부러지고 몸은 반듯이 펴진 상태로 6~10초간 유지하고(그림 11-38-B) 규칙적으로 숨을 들이쉬고 내쉰다. 큰 소리로 숫자를 세는 것도 도움이 된다.
3. 숨을 내쉬면서 시작 자세로 되돌아간다.
4. 이 자세를 1분간 유지할 수 있도록 훈련한다.
5. 이 운동을 매일 실시한다.

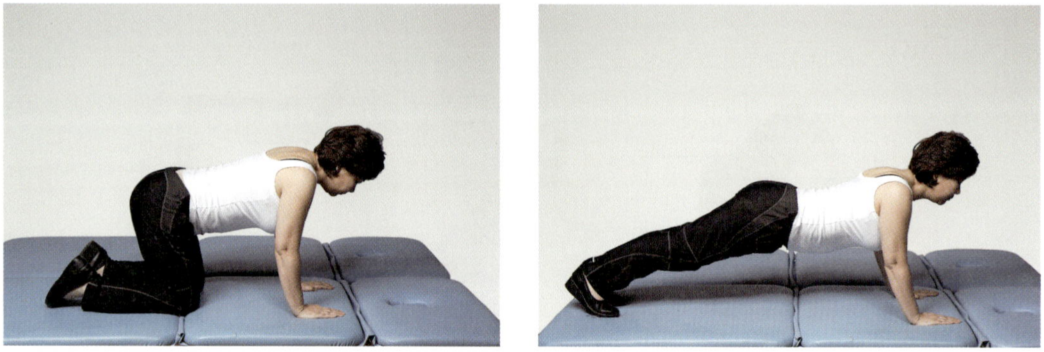

A. 시작 자세 B. 끝 자세

| 그림 11-38 | 몸통 근력강화 운동

참고문헌

- 노인물리치료학편찬위원회(2018). 노인물리치료학. 현문사.
- 윤세원 외(2017). 근육학. 범문에듀케이션.
- 이성호 외(2017). 인체해부학. 현문사.
- 장수경 외(2004). 근골격계의 평가. 영문출판사.
- 정형국 외(2014). 관절기능학. 영문출판사.
- 최원제 외(2014). 측정 및 평가. 범문에듀케이션.
- Andrew Guccione, Rita Wong, Dale Avers(2011). Geriatric physical therapy. 3rd eds. Elsevier.
- Kendall(2006). Muscles, 5th. 한미의학.
- Neumann(2010). Kinesiology 2nd. 범문에듀케이션.

CHAPTER 12

균형 평가

학습목표

1. 균형에 대해 설명할 수 있다.
2. 적절한 균형에 대해 설명할 수 있다.
3. 균형 변화에 대해 설명할 수 있다.
4. 균형 평가 및 운동에 대해 설명할 수 있다.

핵심단어

- 균형(balance)
- 균형 변화(balance change)
- 균형 평가(balance evaluation)
- 운동(exercise)

1. 균형의 개요 및 변화

균형(balance)은 공간에서의 신체 위치와 움직임을 조절하기 위해 다양한 감각 정보가 중추신경계에 의해 통합되어 신경 · 근육계의 반응으로 나타나는 일련의 과정을 말하며, 서 있거나 걷고 있을 때 또는 일상생활을 하고 있을 때 신체의 평형을 유지하는 능력이다.

균형에는 정적 균형과 동적 균형이 있다. 정적 균형은 움직임 없이 자세를 유지하는 능력으로, 바지를 입기 위해 한 발로 균형을 잡고 서 있거나 오랜 시간 서 있을 때 신체의 무너짐 없이 여러 방향으로 신체를 기울이기 위해 필요하다. 동적 균형은 움직이는 동안 자세 균형을 유지하는 능력으로 커브길이나 계단, 오르막길 또는 사다리를 오르거나 걷는 동안 자세를 유지하기 위해 필요하다.

균형은 인간이 건강한 삶, 인간다운 삶을 영위하기 위해 없어서는 안 될 부분으로 오랫동안 행복한 삶을 살기 위해 좋은 균형 감각은 필수적이다. 중추신경계, 안뜰계, 고유수용성 감각계 그리고 근육계는 균형 감각 조절에 중요한 역할을 하는데, 이 기관들은 신체 위치에 대한 정보를 수집하여 뇌에 제공하고 균형의 변화가 있을 때마다 이에 대응할 수 있도록 해준다. 그러나 연령이 증가함에 따라 이들 계통에 문제가 발생하게 되는데, 노화가 진행되면서 뇌와 눈 사이의 신경학적 퇴화, 안구 근육의 위축, 백내장, 녹내장, 근육 기능의 변화 그리고 안구 각막의 유연성 소실 등의 시각적 문제를 가져와 낙상을 유발시킬 수 있다. 뇌와 귀 사이의 신경학적 퇴화의 결과인 청각적 문제와 안뜰감각 또한 균형 감각을 감소시킨다. 안뜰감각은 중력에 대한 신체의 방향을 감지하는 능력으로 특히 노화의 영향을 많이 받는다. 뇌의 전체 크기가 작아지며, 병리학적 지방의 증가로 인한 뇌의 변화는 지각능력을 저하시키며, 움직임의 협응과 타이밍에 문제를 야기하게 된다.

또한 노화에 따른 근력의 감소로 예전과 같은 동작을 하기 위해서는 더 많이 움직여야 하고, 이로 인해 활동 시간이 늘어나 낙상에 대한 위험이 증가하게 된다. 이는 자세를 유지하거나, 자세를 변경하는 것을 인식하는 고유수용성 감각의 감소로 균형 감각이 저하되었기 때문이다. 보건복지부에 따르면 2012~2016년에 낙상으로 병원에 입원한 환자를 조사하여 분석한 결과, 2016년 낙상으로 입원한 환자는 약 27만 6,000명으로 2012년에 비해 11% 증가하였고, 특히, 65세 이상 노인은 2016년 약 12만 6,000명으로 2012년 10만 2,000명에 비해 24% 증가하였다. 연령이 증가할수록 낙상 입원율(인구 10만 명당)은 증가하였으며, 60~69세 연령군 이후부터는 급격히 증가하여 80세 이상에서는 60대보다 약 4배 많았다.

균형 감각의 문제는 손상의 결과, 입원기간 그리고 수술 등으로 인해 신체가 기울어지고 넘어지는 등 전반적인 건강의 저하로 이어지고 그 어떤 다른 문제들보다 심각한 결과를 가져올 수 있다. 정기적인 훈련을 실시할 경우, 근육, 관절수용기 및 균형 메커니즘과 관련해서 연령에 맞게 레벨을 조절해가며 지속적으로 수행해야 한다.

2. 균형 평가 및 운동

균형을 평가하기 위해서는 보조가 필요한데 친구나 가족의 도움을 받거나 안정적인 공간 또는 벽, 테이블, 튼튼한 의자나 옷장 등의 가구들을 근처에 두고 기대거나 살짝 잡으며 의지할 수 있도록 한다. 그러나 균형이 증진되었을 때는 지지물에 의지하는 것을 줄이도록 하고 운동화나 편평한 신발을 신는다. 테스트를 수행하기 위해 준비해야 할 것들은 측정용 30cm 자, 페인팅용 테이프, 스톱워치나 초시계 등이다. 이 프로그램을 수행하기 전, 의사나 물리치료사는 어떤 의료적 문제를 가지고 있는지, 최근 현기증이나 균형 문제를 경험한 적이 있는지, 최근 낙상 경험이 있는지 꼭 알아보고 수행하도록 한다.

1번부터 8번까지의 평가는 직접적인 균형 평가는 아니지만, 뇌출혈이나 혈압, 유연성과 근력 등 균형에 영향을 줄 수 있는 요인들을 평가하는 것이다. 9번부터는 가만히 있을 때나 활동하는 동안 균형을 유지할 수 있는지에 대한 평가에 초점을 두었다.

1) 머리의 혈액흐름 1

(1) 동작

머리의 혈액흐름 검사를 위해 의자에 똑바로 앉는다. 머리를 그림처럼 왼쪽으로 완전히 돌린 상태로 30초 동안 유지한다(그림 12-1). 다시 처음 자세로 돌아간 후, 머리를 오른쪽으로 완전히 돌린 상태로 30초 동안 유지한다. 처음 자세로 되돌아간다.

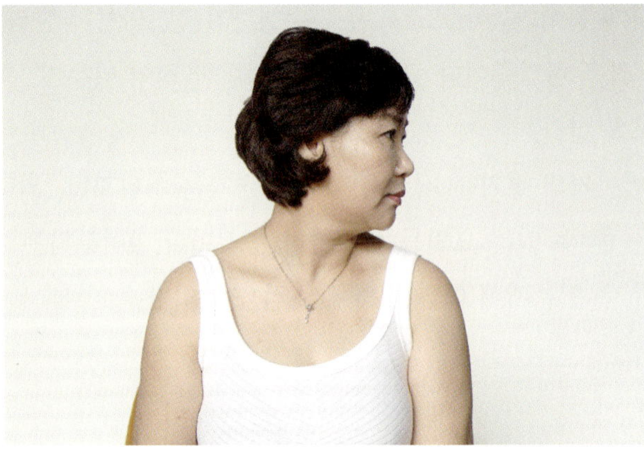

| 그림 12-1 | 머리 혈액흐름 검사 1

(2) 측정

어지러움을 느끼진 않았는지, 머리가 가벼워졌는지를 기록한다.

날짜:	날짜:	날짜:
어지러움 유 · 무:	어지러움 유 · 무:	어지러움 유 · 무:

(3) 평가

어지러움을 느꼈다면, 어떤 운동과정 후에 어지러웠는지를 기록하고 머리 회전 운동을 실시한다.

① 머리 회전

▪ 목적

머리 회전(head turn) 운동은 공간 지각력 등을 기반으로 신체의 위치를 뇌에 전달하고 머리의 회전능력을 좋게 해준다. 머리를 한 자세로 오랫동안 있어야 한다면 관절가동전 범위에서 움직임이 결여될 수 있는데, 이 때 이 운동이 도움이 될 것이다.

■ 방법

1. 의자에 바로 앉아 턱을 약간 당긴다(그림 12-2-A).
2. 머리를 오른쪽으로 돌렸다가 왼쪽으로 돌리기를 5회 실시한다. 점차적으로 속도를 증가시킨다(그림 12-2-B).
3. 이 운동을 3번 반복한다.
4. 턱을 가슴 쪽으로 당겼다가 천정 쪽으로 올리기를 5회 실시한다. 점차적으로 속도를 증가시킨다(그림 12-2-C).
5. 이 운동을 3번 반복한다.
6. 하루에 1~2회 실시한다.

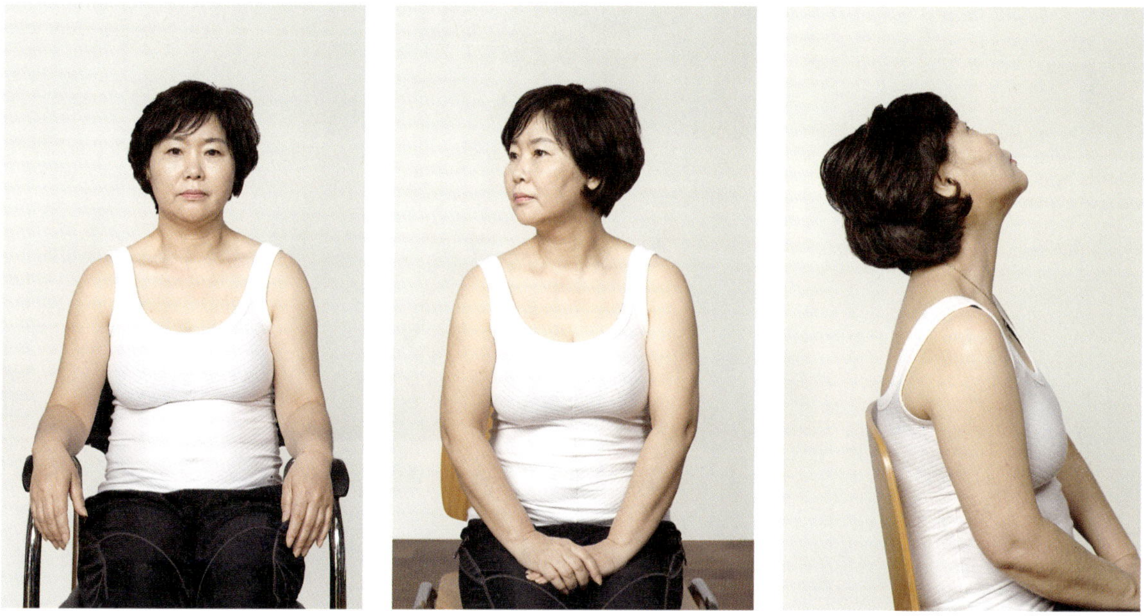

A. 바로 앉기　　B. 좌 · 우로 움직이기　　C. 위 · 아래로 움직이기

| 그림 12-2 | 머리 회전

2) 머리의 혈액흐름 2

(1) 동작

머리의 혈액흐름 검사를 위해 의자에 똑바로 앉는다. 머리를 그림처럼 가능한 만큼 뒤로 젖힌다(그림 12-3). 이 자세를 30초 동안 유지한 다음 처음 자세로 되돌아간다.

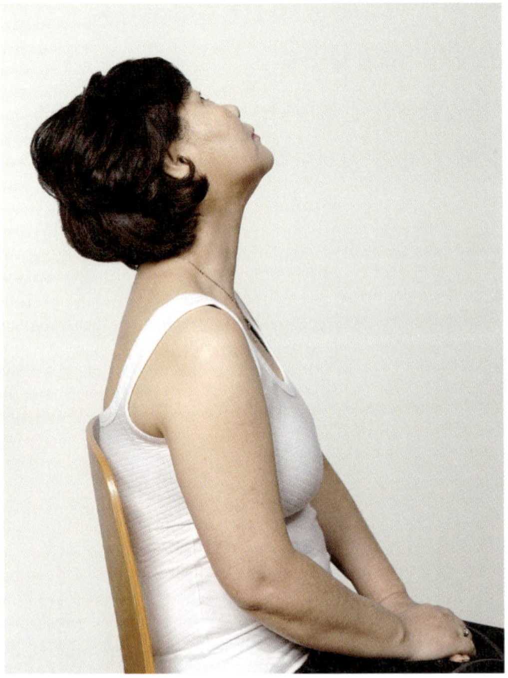

| 그림 12-3 | 머리의 혈액흐름 검사 2

(2) 측정

어지러움을 느끼진 않았는지, 머리가 가벼워졌는지를 기록한다.

날짜:	날짜:	날짜:
어지러움 유 · 무:	어지러움 유 · 무:	어지러움 유 · 무:

(3) 평가

어지러움을 느꼈다면, 어떤 운동과정 후에 어지러웠는지를 기록하고 머리 회전 운동을 실시한다.

3) 혈압 조절 1

(1) 동작

혈압 조절을 측정하기 위해 침대나 편평한 곳에 2분 동안 누워 있다가 일어나 앉는다. 다시 누워 2분 동안 있다가 빨리 일어나 앉는다(그림 12-4).

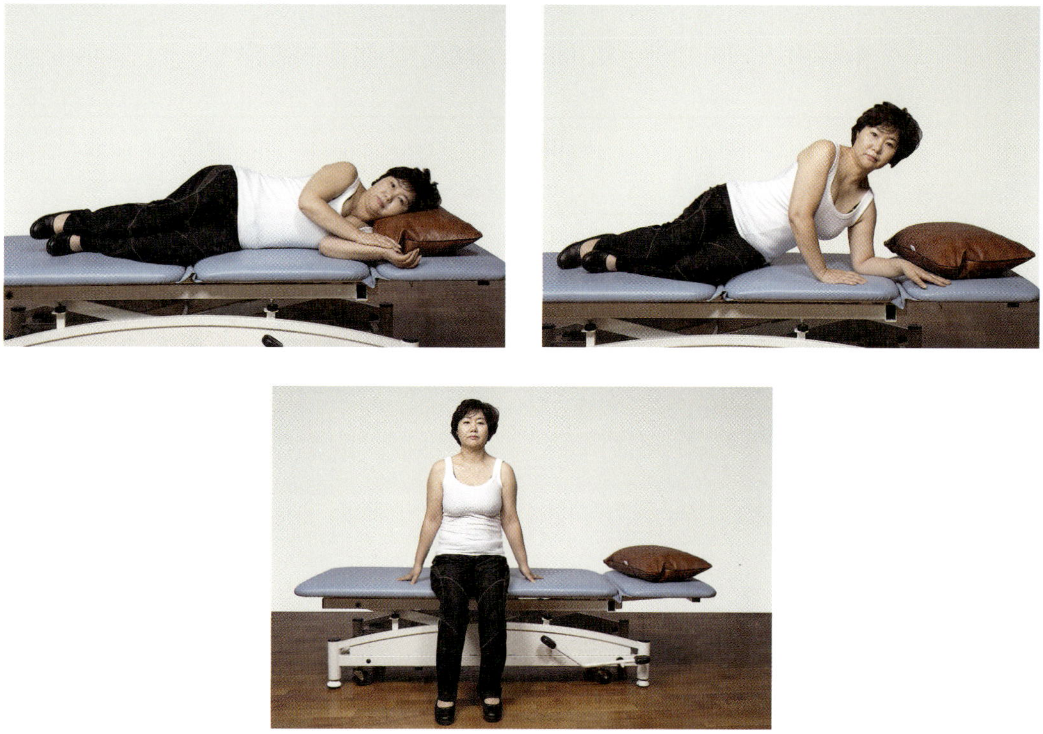

| 그림 12-4 | 혈압 조절 검사 1

(2) 측정

어지러움을 느끼진 않았는지, 머리가 가벼워졌는지를 기록한다.

날짜:	날짜:	날짜:
어지러움 유 · 무:	어지러움 유 · 무:	어지러움 유 · 무:

(3) 평가

어지러움을 느꼈다면, 어떤 운동과정 후에 어지러웠는지를 기록하고 앉았다 서기 운동을 실시한다.

4) 혈압 조절 2

(1) 동작

혈압 조절을 측정하기 위해 2분 동안 의자에 똑바로 앉아 있다가 천천히 일어선다. 다시 2분 동안 앉아 있다 빨리 일어선다.

(2) 측정

어지러움을 느끼진 않았는지, 머리가 가벼워졌는지를 기록한다.

날짜:	날짜:	날짜:
어지러움 유 · 무:	어지러움 유 · 무:	어지러움 유 · 무:

(3) 평가

어지러움을 느꼈다면, 어떤 운동과정 후에 어지러웠는지를 기록하고 앉았다 서기 운동을 실시한다.

① 앉았다 서기

■ 목적

앉았다 서기(sit-to-stands) 운동은 자세를 바꿀 때 신체를 바로잡도록 도움을 준다.

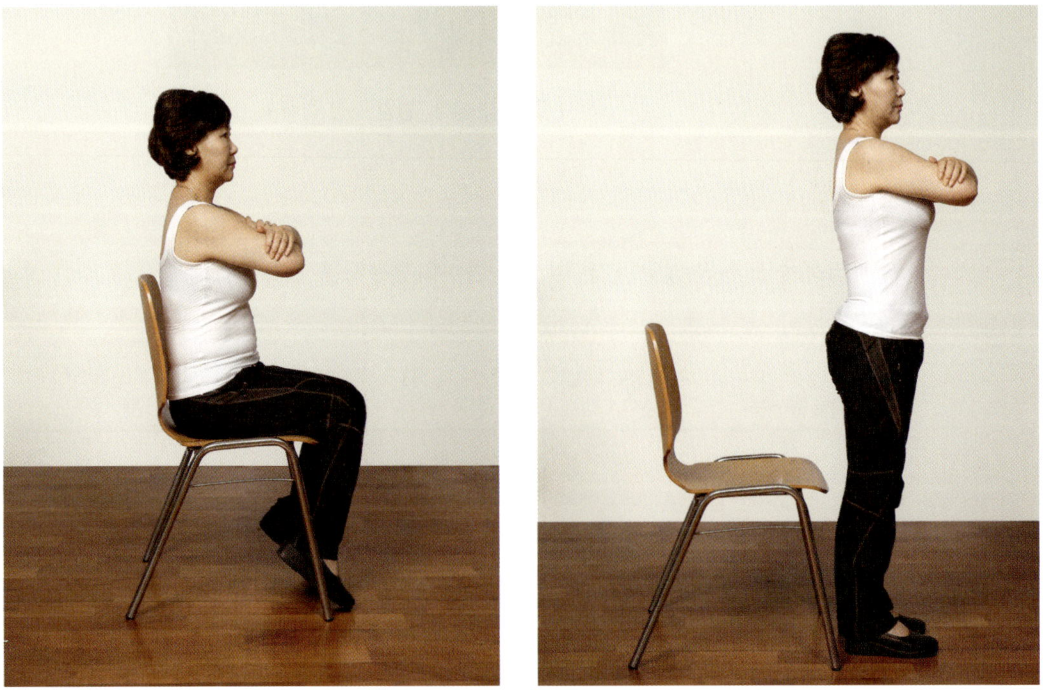

A. 시작 자세 B. 일어선 자세

| 그림 12-5 | 앉았다 서기

또한, 갑자기 일어설 때 어지러워지는 것을 예방해 주고 엉덩이 근육과 다리근육을 강화시켜 줄 것이다.

■ 방법

1. 의자에 기대지 않고 바로 앉아서 팔을 가슴에 교차하여 올린다(그림 12-5-A).
2. 그대로 일어서서(그림 12-5-B) 가능한 빨리 다시 앉는다. 이 때 팔은 사용하지 않는다.
3. 이 운동을 일관성 있게 3번 반복하고 더욱 강화시키기 위해 10번을 더 한다. 만약 팔을 사용하지 않고 이 운동을 할 수 없다면 처음에는 팔을 사용하고 근력이 증가되면 팔의 사용을 줄인다.
4. 하루에 1~2회 실시한다.

5) 유연성

(1) 동작

유연성을 검사하기 전 준비운동으로 몇 분 동안 걷기를 한다. 30cm 자를 가지고 그림 12-6-A처럼 똑바로 서서 천천히 앞으로 구부린다. 자를 이용하여 그림 12-6-B처럼 바닥에서부터 가운데 손가락 끝과의 거리를 측정한다.

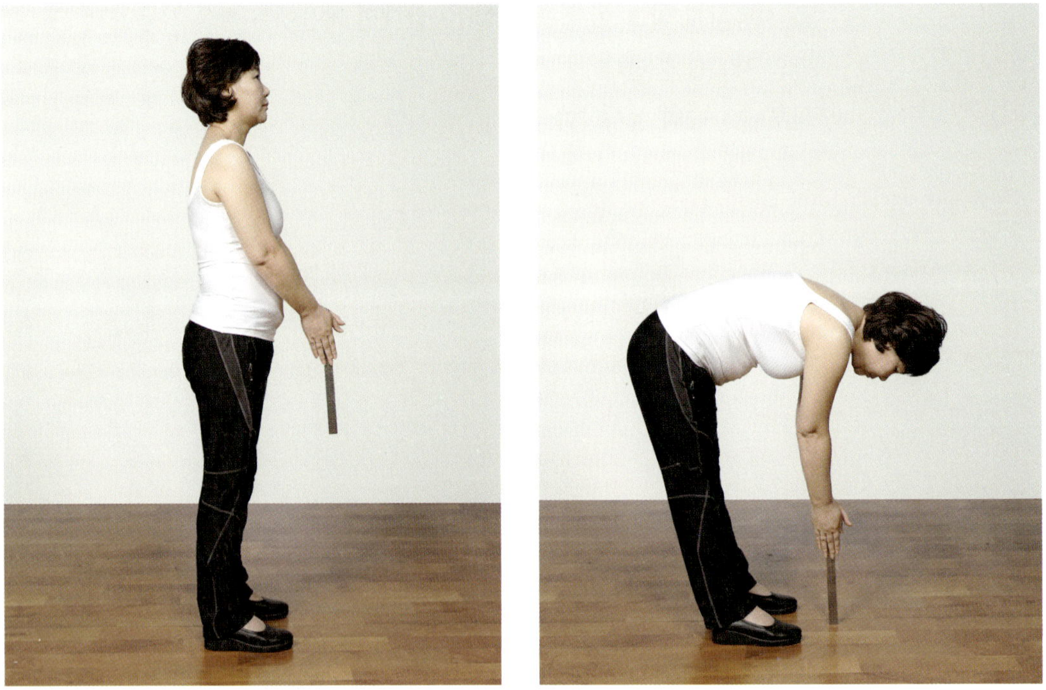

A. 시작 자세 B. 끝 자세

| 그림 12-6 | 유연성 검사

(2) 측정

바닥에서부터 가운데 손가락 끝과의 거리를 기록한다.

날짜:	날짜:	날짜:
거리:	거리:	거리:

(3) 평가

만일 바닥에서부터 가운데 손가락 끝과의 거리가 5cm보다 크다면, 유연성이 부족한 것을 의미하며 13장에 나와 있는 유연성 운동을 실시한다.

6) 근력 1

(1) 동작

근력을 검사하기 위해 몸을 의자에 기대지 않고 똑바로 앉는다. 양팔을 그림 12-7-A처럼 가슴 앞에서 교차하여 놓는다. 그림 12-7-B처럼 혼자 일어서고 다시 앉기를 완벽하게 10회 실시한다.

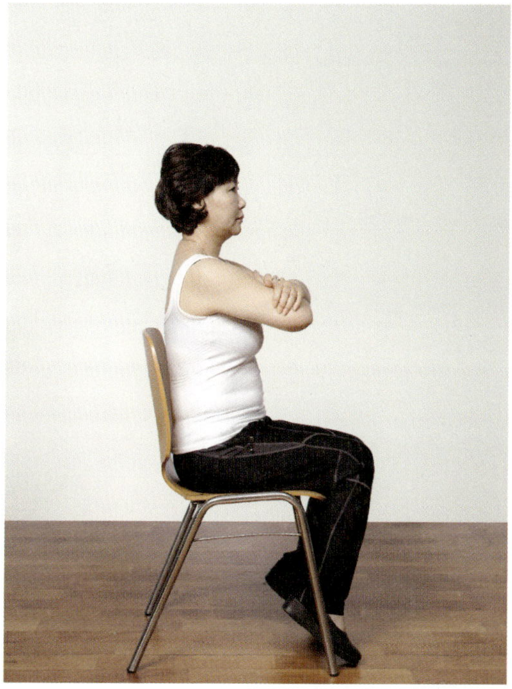

A. 시작 자세

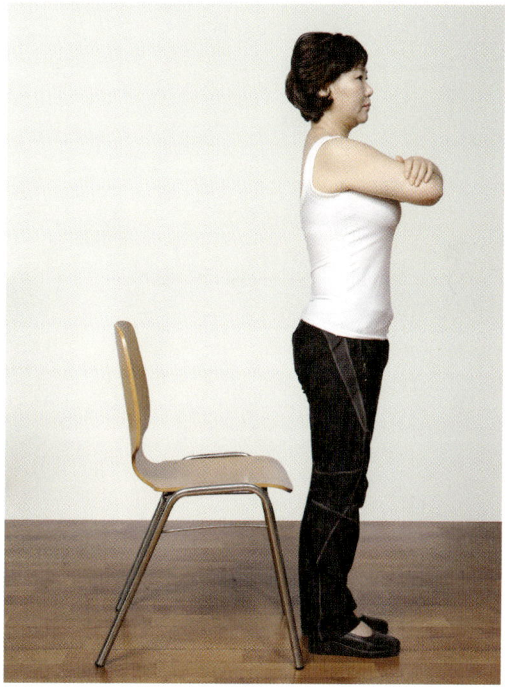

B. 일어선 자세

| 그림 12-7 | 근력 검사 1

(2) 측정

일어섰다 앉기를 10회 실시했는지 기록한다.

날짜:	날짜:	날짜:
횟수:	횟수:	횟수:

(3) 평가

표 12-1을 참고하여 성별과 연령에 따라 평가한 뒤, 표준보다 적다면 앉았다 서기 운동이나 11장에 나와 있는 뒤꿈치 들기 운동을 한다.

표 12-1 나이와 성별에 따른 일어서기 운동(10회) 평균 예측시간

연령	여자 평균시간(초)	남자 평균시간(초)
60세	17.6	16.6
65세	18.4	17.6
70세	19.3	18.5
75세	20.1	19.5
80세	20.9	20.5
85세	21.8	21.5

7) 근력 2

(1) 동작

근력을 검사하기 위해 오른쪽 발로 서서 왼쪽 다리는 90° 정도 구부린다. 만약 균형을 유지하기 힘들다면 손가락으로 탁자나 테이블 또는 벽에 살짝 의지한다. 천천히 부드럽게 그림처럼 오른쪽 발뒤꿈치를 살짝 들어 올려 발가락을 세웠다가 다시 처음 시작 자세로 되돌린다(그림 12-8). 10회를 하거나 그 이상 반복한다. 과정이 끝나면 발을 바꾸어 실시한다.

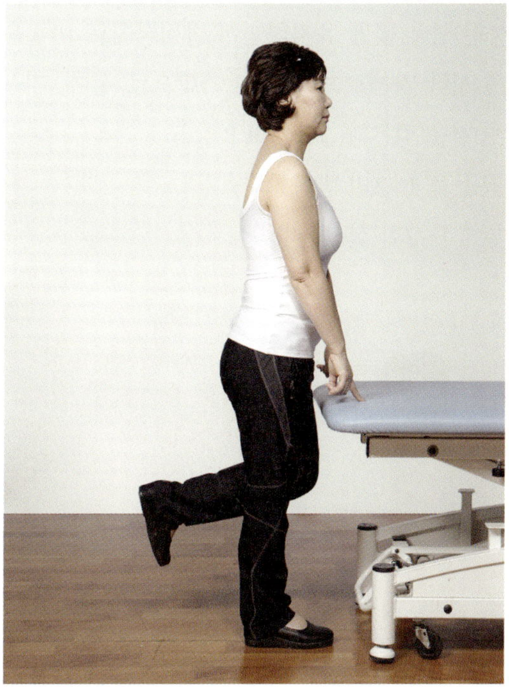

| 그림 12-8 | 근력 검사 2

(2) 측정

발뒤꿈치를 몇 번 들어 올렸는지 각각의 횟수를 기록한다.

날짜:	날짜:	날짜:
오른쪽:	오른쪽:	오른쪽:
왼쪽:	왼쪽:	왼쪽:

(3) 평가

만약 10회를 완벽하게 실시할 수 없다면 다리 근력이 부족한 것을 의미하며, 발뒤꿈치-발가락으로 걷기(heel-toe walking) 운동을 실시한다.

① 발뒤꿈치-발가락으로 걷기

■ 목적

이 운동은 다리와 체간의 근력을 강화시켜 줄 뿐만 아니라 협조성을 증가시켜 준다. 이 운동을 하기 위해서는 장애물이 없고 자유롭게 걸을 수 있는 공간이 확보되어야 하며, 딱딱한 바닥에서 실시하는 것이 좋다.

■ 방법

1. 똑바로 서서 발볼과 발가락 부분을 바닥에서 들어 올리고 발뒤꿈치로 균형을 잡는다.
2. 가능한 몸을 곧게 유지하면서 발뒤꿈치로 10걸음 걷는다(**그림 12-9-A**).
3. 다시 시작 자세로 돌아와 발가락으로 선다. 가능한 몸을 곧게 유지하면서 발가락으로 10걸음 걷는다(**그림 12-9-B**).
4. 이 운동을 1~3번 반복한다.
5. 하루에 1~2회 실시한다.

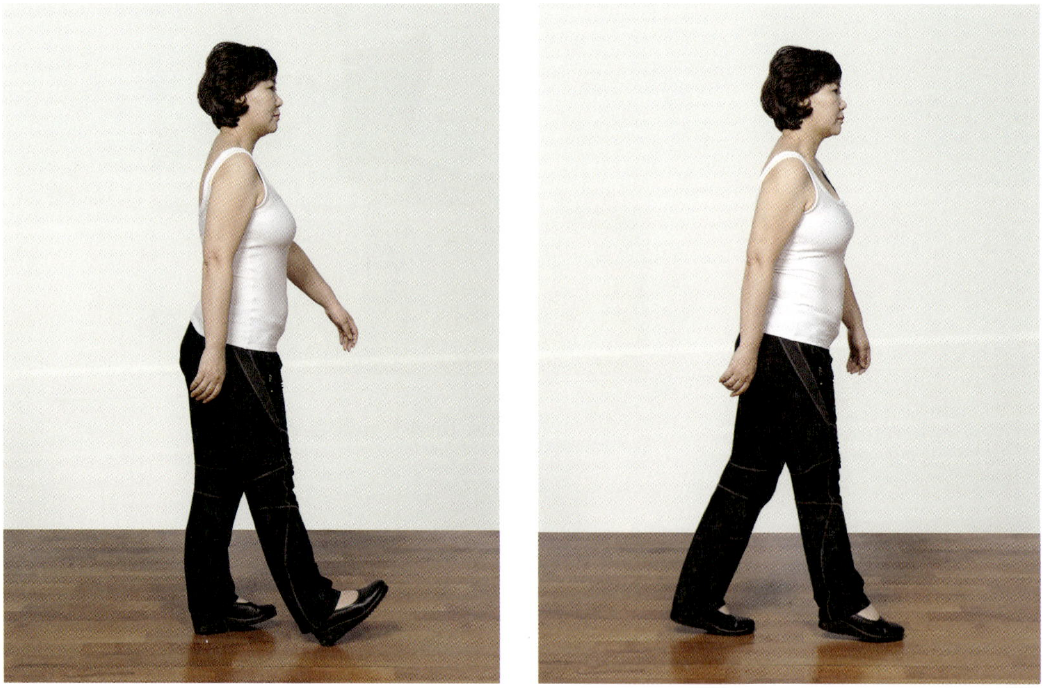

A. 발뒤꿈치 걷기　　B. 발가락 걷기

| 그림 12-9 | 발뒤꿈치-발가락으로 걷기

8) 근력 3

(1) 동작

근력을 검사하기 위해 오른쪽 발로 서서 왼쪽 다리는 90° 정도 구부린다. 만약 균형을 유지하기 힘들다면 손가락으로 탁자나 테이블 또는 벽에 살짝 의지한다. 천천히 부드럽게 그림처럼 오른쪽 발의 발가락을 들어 올렸다가 처음 시작 자세로 되돌린다(그림 12-10). 10회를 하거나 그 이상 반복한다. 과정이 끝나면 발을 바꾸어 실시한다.

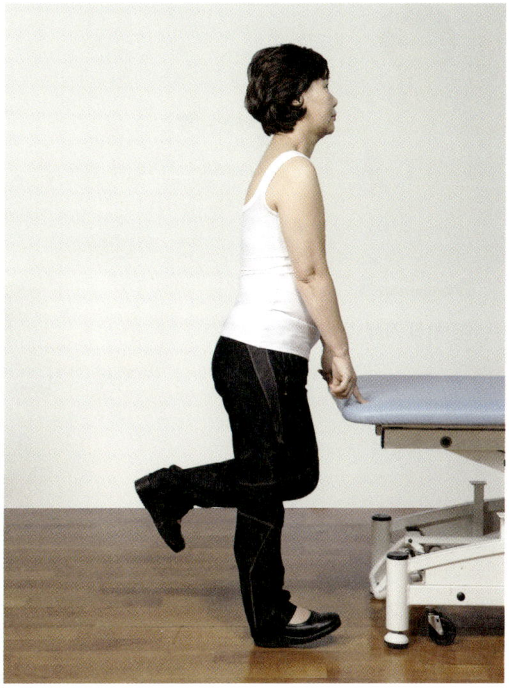

| 그림 12-10 | 발가락을 들어 올린 자세

(2) 측정

발가락을 몇 번 들어 올렸는지 각각의 횟수를 기록한다.

날짜:	날짜:	날짜:
오른쪽:	오른쪽:	오른쪽:
왼쪽:	왼쪽:	왼쪽:

(3) 평가

만약 5회 이상 실시할 수 없다면 다리 근력이 부족한 것을 의미하며, 11장에 나와 있는 다리 운동을 실시한다.

9) 자세 감각

(1) 동작

자세 감각을 측정하기 위해 그림 12-11-A처럼 어깨 높이에서 양쪽 팔을 벌리고 선다. 그림 12-11-B처럼 천천히 부드럽게 자신의 오른쪽 검지로 코끝을 만진 후 처음 자세로 되돌린다. 그 다음 왼쪽 검지로 코끝을 만진 후 처음 자세로 되돌린다.

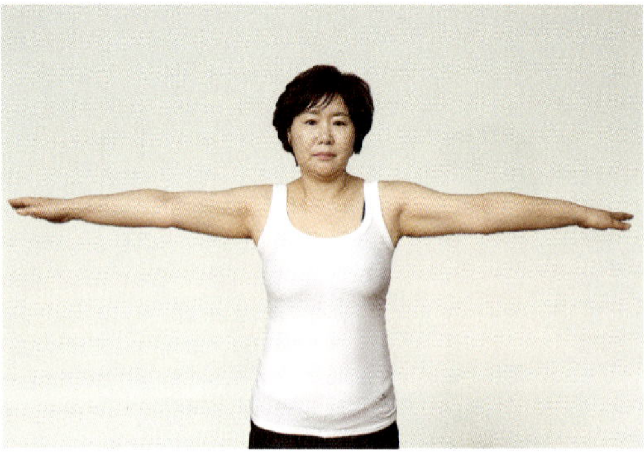

A. 시작 자세

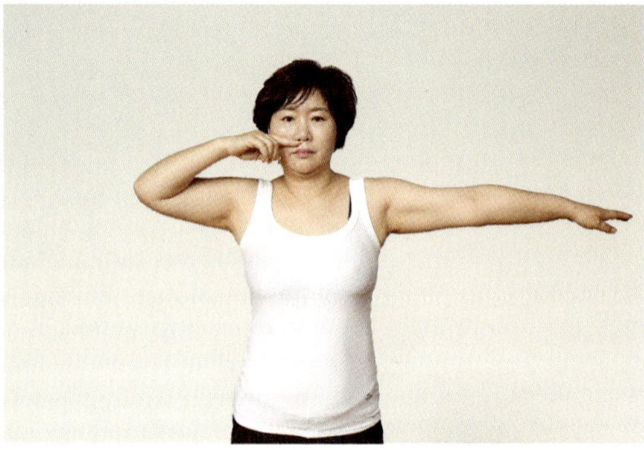

B. 끝 자세

| 그림 12-11 | 자세 감각 검사

(2) 측정

발가락을 몇 번 들어 올렸는지 각각의 횟수를 기록한다.

날짜:	날짜:	날짜:
오른쪽:	오른쪽:	오른쪽:
왼쪽:	왼쪽:	왼쪽:

(3) 평가

만약 이 동작을 천천히 정확하게 실시할 수 없다면 자세 감각이 부족한 것을 의미하며, 손가락으로 코 닿기(finger-to-nose) 운동을 실시한다.

① 손가락으로 코 닿기

■ 목적

이 운동은 손과 팔의 협조성을 증가시키고 동작의 정확성을 더해준다.

■ 방법

1. 바로 서거나 의자에 앉은 자세에서 팔을 양옆으로 어깨 높이만큼 올린다(그림 12-12-A).
2. 천천히 부드럽게 오른쪽 둘째손가락으로 코끝에 닿게 한다(그림 12-12-B).
3. 다시 시작 자세로 되돌린 다음 3번 반복한다.

4. 시작 자세에서 손을 바꾸어 왼쪽 둘째손가락으로 코끝에 닿게 한다.
5. 다시 시작 자세로 되돌린 다음 3번 반복한다.
6. 하루에 1~2회 실시한다.
7. 난이도를 높여 눈을 감고 한다.

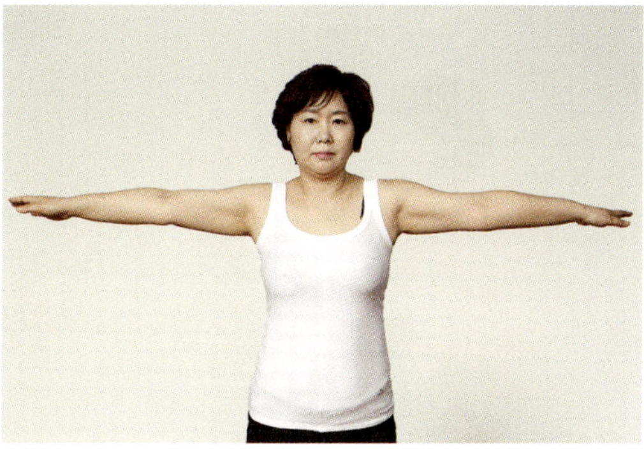

A. 시작 자세

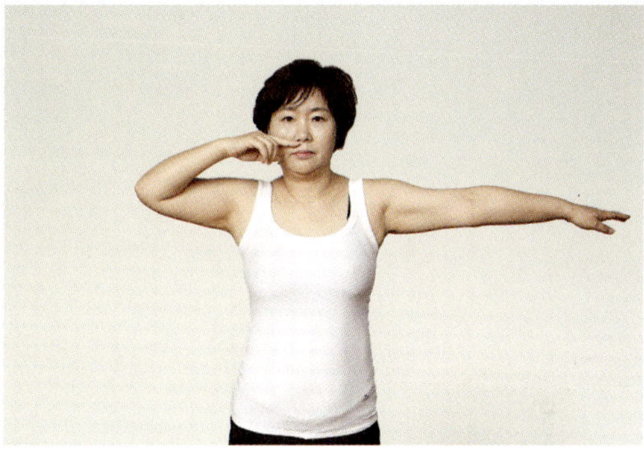

B. 끝 자세

| 그림 12-12 | 손가락으로 코 닿기

10) 정적 균형 1

(1) 동작

정적 균형을 측정하기 위해 똑바로 서서 양팔을 그림 12-13처럼 가슴 앞에서 교차하여 놓는다. 30초 동안 또는 그 이상 자세를 유지한다. 보조자가 시간을 측정해 준다.

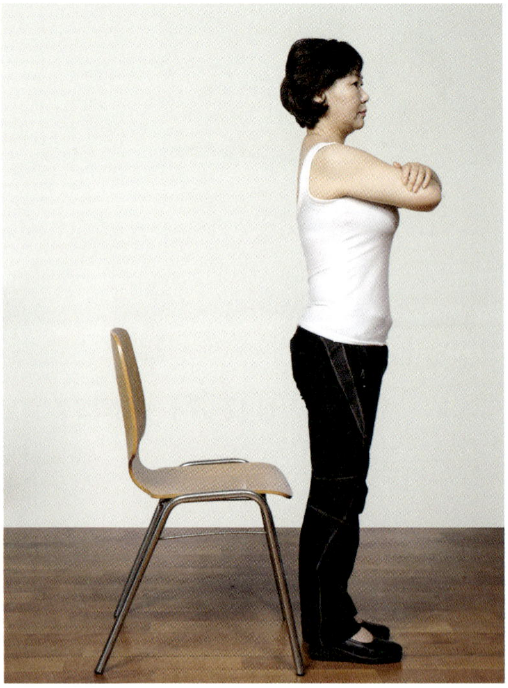

| 그림 12-13 | 정적 균형 검사 1

(2) 측정

이 자세를 유지하고 있는 시간을 기록한다.

날짜:	날짜:	날짜:
시간:	시간:	시간:

(3) 평가

만일 이 자세를 30초 동안 유지할 수 없다면 정적 균형 능력이 부족한 것을 의미하며, 한 다리로 서기 운동을 실시한다.

11) 정적 균형 2

(1) 동작

정적 균형을 측정하기 위해 똑바로 서서 양팔을 가슴 앞에서 교차하여 놓는다. 만약 균형을 유지하기 힘들다면 근처에 튼튼한 의자나 테이블을 둔다. 눈을 감고 30초 동안 또는 그 이상 자세를 유지한 후 처음 자세로 되돌아간다. 보조자가 시간을 측정해 준다.

(2) 측정

이 자세를 유지하고 있는 시간을 기록한다.

날짜:	날짜:	날짜:
시간:	시간:	시간:

(3) 평가

만일 이 자세를 30초 동안 유지할 수 없다면 정적 균형 능력이 부족한 것을 의미하며, 한 다리로 서기 운동을 실시한다.

12) 정적 균형 3

(1) 동작

정적 균형을 측정하기 위해 똑바로 서서 양팔을 가슴 앞에서 교차하여 놓는다. 균형을 잃을 경우를 대비하여 근처에 튼튼한 의자나 테이블을 둔다. 그림 12-14처럼 바닥에서 왼쪽 발을 들어 올린다. 보조자가 시간을 측정한 후 처음 자세로 되돌린다. 반대쪽 발도 똑같은 방법으로 측정한다.

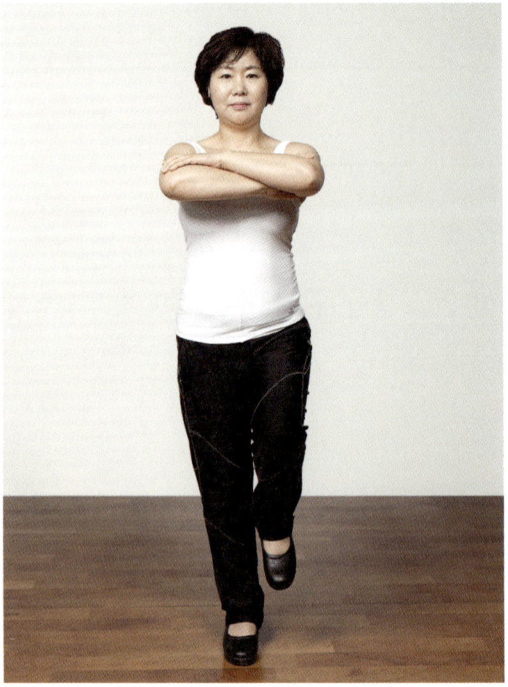

| 그림 12-14 | 정적 균형 검사 3

(2) 측정

이 자세를 얼마 동안 유지했는지 각각 시간을 기록한다.

날짜:	날짜:	날짜:
오른쪽:	오른쪽:	오른쪽:
왼쪽:	왼쪽:	왼쪽:

(3) 평가

만일 이 자세를 30초 동안 유지할 수 없다면 정적 균형 능력이 부족한 것을 의미하며, 한 다리로 서기 운동을 실시한다.

13) 정적 균형 4

(1) 동작

정적 균형을 측정하기 위해 똑바로 서서 양팔을 가슴 앞에서 교차하여 놓는다. 균형을 잃을 경우를 대비하여 근처에 튼튼한 의자나 테이블을 둔다. 왼쪽 발을 들어 올리고 눈을 감는다. 보조자는 시간을 측정해 준다. 15초나 그 이상 자세를 유지하고 처음 자세로 되돌린다. 반대쪽 발도 똑같은 방법으로 측정한다.

(2) 측정

이 자세를 얼마 동안 유지했는지 각각 시간을 기록한다.

날짜:	날짜:	날짜:
오른쪽:	오른쪽:	오른쪽:
왼쪽:	왼쪽:	왼쪽:

(3) 평가

만일 이 자세를 15초 동안 유지할 수 없다면 정적 균형 능력이 부족한 것을 의미하며, 한 다리로 서기(one-legged stands) 운동을 실시한다.

① 한 다리로 서기

■ 목적

이 운동은 안정성을 증가시키고 균형손실의 위험을 감소시키며, 다리 근력을 강화시켜 준다.

■ 방법

1. 바로 서서 팔을 어깨 높이에서 앞으로 올린다(**그림 12-15-A**). 균형을 잃었을 때를 대비하여 튼튼한 의자나 받침대를 둔다.
2. 오른쪽 무릎을 구부려 들어 올린 다음(**그림 12-15-B**), 30초간 유지하고 발을 내린다.
3. 발을 바꾸어 왼쪽 무릎을 구부려 들어 올린 다음, 30초간 유지하고 발을 내린다.
4. 이 운동을 각각 3번 반복한다.
5. 하루에 1~2회 실시한다.
6. 난이도를 높여 눈을 감고 한다.

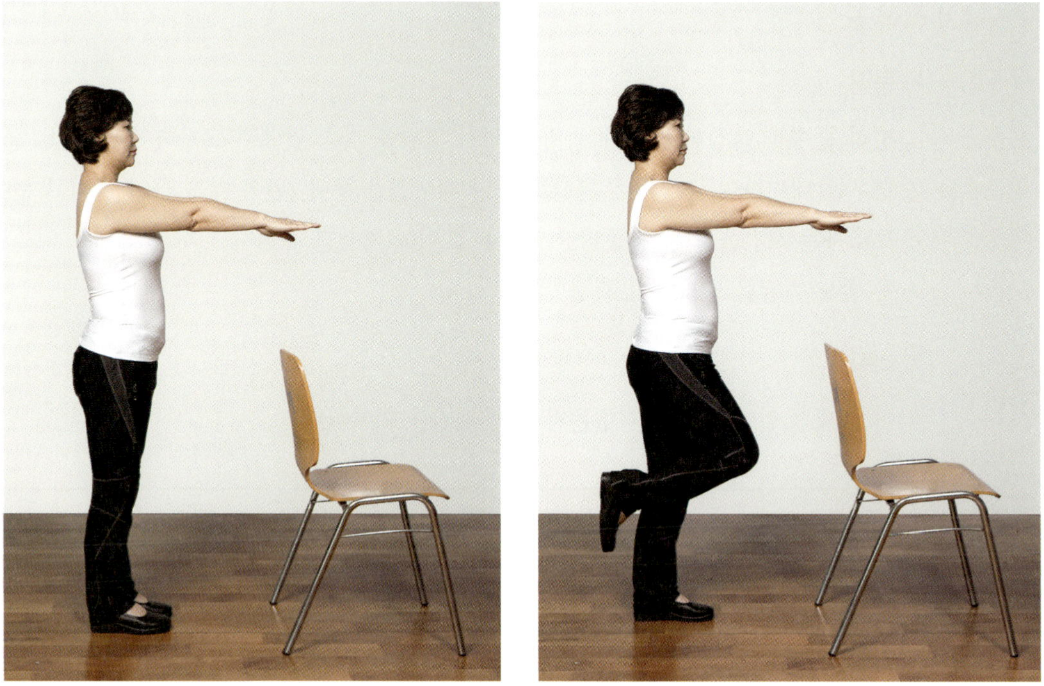

A. 시작 자세 B. 끝 자세

| 그림 12-15 | 한 다리로 서기

14) 동적 균형 1

(1) 동작

앞으로 움직이는 동안의 균형을 측정하기 위해 벽을 옆으로 하고 서서 어깨 높이의 벽에 측정자를 수평으로 부착해 놓는다(페인팅용 테이프 사용). 오른쪽 어깨가 거의 벽에 닿을 정도로 벽에 가까이하고 바로 선다. 오른쪽 팔을 어깨 높이까지 들어 올려 손가락 끝이 측정자의 시작 부분에 닿도록 하는데, 이 때 손가락 끝이 측정자의 시작부분을 넘어서지 않도록 한다(그림 12-16).

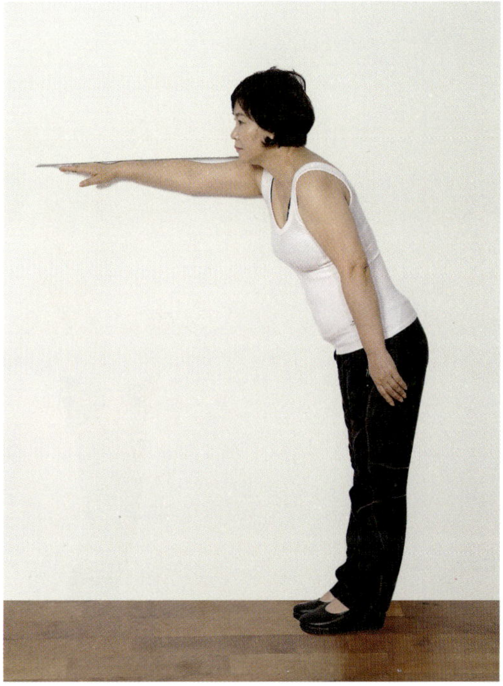

| 그림 12-16 | 동적 균형 검사 1

(2) 측정

손끝이 닿은 지점까지의 거리를 기록한다.

날짜:	날짜:	날짜:
거리:	거리:	거리:

(3) 평가

손끝 도착지점이 약 15cm보다 적다면 동적 균형 능력이 부족한 것을 의미하며, 앞으로 뻗기 운동과 점 닿기 운동을 실시한다.

15) 동적 균형 2

(1) 동작

뒤로 움직이는 동안의 균형을 측정하기 위해 벽을 옆으로 하고 서서 어깨 높이의 벽에 측정자를 수평으로 부착해 놓는다(페인팅용 테이프 사용). 오른쪽 어깨가 거의 벽에 닿을 정도로 벽에 가까이하고 바로 선다. 오른쪽 팔을 어깨 높이까지 들어 올려 손가락 끝이 측정자의 끝부분에 닿도록 하는데, 이 때 손가락 끝이 측정자의 끝부분을 넘어서지 않도록 한다. 어깨를 수평으로 유지하면서 허리를 가능한 뒤로 젖히는데 발은 움직이지 않도록 한다(그림 12-17). 허리를 젖히고 앞으로 뻗은 손끝이 닿은 가장 먼 지점을 기록한다. 처음 자세로 되돌린다.

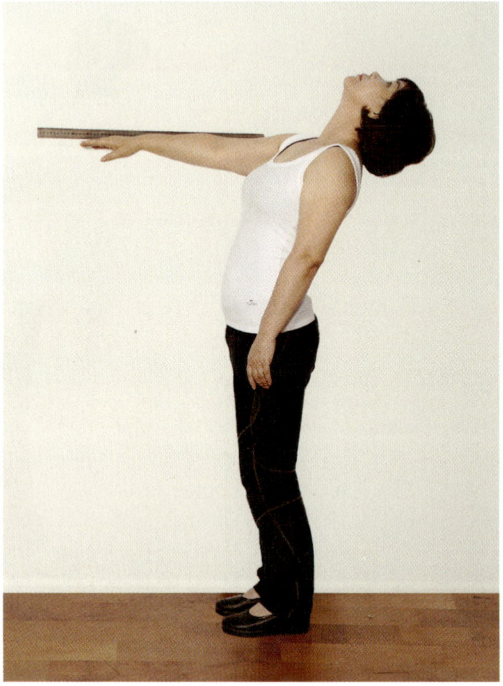

| 그림 12-17 | 동적 균형 검사 2

(2) 측정

손끝이 닿은 지점까지의 거리를 기록한다.

날짜:	날짜:	날짜:
거리:	거리:	거리:

(3) 평가

손끝이 닿은 지점이 약 12cm보다 적다면 동적 균형 능력이 부족한 것을 의미하며, 점 닿기 운동을 실시한다.

16) 동적 균형 3

(1) 동작

옆으로 움직이는 동안의 균형을 측정하기 위해 벽을 등지고 서서 어깨 높이의 벽에 측정자를 수평으로 부착해 놓는다(페인팅용 테이프 사용). 등이 벽에 거의 닿을 정도로 가까이하고 바로 선다. 오른팔을 어깨 높이까지 들어 올려 손가락 끝이 측정자의 끝에 닿도록 하는데 손가락 끝이 측정자의 시작부분을 넘어서지 않도록 한다(그림 12-18-A). 어깨를 수평으로 유지하면서 허리를 가능한 옆으로 구부리는데 발은 움직이지 않도록 한다(그림 12-18-B). 허리를 옆으로 구부려 뻗은 손끝이 닿은 가장 먼 지점을 기록한다. 처음 자세로 되돌린다.

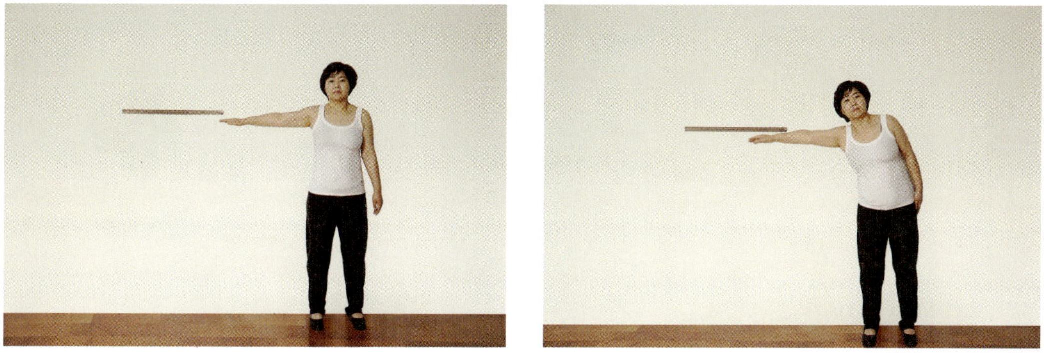

A. 시작 자세　　　B. 끝 자세

| 그림 12-18 | 동적 균형 검사 3

(2) 측정

양쪽을 측정하여 손끝이 닿은 지점까지의 거리를 기록한다.

날짜:	날짜:	날짜:
오른쪽:	오른쪽:	오른쪽:
왼쪽:	왼쪽:	왼쪽:

(3) 평가

손끝 도착지점이 15cm보다 적다면 동적 균형 능력이 부족한 것을 의미하며, 앞으로 뻗기 운동(forward reaching)과 점 닿기(dot reaches) 운동을 실시한다.

① 앞으로 뻗기

■ 목적

이 운동은 신체의 안정성을 증가시켜 주고, 관절가동 제한에 도움을 주며, 균형을 잃지 않고 모든 방향으로 안전하게 움직일 수 있게 해 준다. 오랫동안 한 자세로 몸을 유지하고 있으면 운동범위에 제한이 오는데, 이 운동은 관절가동범위를 증가시켜 준다.

■ 방법

1. 의자에 바로 앉아 팔을 앞으로 뻗어 어깨 높이만큼 올린다(그림 12-19-A).
2. 가능한 팔과 등을 곧게 하고 팔을 평행하게 멀리 뻗는다(그림 12-19-B). 깊게 호흡하면서 이 자세를 10초간 유지한다.
3. 다시 시작 자세로 되돌아 온 다음, 1~3번 반복한다.
4. 하루에 1~2회 실시한다. 만약 심한 뼈엉성증이 있다면 이 운동은 하지 않는 것이 좋다.

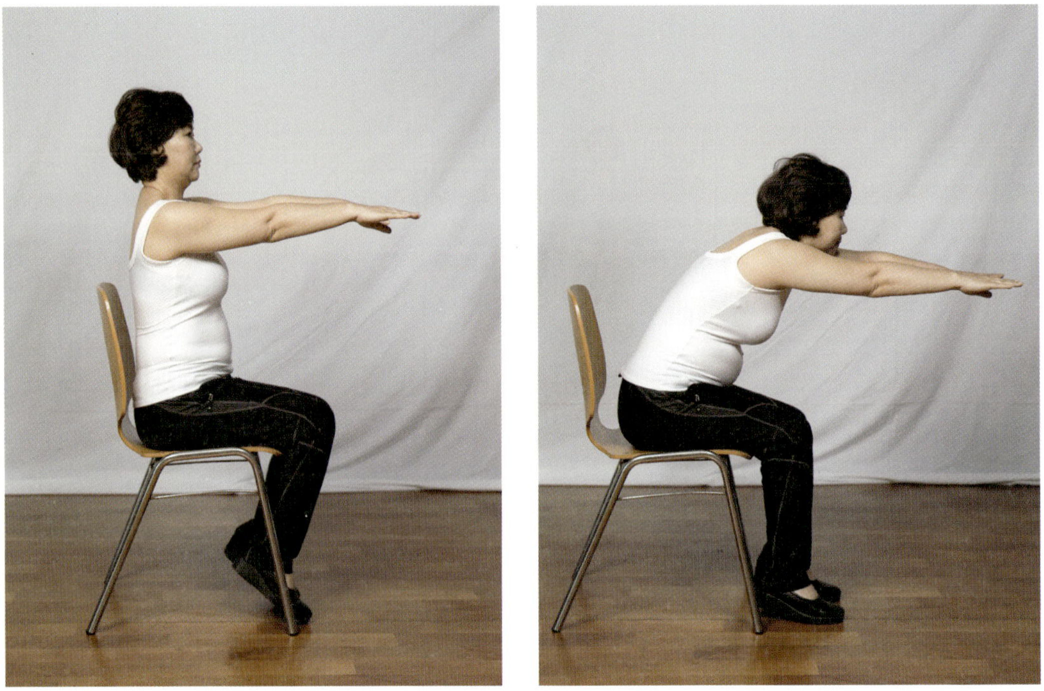

A. 시작 자세　　B. 끝 자세

| 그림 12-19 | 앞으로 뻗기

② 점 닿기

■ 목적

이 운동은 물건을 잡을 때 균형을 유지할 수 있게 해 준다. 어깨 높이에 3개의 점을, 머리 높이에 3개의 점이 위치하도록 표시하는데, 각 점의 간격을 10cm 정도로 하여 벽에 표시해 놓는다. 테스트 하는 동안 벽의 점에 닿을 수 있도록 발을 서로 가까이 한다.

■ 방법

1. 점이 위치한 벽에서 세 발 정도 떨어져 벽을 향하여 바로 선다. 오른팔을 어깨 높이만큼 올리는데, 손가락 끝이 점으로부터 10~20cm 정도 떨어지도록 한다. 팔을 곧게 펴 팔과 골반이 평행하도록 하게 하고, 오른발을 왼발 바로 앞에 놓는다(그림 12-20-A).

2. 허리를 앞으로 구부리는데 이 때 발은 땅에서 떨어지지 않도록 한다(그림 12-20-B). 이 자세로 각각의 점에 10번씩 닿게 한다(그림 12-20-C).
3. 시작 자세로 되돌린다.
4. 팔과 발을 바꾸어 왼쪽도 실시한다.
5. 하루에 1~2회 실시한다.

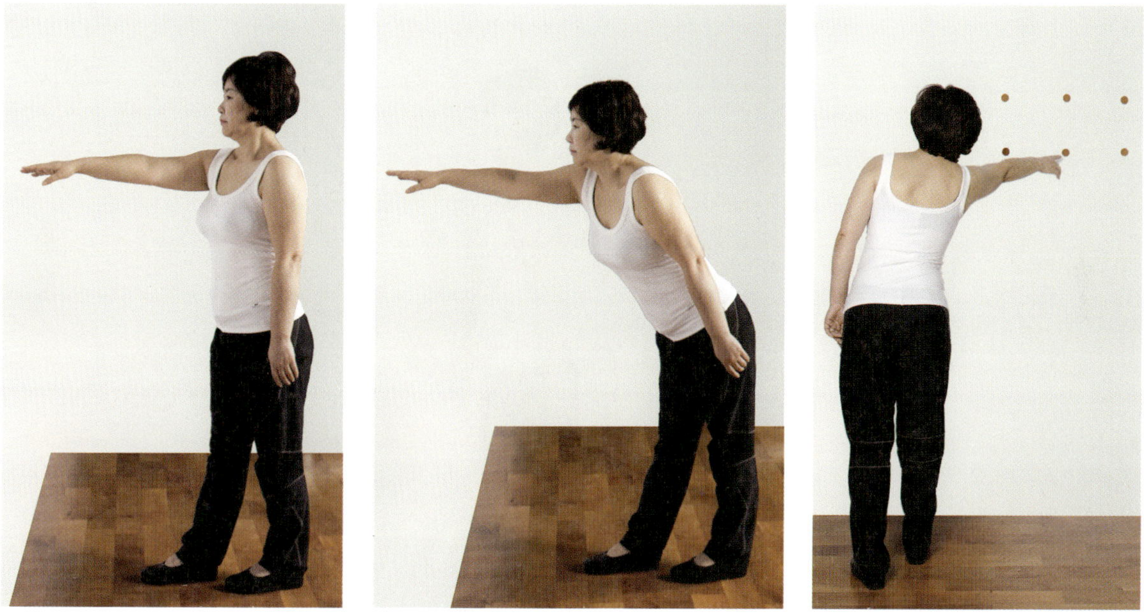

A. 시작 자세 B. 중간 자세 C. 끝 자세

| 그림 12-20 | 점 닿기

17) 동적 균형(똑바로 걷기) 4

(1) 동작

움직이는 동안 균형을 측정하기 위해 카펫이 깔려있지 않은 약 3m 정도 되는 거리의 끝에 선다. 한 발은 다른 발보다 한 발자국 앞에 놓고 줄타기나 평균대를 걷듯 일직선상에서 왼쪽과 오른쪽 발을 앞뒤로 맞대며 걷는데 최소 3m나 그보다 더 멀리 걷는다(그림 12-21).

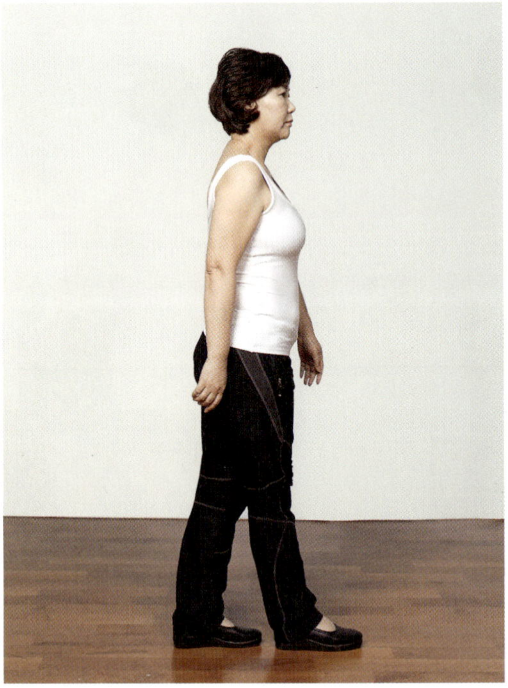

| 그림 12-21 | 동적 균형 검사 4

(2) 측정

보행 거리를 기록한다.

날짜:	날짜:	날짜:
거리:	거리:	거리:

(3) 평가

멈추거나 옆으로 흔들거림 없이 약 3m를 보행할 수 없다면 동적 균형 능력이 부족한 것을 의미하며, 똑바로 걷기(tandem walking) 운동을 실시한다.

① 똑바로 걷기

■ 목적

이 운동은 협조성을 증가시켜 주고 몸통과 다리의 근력을 강화시켜 준다. 이 운동을 하기 위해서는 장애물이 없고 자유롭게 걸을 수 있는 공간이 확보되어야 하며, 딱딱한 바닥에서 실시하는 것이 좋다.

■ 방법

1. 복도 끝에 바로 서서 복부를 단단히 긴장시키고 턱을 약간 당긴다.
2. 한 발을 다른 발 바로 앞에 놓고 똑바로 균형을 유지하면서 앞으로 10걸음 걷는다(그림 12-22).
3. 1~3번 반복한다.
4. 하루에 1~2회 실시하거나, 긴 복도를 걸을 때는 항상 실시한다.

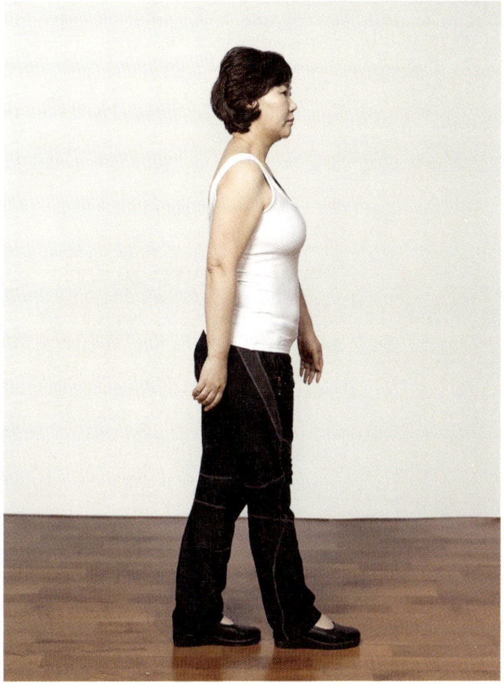

| 그림 12-22 | 똑바로 걷기

참고문헌

- Fansler CL, Poff CL, Shepard KF. Effects of mental practice on balance in elderly women. Phys Ther. 1985 Sep;65(9):1332–8.
- Gill–Body KM1, Beninato M, Krebs DE. Relationship among balance impairments, functional performance, and disability in people with peripheral vestibular hypofunction. Phys Ther. 2000 Aug;80(8):748–58.
- Hausdorff JM1, Rios DA, Edelberg HK. Gait variability and fall risk in community–living older adults: a 1–year prospective study. Arch Phys Med Rehabil. 2001 Aug;82(8):1050–6.
- Hong Y1, Li JX, Robinson PD. Balance control, flexibility, and cardiorespiratory fitness among older Tai Chi practitioners. Br J Sports Med. 2000 Feb;34(1):29–34.
- Horak FB1, Wrisley DM, Frank J. The Balance Evaluation Systems Test (BESTest) to differentiate balance deficits. Phys Ther. 2009 May;89(5):484–98.
- Reddy RS1, Alahmari KA1. Effect of Lower Extremity Stretching Exercises on Balance in Geriatric Population. Int J Health Sci (Qassim). 2016 Jul;10(3):389–95.
- Skelton DA. Effects of physical activity on postural stability. Age Ageing. 2001 Nov;30 Suppl 4:33–9.
- Tinetti ME. Clinical practice. Preventing falls in elderly persons. N Engl J Med. 2003 Jan 2;348(1):42–9.
- Wu G1, Zhao F, Zhou X, Wei L. Improvement of isokinetic knee extensor strength and reduction of postural sway in the elderly from long–term Tai Chi exercise. Arch Phys Med Rehabil. 2002 Oct;83(10):1364–9.

CHAPTER 13

유연성 평가

학습목표

1. 유연성에 대해 설명할 수 있다.
2. 적절한 유연성에 대해 설명할 수 있다.
3. 유연성 변화에 대해 설명할 수 있다.
4. 유연성 평가 및 운동에 대해 설명할 수 있다.

핵심단어

- 유연성(flexibility)
- 유연성 변화(flexibility change)
- 유연성 평가(flexibility evaluation)
- 운동(exercise)

1. 유연성의 개요 및 변화

유연성(flexibility)은 일상생활의 움직임을 부드럽고 원활하게 수행할 수 있도록 하는 신체의 적응력을 말한다. 유연성은 관절의 가동범위뿐만 아니라 근육이나 관절 주변 조직의 뻗침능력에 의해 결정되는 체력 요소로서 팔과 다리를 구부려 구두끈을 매거나, 놓은 선반의 물건을 잡으려고 팔을 뻗거나 집어 올릴 때와 같이 일상생활의 대부분에서 필요로 한다. 유연성이 좋으면 인체의 근 긴장도를 줄여주고, 협응력을 향상시키며, 손상을 예방할 뿐만 아니라 신체 인지능력과 순환을 증진시키고 어떤 위험이나 손상 없이 반복적으로 관절을 구부릴 수 있다.

유연성은 신체의 콜라겐 구조의 변화와 움직이지 않음으로써 감소할 수 있다. 콜라겐은 결합조직에서 발견되는 단백질로서 나이가 들면 콜라겐 섬유는 많은 연결고리를 만들어 경직되고 탄성을 잃게 되며, 관절은 두꺼워지고 관절 주변의 섬유조직은 증가하게 된다. 또한, 노화가 진행되면서 연골의 수분이 감소되고 인대와 힘줄 및 관절연골은 섬유화된다. 이로 인해 유연성과 탄력성이 줄어들어 관절가동범위를 감소시키게 되며 그 결과 관절운동이 제한된다. 이러한 변화는 관절의 윤활막이나 관절면, 관절주머니와 같은 주변 조직의 손상을 동반하여 염증, 통증, 관절의 기형 및 강직 등을 초래할 수 있다.

2. 유연성 평가 및 운동

유연성을 검사하기 위해서는 운동화나 편평한 신발을 신어야 하며, 30cm 측정용 자와 유연성을 측정해 줄 보조자가 필요하다. 검사를 수행하기 전, 관절에 통증을 느끼거나 허리 또는 다른 의학적인 문제가 있다면 의사나 물리치료사에게 상담을 받아야 한다.

1) 목 굽힘

(1) 동작

목 굽힘(neck flexion)은 유연성을 검사하기 위한 자세로, 편안한 자세로 바로 앉아 복부를 단단히 긴장시키고 턱을 가슴 쪽으로 약간 당겨서 반듯하게 한다(그림 13-1-A). 팔을 팔걸이에 올려놓는다. 입을 다물고, 목을 구부려 턱을 가슴 쪽으로 당긴다. 이 때 상체는 움직이지 않도록 한다. 가슴과 턱 사이의 거리를 손가락으로 측정한다(그림 13-1-B). 턱은 가슴에 거의 닿아야 하고, 턱과 가슴 사이에 손가락이 2개 이상 들어가지 않도록 한다.

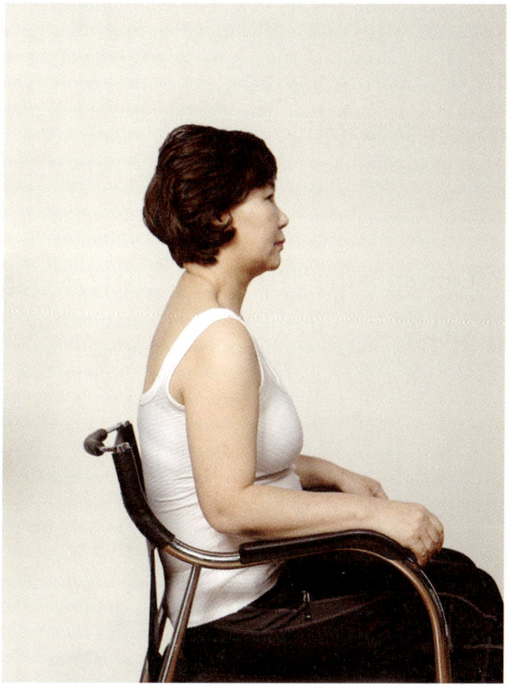

A. 시작 자세

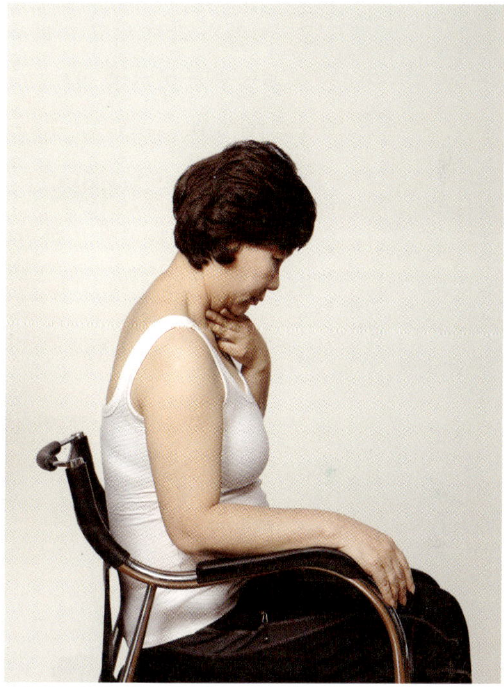

B. 끝 자세

| 그림 13-1 | 목 굽힘 검사

(2) 측정

턱과 가슴 사이에 손가락을 넣고 몇 개가 들어가는지 기록한다.

날짜:	날짜:	날짜:
개수:	개수:	개수:

(3) 평가

만일 턱과 가슴 사이에 손가락 2개 이상 들어간다면 목 굽힘의 유연성이 부족한 것을 의미하며, 목/몸통 굽힘과 엉덩관절 굽힘/벌림/바깥돌림 운동을 한다.

① 목/몸통 굽힘과 엉덩관절 굽힘/벌림/바깥돌림

■ 목적

목/몸통 굽힘과 엉덩관절 굽힘/벌림/바깥돌림(neck/trunk flexion and hip flexion/abduction/external rotation) 운동은 오랫동안 한 자세로 있어야 하는 사람들의 긴장되는 목과 등, 척추 및 엉덩관절의 근육과 인대 그리고 관절을 이완시켜 준다.

■ 방법

1. 자연스럽게 양반다리를 하고 바닥에 앉아 복부근육을 단단히 긴장시키고, 턱을 약간 당긴다(그림 13-2-A).
2. 두 손을 깍지 끼고 머리 뒤에 놓은 후, 머리 뒤를 앞으로 당겨 가슴 쪽으로 구부린다. 불편하지 않다면 가능한 더 아래로 구부린다(그림 13-2-B).
3. 심호흡을 하면서 이 자세를 30~60초간 유지한다.
4. 시작 자세로 되돌아간다.
5. 이 운동을 1~3번 반복한다.
6. 하루에 2회 실시한다. 만일 뼈엉성증이 있거나 상부 척추가 구부러져 있거나 뒤굽음증이 있다면 이 운동을 하면 안 된다.

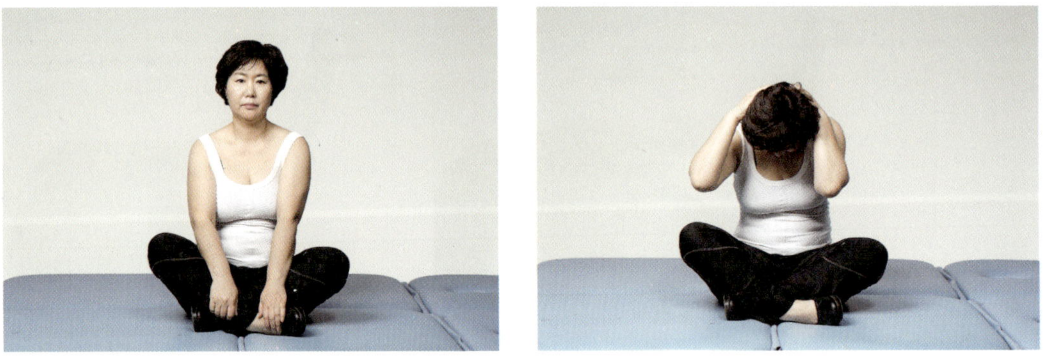

A. 시작 자세　　B. 끝 자세

| 그림 13-2 | 목 굽힘 운동

2) 목 폄

(1) 동작

목 폄(neck extension)은 머리를 뒤로 젖히는 유연성을 검사하기 위한 자세로, 편안한 의자에 바로 앉아 팔을 팔걸이에 올려놓는다. 복부근육을 단단히 긴장시키고 턱을 가슴 쪽으로 약간 당겨 반듯하게 한다(그림 13-3-A). 입을 다물고, 머리를 뒤로 젖혀 천정을 본다(그림 13-3-B). 보조자에게 머리의 위치를 확인하게 한다. 머리는 바닥과 거의 평행하도록 해야 하며, 이 때 상체는 움직이지 않아야 한다.

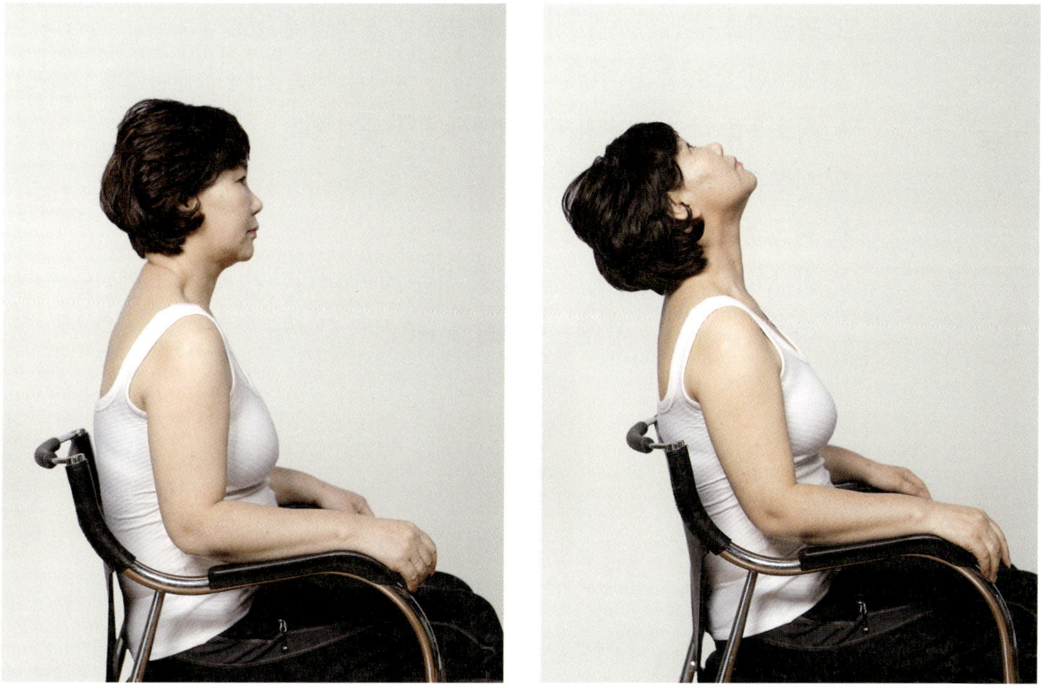

A. 시작 자세　　B. 끝 자세

| 그림 13-3 | 목 폄 검사

(2) 측정

머리의 위치를 기록한다.

날짜:	날짜:	날짜:
위치:	위치:	위치:

(3) 평가

머리를 완전히 뒤로 젖힐 수 없다면 목 폄의 유연성이 부족한 것을 의미하며, 척추 폄 운동을 한다.

① 척추 폄

■ 목적

척추 폄(spine extension) 운동은 컴퓨터 작업으로 인해 긴장된 목과 척추 그리고 손의 근육, 인대, 관절을 이완시켜 준다. 또한, 똑바로 앉고 서는데 도움을 주고 보행 시 척추의 움직임을 개선시켜 준다. 만일 허리통증이 느껴진다면 운동을 중지하고, 물리치료사나 의사에게 상담을 받아야 한다.

■ 방법

1. 바닥에 엎드려 누운 후, 복부근육을 단단히 긴장하고 턱을 당긴다.
2. 팔꿈치를 구부려 머리 방향으로 팔과 손을 바닥에 놓고 손가락을 벌린다(그림 13-4-A).
3. 구부린 팔로 몸을 지탱한 채, 머리와 상체를 위로 들어 올린다(그림 13-4-B).
4. 심호흡을 하면서 이 자세를 30~60초간 유지한다.
5. 시작 자세로 되돌아간다.
6. 이 운동을 1~3번 반복한다.
7. 하루에 2회 실시한다. 이 운동을 하는 것이 어렵다면, 상체와 머리를 드는 동안 팔을 똑바로 세우거나 쭉 뻗는다(그림 13-4-C).

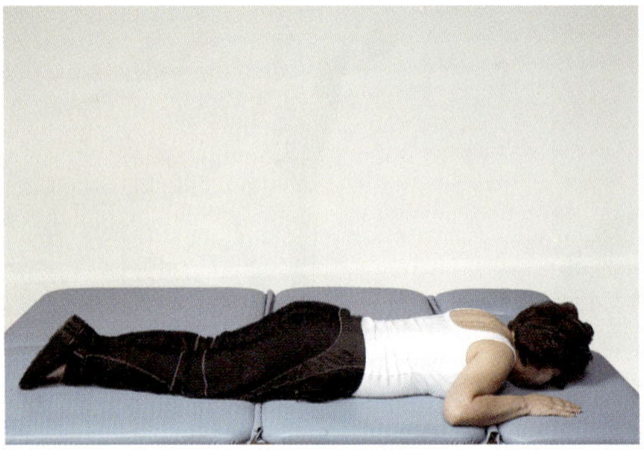

A. 시작 자세

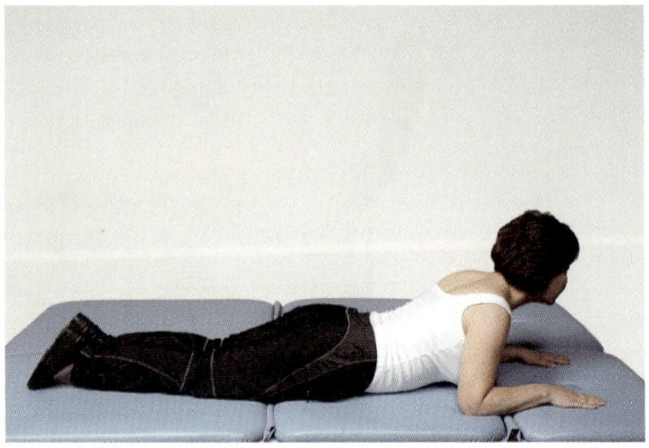

B. 끝 자세

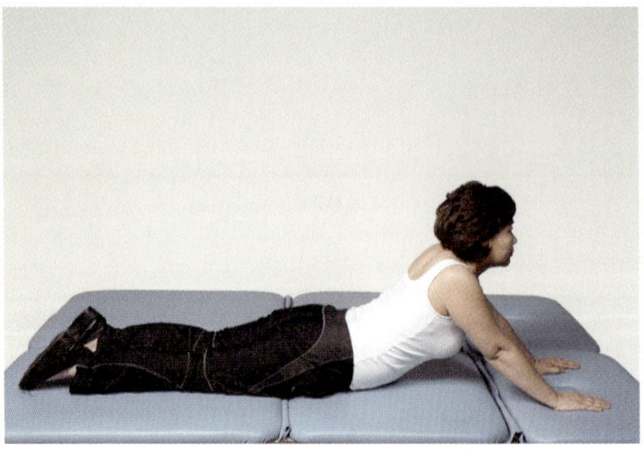

C. 다른 자세

| 그림 13-4 | 척추 폄 운동

3) 목 회전

(1) 동작

목 회전(neck rotation)을 검사하기 위해 편안한 의자에 똑바로 앉아 복부근육을 단단히 긴장시키고 턱을 가슴 쪽으로 약간 당겨 반듯하게 한 뒤 팔은 팔걸이에 올려놓는다(그림 13-5-A). 어깨를 올리지 말고 반듯하게 유지하며 입은 다물고 편안한 정도로 머리를 오른쪽으로 돌린다(그림 13-5-B). 턱이 어깨를 거의 지나도록 하고 가능하면 머리 뒤쪽의 벽을 볼 수 있으면 더 좋다. 시작 자세로 되돌린 후, 왼쪽으로 머리를 돌려 이 동작을 반복한다.

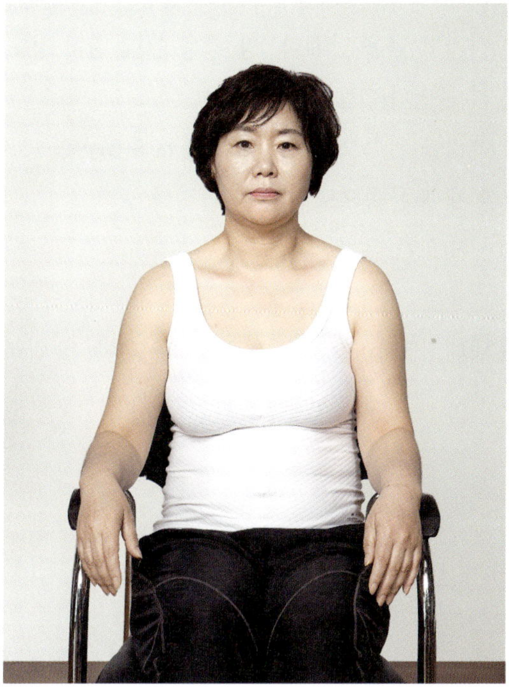

A. 시작 자세

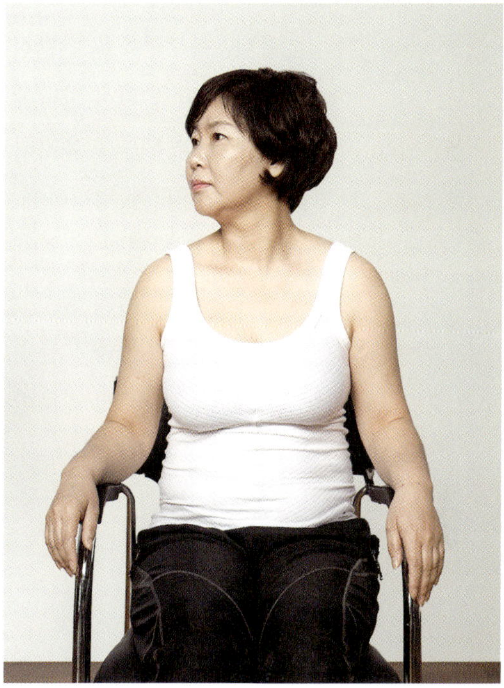

B. 끝 자세

| 그림 13-5 | 목 회전 검사

(2) 측정

어깨를 기준으로 턱의 위치를 기록한다.

날짜:	날짜:	날짜:
오른쪽:	오른쪽:	오른쪽:
왼쪽:	왼쪽:	왼쪽:

(3) 평가

만약 턱이 어깨를 지날 수 없다면 목 회전의 유연성이 부족한 것을 의미하며, 척추와 목의 회전 운동을 한다.

① 척추와 목의 회전

■ 목적

척추와 목의 회전(spine and neck rotations) 운동은 사용하지 않아 긴장되는 목과 척추의 근육, 인대 그리고 관절을 이완시켜 준다. 또한 척추를 쉽게 회전할 수 있게 도와준다.

■ 방법

1. 등을 바닥에 대고 바로 눕는다. 양 무릎을 모아 구부리고 발을 바닥에 붙여 함께 모은다. 복부근육을 단단히 긴장시키고 턱을 당긴다. 양 팔을 어깨 위치 정도에서 벌리고 손바닥을 펴서 바닥에 완전히 붙인다(**그림 13-6-A**).
2. 구부린 양 무릎을 유지하면서 다리를 왼쪽으로 내린다(**그림 13-6-B**).
3. 어깨를 바닥에 평평하게 유지한 채 오른쪽으로 머리를 돌린다.
4. 심호흡을 하면서 이 자세를 30~60초간 유지한다.
5. 시작 자세로 되돌아간다.
6. 구부린 양 무릎을 오른쪽으로 내리고, 머리는 왼쪽으로 돌리는 운동을 반복한다.
7. 이 운동을 1~3번 반복한다.
8. 하루에 2회 실시한다.

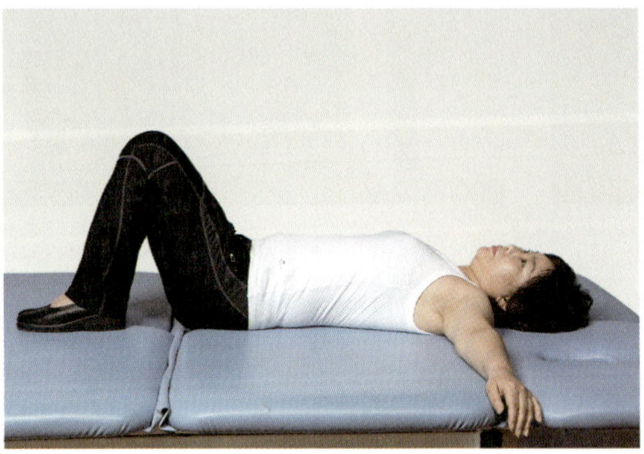

A. 시작 자세

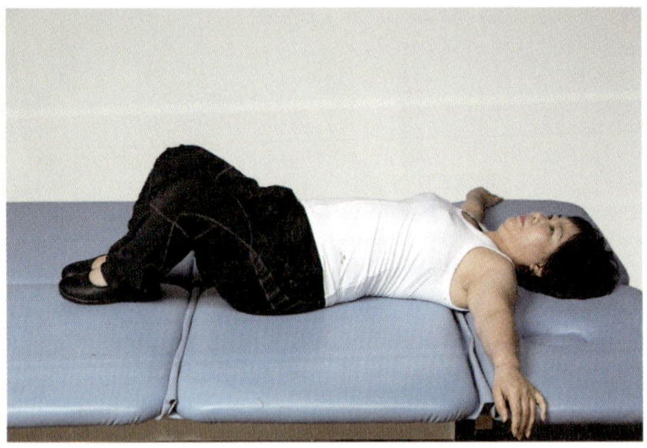

B. 끝 자세

| 그림 13-6 | 척추와 목의 회전 운동

4) 목 가쪽 굽힘

(1) 동작

목 가쪽 굽힘(neck lateral flexion)은 목을 옆으로 구부리는 검사를 하기 위한 자세로, 편안한 의자에 똑바로 앉아 팔은 팔걸이에 올려놓는다. 복부근육을 단단히 긴장시키고, 턱을 약간 당겨 반듯하게 한다(그림 13-7-A). 어깨를 올리지 말고 반듯하게 유지한다. 가능하면 머리가 시작지점부터 어깨까지의 거리 1/2~1/3 지점 정도까지 기울어지도록 왼쪽으로 구부린다(그림 13-7-B). 다시 시작 자세로 되돌린 후, 머리를 오른쪽으로 구부리는 동작을 되풀이한다.

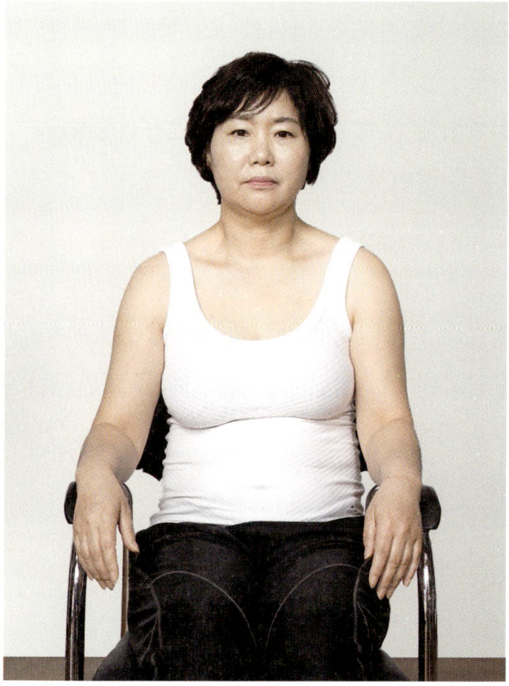

A. 시작 자세

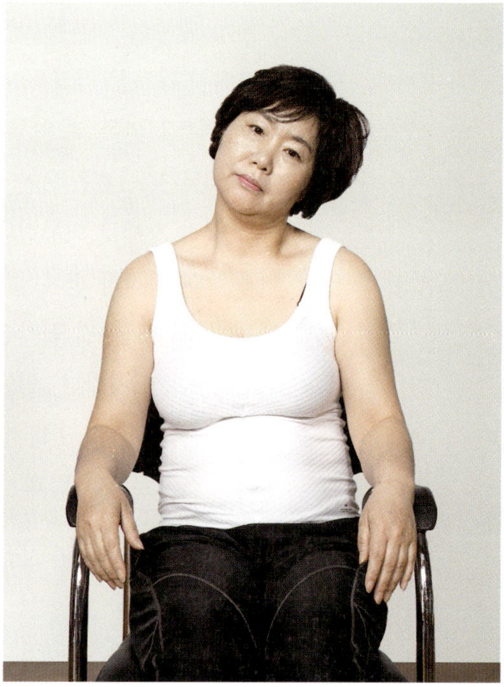

B. 끝 자세

| 그림 13-7 | 목 가쪽 굽힘 검사

(2) 측정

머리의 위치를 기록한다.

날짜:	날짜:	날짜:
오른쪽:	오른쪽:	오른쪽:
왼쪽:	왼쪽:	왼쪽:

(3) 평가

만일 머리를 시작지점부터 1/3 정도 지점까지 어깨 쪽으로 기울이지 못한다면 목 가쪽 굽힘의 유연성이 부족한 것을 의미하며, 목 가쪽 굽힘 운동을 한다.

① 목 가쪽 굽힘

■ 목적

목 가쪽 굽힘(neck lateral flexion) 운동은 앉아 있는 직업을 가진 경우, 더욱 긴장될 수 있는 목과 척추의 가쪽 근육을 이완시켜 주기 위한 운동이다. 이 운동은 머리를 옆으로 기울이거나 돌리기 쉽게 도와준다.

■ 방법

1. 팔걸이가 없는 의자에 앉아 복부근육을 단단히 긴장시키고 턱을 약간 당긴다. 의자 밑을 왼쪽 손으로 잡는다(**그림 13-8-A**).
2. 오른쪽 귓불이 오른쪽 어깨 가까이에 가도록 머리를 오른쪽으로 기울인다. 어깨는 움직이지 않도록 한다.
3. 오른쪽 손을 왼쪽 귀 윗부분에 가볍게 얹고 살짝 눌러준다(**그림 13-8-B**).
4. 이 자세로 30~60초 동안 심호흡을 하면서 유지한다.
5. 다시 시작 자세로 되돌린다.
6. 왼쪽도 이 동작을 반복한다.
7. 양쪽에 각각 1~3번 실시한다.
8. 하루에 2회 실시한다. 일단 목 근육이 이완되면, 몸통의 가쪽을 이완시킬 수 있는 다양한 운동도 할 수 있다. 의자 아래에 있던 손을 놓고 몸을 가쪽으로 기울이면서 엉덩관절 쪽으로 부드럽게 머리를 이완시킨다.

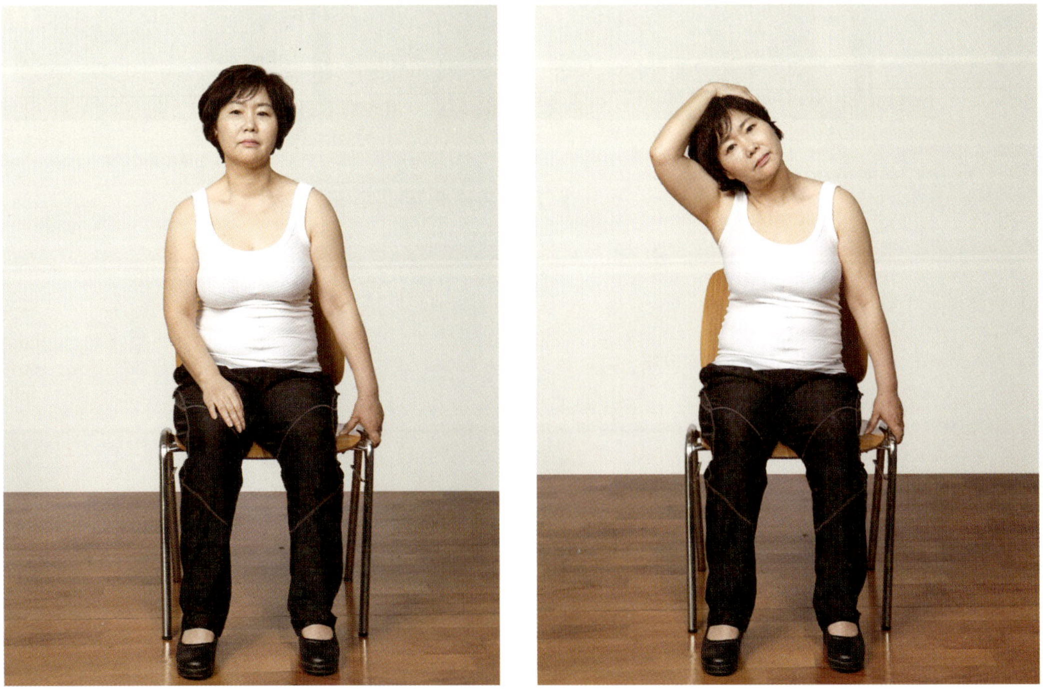

A. 시작 자세　　B. 끝 자세

| 그림 13-8 | 목 가쪽 굽힘 운동

5) 어깨의 유연성

(1) 동작

어깨의 유연성을 검사하기 위해 등을 등받이에 기대지 않고 의자에 똑바로 앉아 복부근육을 단단히 긴장시키고 턱을 반듯하게 한다. 왼쪽 손을 어깨 뒤로 올려 손바닥이 어깨 뒤에 닿을 수 있도록 한다. 오른쪽 손은 등 뒤로 하고 손바닥이 바깥을 향하도록 하여 왼쪽 손과 닿도록 한다(그림 13-9-A). 보조자로 하여금 두 손의 가운데 손가락 끝 사이의 거리를 재도록 한다(그림 13-9-B). 정상적인 거리는 2.5~5cm 정도이며, 두 가운데 손가락 사이의 거리가 5cm 이하여야 한다. 다시 시작 자세로 되돌린 후 팔을 바꿔 검사를 반복한다.

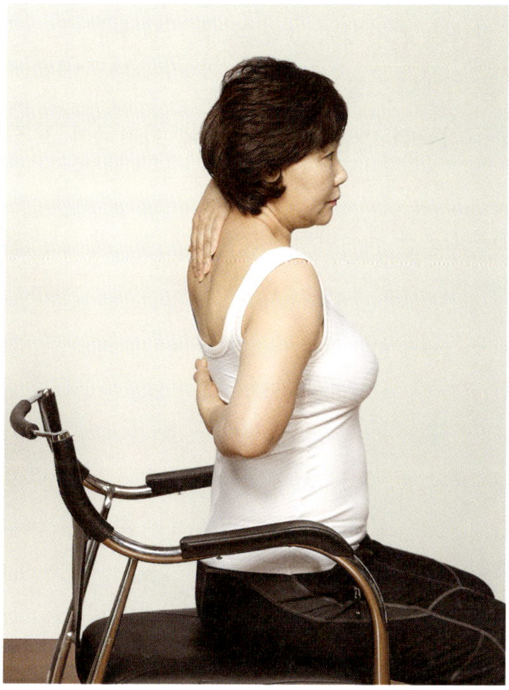

A. 시작 자세

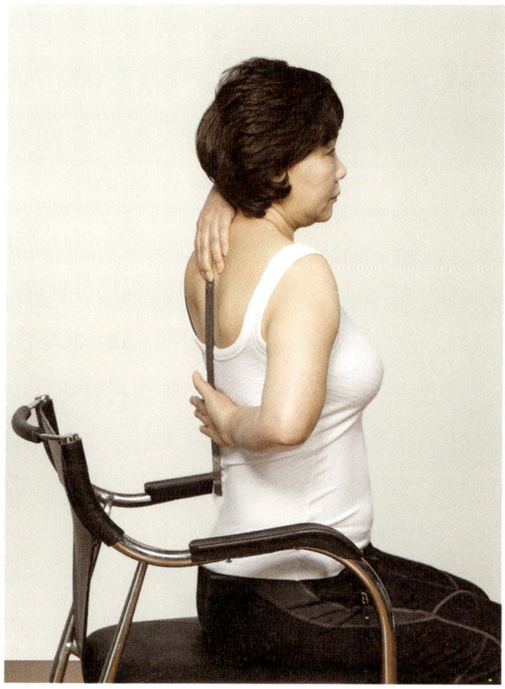

B. 끝 자세

| 그림 13-9 | 어깨 유연성 검사

(2) 측정

각각의 거리를 기록한다.

날짜:	날짜:	날짜:
오른쪽:	오른쪽:	오른쪽:
왼쪽:	왼쪽:	왼쪽:

(3) 평가

만일 가운데 손가락 끝 사이의 거리가 5cm 이상일 경우에는 'W'벽 뻗침 운동과 어깨 결합 운동을 실시한다.

① 'W'벽 뻗침 운동

■ 목적

이 운동은 등과 목을 정렬하고 곧게 유지시키며, 어깨의 관절과 인대, 근육을 이완시켜 준다. 그러므로 높은 선반에 있는 물건을 더욱 쉽게 내릴 수 있게 해줄 것이다.

■ 방법

1. 벽에 등을 의지하면서 벽에서부터 45~60cm 정도 떨어진 곳에 발을 놓고, 적당히 두 발을 벌리고 서서 복부근육을 단단히 긴장시키고 턱을 약간 당긴다.
2. 팔을 'W' 자세로 하여 벽에 등을 기낸다(그림 13-10-A).
3. 머리 위쪽으로 팔을 미끄러지듯 가능한 만큼 올리고, 벽에 의지하여 척추를 뻗침시킨다(그림 13-10-B).
4. 심호흡을 하면서 이 자세를 30~60초간 유지한다.
5. 시작 자세로 되돌아간다.
6. 이 운동을 1~3번 반복한다.
7. 하루에 2회 실시한다.

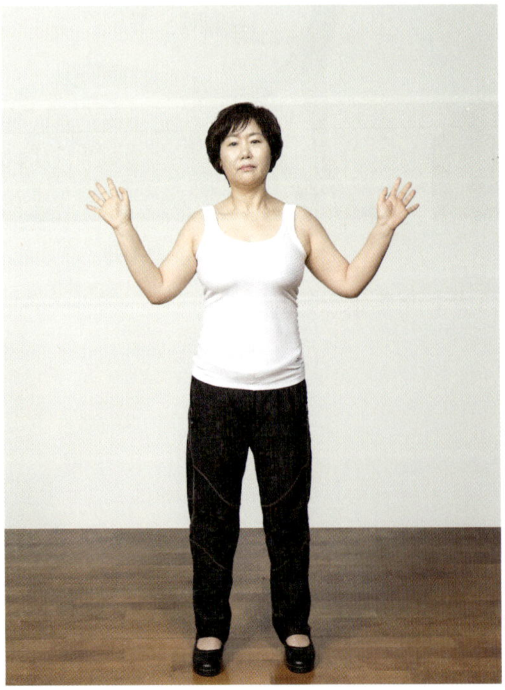

A. 시작 자세

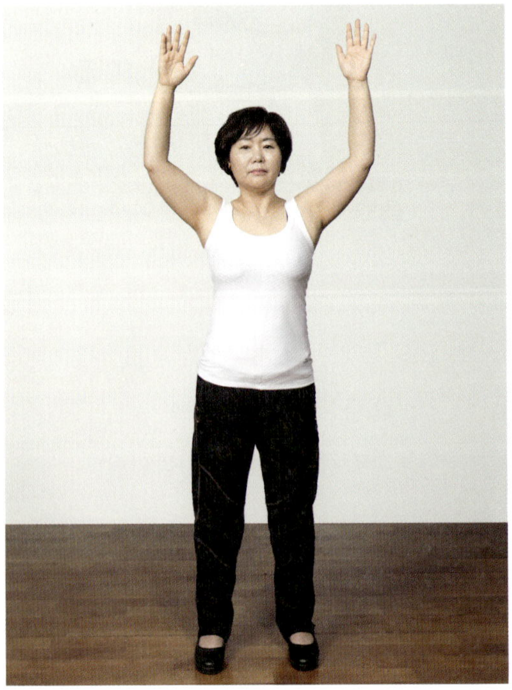

B. 끝 자세

| 그림 13-10 | 'W'벽 뻗침 운동

② 어깨 결합 운동

■ 목적

이 운동은 어깨 근육과 인대, 관절을 이완시켜 손이 바지 뒷주머니에 닿기 쉽게 해 주고 전구를 빼기 쉽게 해 줄 것이다.

■ 방법

1. 의자에 등을 기대지 않고 똑바로 앉아 복부근육을 단단히 긴장시키고, 턱을 당긴다(그림 13-11-A).
2. 왼쪽 손을 올려 어깨 뒤로 하여 손바닥을 등에 대고 가능한 한 등 아래로 내린다. 오른쪽 팔은 아래로 내린 상태에서 팔꿈치를 구부려 등 뒤로 돌려서 손바닥이 바깥쪽을 향하게 하여 등 위로 올린다(그림 13-11-B).
3. 심호흡을 하면서 이 자세를 30~60초간 유지한 다음, 시작 자세로 되돌아간다.
4. 양쪽을 번갈아가며 1~3회 반복한다.
5. 하루에 2회 실시한다.

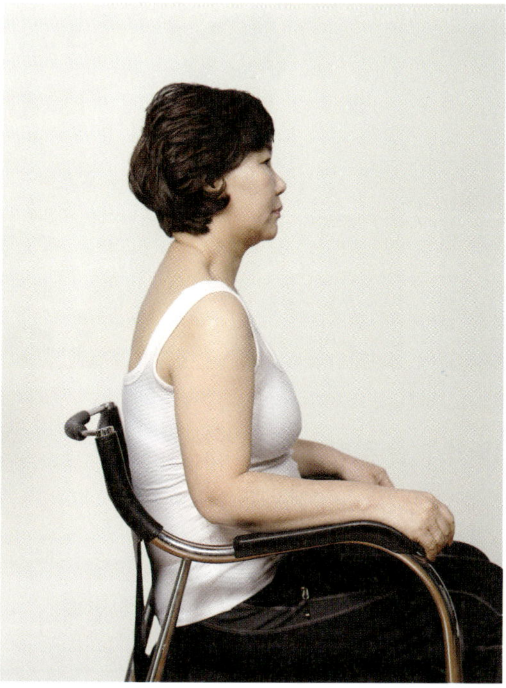

A. 시작 자세

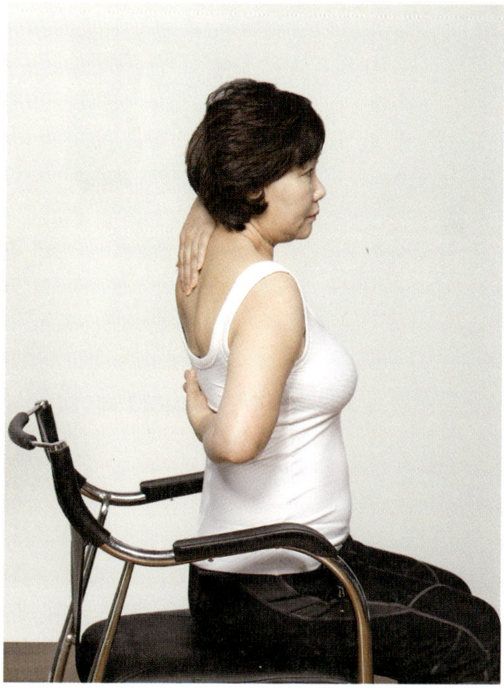

B. 끝 자세

| 그림 13-11 | 어깨 결합 운동

6) 손의 유연성

(1) 동작

손의 유연성을 검사하기 위해 책상이나 테이블로부터 15cm 정도 떨어져 똑바로 선다. 팔을 어깨너비만큼 벌려 테이블 위에 손바닥을 내려놓는데, 손가락 사이도 벌려놓는다(그림 13-12-A). 손바닥을 테이블 위에 밀착시킨 채 팔꿈치를 편 상태에서 상체를 앞으로 기울인다(그림 13-12-B). 보조자로 하여금 팔이 얼마나 앞쪽으로 움직였는지 측정하도록 한다. 손과 팔의 근육에서 끌어당기는 느낌 없이 팔이 5~10cm 정도 앞으로 갈 수 있어야 한다.

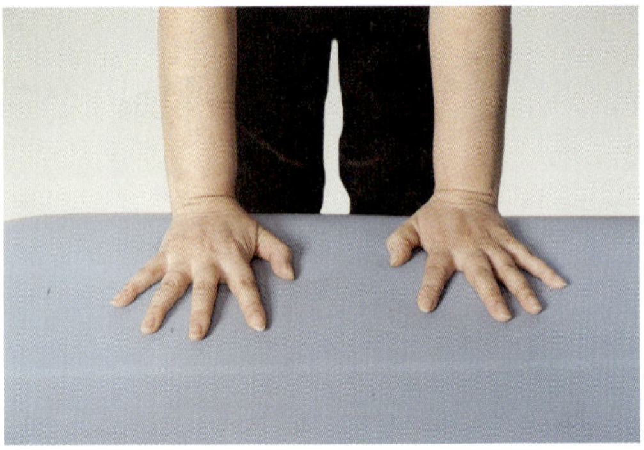

A. 시작 자세

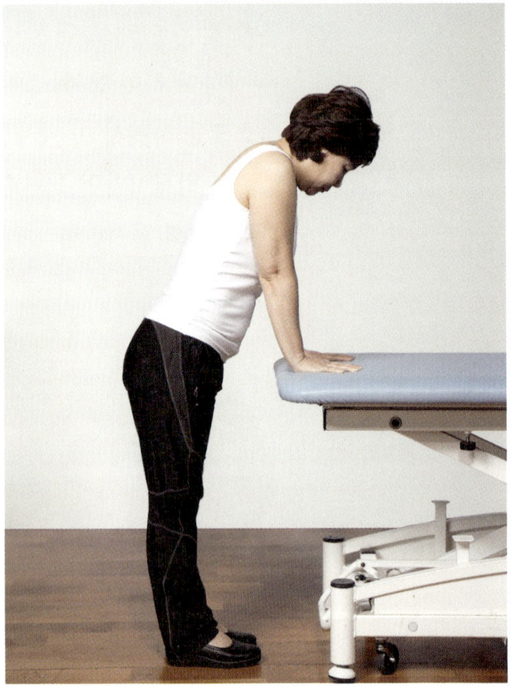

B. 끝 자세

| 그림 13-12 | 손 유연성 검사

(2) 측정

양 손바닥을 바닥에 놓은 상태에서 팔 아래쪽이 움직인 거리를 각각 기록한다.

날짜:	날짜:	날짜:
거리:	거리:	거리:

(3) 평가

만일 아래팔이 5~10cm 정도 움직일 수 없거나 손과 아래팔에서 끌어당기는 느낌이 있다면 손의 유연성이 부족한 것을 의미하며, 앞에서 소개한 척추 펌 운동을 한다.

7) 척추 굽힘

(1) 동작

척추 굽힘(spine flexion) 능력의 검사를 위해 30cm 자를 가지고 똑바로 선다. 복부근육을 단단히 긴장시키고 턱을 당긴다. 천천히 앞으로 구부려 바닥에 자의 끝이 멈추도록 한다. 가능한 만큼 손을 아래로 내려 가운데 손가락 끝과 바닥 사이의 거리를 측정한다(그림 13-13). 가운데 손가락 끝에서부터 바닥과의 거리가 5cm 이상 되지 않아야 한다.

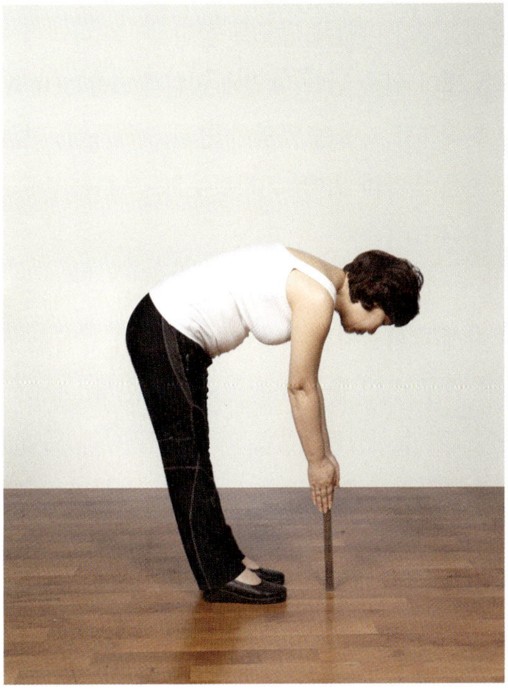

| 그림 13-13 | 척추 굽힘 검사

(2) 측정

가운데 손가락 끝에서부터 바닥과의 거리를 측정한다.

날짜:	날짜:	날짜:
거리:	거리:	거리:

(3) 평가

만일 가운데 손가락 끝에서부터 바닥과의 거리가 5cm 이상 떨어진다면 척추 굽힘의 유연성이 부족한 것을 의미하며, 다리 뻗침 운동을 한다.

① 다리 뻗침 운동

■ 목적

다리 뻗침(leg stretches) 운동은 아래 허리뼈 주변의 근육과 종아리, 뒤넙다리근과 인대를 이완시켜 준다. 또한, 바닥에 있는 물건을 집을 때 허리를 구부리기 쉽게 해 주고 뒤넙다리근의 당김을 예방하는데 도움을 준다.

■ 방법

1. 똑바로 서서 복부근육을 단단히 긴장시키고 턱을 당긴다. 오른쪽 다리를 앞으로 놓고 발뒤꿈치가 바닥에 닿도록 한다. 왼쪽 다리에 체중을 싣고 무릎을 살짝 구부린다. 양손을 모아 왼쪽 넙다리 위에 얹는다(그림 13-14-A).
2. 몸을 앞쪽으로 기울여 엉덩이를 뒤로 빼는데, 이 때 허리는 가능한 곧게 유지한다.
3. 왼쪽 손은 넙다리 위에 그대로 두고, 오른쪽 손을 오른쪽 발의 발가락에 닿도록 한다(그림 13-14-B).
4. 심호흡을 하면서 이 자세를 30~60초간 유지한다.
5. 시작 자세로 되돌아간다.
6. 다리를 바꾸어 이 운동을 1~3회 반복한다.
7. 하루에 2회 실시한다. 만일 이 운동을 하는 것이 어렵거나 위험하다면, 10장에 나와 있는 뒤넙다리근 뻗침 운동과 교대로 해본다.

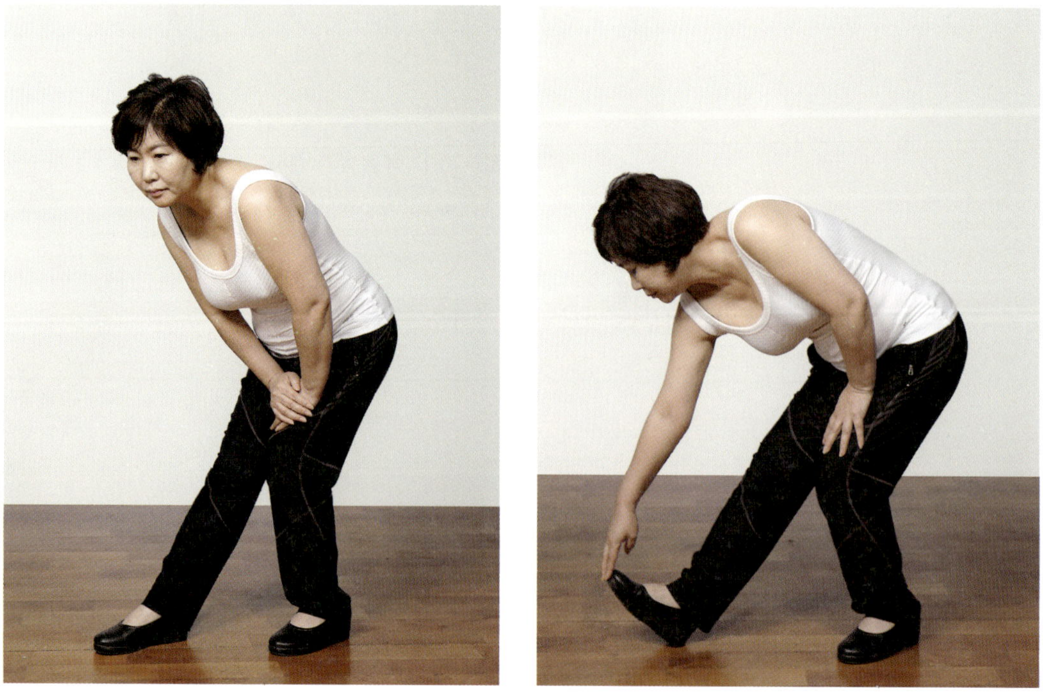

A. 시작 자세 B. 끝 자세

| 그림 13-14 | 다리 뻗침 운동

8) 척추 폄

(1) 동작

척추 폄(spine extension) 검사는 바닥에 엎드려 누운 상태에서 복부근육을 단단히 긴장시키고 턱을 당긴다. 팔꿈치를 구부려 머리 방향으로 팔과 손을 두고 손가락을 벌려 손바닥을 바닥에 놓는다(**그림 13-15-A**). 얼굴이 바닥을 향한 상태에서 머리와 상체를 들어 올린다(**그림 13-15-B**). 보조자로 하여금 바닥과 빗장뼈까지의 거리를 측정한다. 바닥과 빗장뼈까지의 거리가 25~30cm 정도가 되게 한다.

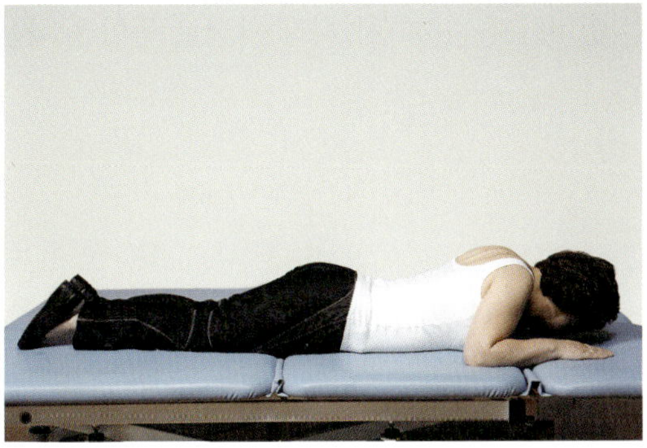

A. 시작 자세

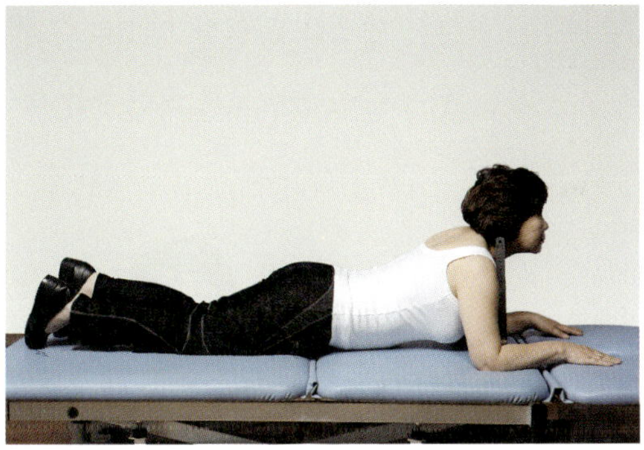

B. 끝 자세

| 그림 13-15 | 척추 폄 검사

(2) 측정

바닥과 빗장뼈까지의 거리를 측정한다.

날짜:	날짜:	날짜:
거리:	거리:	거리:

(3) 평가

남녀 모두 적어도 25~30cm 정도 떨어질 수 없다면 척추 폄의 유연성이 부족한 것을 의미하며, 앞에서 소개한 척추 폄 운동을 한다.

9) 척추 가쪽 굽힘

(1) 동작

몸을 옆으로 구부리는 척추 가쪽 굽힘(spine lateral flexion) 능력의 검사를 위해 똑바로 서서 왼쪽 손으로 30cm 측정자를 잡는다. 복부근육을 단단히 긴장시키고 턱을 당긴다(그림 13-16-A). 무릎을 곧게 편 상태를 유지하며 몸을 정렬한 후 왼쪽으로 기울여 왼쪽 손에 잡고 있는 자를 바닥에 닿도록 한다(그림 13-16-B). 몸을 비틀거나 앞쪽으로 구부리지지 않게 유의한다. 왼쪽 가운데 손가락과 바닥과의 거리를 측정자로 측정한다. 손가락 끝과 바닥 사이의 거리는 척추의 유연성이나 키에 따라 다르지만, 그 거리는 38~64cm 사이여야 한다. 또한, 가능한 양측을 동일한 정도로 구부릴 수 있어야 한다. 다시 시작 자세로 돌아온 다음 팔을 바꾸어 같은 동작으로 오른쪽을 측정한다.

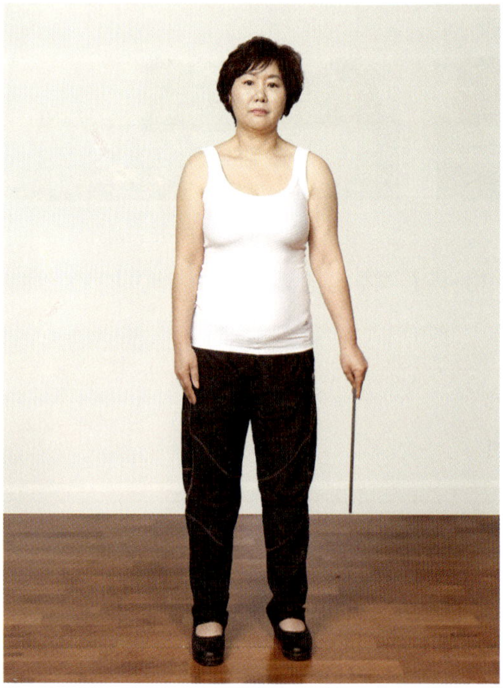

A. 시작 자세

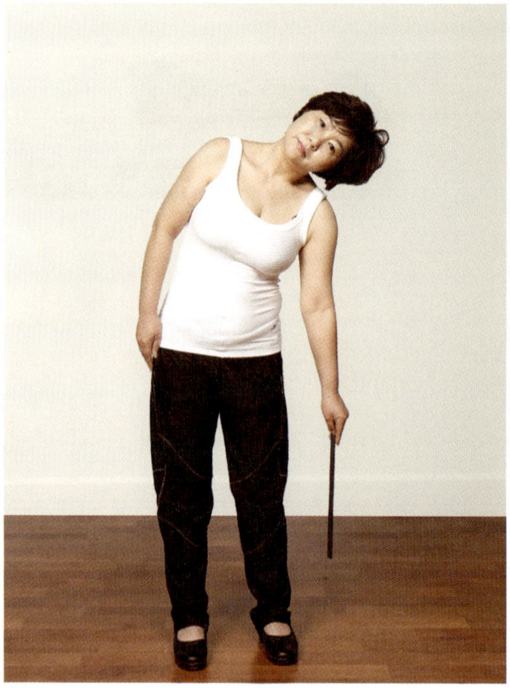

B. 끝 자세

| 그림 13-16 | 척추 가쪽 굽힘 검사

(2) 측정

양측의 거리를 기록한다.

날짜:	날짜:	날짜:
오른쪽:	오른쪽:	오른쪽:
왼쪽:	왼쪽:	왼쪽:

(3) 평가

만일 양측으로 구부렸을 때 바닥으로부터 38~64cm 거리가 되는 정도로 구부릴 수 없거나 한쪽이 다른 쪽보다 더 긴장되어 있다면 척추 가쪽 굽힘의 유연성이 부족한 것을 의미하며, 앞에서 소개한 목 가쪽 굽힘 운동을 한다.

10) 척추 회전

(1) 동작

척추 회전(spine rotation)은 척추의 유연성을 검사하기 위해 등을 바닥에 대고 똑바로 눕는다. 다리를 붙이고 무릎을 구부린 후 엉덩이 가까이로 발을 당겨놓는다. 복부근육을 단단히 긴장시키고 턱을 당긴다. 똑바로 누운 자세에서 어깨 위치 정도로 양팔을 벌려 손바닥을 바닥에 놓는다(그림 13-17-A). 무릎을 붙여 구부린 다리를 왼쪽으로 기울이고 그대로 유지한다(그림 13-17-B). 보조자로 하여금 왼쪽으로 기울인 무릎과 바닥 사이의 거리를 측정하게 한다. 가능한 무릎이 거의 바닥에 닿도록 한다. 다시 시작 자세로 되돌렸다가 오른쪽도 검사한다.

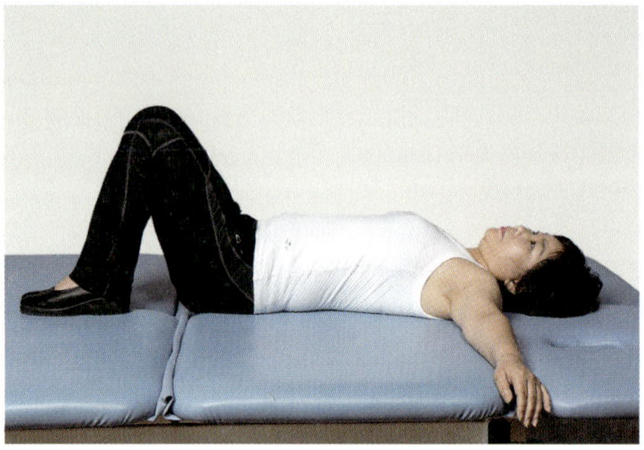

A. 시작 자세

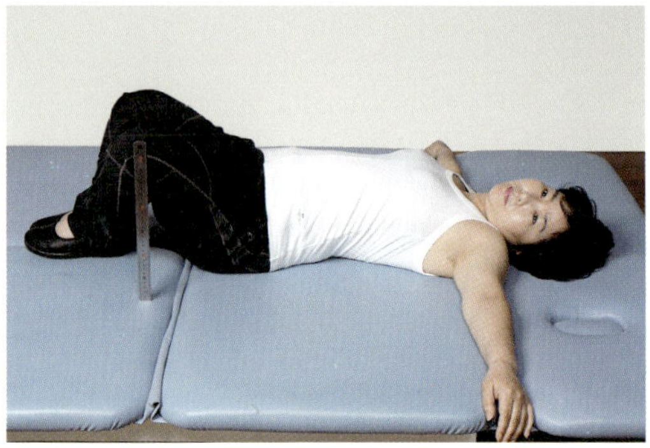

B. 끝 자세

| 그림 13-17 | 척추 회전 검사

(2) 측정

양쪽의 무릎과 바닥 사이의 거리를 각각 측정한다.

날짜:	날짜:	날짜:
거리:	거리:	거리:

(3) 평가

만일 양측으로 구부렸을 때 다리를 바닥 가까이로 낮출 수 없거나 한쪽 편이 다른 한쪽보다 더 긴장되어 있다면 척추 회전의 유연성이 부족한 것을 의미하며, 앞에서 소개한 척추와 목의 회전 운동을 한다.

11) 엉덩관절 굽힘, 벌림, 회전

(1) 동작

엉덩관절 굽힘, 벌림, 회전(hip flexion, abduction, rotation)은 엉덩관절의 유연성을 검사하며, 검사를 위해 바닥에 똑바로 앉는다. 무릎을 구부려 발바닥끼리 마주보게 하고 발뒤꿈치가 닿도록 한다. 복부근육을 단단히 긴장시키고 턱을 당긴다(그림 13-18-A). 왼쪽 손으로 오른쪽 넙다리를 바닥으로 부드럽게 누른다. 자를 가지고 있는 오른쪽 손으로 바닥과 무릎 사이의 거리를 측정한다(그림 13-18-B). 무릎과 바닥 사이가 15cm보다 적어야 한다. 다시 시작 자세로 되돌렸다가 왼쪽도 검사한다.

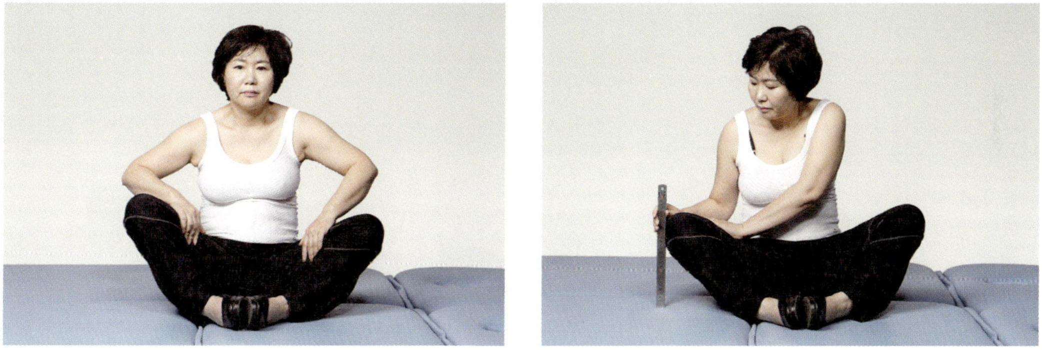

A. 시작 자세　　B. 끝 자세

| 그림 13-18 | 엉덩관절 굽힘, 벌림, 회전 검사

(2) 측정

양측 무릎과 바닥 사이 거리를 측정한다.

날짜:	날짜:	날짜:
오른쪽:	오른쪽:	오른쪽:
왼쪽:	왼쪽:	왼쪽:

(3) 평가

만일 바닥과 무릎 사이의 거리가 15cm 이상이거나 어느 한쪽이 다른 한쪽보다 긴장되어 있다면 엉덩관절 굽힘, 벌림, 회전의 유연성이 부족한 것을 의미하며, 앞에서 소개한 목/몸통 굽힘과 엉덩관절 굽힘/벌림/바깥돌림 운동을 한다.

12) 엉덩관절 폄

(1) 동작

엉덩관절 폄(hip extension) 운동은 엉덩관절 뒤쪽에 있는 근육의 유연성을 검사하기 위해 등을 바닥에 대고 똑바로 누워 무릎을 구부리고 양팔은 몸 옆에 내려놓는다(그림 13-19-A). 왼쪽 넙다리 아래를 양손으로 감싸 쥐고 무릎을 가슴 쪽으로 당기면서 오른쪽 다리는 곧게 펴 발뒤꿈치와 종아리가 완전히 바닥에 닿게 한다(그림 13-19-B). 만일 바닥에 닿지 않으면 보조자로 하여금 오른쪽 발뒤꿈치와 바닥 사이의 거리를 측정하게 한다. 다시 시작 자세로 하여 다리를 바꾸어 동작을 취한 후 왼쪽 발뒤꿈치와 바닥 사이의 거리를 측정한다.

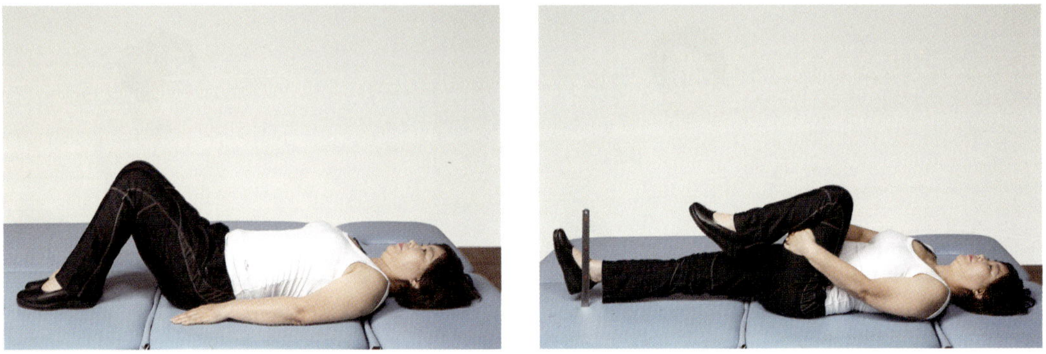

A. 시작 자세　　B. 끝 자세

| 그림 13-19 | 엉덩관절 폄 검사

(2) 측정

양쪽의 거리를 측정한다.

날짜:	날짜:	날짜:
오른쪽:	오른쪽:	오른쪽:
왼쪽:	왼쪽:	왼쪽:

(3) 평가

만일 무릎을 곧게 펴지 못하거나 종아리와 발뒤꿈치가 곧게 펴지지 않는다면 엉덩관절 폄의 유연성이 부족한 것을 의미하며, 척추 굽힘/엉덩관절 굽힘과 폄 운동을 한다.

① 척추 굽힘/엉덩관절 굽힘과 폄 운동

■ 목적

척추 굽힘/엉덩관절 굽힘과 폄(spine flexion/hip flexion and extension) 운동은 너무 오랫동안 앉아 있을 때 긴장되는 엉덩관절의 앞쪽 근육을 주로 뻗침시켜 준다. 또한 척추, 인대 그리고 관절을 이완시켜 주고, 똑바로 서 있거나 걸을 수 있게 도와준다.

■ 방법

1. 등을 바닥에 대고 똑바로 누운 자세에서 무릎을 구부려 발바닥이 바닥에 닿도록 한다. 복부근육을 단단히 긴장시키고 턱을 당긴다(그림 13-20-A).
2. 왼쪽 넙다리 아래를 손으로 감싸 쥐고, 왼쪽 무릎을 가능한 가슴 쪽으로 끌어당긴다.
3. 오른쪽 다리를 쭉 뻗어 바닥에 밀착시키면서 신장시킨다(그림 13-20-B).
4. 심호흡을 하면서 이 자세를 30~60초간 유지한 다음 시작 자세로 되돌아간다.
5. 양쪽을 번갈아가며 1~3번 반복한다.
6. 하루에 2회 실시한다.

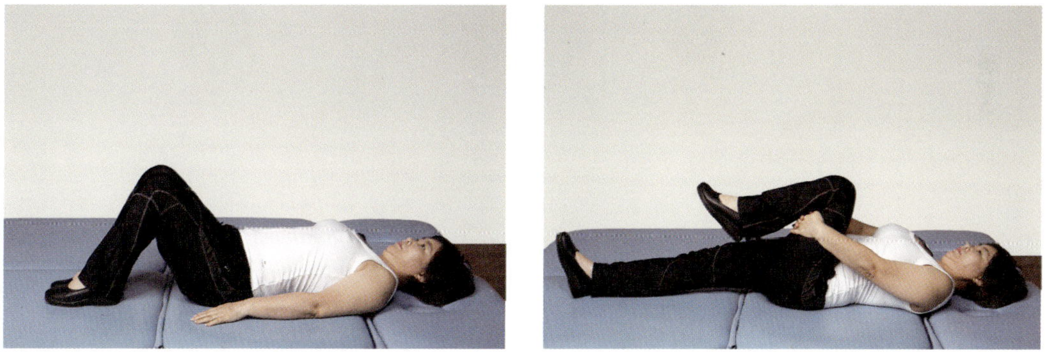

A. 시작 자세 B. 끝 자세

| 그림 13-20 | 척추 굽힘/엉덩관절 굽힘과 폄 운동

13) 종아리 유연성

(1) 동작

종아리의 유연성을 검사하기 위한 것으로 벽을 마주보고 똑바로 선다. 손을 벽에 댄 채 오른쪽 발은 벽 가까이에 놓고 왼쪽 발은 약 50cm 정도 뒤에 놓는다(그림 13-21-A). 오른쪽 다리의 무릎이 일직선상에서 발목보다 더 앞에 있도록 무릎을 자연스럽게 구부린다. 이 때 왼쪽 다리는 뒤로 쭉 펴서 발뒤꿈치가 바닥에 닿도록 놓는다(그림 13-21-B). 만약 왼쪽 발뒤꿈치가 바닥에 닿지 않으면 보조자로 하여금 왼쪽 발뒤꿈치와 바닥 사이의 거리를 측정하게 한다.

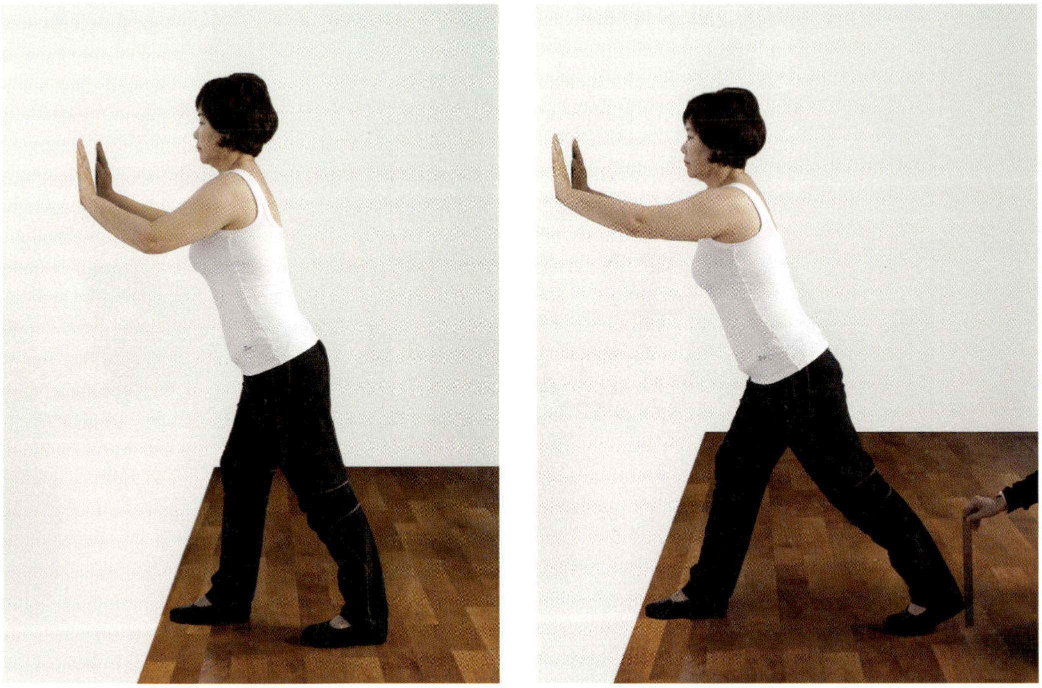

A. 시작 자세 B. 끝 자세

| 그림 13-21 | 종아리 유연성 검사

(2) 측정

양쪽의 거리를 측정한다.

날짜:	날짜:	날짜:
오른쪽:	오른쪽:	오른쪽:
왼쪽:	왼쪽:	왼쪽:

(3) 평가

만일 뒤쪽 다리의 발뒤꿈치가 바닥에 닿지 않고 오히려 앞쪽 다리가 구부러진다면 종아리의 유연성이 부족한 것을 의미하며, 앞에서 소개한 다리 뻗침 운동을 한다.

참고문헌

- Bandy WD, Irion JM, Briggler M. The effect of time and frequency of static stretching on flexibility of the hamstring muscles. Phys Ther. 1997 Oct;77(10):1090-6.
- Cini A, de Vasconcelos GS, Lima CS. Acute effect of different time periods of passive static stretching on the hamstring flexibility. J Back Musculoskelet Rehabil. 2017;30(2):241-246.
- De Deyne PG. Application of passive stretch and its implications for muscle fibers. Phys Ther. 2001 Feb;81(2):819-27.
- Feland JB, Myrer JW, Schulthies SS, Fellingham GW, Measom GW. The effect of duration of stretching of the hamstring muscle group for increasing range of motion in people aged 65 years or older. Phys Ther. 2001 May;81(5):1110-7.
- Penninx BW, Messier SP, Rejeski WJ, Williamson JD, DiBari M, Cavazzini C, Applegate WB, Pahor M. Physical exercise and the prevention of disability in activities of daily living in older persons with osteoarthritis. Arch Intern Med. 2001 Oct 22;161(19):2309-16.
- Tsuji T, Kitano N, Tsunoda K, Himori E, Okura T, Tanaka K. Short-term effects of whole-body vibration on functional mobility and flexibility in healthy, older adults: a randomized crossover study. J Geriatr Phys Ther. 2014 Apr-Jun;37(2):58-64.
- Vaquero-Cristóbal R, Martínez González-Moro I, Alacid Cárceles F, Ros Simón E. Strength, flexibility, balance, resistance and flexibility assessment according to body mass index in active older women. Rev Esp Geriatr Gerontol. 2013 Jul-Aug;48(4):171-6.

CHAPTER 14

지구력 평가

학습목표

1. 지구력에 대해 설명할 수 있다.
2. 적절한 지구력에 대해 설명할 수 있다.
3. 지구력 변화에 대해 설명할 수 있다.
4. 지구력 평가 및 운동에 대해 설명할 수 있다.

핵심단어

- 지구력(endurance)
- 지구력 변화(endurance change)
- 지구력 평가(endurance evaluation)
- 운동(exercise)

1. 지구력의 개요 및 변화

지구력(endurance)이란 신체단련운동능력(aerobic capacity), 심폐능력(cardiopulmonary capacity), 수행능력(performance capacity), 체력(stamina) 등의 능력을 조합한 것으로 활동을 오랫동안 지속할 수 있는 신체 능력을 의미한다.

지구력은 근 지구력과 심혈관 지구력의 두 가지 형태가 있는데, 먼저 근 지구력은 3층까지 계단으로 걸어 올라갈 수 있는지와 같이 어떤 활동을 할 때 근 수축을 반복적으로 계속하며, 얼마나 오랫동안 지속적으로 힘을 발휘할 수 있는지의 능력을 말한다. 근 지구력은 근력운동을 반복하여 횟수를 늘려가며 훈련함으로써 더욱 발전시킬 수 있다. 심혈관 지구력은 걷고, 뛰고, 점프하고, 수영 또는 장시간 동안 많은 근육을 사용하면서 하는 활동들을 할 수 있도록 해 주는 능력을 말한다. 건강한 심혈관 지구력은 폐와 심장 그리고 순환계의 기능을 효율적으로 만들어 주기 때문에 활동 중에도 호흡이 짧아지거나 심하게 피로해지지 않는다.

심폐 기능은 나이가 들어 운동을 조금밖에 하지 않거나 거의 하지 않음에 따라 눈에 띄게 감소한다. 20대 중반부터 심혈관계 기능은 서서히 감소하기 시작하는데 활동하지 않는 성인의 경우, 10년 동안 8%가 감소하고, 신체 활동을 하는 성인의 경우에도 4%가 감소하며, 나이가 들면서 최대 심박수 또한 감소하게 된다. 심장의 혈액펌프 능력과 산소이용 효율은 휴식과 운동 중에도 떨어지며, 혈압은 휴식 때 더 높다. 대동맥은 탄력성을 잃게 되고, 심장에서 나가는 혈액의 양도 매년 1%씩 감소하게 되며, 말초 동맥과 정맥 또한 탄력성을 잃게 된다. 하지정맥류가 나타나고 혈압이 높아지는 것도 이러한 변화들과 관련이 있다. 심장 판막의 퇴행적인 변화들은 고혈압, 불규칙한 심장 리듬, 최대 심박수의 감소 그리고 심장의 비정상적인 잡음이 나타나게 할 수 있다. 또한, 기립성 저혈압이 발생하여 어지러움이나 약간의 두통이 유발될 수 있다.

허파도 노화로 인한 변화를 겪게 되는데, 허파 조직이 뻣뻣해지고 탄력성을 잃게 된다. 그 결과 허파는 효율적 활동이 어려워지고, 잦은 호흡을 하게 되며, 호흡기계에 문제를 야기할 수 있다. 만약 노화로 인해 겪는 변화에도 불구하고 운동을 거의 하지 않거나 조금밖에 하지 않는 생활 습관을 가지고 있다면 허파 용량이 현저하게 감소되는 것을 느낄 것이다.

2. 지구력 평가 및 운동

지구력 평가에는 세 가지 검사가 포함된다. 지구력 능력 평가를 위한 두 가지와 호흡 능력을 평가하기 위한 한 가지가 있다. 먼저 지구력 검사를 시행하기 전, 안정 시 심박수를 체크한다. 완전히 검사를 마치고 심박수가 안정 시 심박수로 돌아오게 한 후에 다른 것을 평가하거나 운동을 시작하도록 한다. 검사를 마친 후 2분에서 10분 사이에 정상적인 심박수를 회복하도록 한다. 만약 과거에 심장 또는 호흡기에 문제가 있었다면 검사를 하기 전에 의료진과 상의하도록 한다.

■ 안정 시 심박수 검사방법

심박수를 체크하기 위해서는 먼저 안정 시 심박수를 정확히 체크해야 한다. 4일간 연속해서 침대에서 일어나기 전 1분 동안 심장의 박동수를 센다. 가장 좋은 방법은 자신의 왼손 두 번째, 세 번째 손가락을 오른쪽 손목 안쪽에 올려놓고 손목에 있는 노동맥을 체크하는 것으로 이 때 왼쪽 엄지는 오른쪽 손목 밑에 둔다(그림 14-1). 심박수를 체크할 때 손목 안쪽을 너무 세게 누르면 정확하게 감지할 수가 없기 때문에 살짝 부드럽게 눌러야 하며, 4일간 연속해서 체크한 심박수 기록의 평균을 계산하도록 한다.

안정 시 심박수(resting heart rate, RHR)는 휴식 시 1분 동안 60~80번(beats per minute, BPM) 정도이고, 1분 동안 60~100번 정도 역시 정상으로 볼 수 있다. 맥박을 측정하는 위치를 찾을 수 있고 맥박을 능숙하게 셀 수 있다면 좀 더 쉬운 방법으로 10초간 심박수를 세고 이것을 6으로 곱하는 방법이 있는데 이것이 바로 1분 동안의 심박수가 된다. 단, 부정맥이 있는 경우는 1분 동안 맥박을 측정하는 것이 원칙이다.

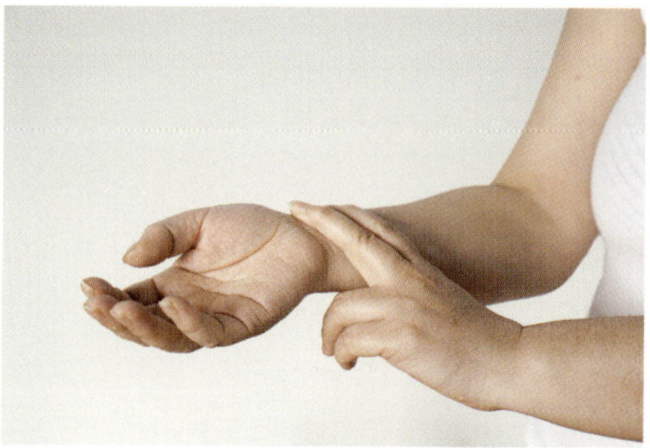

| 그림 14-1 | 심박수 검사

1) 1마일 걷기 검사

1마일(1.609km) 걷기 검사(Rockport Walking Test)는 유산소 체력을 검사하기 위한 것으로, 검사하기 전에 반드시 검사방법을 정확히 숙지하여야 하며 실내 또는 실외에서 할 수 있다.

(1) 동작

검사하기 전에 안정 시 심박수를 체크하고, 안정 시 심박수와 시작 시간을 기록한다. 1마일을 최대한 빠르게 걷는다.

(2) 측정

1마일 걷기가 끝나는 지점에서 시간을 기록하고, 심박수를 체크하여 즉시 기록한다.

날짜:	날짜:	날짜:
시간:	시간:	시간:
안정 시 심박수:	안정 시 심박수:	안정 시 심박수:
최종 심박수:	최종 심박수:	최종 심박수:

(3) 평가

검사 후 즉시 자신의 심박수를 표 14-1 혹은 표 14-2와 비교한다. 만일 자신의 결과가 평균 이하 또는 부족한 것으로 나왔다면 지구력에 도움이 되는 운동(걷기, 자전거 타기, 줄넘기, 수중조깅, 에어로빅, 계단 운동 등)을 한다.

표 14-1 남자의 1마일(1.609km) 걷기 검사 평균

나이	수준	심박수	시간
40~49세	높음	100~200HR	9~15분
	평균	100~200HR	18~21분
	낮음	140~200HR	22분 이상
50~59세	높음	100~180HR	10~14분
	평균	100~200HR	17~21분
	낮음	140~200HR	22분 이상
60세 이상	높음	100~175HR	10~14분
	평균	100~200HR	17~20분
	낮음	120~200HR	22분 이상

표 14-2 여자의 1마일(1.609km) 걷기 검사 평균

나이	수준	심박수	시간
40~49세	높음	100~200HR	10~15분
	평균	100~200HR	17.5~19.5분
	낮음	130~200HR	20분 이상
50~59세	높음	100~170HR	11~15.5분
	평균	100~200HR	17.5~19분
	낮음	100~200HR	21분 이상
60세 이상	높음	100~170HR	12~16분
	평균	100~200HR	18~21분
	낮음	100~200HR	22분 이상

2) 3분 동안 의자 오르내리기 검사

3분 동안 의자 오르내리기 검사(Kasch step test)는 기능적 체력 검사로, 자신의 신체건강 수준과 운동 후 심박수가 운동 전 수준으로 얼마나 빨리 돌아오는가 하는 원리에 바탕을 두고 있다. 이 검사를 하기 위해서는 30cm 높이 계단이나 튼튼한 의자, 스톱워치 그리고 정확하게 속도를 지시하는 박자 측정기인 메트로놈이 필요하다. 메트로놈을 96(1분에 96박자)으로 설정해 놓으면, 1분 동안 24회 템포로 1 스텝에 4박자가 될 것이다. 만약 메트로놈이 없다면, 숫자를 규칙적이고 리듬감 있게 세며 수행한다.

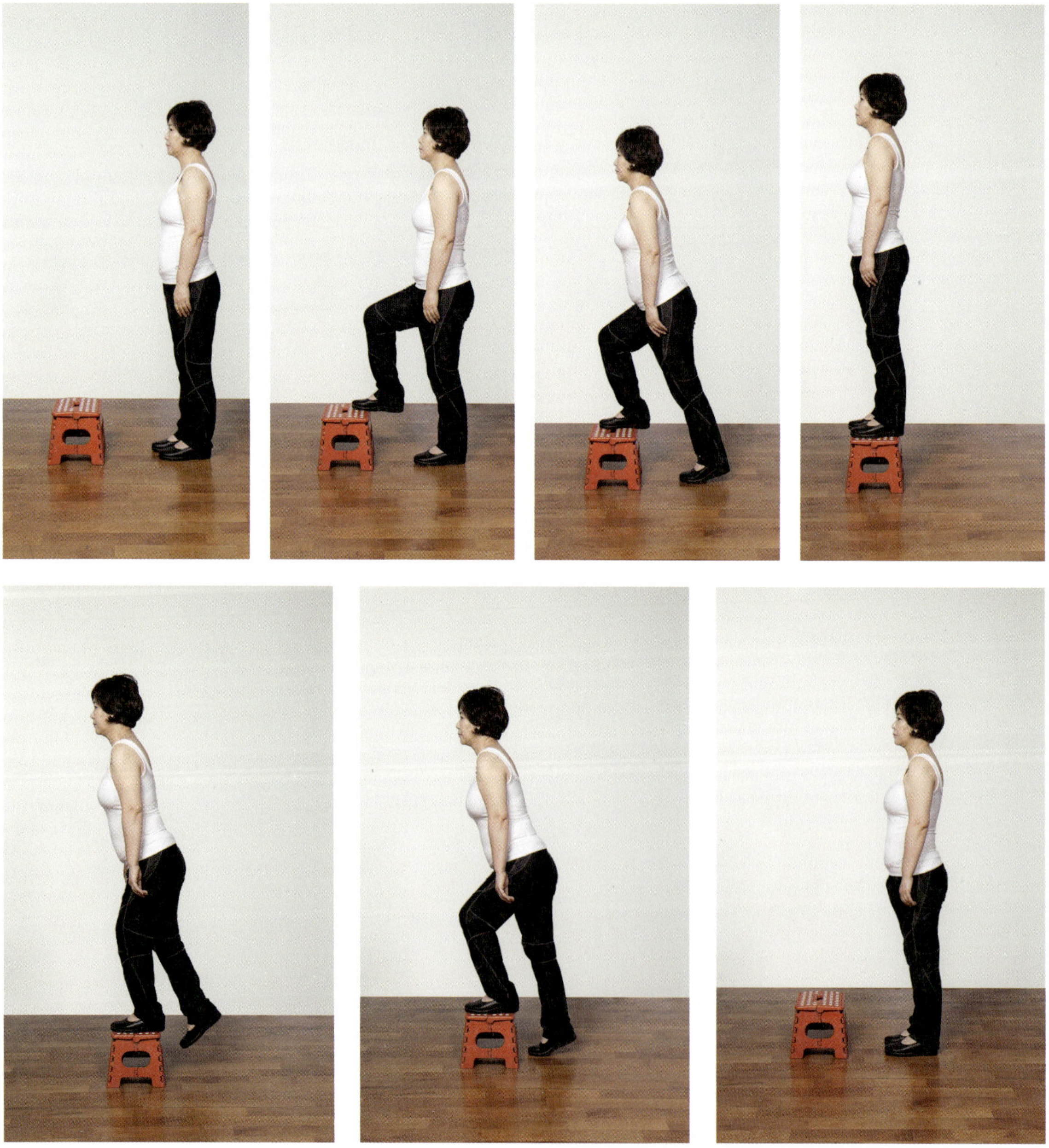

| 그림 14-2 | 3분 동안 의자 오르내리기 검사

(1) 동작

검사하기 전, 안정 시 심박수를 측정하여 기록한다. 30cm 높이의 의자 앞에 서서 시작 신호와 함께 1분에 24회 템포(메트로놈: 1스텝에 4박자, 1분에 96박자)로 정확하게 3분간 의자 오르내리기를 한다. 먼저 오른쪽 발부터 올라가도록 하고, 오른쪽 발이 의자 위에 완전히 올라선 후 왼쪽 발이 따라 올라오도록 한다. 그리고 내려갈 때도 오른쪽 발부터 완전히 내려온 후 왼쪽 발을 내리도록 한다(그림 14-2). 발을 바꿔서 왼쪽 발부터 시작할 수도 있다. 3분간의 운동이 끝난 뒤에는 즉시 의자에 앉아 편안한 자세로 쉬도록 한다.

(2) 측정

3분 동안 의자 오르내리기 후, 즉시 심박수를 측정하고 기록한다.

날짜:	날짜:	날짜:
안정 시 심박수:	안정 시 심박수:	안정 시 심박수:
최종 심박수:	최종 심박수:	최종 심박수:

(3) 평가

검사 후 즉시 자신의 심박수와 표 14-3을 비교한다. 만약 자신의 결과가 평균 이하 또는 부족한 것으로 나왔다면 지구력에 도움이 되는 운동(걷기, 자전거 타기, 줄넘기, 수중조깅, 에어로빅, 계단 운동 등)을 한다.

표 14-3 3분 동안 의자 오르내리기 검사의 평가표

신체평가	남자		여자	
	안정 시 심박수	최종 심박수	안정 시 심박수	최종 심박수
탁월(excellent)	50~55	70~78	55~60	72~83
우수(good)	56~62	79~90	61~65	84~97
평균 이상(above average)	63~66	91~97	66~69	98~106
평균(average)	67~70	98~105	70~73	107~117
평균 이하(below average)	71~75	106~117	74~79	118~127
부족(poor)	76~83	118~130	80~85	128~140
매우 부족(very poor)	84~95	131~165	86~100	141~155

3) 15회 호흡척도 검사

15회 호흡척도 검사(15-count scale)는 간단한 호흡 검사이다.

(1) 동작

깊이 호흡을 해야 한다. 스톱워치를 이용하여 스스로 측정한다. 15까지 세면서 호기를 하는데, 15에 도달할 때까지 호기를 유지하도록 한다. 이렇게 15를 세면, 8초나 그보다 조금 적게 호기를 하게 되는 것이다.

(2) 측정

15회 호흡하는데 걸리는 시간을 기록한다.

날짜:	날짜:	날짜:
시간:	시간:	시간:

(3) 평가

만일 15까지 숫자를 세는 동안 두 번의 호흡이 필요하거나 15를 세기 위하여 8초 이상의 시간이 걸린다면 지구력 운동프로그램을 시작하기 전, 의료진이나 물리치료사와 상담하도록 한다.

참고문헌

- Heyn PC, Johnson KE, Kramer AF. Endurance and strength training outcomes on cognitively impaired and cognitively intact older adults: a meta-analysis. J Nutr Health Aging. 2008 Jun-Jul;12(6):401-9.
- Kasch FW, Phillips WH, Ross WD, Carter JE, Boyer JL. A comparison of maximal oxygen uptake by treadmill and step-test procedures. J Appl Physiol. 1966 Jul;21(4):1387-8.
- Laubenstein S, Beissner K. Exercise and Movement-based Therapies in Geriatric Pain Management. Clin Geriatr Med. 2016 Nov;32(4):737-762.
- Noonan V, Dean E. Submaximal exercise testing: clinical application and interpretation. Phys Ther. 2000 Aug;80(8):782-807.
- Pandey A, Kitzman DW, Brubaker P, Haykowsky MJ, Morgan T, Becton JT, Berry JD. Response to Endurance Exercise Training in Older Adults with Heart Failure with Preserved or Reduced Ejection Fraction. J Am Geriatr Soc. 2017 Aug;65(8):1698-1704.
- Pramsohler S, Burtscher M, Faulhaber M, Gatterer H, Rausch L, Eliasson A, Netzer NC. Endurance Training in Normobaric Hypoxia Imposes Less Physical Stress for Geriatric Rehabilitation. Front Physiol. 2017 Jul 20;8:514.
- Ward RE, Beauchamp MK, Latham NK, Leveille SG, Percac-Lima S, Kurlinski L, Ni P, Goldstein R, Jette AM, Bean JF. Neuromuscular Impairments Contributing to Persistently Poor and Declining Lower-Extremity Mobility Among Older Adults: New Findings Informing Geriatric Rehabilitation. Arch Phys Med Rehabil. 2016 Aug;97(8):1316-22.

CHAPTER 15

정신건강의 평가

학습목표

1. 우울증 평가 원리를 설명할 수 있다.
2. 우울증을 평가할 수 있다.
3. 치매 평가 원리를 설명할 수 있다.
4. 치매를 평가할 수 있다.

핵심단어

- 벡 우울척도(Beck depression inventory)
- 노인우울척도(geriatric depression scale)
- 신경심리학 평가(neuropsychological assessment)
- 간이정신상태 검사(mini-mental status examination)

1. 우울증 평가

1) 개요

노인들은 그들이 처한 특수한 상황으로 인해 우울증에 빠질 가능성이 크다고 알려져 왔다. 일반적으로 우울증은 배우자와 친척들의 죽음, 본인의 죽음에 대한 두려움, 경제적 불안정, 신체적 및 정신적 기능감퇴, 사회적 활동 감소를 통한 소외감, 급변하는 시대에 적응하지 못하는 문화적 소외감 등과 같은 요인에 영향을 많이 받는다. 이러한 관점에서 노인들은 우울증을 일으키는 다양한 원인들에 쉽게 노출될 수 있기 때문에 우울증 발생률이 높다고 할 수 있다. 반면 노년기 우울증은 다른 연령층의 우울증과 몇 가지 다른 특징 때문에 평가 및 진단에 어려움이 따른다. 예를 들어 노인 우울증에서 볼 수 있는 주관적으로 호소하는 기억력 감퇴와 인지기능장애는 젊은 환자군에서는 드문 현상으로 노년기 우울증의 특징이라고 할 수 있다. 따라서 노년기 우울증을 가성치매(pseudodementia)로 표현하기도 하는데, 우울증 역시 정신운동속도의 지연이나 인지기능검사에서 낮은 점수를 보이기 때문이다. 우울증은 그나마 치료가 가능하지만 우울증을 치매로 오진하는 경우 심각한 결과로 이어질 수 있기 때문에 두 장애의 감별진단이 중요한 문제가 된다.

다양한 도구들을 이용해 우울증을 진단하고 있지만, 크게 나누면 임상가평가척도(clinician rating scale)와 자기평가형척도(self rating scale)로 구분할 수 있다. 임상가평가척도는 우울증상과 그 심각도에 대해 보다 객관적이고 정확한 평가가 가능하다는 장점을 가지는 반면, 전문적으로 훈련을 받은 평가자가 실시하여야 하므로 시간과 비용이 많이 든다는 단점을 가지고 있다. 현재 국내에서 사용 중인 대표적인 임상가평가척도는 해밀톤 우울평가척도(Hamilton rating scale for depression, HRSD), 몽고메리-아스버그 우울평가척도(Montgomery-Asberg depression rating scale, MADRS) 등이 있으며, 우울증 관련 연구와 임상에서 우울증상의 심각도 평가와 경과관찰, 약물에 대한 반응 평가 등에 사용되고 있다. 하지만 앞서 언급한 것처럼 이러한 평가도구들은 잘 훈련받은 전문가들에 의해 이루어져야 하기 때문에 간편하게 적용하기 어렵다는 한계가 있다.

반면 자기평가형척도는 임상가평가척도에 비해 정확도는 다소 떨어지지만 환자가 직접 작성하는 것으로 비교적 짧은 시간에 적용이 가능하다는 장점을 가지고 있다. 따라서 자기평가형척도는 간단하게 우울증상을 선별하거나 평가하기 위해 우선 사용되고 있다. 국내에서 사용 중인 것으로 벡 우울척도(Beck depression inventory, BDI), 융 자기평가 우울척도(Zung self-rating depression scale, SDS), 역학용 우울척도(The center for epidemiologic studies depression scale, CESD) 등이 대표적이다. 자기평가형척도들은 현재 정신과 영역에서 우울증 평가뿐 아니라 일차의료에서 선별검사, 일반 인구를 대상으로 하는 선별검사, 우울증 역학조사 등에 광범위하게 사용되고 있다. 비록 자기평가형척도들이 주관적 평가를 토대로 하지만 진단적 민감도가 큰 편이기 때문에 적절하게 사용한다면 임상적으로 아주 유용한 검사도구가 될 수 있다. 하지만 위의 평가도구들은 짧은 시간에 검사를 시행하기에는 다소 설문의 내용이 긴 편이기 때문에 노인 우울증을 검사하기에 적합하지 않다는 단점이 있다. 노인은 정상적인 노화과정에 따른 인지기능 저하와 신체기능 저하로 인해 체력의 한계가 발생하며, 이에 따라 평가도구를 작성하는데 장시간이 소요되거나 미묘한 변별과 선택을 요하는 질문형식에 적절히 반응하기가 어려울 수 있다. 이러한 단점을 보완하기 위해 최근에 노인의 특성을 반영한 노인 맞춤형 우울척도가 개발되고 있으며, 또한 보다 단순한 단축형 질문들을 사용하여 선별하는 방안들이 제시되고 있다. 예를 들어 우울증을 검사해야 하는 환자를 선별하는데, 다섯 가지 질문을 사용하는 경우가 있는데, 그중 한 가지라도 "예"라고 대답하면 노인 우울평가(geriatric depression scale, GDS)를 실시할 것을 권장하기도 한다. 질문 항목은 첫째 "우울해지고 기가 죽는 일이 많습니까?", 둘째 "자신이 헛되이 살고 있다고 느끼십니까?", 셋째 "절망적이라는 느낌이 자주 드십니까?", 넷째 "지금의 내 자신이 아무 쓸모없는 사람이라고 느끼십니까?", 다섯째 "지금 자신의 처지가 아무런 희망도 없다고 느끼십니까?" 항목이다.

2) 벡 우울척도

벡 우울척도(Beck depression inventory, BDI)는 자기평가형설문지 가운데 가장 널리 사용되고 있는 척도로서 1961년에 Beck 등에 의해 최초로 개발되었다. 이 평가도구는 일반적으로 13세 이상의 청소년과 성인을 대상으로 우울증상의 심각도를 평가하는데 사용되고 있지만 점수만으로 우울증을 진단할 수 없다는 단점이 있었다. 따라서 현재는 새로운 우울증 진단 기준에 근거하여 21개 문항으로 개편된 BDI-Ⅱ가 개발되어 사용되고 있다. BDI와 BDI-Ⅱ 모두 21개 문항으로 구성되어 있으며, 채점 방식도 0점에서 3점까지로 동일하다. 그러나 우울증의 진단기준이 바뀌면서 BDI 문항의 상당 부분이 조정되거나 새로 만들어졌기 때문에 현재는 BDI-Ⅱ를 사용하고 있다(표 15-1). 외국판 설명서에서는 0~13점은 약간의 우울, 14~19점은 경미한 우울, 20~28점은 중등도 우울, 29~63점은 심한 우울이라고 제시하고 있지만 국내에서는 기준점수가 아직 확립되지 않은 상태이다. 국내에서는 BDI-Ⅱ 점수 22점을 기준으로 하여, 22점 이상을 우울증이라고 판정해야 한다는 연구결과가 보고되어 있다. 그러나 우리나라의 상황에 부합하고, 진단 민감도가 높은 기준을 마련하는 연구가 더 진행되어야 한다.

표 15-1 벡 우울척도 II(BDI-II)

Beck 우울 설문지

※ 다음을 잘 읽고 각 항목에서 오늘을 포함한 최근 2주 동안의 자기 상태를 가장 잘 나타내주는 설명 하나를 골라 그 번호에 "ㅇ" 표시를 해 주십시오. 만약 한 항목에 그런 설명이 여러 개 있을 때는 그중 가장 큰 번호의 설명에 "ㅇ"를 하십시오. 한 항목도 빠짐없이 모든 항목에 답하되, 문항마다 반드시 하나의 번호에만 표시해 주십시오.

1) 슬픔
0 나는 마음이 슬프지 않다.
1 나는 자주 마음이 슬프다.
2 나는 항상 마음이 슬프다.
3 나는 너무 슬프고 불행해서 도저히 견딜 수가 없다.

2) 장래에 대한 비관
0 나는 장래에 대해 비관적으로 생각하지 않는다.
1 나는 장래에 대해 예전보다 비관적으로 생각한다.
2 나의 장래에 상황이 더 나아지리라 기대하지 않는다.
3 나의 장래는 절망적이며 더 나빠질 것이라 생각한다.

3) 과거의 실패
0 나는 내가 실패자라고 생각하지 않는다.
1 나는 실패하지 않았어야 될 일에 실패를 했다.
2 과거를 돌아보면 나는 많은 일에 실패하였다.
3 나는 내가 한 인간으로서 완전한 실패자라고 생각한다.

4) 즐거움을 잃어버림
0 나는 내가 즐겨하는 일에 예전만큼 즐거움을 느낀다.
1 나는 예전만큼 즐거움을 느끼지 못한다.
2 나는 과거에 즐겼던 일에 대해 거의 즐거움을 느끼지 못한다.
3 나는 과거에 즐겼던 일에 대해 전혀 즐거움을 느끼지 못한다.

5) 죄책감의 정도
0 나는 특별히 죄책감을 느끼지 않는다.
1 나는 과거에 행한 많은 일에 대해 죄책감을 느낀다.
2 나는 자주 죄책감을 느끼는 편이다.
3 나는 항상 죄책감에 시달리고 있다.

6) 벌 받는 느낌
0 나는 내가 벌을 받고 있다고 생각하지 않는다.
1 나는 내가 벌을 받을지도 모른다고 생각한다.
2 나는 내가 벌을 받을 것이라고 생각한다.
3 나는 내가 지금 벌을 받고 있다고 생각한다.

7) 자신을 싫어함
0 나는 예전과 같이 자신감이 있다.
1 나는 자신감을 잃었다.
2 나는 내 자신에 대해 실망한다.
3 나는 내 자신을 싫어한다.

8) 자기비판
0 나는 예전보다 자신에게 더 비판적이지 않다.
1 나는 예전보다 자신에게 더 비판적이다.
2 나는 나의 모든 잘못에 대해 자신을 비난한다.
3 나는 모든 잘못된 일이 다 내 탓이라고 비난한다.

9) 자살에 대한 생각
0 나는 자살을 생각해본 적이 없다.
1 나는 자살을 생각해보지만, 자살하지는 않을 것이다.
2 나는 자살하고 싶다.
3 나는 기회가 주어지면 자살할 것이다.

10) 눈물을 흘림
0 나는 요즘 예전보다 더 많이 울지는 않는다.
1 나는 요즘 예전보다 더 자주 우는 편이다.
2 나는 요즘 아주 사소한 일에도 쉽게 운다.
3 나는 울고 싶어도 울 힘조차 없다.

11) 초조함
0 나는 예전보다 더 초조하고 긴장되지는 않는다.
1 나는 예전보다 더 초조하고 긴장된다.
2 나는 너무 초조하고 안절부절못하여 가만히 있기가 힘들다.
3 나는 너무 초조하고 안절부절못하여 계속 움직이거나 무언가를 해야 한다.

12) 흥미를 잃어버림
0 나는 다른 사람이나 활동에 대해 예전과 같이 흥미가 있다.
1 나는 예전보다 다른 사람이나 활동에 흥미가 조금 줄었다.
2 나는 예전보다 다른 사람이나 활동에 흥미가 많이 줄었다.
3 나는 모든 일에 전혀 흥미가 없다.

13) 우유부단함
0 나는 예전처럼 결정을 잘 내린다.
1 나는 결정을 내리는 데 예전보다 더 힘이 든다.
2 나는 결정을 내리는 데 예전보다 훨씬 더 힘이 든다.
3 나는 어떤 결정이든 내리기가 어렵다.

14) 가치가 없음
0 나는 내가 가치 없는 사람이라 생각하지 않는다.
1 나는 내가 예전만큼 가치 있고 쓸모 있는 사람이라 생각하지 않는다.
2 다른 사람들과 비교할 때 나는 내가 상당히 가치 없는 사람이라 생각한다.
3 나는 내가 전혀 가치 없는 사람이라 생각한다.

15) 기운이 없음
0 나는 예전만큼 기운이 있다.
1 나는 예전보다 기운이 조금 줄었다.
2 나는 예전보다 기운이 많이 줄었다.
3 나는 아무것도 못할 정도로 기운이 없다.

16) 수면의 변화
0 나는 수면 양상이 전혀 변하지 않았다.
1a 나는 예전보다 잠을 조금 더 잔다.
1b 나는 예전보다 잠을 조금 적게 잔다.
2a 나는 예전보다 잠을 훨씬 더 잔다.
2b 나는 예전보다 잠을 훨씬 적게 잔다.
3a 나는 대부분의 시간을 잠자며 보낸다.
3b 나는 예전보다 1~2시간 일찍 일어나 다시 잠을 들 수 없다.

17) 짜증을 냄
0 나는 예전보다 짜증을 더 내지 않는다.
1 나는 예전보다 짜증을 조금 더 낸다.
2 나는 예전보다 짜증을 많이 더 낸다.
3 나는 항상 짜증을 낸다.

18) 식욕의 변화
0 나의 식욕은 예전과 변함이 없다.
1a 나는 예전보다 식욕이 조금 줄었다.
1b 나는 예전보다 식욕이 조금 늘었다.
2a 나는 예전보다 식욕이 많이 줄었다.
2b 나는 예전보다 식욕이 많이 늘었다.
3a 나는 식욕이 전혀 없다.
3b 나는 항상 음식이 몹시 먹고 싶다.

19) 집중장애
0 나는 예전처럼 집중을 잘 할 수 있다.
1 나는 예전만큼 집중을 잘 할 수 없다.
2 나는 어떤 일을 아주 오랜 시간 집중하기 어렵다.
3 나는 어떠한 일에도 집중할 수가 없다.

20) 피곤함
0 나는 예전보다 더 피곤하지는 않다.
1 나는 예전보다 쉽게 피곤해진다.
2 나는 너무 피곤하여 전에 하였던 많은 일들을 할 수가 없다.
3 나는 너무 피곤하여 전에 하였던 일들을 거의 할 수가 없다.

21) 성에 대한 관심을 잃어버림
0 나는 성에 대한 관심이 예전과 변함이 없다.
1 나는 성에 대한 관심이 예전보다 조금 줄었다.
2 나는 성에 대한 관심이 예전보다 크게 줄었다.
3 나는 성에 대한 관심이 전혀 없다.

3) 노인에 대한 우울증 평가 설문지

(1) 노인우울척도

일반적으로 노인우울증을 검사하는 도구는 Yesavage 등(1983)이 개발한 노인우울척도(geriatric depression scale, GDS)가 있다(표 15-2). 이 검사 도구는 피검자가 '예'/'아니오'로 응답하는 양분척도로서 30개 문항으로 이루어져 있다. 국내에서는 이 GDS를 번역한 수정본을 사용하고 있는데, 2명의 정신과 의사와 2명의 임상심리전문가가 각 문항의 의미를 충분히 살리면서 우리나라 노인들의 정서에 맞고, 이해가 쉬운 어휘와 일상적인 표현을 사용하

표 15-2 노인우울척도(GDS)

이 검사는 평상시에 일어날 수 있는 여러 가지 문제들을 모아 본 것입니다. 아래 글들을 하나하나 읽어가면서 지난 1주 동안의 자신의 기분을 잘 나타낸다고 생각되면 〈예〉, 그렇지 않다고 생각되면 〈아니오〉에 표시하여 주십시오.

검사일					
이 름					
성 별		연 령		학 력	

지난 한 주 동안의 느낌	응답
1. 평소 내 생활에 기본적으로 만족한다.	예 / 아니오
2. 활동과 흥미가 많이 줄었다.	예 / 아니오
3. 사는 게 허전하다.	예 / 아니오
4. 자주 따분해진다.	예 / 아니오
5. 앞날에 대해 희망적으로 생각한다.	예 / 아니오
6. 쓸데없는 생각들이 자꾸 떠올라 괴롭다.	예 / 아니오
7. 몸과 마음이 가뿐하다.	예 / 아니오
8. 나쁜 일이 일어나지 않을까 두렵다.	예 / 아니오
9. 대체로 행복하다고 느낀다.	예 / 아니오
10. 아무것도 할 수 없을 것처럼 무기력하게 느낀다.	예 / 아니오
11. 안절부절하고 초조할 때가 자주 있다.	예 / 아니오
12. 밖에 나가기보다는 주로 집에 있으려 한다.	예 / 아니오
13. 앞날에 대해 걱정할 때가 많다.	예 / 아니오
14. 기억력이 많이 약해졌다.	예 / 아니오
15. 지금 내가 살아있다는 것이 참 기쁘다.	예 / 아니오
16. 기분이 처지고 울적할 때가 있다.	예 / 아니오
17. 지금 내 처지가 참 볼품없다고 느낀다.	예 / 아니오
18. 지난 일들에 대해서 걱정을 많이 한다.	예 / 아니오
19. 인생은 즐거운 것이다.	예 / 아니오
20. 새로운 일을 시작하는 것이 어렵다.	예 / 아니오
21. 기운이 넘치는 것 같다.	예 / 아니오
22. 지금 내가 처한 상황이 절망스럽게 느껴진다.	예 / 아니오
23. 다른 사람들은 나보다 잘 지내는 것 같다.	예 / 아니오
24. 사소한 일에도 화가 날 때가 많다.	예 / 아니오
25. 울고 싶을 때가 많다.	예 / 아니오
26. 정신을 집중하기 어렵다.	예 / 아니오
27. 아침에 기분 좋게 일어난다.	예 / 아니오
28. 사람들 모이는데 가기가 싫다.	예 / 아니오
29. 결정 내리기가 어렵지 않다.	예 / 아니오
30. 예전처럼 정신이 맑다.	예 / 아니오

여 번안하였다. 번안한 GDS에 대한 신뢰도와 타당도 검사를 통해 1:1 면접검사 방식으로 할 때 높은 신뢰도와 타당도가 있음을 확인하였다. 일반적으로 13점 이하면 정상, 14~18점은 경도 우울증, 19~21점은 중등도 우울증, 22점 이상은 심한 우울증으로 분류한다.

(2) 단축형 노인우울척도

노인은 정신과적 평가에 대한 거부감이 있으며, 신체기능뿐만 아니라 인지기능의 감퇴로 인하여 장시간 집중하기 어려운 점이 있기 때문에 간단히 대답할 수 있는 검사가 필요하다. 따라서 Sheikh와 Yesavage가 1986년에 30문항에서 15문항으로 축소한 단축형 노인우울척도를 새로 개발하였다. 국내에서 사용하는 단축형 노인우울척도는 기백석(1996년)이 번역하여 표준화한 한국판 노인우울척도 단축형(geriatric depression scale short form version, GDSSF-K)(표 15-3)과 조맹제 등(1999)이 번역하여 수정한 단축형 노인우울척도(short form of geriatric depression scale, SGDS-K)(표 15-4) 두 종류를 사용하고 있다. 이 단축형 노인우울척도는 Hamilton rating scale for depression(HRSD), The center for epidemiological

표 15-3 한국판 노인우울척도 단축형(GDSSF-K)

◎ 기본 인적사항 기록

이 름:	나 이:	성 별:
주 소:		
교육수준:	결혼상태:	주거형태:
동 거 인:	진 단:	기타 소견:

◎ 다음을 잘 읽고 요즘 자신에게 적합하다고 느끼는 답을 표시하십시오.

1. 당신은 평소에 자신의 생활에 만족하십니까?	예 / 아니오
2. 당신은 활동과 흥미가 많이 저하되었습니까?	예 / 아니오
3. 당신은 앞날에 대해서 희망적입니까?	예 / 아니오
4. 당신은 대부분의 시간을 맑은 정신으로 지냅니까?	예 / 아니오
5. 당신은 대부분의 시간이 행복하다고 느낍니까?	예 / 아니오
6. 당신은 지금 살아있다는 것이 아름답다고 생각합니까?	예 / 아니오
7. 당신은 가끔 낙담하고 우울하다고 느낍니까?	예 / 아니오
8. 당신은 지금 자신의 인생이 매우 가치가 없다고 느낍니까?	예 / 아니오
9. 당신은 인생이 매우 흥미롭다고 느낍니까?	예 / 아니오
10. 당신은 활력이 충만하다고 느낍니까?	예 / 아니오
11. 당신은 자주 사소한 일에 마음의 동요를 느낍니까?	예 / 아니오
12. 당신은 자주 울고 싶다고 느낍니까?	예 / 아니오
13. 당신은 아침에 일어나는 것이 즐겁습니까?	예 / 아니오
14. 당신은 결정을 내리는 것이 수월합니까?	예 / 아니오
15. 당신의 마음은 이전처럼 편안합니까?	예 / 아니오

채점기준: 2,7,8,11,12-예, 그 외-아니오라는 대답에 1점

출처: 기백석(1996). 한국판 노인우울척도 단축형의 표준화 예비연구. 신경정신의학. 35(2):298-305

표 15-4 단축형 노인우울척도(SGDS-K)

◎ 다음을 잘 읽고 지난 한 주 동안의 자신의 기분을 잘 나타낸다고 생각하면 (예)에, 그렇지 않다면 (아니오)에 O 표시를 하십시오.

1. 현재의 생활에 대체적으로 만족하십니까?	예 / 아니오
2. 요즘 들어 활동량이나 의욕이 많이 떨어지셨습니까?	예 / 아니오
3. 자신이 헛되이 살고 있다고 느끼십니까?	예 / 아니오
4. 생활이 지루하게 느껴질 때가 많습니까?	예 / 아니오
5. 평소에 기분은 상쾌한 편이십니까?	예 / 아니오
6. 자신에게 불길한 일이 닥칠 것 같아 불안하십니까?	예 / 아니오
7. 대체로 마음이 즐거운 편이십니까?	예 / 아니오
8. 절망적이라는 느낌이 자주 드십니까?	예 / 아니오
9. 바깥에 나가기가 싫고 집에만 있고 싶으십니까?	예 / 아니오
10. 비슷한 나이의 다른 노인들보다 기억력이 더 나쁘다고 느끼십니까?	예 / 아니오
11. 현재 살아있다는 것이 즐겁게 생각되십니까?	예 / 아니오
12. 지금이 내 자신이 아무쓸모 없는 사람이라고 느끼십니까?	예 / 아니오
13. 기력이 좋으신 편입니까?	예 / 아니오
14. 지금 자신의 처지가 아무런 희망도 없다고 느끼십니까?	예 / 아니오
15. 자신이 다른 사람들의 처지보다 더 못하다고 느끼십니까?	예 / 아니오

채점기준: 1,5,7,11,13-아니오, 그 외-예라는 대답에 1점

출처: 조맹제 외(1999). DSM-Ⅲ-R 주요우울증에 대한 한국어판 Geriatric Depression Scale(GDS)의 진단적 타당성 연구. 신경정신의학, 38(1):48-62.

studies depression scale(CES-D) 등과 높은 상관성이 있다고 알려져 있다.

15개 문항 중 10개 문항은 긍정적인 응답의 경우 1점을 부여하고, 나머지 5 문항은 부정적인 응답을 1점 부여한다. 학자에 따라 6~7점을 기준으로 하여 우울증을 판별하거나, 8점 이상을 우울증이라고 판정하기도 하는데, 일반적으로 총 점수가 4점 이하면 정상, 5~9점이면 우울 의심, 10점 이상이면 우울증으로 분류한다. 만약 우울증이 있는 것으로 확인되면 약물복용(항고혈압제, 향정신성 약물 등에 특히 주의) 여부를 조사하고, 정신과의 자문을 구하도록 한다.

2. 신경심리학 평가

1) 개요

인지기능(cognitive functions)이 저하되면 정신뿐만 아니라 신체 역시 다양한 변화가 발생한다. 따라서 정신상태 검사는 환자의 전반적 외양과 옷차림, 행동 등을 살피는 것으로부터 시작되어야 한다. 부적절한 옷의 선택, 불량한 위생 상태 등은 치매나 심한 우울증으로 인한 자기관

리의 문제를 시사한다. 찌푸리고 있거나 어두운 표정이 보일 경우에도 우울증을 의심해 볼 수 있다. 탈억제 행동은 이마엽성 치매를 시사한다. 보통 신경심리학 검사는 환자 본인과 가족에게 직접 물어볼 수 있는데, 우울증 환자나 경도 내지 중등도 치매 환자는 본인이 응답할 수 있어 감정 상태를 평가하는 것이 어렵지 않을 수 있기 때문이다. 하지만 중증 치매 환자들은 자신의 감정 상태를 제대로 표현하지 못하기 때문에 환자를 통해 정보를 얻기보다는 보호자로부터 정보를 얻어야 하는 경우가 많으며, 환자가 보이는 표정과 행동에 대한 관찰 등에 의존하는 경우가 많다. 혈관성 치매일 경우 감정의 기복을 보일 수 있으며, 심할 때는 감정실금(emotional incontinence)을 보일 수도 있다. 인지기능의 저하가 진행됨에 따라 정신병적 증상이 나타날 수 있기 때문에 망상, 환각 등 정신병적 증상에 대한 평가 또한 필요하다. 우울증이나 양극성장애와 같은 정동장애 환자의 망상은 기분상태에 합당한 내용을 보이는 경우가 대부분이며, 섬망 환자는 피해망상이 흔하지만 체계화되어 있지 않은 특징을 보이는 반면, 치매 환자가 보이는 망상은 자신의 기억력 장애로 초래된 결과를 나름대로 해석하기 때문에 망상의 양상이 우울증이나 섬망에서 보이는 것과 다소 차이가 있다. 보통 치매에서 보이는 망상은 가족 중 누군가가 자신의 물건을 빼돌린다거나, 이웃 사람이 자기 물건을 훔쳐 간다는 내용의 피해망상인 경우가 대부분이다. 환각의 종류로는 환청이나 환시가 흔하며, 사람이나 동물 모습의 선명한 환시는 루이소체 치매에서 보통 나타난다. 따라서 정신상태 검사에서는 환자의 신체위생, 우울증 및 이상행동 등에 대한 검사와 함께 이루어져야 한다.

2) 인지기능 평가 항목

(1) 주의력

주의력(attention)을 평가하기 위해서는 흔히 100에서 차례로 7씩 빼기를 계속하게 해본다. 이 과제를 수행하기 어려운 경우에는 20에서 3씩 빼거나 "삼천리강산"을 거꾸로 말하기, 일주일의 요일을 거꾸로 말하기 등을 해 보도록 할 수 있다. 또한 3자리 또는 6자리의 숫자를 불러주고, 따라하게 하거나 거꾸로 말하도록 해서 평가할 수도 있다.

(2) 지남력

지남력(orientation)은 자신이 처한 시간적, 공간적, 인적 환경을 구체적으로 파악하는 능력으로서 시간에 대한 지남력, 장소에 대한 지남력, 사람에 대한 지남력으로 구분된다. 지남력에 대한 장애는 주의력에 장애가 있거나 기억장애가 있는 경우에 초래되는 것으로 알려져 있다. 지남력에 장애가 올 경우 시간에 대한 지남력 손상이 먼저 발생하기 때문에 시간에 대한 지남력 평가가 우선 필요하다. 시간에 대한 지남력은 오늘이 몇 년, 몇 월, 며칠인지를 확인하는 방법으로 검사할 수 있다. 장소에 대한 지남력은 지금 있는 장소가 어딘지, 무엇을 하는 곳인지를 물어봄으로써 평가한다. 사람에 대한 지남력은 간단하게 주위 사람들이 누구인지, 무엇을 하는 사람인지 등을 물어볼 수 있다.

(3) 언어 능력

언어능력(linguistic competence), 즉 환자의 언어 이해력과 표현력은 면담하는 동안 자연스럽게 평가할 수 있지만, 직접적인 검사를 통해서도 확인할 수 있다. 예를 들어 "오늘 날씨가 어떤지 문장을 하나 만들어서 말씀해보세요"라고 지시하는 방법을 통해 언어 표현력을 평가할 수 있으며, "이 종이를 오른손으로 받아서 반으로 접은 다음 무릎 위에 얹어 보세요"와 같은 간단한 과제를 주고 시행해 보게 함으로써 언어이해력(comprehension)을 알아볼 수 있다. 간단한 문장을 따라하도록 지시하는 방법으로 따라 말하기(repetition) 능력을 평가할 수 있다. 또한 몇 가지 물건을 직접 보여 주면서 이름을 대보게 함으로써 이름대기 능력을 평가할 수 있다.

(4) 기억력

기억력(memory power)은 흔히 즉각 회상, 단기기억, 장기기억의 세 영역으로 나누어 평가한다. 즉각 회상은 수 초간 지속되는 기억력이며, 3자리에서 6자리의 숫자를 따라하게 하거나 세 가지 관련 없는 물건 이름을 불러주고, 즉시 물건 이름을 말하도록 지시하여 평가한다. 단기기억은 수분에서 수일 전에 들은 내용이나 일어난 사건을 기억하는 능력으로서 세 가지 관련 없는 물건의 이름을 불러주고, 주의를 다른 데로 돌려 다른 과제를 진행하다 3분 내지 5분 후에 처음 기억하게 했던 물건의 이름을 기억해 내도록 하여 평가할 수 있다. 또는 그날 아침 식사로 무엇을 먹었는지 물어볼 수 있다. 장기기억은 수개월 내지 수 년 전의 일을 기억하는 능력을 말하는데, 본인의 고향, 출신학교, 본인 또는 배우자의 주된 직업 등 생활상의 사건을 물어봄으로써 평가한다. 알츠하이머형 치매 환자의 경우 초기에는 단기 기억 장애가 먼저 생기고, 병이 진행되면 장기기억의 장애까지 오게 된다.

(5) 시공간 기능

시공간 기능(visuospatial ability)은 3차원적인 공간을 시각이라는 감각을 이용해 인식하는 기능이라고 할 수 있다. 병력을 청취하는 과정에서 환자가 길을 잃은 적이 있다고 하면 시공간 기능에 장애가 있음을 시사한다. 시공간 기능을 평가하는 방법으로는 2차원 공간에서 도형을 보고 베끼게 하는 방법이 있다. 엄밀하게 말하면 시공간 기능 중에서도 시구성능력(visuoconstructive function)을 평가하는 검사이나 비교적 간편하게 시행할 수 있는 장점이 있어 시공간 기능을 평가하는데 흔히 사용된다. 사각형이나 정육면체를 그리게 하거나 겹쳐진 오각형을 그리게 한다. 혹은, 시계를 그리고 특정 시간에 맞게 바늘을 그려 넣도록 지시하기도 한다.

(6) 집행기능

임상에서 간단히 집행기능(executive function)을 평가하기 위한 방법의 하나로 Fist-edge-palm 검사가 있는데, 오른손으로 책상을 두드리게 하되 맨 먼저 주먹으로 두드리게 한 다음 두 번째로 손을 쭉 펴서 펴진 손의 새끼손가락 쪽 모서리로 두드리게 하고, 마지막으로 손바닥으로 책상을 치게 한다. 집행기능에 문제가 있는 사람은 이 순서를 제대로 따라하지 못한다. 언어 유창성 검사를 집행기능 검사 목적으로 활용하기도 한다. 추상적 사고력과 판단력을 검사하는 방법도 집행기능을 검사하는 방법 가운데 하나이다. 추상적 사고란 구체적인 예와 일반적인 개념을 연결하여 생각할 수 있는 능력을 말한다. 이를 검사하기 위해서는 사과와 배 혹은 진리와 아름다움 사이의 공통점이나 유사성을 설명할 수 있는지, 간단한 속담, 예를 들어 "아니 땐 굴뚝에 연기 날까가 무슨 뜻인가요"를 물어볼 수 있다. 그 대답이 너무 평범하거나 구체적인 경우 예를 들어 '사과와 배는 둥글다', '불을 안 때면 굴뚝에는 연기가 안 난다'와 같이 대답하는 경우 추상적 사고 능력이 저하되었다고 판단할 수 있다.

3) 신경심리학 평가도구

(1) 간이정신상태 검사

일반적으로 간이정신상태 검사(mini-mental status examination, MMSE)는 Folstein과 McHugh(1975)에 의해 개발된 도구를 많이 사용한다. 하지만 이 도구는 서양 사람을 기준으로 만들어진 것이기 때문에 국내 노인에게 적용하여 해석하는데 한계가 있다. 따라서 우리나라에서는 국내 사정에 맞게 수정 보완된 간이정신상태 검사 도구를 사용하고 있으며, 강연욱 등(1997)이 개발한 한국형 간이정신상태 검사(Korean mini-mental status examination, K-MMSE)(표 15-5)와 권용철과 박종한(1989)이 개발한 간이정신상태 검사 한국형(Korean version of mini-mental status examination, MMSE-K)이 널리 사용되고 있다. 일반적으로 검사 결과에서 19점 이하면 치매, 20~23점은 경도인지장애(mild cognitive impairment, MCI), 24점 이상이면 정상으로 판정하고 있다.

(2) 신경심리학 평가도구

신경심리학 평가(neuropsychological assessment)란 지적능력을 포함하여, 인지 및 행동양상 전반에 걸쳐 광범위하게 평가하는 과정이다. 신경심리학적 평가는 치매 진단에 있어 무엇보다 중요한데, DSM-Ⅳ를 비롯한 NINCDS-ADRDA의 진단기준과 혈관성 치매의 진단기준인 NINDS-AIREN 등에서도 신경심리학적 평가가 치매 진단에 있어 필수 과정으로 명시되어 있다. 치매에 대한 정의를 보면 기억력, 언어능력, 시공간적 지각능력, 실행증, 계산능력, 집행기능 등 여러 정신적인 기능 영역 중 세 가지 이상의 영역에서 장애가 관찰되는 질환이라고 되어 있다. 치매의 정의에서 보이는 요소들에 대한 검사가 신경심리검사이기 때문에 치매 진단에서 신경심리학적 평가는 기본적인 검사라고 할 수 있다.

대표적인 신경심리학 평가도구는 강연욱과 나덕렬(2003)이 개발한 서울신경심리검사(Seoul neuropsychological screening battery, SNSB)이다(그림 15-1). SNSB는 치매 평가에 사용하기 위해 인지기능을 종합적으로 평가할 목적으로 국내에서 개발한 검사 총집으로 주

표 15-5 한국형 간이정신상태 검사

K-MMSE(Korean Mini-Mental Status Examination)

대상자명	병록번호	성별/나이	교육정도	검사일	진단명

항목		답	점수
지남력(시간)	년		0 1
	월		0 1
	일		0 1
	요일		0 1
	계절		0 1
지남력(장소)	나라		0 1
	시, 도		0 1
	무엇하는 곳		0 1
	현재 장소명		0 1
	몇 층		0 1
기억등록	비행기		0 1
	연필		0 1
	소나무		0 1
주의집중 및 계산	100 -7		0 1
	-7		0 1
	-7		0 1
	-7		0 1
	-7		0 1
기억회상	비행기		0 1
	연필		0 1
	소나무		0 1
언어	이름대기(2)		0 1 2
	명령시행(3)		0 1 2 3
	따라 말하기		0 1
	읽기(1)		0 1
	쓰기(1)		0 1
시공간 구성 능력	오각형(1)		0 1
총점			점

※이름대기: 시계, 볼펜

※명령시행: 종이를 뒤집고, 반으로 접은 다음, 저에게 주세요.

※따라 말하기: 백문이 불여일견

출처: 강연욱, 나덕렬, 한승혜(1997). 치매환자들을 대상으로 한 K-MMSE의 타당도 연구. 대한신경과학회지, 15(2), 300-308.

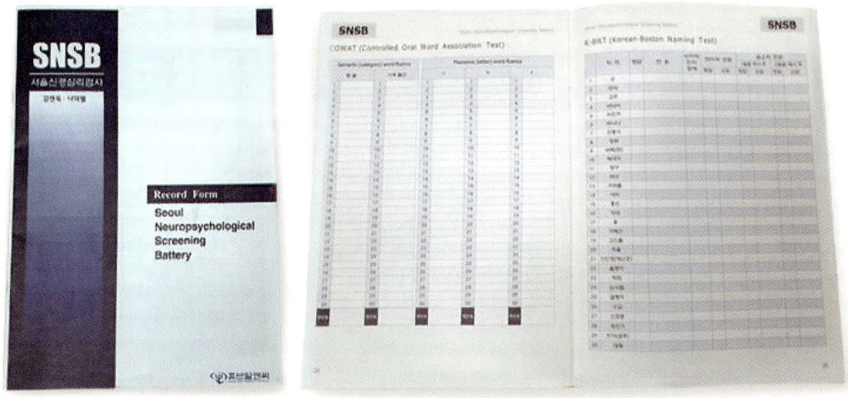

| 그림 15-1 | 서울신경심리 검사(SNSB) 도구

의 집중능력, 언어 기능 및 그와 관련된 기타 기능들, 시공간적 지각 및 구성능력, 기억력, 이마엽 기능 등 다양한 신경심리학적 영역별로 표준화된 인지기능 평가도구들로 구성되어 있다. 또한 한국형 간이정신상태 검사(Korean-mini mental state examination, K-MMSE), 임상치매척도(clinical dementia rating scale, CDR), 노인우울척도(geriatric depression scale, GDS)와 일상생활능력 지표인 바델 일상생활능력지수(Barthel activities of daily living index)가 포함되어 있다. 검사에 소요되는 시간은 약 1시간 30분에서 2시간 정도이며, 이 검사의 목적은 치매선별검사들처럼 짧은 시간 내에 치매를 변별하려는 목적보다는 종합적이고 보다 심층적인 평가를 통해 치매의 조기 진단 및 변별, 임상적 양상에 대한 정보를 제공하기 위한 것이다.

참고문헌

- 강연욱, 나덕렬, 한승혜(1997). 치매환자들을 대상으로 한 K-MMSE의 타당도 연구. 대한신경과학회지, 15(2), 300-308.
- 권용철, 박종한(1989). 노인용 한국판 Mini-Mental Statue Examination(MMSE-K)의 표준화 연구. 대한신경정신의학회, 28(1), 125-135.
- 기백석(1996). "한국판 노인우울척도 단축형의 표준화 예비연구". 신경정신의학. 35(2):298-305
- 류현주(2010). 정상, 경도인지장애, 초기치매의 SNSB 영역별 점수비교. 대구대학교 대학원, 석사학위논문.
- 신승철 외(1991). 한국에서의 CES-D의 사용: 표준화 및 요인구조에 대한 횡문화적 검토. 신경정신의학, 30:752-765.
- 안용민 외(2005). 한국판 Montgomery-Asberg 우울증 평가 척도의 표준화 연구. 신경정신의학, 44:466-476.
- 위송희(2008). 뇌졸중 노인의 우울, 수면의 질과 수면 만족도의 관계. 이화여자대학교 대학원 석사학위 청구논문.
- 이중서 외(2005). 한국판 Hamilton 우울증 평가 척도의 신뢰도, 타당도 연구. 신경정신의학, 44:456-465.
- 이중훈(1995). 한국형 자가평가 우울척도의 개발. 영남의대학술지, 12:292-305.
- 정인과 외(1997). 노인우울척도(Geriatric Depression Scale)의 신뢰도, 타당도 연구. J Korean Neuropsychiatr SAssoc, 103-112.
- 정인과(1994). 노년기 우울장애. 대한노인정신의학회 창립총회 및 학술대회.
- 조맹제 외(1999). DSM-Ⅲ-R 주요우울증에 대한 한국어판 Geriatric Depression Scale(GDS)의 진단적 타당성 연구. 신경정신의학, 38(1):48-62.
- 한홍무 외(2002). Beck depression inventory의 한국판 표준화 연구. 신경정신의학, 41:487-502.
- Bae JN, Cho MJ, Development of the Korean version of the Geriatric Depression Scale and its short form among elderly psychiatric patients. J Psychosom Res 2004;57(3):297-305.
- Beck AT, Ward CH, Mendelson M, Mook J, Erbaugh J. An inventory for measuring depression. Arch Gen Psychiatry, 1961, 4:561-571.
- Cho MJ BJ, Suh GH, Hahm BJ, Kim JK, Lee DW, Kang MH. Validation of Geriatric Depression Scale, Korean Version(GDS) in the Assessment of DSM-III-R Major Depression. J Korean Neuropsychiatr Assoc 1999:38(1):48-63.
- Dozois DJA, Dobson KS, Ahnberg JL. A psychometric evaluation of the Beck Depression Inventory-Ⅱ. Psychol Ass, 1998, 10:83-89
- Dubois B, Feldman HH, Jacova C, et al. Research criteria for the diagnosis of Alzheimer's disease: revising the NINCDS-ADRDA criteria. Lancet Neurology, 2007, 6:734-736
- Jalvik LF. Aging and depression: Some unanswered Questions. J Geront, 1976, 31:324-326.
- Kahn R, Zarit SH, Hilbert NM, Niederehe C. Memory complaint and impairment in the aged, the affect of depression and altered brain function. Arch Gen Psychiat, 1975, 32:1569-1573.
- McKhann G, Drachman D, Flostein M, Katzman R, Price D, Stadlan EM. (1984). Clinical Diagnosis of Alzheimer's Disease: Report of the NINCDS-ADRDA Work Group under of Auspices of Department of Health and Human Serices Task Force on Alzheimer's disease. Neurology, 34,939-944.
- Salzman CS, Richard I. Depression in the elderly: I. Relationship between depression, psychologic defense mechanisms and physical illness. J of Ameri Geria Society 1978;26(6):253-60.
- Wells CE. Pseudodementia. Am J Psychiat, 1979, 136:895-900.

UNIT 4

노인성 질환과 물리치료

CHAPTER 16

근골격계 질환과 물리치료

학습목표

1. 노화로 인한 근골격계 질환의 원인을 설명할 수 있다.
2. 노화로 인한 근골격계 질환의 증상을 설명할 수 있다.
3. 노화로 인한 근골격계 질환의 진단방법을 설명할 수 있다.
4. 노화로 인한 근골격계 질환의 치료적 중재를 설명할 수 있다.

핵심단어

- 뼈관절염(osteoarthritis)
- 류마티스 관절염(rheumatoid arthritis)
- 척추관협착증(stenosis)
- 골다공증(osteoprosis)

1. 뼈관절염

1) 개요

뼈관절염(osteoarthritis)은 점진적인 관절연골의 손상으로 인하여 관절에 염증과 통증을 초래하는 퇴행성 변화를 나타내는 질환으로 퇴행성 관절염(degenerative arthritis) 또는 퇴행성 관절질환(degenerative joint diesease)으로 알려져 있다. 뼈관절염은 우리나라 60세 이상 노인인구의 46.7%에서 나타난다. 주로 여성에게 더 많이 발병하며, 무릎관절과 엉덩관절에 침범하는 노인성 질환으로 주로 반복적인 관절의 사용으로 발생하게 되는데, 체중부하 관절에 영향을 미치며 관절연골의 퇴행성 변화와 관절면의 과잉뼈 형성이 특징인 질환이다.

2) 원인

뼈관절염은 발생원인에 따라서 일차성 또는 특발성 관절염과 이차성 또는 속발성 관절염으로 구분된다. 일차성 관절염은 특별한 원인이나 손상기전 없이 발생되는 경우이다. 연령, 성, 비만, 나쁜자세, 유전적 요소, 가족력, 관절의 영양공급 불량 등의 원인으로 나타나며, 이차성 관절염은 확실한 원인에 의해 증명되는 외상, 탈구, 선척적 기형, 대사성 질환 등이 동반된 경우이다.

뼈관절염을 발생시키는 위험요소 및 여러 가지의 원인이 되는 것은 노화, 여성, 뼈의 변형, 비만, 반복적인 체중부하, 과도한 스포츠 활동, 과사용, 근약화, 이전의 사고, 유전적 요인, 감염, 염증성 관절질환 등이 있다(표 16-1).

표 16-1 뼈관절염 위험요인 및 연관성

위험요인	연관성
노령	나이의 증가에 따른 위험도 증가
여성	남성보다 여성에게서 발병률 높음
체중	비만환자에게서 발생빈도 증가
골다공증	진행속도와 연관됨
운동	과사용 및 회전운동 시 빈도 증가
직업	반복적인 쪼그려 앉기, 무릎꿇기 동작 시 증가

3) 증상

뼈관절염의 증상은 초기에 통증과 기능 감소가 일어나고 질환의 진행에 따라 부종과 발열, 염발음 등을 동반하며, 관절가동범위의 제한과 근력약화에 따른 관절의 변형 및 기능제한을 초래한다.

증상의 초기에는 국소적인 관절통증이 나타나며, 춥거나 습기가 많은 날씨에는 더 악화되기도 한다. 환자는 운동 시 쉽게 피로를 호소하고, 관절운동장애나 경도의 종창 및 관절주위 압통을 호소하며, 연골의 소실로 관절면에서의 마찰음을 느낄 수 있다. 초기에는 관절강직이 나타나고 진행될수록 관절 내 삼출액 소견으로 종창(swelling)이 나타나며, 관절의 종창과 압통으로인한 관절운동제한이 나타나며 증상이 심해질수록 관절구축과 변형이 발생된다(그림 16-1).

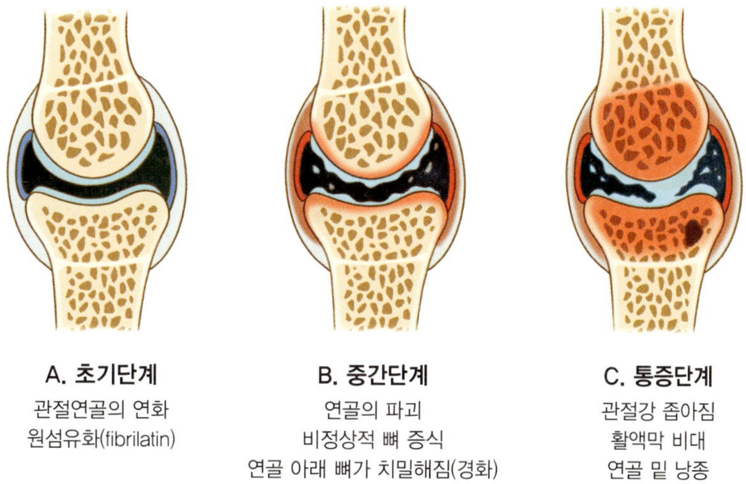

| 그림 16-1 | 뼈관절염 진행과정

4) 진단

뼈관절염의 진단은 환자의 자세한 병력을 분석하고 진찰이나 임상병리검사 및 방사선 검사에서 관찰되는 여러 가지 소견을 종합해서 진단할 수 있다. 임상병리적 소견으로 염증상태에서 적혈구는 다소 증가하며, 활액분석에서는 백혈구 수가 증가한다. 방사선 소견으로는 X-ray 검사에서 초기에는 정상으로 보이지만 점차 진행될수록 관절의 간격이 좁아지고, 심해지면 뼈가 경화되어 관절면이 하얗게 나타난다. MRI는 뼈관절염뿐만 아니라 연골의 기질을 분자수준에서 직접적으로 관찰하여 연부조직 손상과 무혈성 괴사를 평가하는데 도움이 된다. CT나 뼈 스캔 등을 통한 장비로도 관절상태에 따른 다양한 정보를 구별할 수 있다.

물리치료사는 현재의 병력을 기반으로 환자의 증상을 확인하고 외상 및 활동 시에 더해지는 통증의 양상을 평가해야 한다. 관절의 변형, 부정렬, 근위축을 관찰하고 염발음 등이 있는지 확인해야 한다. 또한 움직임의 제한과 인대의 느슨함과 다른 통증의 원인이 있는지 확인해야 한다.

5) 치료적 중재

뼈관절염 치료의 목적은 현재의 상태보다 증세를 호전시키고, 관절의 운동범위를 증가시키며, 관절에 대한 손상요소를 제거하는 것과 통증의 감소이다. 치료방법으로는 관절의 보호, 관절에 가해지는 부하와 통증을 감소시키는 생활습관 교육, 운동치료, 물리적인자치료, 보조기의 적용, 약물, 수술적인 방법이 있다.

(1) 의학적 치료

① 외과적 치료

여러 가지 보존적인 치료방법의 적용 후에도 증상이 호전되지 않으며, 극심한 통증과 관절의 변형이 진행될 때에는 뼈관절염 환자의 통증을 경감시키고 기능을 개선하기 위해 외과적 수술을 실시한다. 연골의 손상과 함께 동반된 관절의 변형을 교정하고 관절의 운동성을 유지해주고 관절의 안정성을 회복시키는 것이 수술의 주요 목적이다.

② 약물치료

약물치료는 통증을 경감시키고 염증 완화의 효과를 얻기 위해 적용된다. 스테로이드제제는 심한 통증을 호소하는 경우, 관절 내로 약물을 투여하면 증상이 완화될 수 있으나 장기간의 사용은 습관성이 되기 쉬우며, 연골의 변성을 유발할 수 있으므로 주의가 필요하다. 히알루론산은 관절 속에 막을 형성하여 관절의 윤활 및 보호 작용에 도움을 준다.

(2) 물리치료 중재

① 운동치료

뼈관절염 환자는 관절에 무리가 가지 않고 통증이 유발되지 않는 범위에서의 운동이 적용되어야 한다. 뼈관절염 환자에게 적용되는 운동치료적 중재로는 관절가동범위운동, 뻗침운동, 저항운동, 유산소 운동이 있다.

관절가동범위운동은 관절의 구축을 예방하고 관절과 결합조직의 운동성을 유지할 수 있다. 무리한 관절가동운동은 관절에 지나친 스트레스를 줄 수 있기 때문에 운동을 단계적으로 실시한다.

뻗침운동은 근육 혹은 힘줄을 늘리거나 펴주는 운동으로 관절의 유연성을 유지하는데 중요한 역할을 한다. 뼈관절염 부위의 연부조직 단축으로 인한 관절가동범위에 제한이 발생한 경우, 연부조직을 뻗침시켜 관절가동범위를 증진시킨다.

저항운동은 근긴장도의 증가, 근력을 향상시킬 수 있다. 적용 시에는 일반적인 과부하의 원리에 의해 저항의 양과 빈도를 결정하는 점진적 저항운동을 적용한다. 환자에게 점진적으로 부하의 양을 증가시켜서 적용하고 관절에 너무 과도한 스트레스가 주어져서 통증을 유발하지 않도록 주의하며, 무릎 주변의 근육들을 강화시켜줄 수 있는 등척성 운동을 적용하여 주위의 근육을 강화시킨다. 대표적으로는 무릎관절을 완전폄한 상태에서 실시하는 넙다리근 고정운동(quadriceps setting exercise, Q-set)을 실시한다. 등장성 운동을 실시할 경우에는 모래주머니나 탄력밴드를 사용한다.

유산소 운동은 관절에 부담을 주지 않고 전신을 최적의 상태로 유지시켜 주기 때문에 통증이 심하지 않은 환자에게 효과적인 치료방법이다. 가벼운 걷기나 자전거 타기 등의 유산소 운동을 통해 심폐지구력 증진과 체중감소의 두 가지 효과를 얻을 수 있어서 뼈관절염 환자에게 추천되며, 처음에는 10~15분 정도 걷도록 하며 걷는 시간을 점차 늘려준다. 수중 에어로빅과 물에서 걷기, 부력조끼를 착용하고 수중달리기, 부력을 이용한 수중 자전거 타기, 부력보조 장비를 활용한 수영 등을 적용할 수 있다. 특히 물에서의 운동은 부력의 작용으로 관절에 가해지는 부하를 줄일 수 있으며, 체중감소에 효과가 있다.

관절에 심하게 무리가 가는 격렬한 운동이나 테니스 등은 피하는 것이 좋으며, 쪼그려 앉기, 계단 오르내리기와 같이 뼈관절염을 악화시킬 수 있는 동작은 피하도록 교육시키는 것이 중요하다.

② 물리적인자치료

물리적인자치료는 통증을 완화시키고 혈액순환의 증진을 목적으로 전기치료, 이온도입법, 광선치료, 온열치료, 냉치료, 초음파 치료를 적용할 수 있으며, 손에 뼈관절염이 있는 환자에게는 초욕을 시행할 수 있다. 급성 염증과 부종의 완화를 위해서는 냉치료를 적용하며, 진행과정에 따른 만성 통증의 완화를 위해서는 온습포와 적외선, 초음파, 전기치료를 적용할 수 있다.

2. 류마티스 관절염

1) 개요

류마티스 관절염(Rheumatoid arthritis)은 관절 내 윤활막의 대칭적인 다발성 염증을 특징으로 인체의 여러 관절을 침범하는 자가면역성 질환이다. 류마티스 관절염은 관절의 윤활막에 염증이 발생하여 부종과 통증을 초래하고, 관절주위의 약화와 운동제한으로 인해 관절 경직과 변형을 초래한다. 발생빈도는 전체인구의 2% 정도이며 여성이 남성에 비해 3~4% 정도 많으며, 30~50세에 발생하여 60대에 가장 많은 환자가 있는 것으로 알려져 있다. 류마티스 관절염이 진행될수록 관절의 기능장애 및 일상생활활동의 지장을 받게 된다. 그러므로 조기 치료와 중재는 환자의 기능 및 움직임의 손실 예방에 있어 매우 중요하다.

2) 원인

류마티스 관절염은 자가면역성 질환으로 직접적인 원인은 밝혀지지 않았으며, 유전적 요인과 환경적 요인이 복합적으로 작용하여 인체의 자가면역조절 기전의 이상을 일으킨다. 최근 노인인구 증가에 따른 류마티스 관절염 발병 추세가 증가하고 있으며, 고령에 발생 시 뼈와 관절의 파괴가 빨리 일어나고, 전신증상이 동반되므로 노인 환자의 류마티스 관절염 치료 시 각별한 주의가 필요하다. 질병발생 경과 10년 후에는 환자의 약 50% 이상이 일상생활에서 장애를 겪으며 통증 및 우울감으로 인해 삶의 질이 저하된다.

3) 증상

초기에는 관절윤활막에 염증이 나타나고 점차 주위관절연골, 관절주머니, 인대, 힘줄, 뼈까지 침범하여 전신에 다발성 염증이 발생된다. 아침에 일어난 후 관절의 뻣뻣한 느낌을 호소하며, 관절움직임의 제한 및 통증을 호소하며 부종이 나타난다. 주로 손가락과 손목관절에 많이 발생하며 오른쪽과 왼쪽에 동시에 발생한다. 증상의 빈도는 손가락 91%, 손목관절 78%, 어깨관절 65%, 팔꿉관절 38%로 특히 팔의 기능장애에 영향을 많이 미친다(그림 16-2).

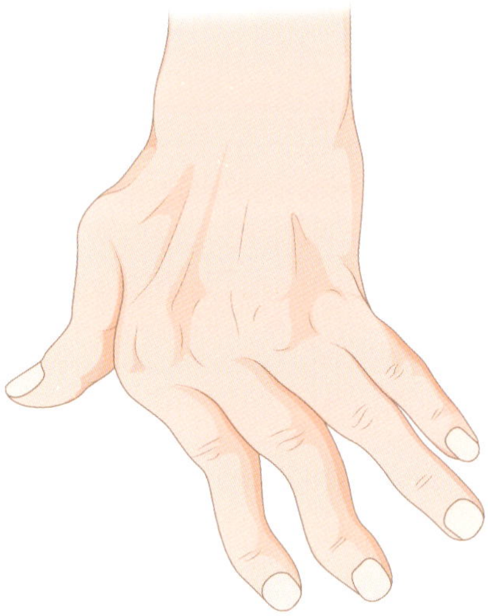

| 그림 16-2 | 류마티스 관절염 환자의 손

4) 진단

류마티스 관절염 진단은 1987년 미국 류미티스학회(American Rheumatism Assocition Criteria)에서 제정한 진단을 사용하였으나 한계점이 있었다. 현재까지 류마티스 관절염을 확실하게 진단하는 검사법은 없으며, 특징적인 증상, 의학적 검진, 방사선상 징후 등을 고려하여 의사의 판단으로 진단을 내리게 된다. 2010년 미국 류마티스학회와 유럽 류마티스학회에서 새로운 진단기준을 발표하였는데, 류마티스 관절염 환자의 조기진단에 유용하게 사용된다(표 16-2).

새로운 분류방식에 따른 진단기준은 A(관절 침범), B(혈청검사), C(급성기 반응), D(증상의 지속기간)의 4가지 항목에 따른 점수를 합산하여 10점 중 6점 이상은 명백한 류마티스 관절염으로 진단할 수 있다.

표 16-2 미국 류마티스학회와 유럽 류마티스학회의 새로운 분류기준(2010년)

류머티스 관절염 분류기준	점수
A. 관절침범	
1 큰 관절	0
2~10 큰 관절	1
1~3 작은관절	2
4~10 작은관절	3
10 관절초과	5
B. 혈청검사(최소 한가지 검사 이상이 필요함)	
류마티스 인자(RF)와 항시트룰린단백 항체(ACPA) 모두음성(기준치 상한선의 이하)	0
류마티스 인자(RF)와 항시트룰린단백 항체(ACPA) 약양성(기준치 상한선의 3배 미만)	2
류마티스 인자(RF)와 항시트룰린단백 항체(ACPA) 약양성(기준치 상한선의 3배 이상)	3
C. 급성기 반응	
적혈구 침강속도와 C-반응단백(CPR) 모두정상	0
적혈구 침강속도와 C-반응단백(CPR) 상승	1
D. 증상의 지속기간	
6주 미만	0
6주 이상	1

5) 치료적 중재

류마티스 관절염의 치료목표는 염증 및 통증의 완화와 관절손상 예방과 지연을 통해 신체기능을 최대한 유지하는 것으로 정상적인 생활을 수행하도록 하는 것이다. 최근에는 다양은 종류의 약물이 개발되어 치료에 도움을 주고 있으며, 관절의 기능을 보호하고 통증을 완화시켜 줄 수 있는 보존적인 물리치료가 필요하다.

(1) 의학적 치료

① 수술적 중재

류마티스 관절염으로 인한 관절의 변형이 심하여 일상생활 수행에 어려움이 있거나 관절파괴가 있는 경우에는 수술적 중재를 적용할 수 있다. 수술은 관절성형술, 뼈절단술, 관절고정술 등이 있다.

② 약물적 중재

항류마티스제제, 비스테로이드항염제, 진통제, 스테로이드제제 등을 사용한다. 항류마티스제제는 류마티스 관절염 치료의 근본 치료약물로 약효는 1달 정도 복용을 해야 2~3개월 후에 효과가 나타나서 증상이 호전되므로, 그 사이 다른 약물을 사용하여 치료에 도움을 받고 있으나 장기간의 복용 시는 부작용이 나타날 수 있으므로 주의가 필요하다.

(2) 물리치료 중재

① 운동치료

운동치료는 통증과 경직의 완화, 관절가동범위의 유지, 근력과 근지구력 증진, 소실된 운동기능의 회복을 목적으로 적용된다. 급성기에는 안정(rest)을 취하게 한다. 급성기의 운동치료는 통증 및 염증반응의 증가의 위험성이 있으므로 제한적인 수동관절가동운동을 주의하여 실시하며, 근력의 유지를 위한 등척성 운동의 적용한다. 대부분의 운동치료는 아급성기와 만성기에 실시하며, 운동의 양과 강도를 급성기보다 점차 증가시켜 적용하며 만성기에는 근력 및 지구력의 증가, 순환기능 증가를 위한 등척성 운동과 낮은 강도의 등장성 운동을 실시한다.

② 물리적인자치료

급성기에 통증과 염증을 감소시킬 목적으로 국소적으로 혈관수축을 촉진시키는 냉치료를 적용하며, 관절의 염증과 부종이 심한 경우에는 부목을 사용하여 고정시켜 통증을 줄여준다.

아급성기에는 운동과 휴식을 적절히 조절하여 기능을 증진시키며, 통증의 완화, 혈액순환 증진의 목적으로 온습포, 초욕, 하버드 욕조, 초음파, 단파, 극초단파를 사용한 열치료와 경피신경 전기자극치료, 간섭파치료, 침전극치료, 신경근자극치료 등의 전기치료를 적용한다.

3. 근육둘레띠 힘줄염

1) 개요

근육둘레띠는 관절주머니를 둘러 싸고 있어서 위팔뼈머리를 관절공동에 밀착시켜 안정성을 만들어주며, 어깨관절 운동에도 관여한다. 노인에게 근육둘레띠 힘줄염은 통증과 어깨관절 사용의 제한을 가져와 일상생활활동과 기능적 독립성을 저해하는 중요한 요인으로 작용한다.

2) 원인

반복적으로 팔을 머리 위로 들어 올리는 운동이나 작업으로 인한 염증이 어깨통증의 가장 흔한 원인으로 작용하며, 팔과 어깨의 계속적인 사용과 마모에 따른 진행성 변성과 외부손상요인에 따른 힘줄의 손상으로 노인의 경우, 퇴행성으로 진행되어 칼슘 침착과 힘줄의 파열이 발생할 수 있으므로 과다한 어깨관절사용에 대한 주의가 필요하다.

근육둘레띠 힘줄염의 흔한 원인은 일반적으로 닳거나 찢어지거나, 낙상, 불량한 자세, 무리하게 들어 올리는 동작이나 당기는 동작, 반복적인 스트레스이다.

3) 증상

통증은 어깨관절부위와 어깨세모근의 국소 압통을 나타낸다. 팔을 벌림할 때 통증이 나타나며 팔을 머리 위로 올리려는 동작이 제한된다. 통증이 심할 경우에는 과도한 사용을 줄이며, 운동을 일부 제한하도록 해야 한다.

4) 진단

환자의 환측 팔꿉관절을 90° 굽힘시킨 상태에서 위팔을 가쪽돌림하지 못할 경우, 근육둘레띠가 손상되었음을 의미하며, 관절조영술을 이용하여 진단하는데 조영제를 위팔관절 오목에 주입하면 어깨세모근밑 주머니의 파열된 사이에 유출이 발생하는 것을 확인할 수 있다. 근육둘레띠 힘줄염 외에 어깨통증을 유발하는 목신경뿌리병증, 봉우리빗장관절 뼈관절염, 견봉하활액낭염, 두갈래근 힘줄병증, 근육둘레띠 파열, 관절테두리 열상, 유착관절낭염 등의 질환과 구별하여 진단해야 한다.

5) 치료적 중재

치료의 목표는 통증을 경감시키고, 팔의 기능회복을 통해 삶의 질을 증진시키기 위한 것이다.

(1) 물리치료 중재

① 운동치료

초기에 관절가동운동과 관절주머니에 뻗침운동을 적용하며, 이 때 힘줄에 많은 자극이 가해지는 것은 피하도록 한다. 아급성기 단계에서는 어깨관절의 안쪽 돌림과 가쪽 돌림운동의 등척성 운동을 시행하며, 통증이 발생하지 않으면 등장성 운동으로 실시한다. 어깨관절에 통증이 줄어들고 가동범위가 회복되면 편심성 운동을 시행하며, 마지막 단계에서는 닫힌사슬운동을 통한 어깨관절의 안정성을 증진시켜 여러 근육을 동시에 수축시키도록 한다.

4. 척추관협착증

1) 개요

척추관협착증(stenosis)은 인대와 근육의 퇴행성 변화로 인해 척수신경이 지나가는 척수관의 공간이 좁아져 통증과 마비 또는 여러 신경학적 증상을 나타낸다. 신경뿌리는 퇴행성 변화가 진행되어 좁아진 상태에서 압박되어 통증과 기능부전을 초래한다. 40~50대에서는 선천성 척추관협착증이 나타나며, 60~70대에서는 퇴행성 척추관협착증이 발생한다. 우리나라에서도 인구 고령화에 따라 발병률이 증가하고 있으며, 주로 허리뼈 4번에 가장 많이 발생한다(그림 16-3).

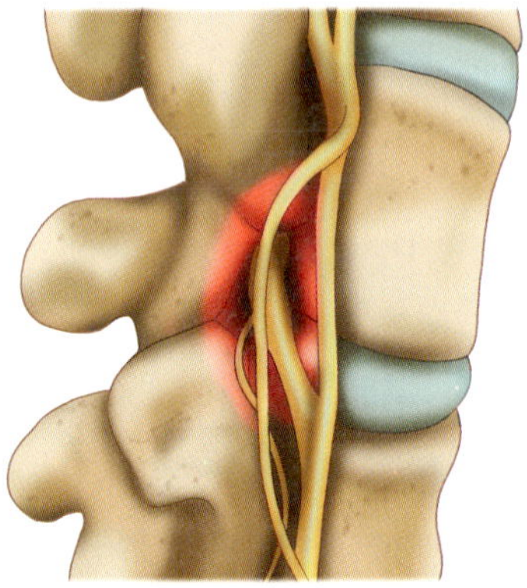

| 그림 16-3 | 척추관협착증

2) 원인

척추관협착증의 원인은 노화에 따른 허리뼈의 척추뼈 사이 구멍이 좁아짐으로 인한 신경뿌리가 가쪽 부위를 횡단할 때 비후된 척추돌기사이 인대, 섬유테의 팽윤에 따른 신경뿌리의 압박으로 나타난다. 선천적으로 척추관이 좁은 경우에는 선천성으로 분류되며, 허리뼈전방전위증, 후관절, 대사성 뼈장애로 인한 퇴행성 변화는 후천성으로 분류된다.

3) 증상

척추관협착증의 전형적인 증상은 허리통증이 빈번하게 나타나며, 다리의 방사통과 통증으로 인한 다리의 감각저하, 운동약화 및 보행능력의 감소이다. 보행 시 발생하는 신경성 절뚝거림(neurogenic claudication)은 걸을 때 다리를 조이는 통증이 나타나지만 잠시 구부리고 휴식을 취하면 증상이 줄어든다. 혈관성 절뚝거림(vascular claudication)에서는 걸을 수 있는 거리가 비교적 일정하며, 경련은 먼쪽에서 몸쪽으로 진행된다. 증상이 심해질수록 다리의 감각 저하가 심해지며, 5~10분 정도의 보행 시 다리의 통증이 심해져서 휴식 후에 보행을 시작할 수 있다. 점차 통증이 심해지면서 대소변장애, 발기부전, 발목마비의 증상이 나타난다.

4) 진단

주로 호소하는 증상은 보행 시 점차적으로 증가하는 허리통증과 다리로의 방사통이다. 신경성 절뚝거림과 혈관성 절뚝거림을 감별 진단해야 하며, 환자의 도수근력검사, 피부감각검사, 척추의 당김 및 압박검사로 통증의 유발 또는 감소를 확인한다. 영상학적으로는 척추관협착증을 척추구조물들의 심한 퇴행성 변화로 간주하므로 CT, MRI, 척수조영술 등을 통해 진단하며, 정상 성인의 척추관 전후지름인 15~27mm 보다 작은 10~12mm 이하인 경우에 척추관협착증으로 진단한다.

5) 치료적 중재

(1) 의학적 치료

① 수술

수술적인 중재는 급격한 다리 힘의 약화나 대소변기능장애 등의 경우에 통증을 감소시키고, 신경증상의 악화를 막기 위해 실시하며, 말총증후군이 생길 경우에도 수술적 치료가 필요하다.

② 약물

약물치료로는 통증감소를 위해 소염제, 진통제, 근육 이완제의 처방을 통한 복용을 지도하며, 이 외에도 경질막외 스테로이주사요법 등을 환자에게 적용한다.

(2) 물리치료 중재

① 운동치료

운동치료는 통증이 안정된 후 적용할 수 있다. 허리의 굽힘근과 폄근의 스트레칭 및 안정화 운동과 엉덩관절 주위의 근육의 뻗침운동을 통한 유연성 운동을 실시한다. 환자들은 약간 굽힘된 자세가 편하므로 자전거 타기 운동을 추천하며, 허리뼈 아래부위의 근력강화 운동을 통해 척추의 안정성을 높이는 운동을 적용한다.

5. 골다공증

1) 개요

골다공증(osteoprosis)은 대사성 뼈질환 중 가장 흔한 질환으로 뼈의 구조, 뼈의 흡수와 재형성 속도, 무기질화, 미세손상 등의 영향을 받아 뼈의 양과 질이 전반적으로 감소되며, 뼈의 강도가 약해지는 질환이다. 골다공증 환자는 뼈의 강도가 약해져 있으므로 낙상이나 충격에 따른 이차적인 골절의 위험성이 높다.

노인인구에서는 남성보다 폐경직후 여성에게 발병률이 높게 나타나며, 원인으로는 에스트로겐(estrogen)의 결핍에 따른 골흡수량이 골재형성량을 초과하여 증가함으로써 골밀도가 급격하게 감소하기 때문인 것으로 알려져 있다.

2) 원인

골다공증은 뼈 형성의 감소와 뼈 흡수의 증가로 인한 골량(bone volume)의 전반적인 감소를 일으키는 질환이다. 골다공증은 뼈 흡수와 뼈 형성의 불균형과 관련되어 있는데, 무기질의 양을 적절히 섭취하지 않아서 발생할 수도 있고, 신체의 활동성 감소로 기계적 부하가 충분하지 않을 때도 발생한다. 뼈의 화학적 조성에는 변화가 없으며, 단위용적당 골량의 감소를 초래하여 약한 충격에도 쉽게 골절이 발생된다(표 16-3).

표 16-3 연령 관련 뼈 손실 및 노인성 뼈엉성증에 영향을 미치는 요인

- 남성에서 테스토스테론과 여성에서 에스트로겐 수치 감소
- 성장 호르몬 수치 감소
- 체중 감소
- 신체활동 수준 감소
- 칼슘 흡수 및 비타민 D 수준 감소
- 부갑상샘호르몬 수치 증가
- 흡연

3) 증상

골격으로부터 나이와 관련된 칼슘의 손실은 일반적으로 뼈가 다공성 및 스폰지 같은 모양을 취한다. 골다공증에는 두 가지 형태가 있다. 제I형 골다공증은 폐경기 여성과 폐경기 후 여성에서 볼 수 있으며, 여성 호르몬 수치가 떨어지는 결과로 발생한다고 알려져 있다. 제II형 골다공증은 남성과 여성 모두에게 영향을 미치며 뼈밀도가 골절 한계치 이하로 감소되는데, 이는 골아세포의 수와 활동 감소로 인한 것으로 보이는 노인성 골다공증으로 구분된다. 또한, 인터루킨 6과 같은 일부 전-염증성 사이토카인(나이가 들어감에 따라 증가)은 파골세포를 자극하여 뼈의 탈염을 유도한다. 특히 척추뼈는 골다공증에 취약하며 미세골절을 일으켜 신체의 무게로 붕괴되어 압축되고 변형된다.

4) 진단

(1) 골밀도 측정

골다공증은 뼈의 단단한 정도를 나타내는 골밀도(bone mineral density, BMD)를 측정하여 진단할 수 있다. 세계보건기구(WHO)에서는 건강한 젊은 사람의 골밀도에 비해서 10~24% 낮은 경우를 골감소증(osteopenia), 25% 낮은 경우를 골다공증(osteoprosis)이라고 정의한다. 일반적으로 이중에너지 방사선 흡수계측법을 사용하는데 세계보건기구에서는 척추와 넙다리를 기준으로 하며, 판정 시에는 동일한 성별에서의 젊은 성인집단의 평균 골밀도와

비교하여 표준편차로 나타낸 값이 T-값과 같은 연령대의 골밀도 평균값의 차이를 의미하는 Z- 값을 주로 사용한다(표 16-4).

표 16-4 WHO에서 제정한 골다공증 구분기준

정상	-1 < T score
골감소증	-1 ≥ T score > -2.5
골다공증	T score ≤ -2.5
심한 골다공증	T score ≤ -2.5이면서 골절이 있을 때

(2) 정량적 컴퓨터단층촬영

골밀도를 측정할 수 있는 소프트웨어를 장착한 컴퓨터로 단층촬영하여 척추뼈, 넙다리뼈, 말단뼈를 각각 구분하여 3차원 측정한다.

5) 치료적 중재

(1) 의학적 치료

① 약물치료

뼈의 파괴를 감소시키기 위한 여성호르몬, 여성호르몬 수용체 조절제, 비스포스포네이트, 칼시토닌을 사용하여 골흡수의 억제를 유도하며, 뼈의 생성을 증가시키기 위해 부갑상샘호르몬, 스티론티움, 활성형 비타민 D, 비타임 K를 투여한다.

(2) 물리치료 중재

① 운동치료

적절한 신체활동을 통한 뼈에 스트레스를 제공하여야 뼈의 밀도와 뼈의 질량을 증가시킨다. 폐경 후 골다공증을 위한 체중부하운동을 통해 뼈의 질적 구성 향상에 도움을 줄 수 있으며, 주당 3회로 1회에 45분 정도 하는 프로그램이 뼈밀도의 증가를 위한 방법이다. 저항운동프로그램을 고강도, 저반복으로 설정하여 저항의 양을 점진적으로 증가시키는 훈련을 시행하는 것이 골다공증 환자에게 효과적이다. 이 때 낮은 뼈밀도를 갖고 있는 사람에게 뼈강도 이상의 큰 신체활동은 골절의 위험성을 증가시킬 수 있으므로 주의한다. 노인에게 적용되는 균형훈련 및 보행훈련은 다리와 척추의 골량 감소를 유지시키는데 도움을 줄 수 있다. 척주뼈에 스트레스를 제공하기 위해서 척추세움근 강화운동을 시행하면 구부정한 자세를 교정하여 압박골절의 위험성을 줄여줄 수 있다. 골다공증의 예방을 위하여 규칙적인 운동이 필요하며 낙상에 따른 위험과 예방훈련을 병행하여 교육시킨다.

참고문헌

- 근골격계물리치료중재학 편찬위원회(2012). 근골격계 물리치료 중재학. 현문사.
- 근골격계물리치료중재학 편찬위원회(2018). 근골격계 물리치료 중재학 2판. 현문사.
- 김난수 외(2010). 노인재활. 군자출판사.
- 김용천 외(2002). 노인물리치료학. 현문사.
- 김종만 외(2010). 근골격계 질환별 물리치료. 정담미디어.
- 노인물리치료 교재편찬위원회(2014). 노인물리치료. 범문에듀케이션.
- 노인물리치료학 편찬위원회(2018). 노인물리치료학. 현문사.
- 박래준 외(2010). 근골격계 질환별 물리치료. 대학서림.
- 서병도 외(2012). 노인물리치료학. 엘스비어코리아.

CHAPTER 17

신경계 질환과 물리치료

학습목표

1. 노인성 신경계 질환들의 원인에 대해 설명할 수 있다.
2. 노인성 신경계 질환들의 증상에 대해 설명할 수 있다.
3. 노인성 신경계 질환들을 진단하기 위한 검사 및 진단법을 설명할 수 있다.
4. 노인성 신경계 질환들에 대한 중재를 시행할 수 있다.

핵심단어

- 뇌졸중(stroke)
- 파킨슨병(Parkinson's disease)
- 치매(dementia)
- 안뜰질환(vestibular disease)

통계청(2016) 장래인구추계 보고서에 따르면 경제수준의 향상과 의학의 발달로 인해 사망률이 감소하고 있으며, 이와 맞물려 저출산의 증가로 노인인구가 지속적으로 증가하고 있다. 우리나라의 경우, 노인인구의 구성비가 빠르게 증가하여 2000년도부터 고령화 사회에 진입하였고, 앞으로도 구성비가 증가될 전망이다. 인구고령화에 따른 노인인구의 지속적인 증가로 노인성 질환의 비중이 커지고 있다.

노인인구의 증가는 신경계 질환을 가진 유병노인의 증가를 의미한다고 할 수 있다. 일반적으로 뇌도 나이가 들어감에 따라 노화과정을 거치게 된다. 뇌의 노화현상 역시 다른 장기들의 노화와 유사하게 나타난다. 노화과정에서 다양한 신경계 질환의 발생위험은 증가하게 되는데, 그중 이 장에서는 일반적으로 많이 발생하는 신경계 질환인 뇌졸중(stroke), 파킨슨병(Parkinson's disease), 안뜰질환(vestibular disease)에 대해 다루고자 한다.

1. 뇌졸중

1) 개요

1950년대까지는 주요 사망원인이 감염성 질환이었으나, 현재는 혈관질환으로 인한 사망이 점차적으로 늘어나고 있는 추세이다. 뇌혈관질환으로 인한 사망률은 최근 의학의 발전과 뇌졸중 급성기 치료기술의 발달, 위험인자의 조절로 인해 점점 감소 추세를 보이고 있으나, 아직도 단일 질환으로는 사망원인 1위를 차지하고 있고, 다른 OECD 국가들과 비교해도 높은 수준이다.

뇌졸중은 뇌혈관의 이상으로 발생되며, 뇌에 정상적인 혈액공급의 문제로 신경학적 증상이 갑작스럽게 발생하여 24시간 이상 지속되는 임상 징후를 말한다. 뇌졸중은 우리나라뿐만 아니라 전 세계적으로 높은 사망원인으로 알려져 있는데, 뇌졸중 환자의 약 85%가 기능적 장애를 보이며, 2차적으로 연하곤란, 의사소통장애, 보행장애, 인지기능 저하, 정서적 문제 등을 보인다. 뇌졸중은 손상의 원인, 크기와 영역에 따라 감각 결손, 운동장애, 시각 및 인지장애 등과 같은 신경학적 증상을 유발하며, 뇌졸중 환자는 운동과 감각기능의 장애로 신체적 활동에 제한이 발생한다.

뇌졸중은 감각장애와 근육 마비로 인한 굽힘근과 폄근의 약화, 경직 그리고 운동단위의 성질 변화 등이 나타나며, 장기적인 장애의 주요 원인이 된다. 이러한 원인으로 인해 보행능력과 지구력이 감소되어 독립적인 이동이 제한되며, 가슴우리와 몸통의 비대칭으로 인한 비정상적인 정렬은 비효율적인 움직임을 발생시켜 호흡기능에도 영향을 미친다. 뇌졸중은 이러한 질환의 특성상 높은 사망률보다도 심각한 후유장애로 인해 사회생활로의 복귀가 어려운 경우가 많다.

2) 원인

뇌졸중 발생의 원인은 매우 다양하여 명확하게 기술하기는 어렵다. 입증된 조절 가능한 위험인자는 흡연, 식이 영양, 신체활동, 운동, 비만, 고혈압 등이 있다. 이밖에 위험인자로 신체 비활동을 제시한다. 신체 비활동은 높은 중성지방, 고혈압 그리고 인슐린 저항성을 초래하여 뇌졸중의 중요한 위험요인이 될 수 있다.

뇌졸중은 뇌경색(cerebral infarction)과 뇌출혈(cerebral hemorrhage)로 나눌 수 있으며, 갑자기 발생한 국소 신경장애가 24시간을 넘기지 않은 경우는 일과성 허혈성발작이라 한다. 뇌경색은 뇌혈전과 뇌색전, 뇌출혈은 내뇌출혈과 거미막밑출혈로 세분한다.

(1) 허혈성 뇌혈관질환

허혈성 뇌졸중(ischemic stroke)은 색전이나 혈관벽에 부착되어 있는 혈전이 혈관을 막아 혈액 공급이 차단되는 경우에 발생한다. 혈류의 차단으로 세포의 괴사가 일어나고, 그로 인한 신경학적 결손이 나타난다. 혈전은 대개 죽상동맥경화증(atherosclerosis)에 의해 생성되며, 고혈압, 당뇨, 심장의 관상동맥질환이나 말초혈관질환과 연관이 있다.

① 색전성 뇌졸중(embolism stroke)

색전의 원인은 90% 이상 혈전에서 떨어져 나와 발생하게 되는데 뇌졸중에서 혈전 다음으로 발생 빈도가 높다.

② 혈전성 뇌졸중(thrombosis stroke)

흔히 만성 고혈압 환자에서 발병하는데, 만성 고혈압 환자의 속목동맥 혹은 바닥동맥 등 대뇌 혈관에 혈전이 형성되면서 혈류량 감소를 유발하거나 미세 색전 덩어리가 떨어져나가 허혈성 손상을 유발하기도 한다.

③ 열공성 뇌졸중(lacunar stroke)

뇌경색의 일종으로 큰 혈관에서 분지된 작은 관통혈관이 폐색되어 발생한다.

(2) 출혈성 뇌혈관질환

출혈성 뇌졸중(hemorrhagic stroke)은 일반적으로 출혈의 위치에 따라 분류하게 되는데, 뇌실질내 출혈과 뇌실내 출혈은 뇌 조직 안의 혈관에서 출혈이 발생하는 것이고, 경막외 출혈, 경막밑 출혈, 거미막밑 출혈은 경두개와 뇌실질 사이에 위치하는 뇌막의 안쪽이나 바깥에 출혈이 발생하는 것이다.

① 내뇌 출혈(intracerebral hemorrhage, ICH)

출혈의 발병 위치에 따라 천막 상부와 천막 하부로 나뉘는데, 천막 상부 출혈은 주로 대뇌겉질, 겉질밑 경계부위, 바닥핵, 시상 등의 부위에 발병한다. 반면 천막 하부 출혈은 주로 뇌줄기(brainstem)에 발병하는 것을 의미하며, 다리뇌 부위에 발병하는 경우가 많아 사망률이 높다.

② 뇌실내 출혈(intraventricular hemorrhage, IVH)

뇌실내 출혈의 발생은 출혈에 의한 뇌척수액 이동경로의 원활한 기능 및 정상뇌압의 유지가 힘들어져 문제가 발생한다.

③ 거미막밑 출혈(subarachnoid hemorrhage, SAH)

거미막밑 출혈의 가장 흔한 원인은 동맥의 선천적 기형인 동맥류파열이다. 동맥류가 잘 파열되는 이유는 선천적으로 혈관중층이 없으며 내탄성판(internal elastic lamina)의 퇴행성 변화 때문이다.

3) 증상

(1) 근 긴장도의 변화

뇌졸중에서 나타나는 운동의 장애는 실질적인 근력의 약화보다는 작용근과 대항근의 근 긴장도 분포에 차이가 있기 때문에 나타나는 경우가 대부분이다. 근육은 장기간 동안 치료를 하지 않고 방치하게 되면 위축이 발생하게 된다. 중추성 마비로 인해 운동의 패턴도 상실하게 되며, 이완성 마비의 형태에서 경직성 마비의 형태로 진행되고, 보통 불완전마비 형태로 잔존된다.

(2) 감각장애

감각장애는 운동능력이나 균형감각에 영향을 주어 뇌졸중 환자의 비정상적인 변화를 유발하게 되는데, 일반적으로 감각의 상실은 다리보다 팔에서 더 크게 나타난다. 운동능력의 감소는 고유수용성감각, 위치감각, 촉각, 진동각, 통각의 순으로 감각에 영향을 미치게 되며, 이러한 감각 소실은 좌·우측 구별에 혼동을 주어 몸의 균형을 유지하기가 힘들어지며, 물건을 만져도 무엇인지 잘 구별하지 못하게 되는 등의 장애를 유발하게 된다. 그러므로 감각의 자극을 위해서는 수동적 관절운동, 감각피드백을 이용한 접근이 필요하다.

(3) 인지장애

인지란 시각, 청각, 촉각 등 감각입력에 의한 한정적인 의미가 아니라 사색, 판단, 의미, 추측, 이해 등 추상적이고 지적인 모든 것을 지칭한다. 이러한 인지능력은 독립적 생활을 영위하는데 있어 매우 중요하다. 뇌졸중 환자가 신체의 한쪽에만 마비가 있다 하더라도 문제접근은 항상 양측성으로 해야 하며, 신경 및 근육뼈대계 치료뿐만 아니라 추상적이고 지적인 것을 통합한 접근이 필요하다.

(4) 언어장애

뇌졸중 환자에게서 나타나는 언어장애 중 실어증(aphagia)은 뇌졸중 환자의 40% 이상에서 발생하는 것으로 알려져 있다. 실어증은 뇌 겉질의 손상에서 기인되는 것으로 말초성 운동장애나 감각장애 혹은 일반적인 지적장애와는 구별되어야 한다. 실어증은 완전 실어증(global aphagia), 베르니케 실어증(Wernicke aphagia), 브로카 실어증(Broca aphagia)으로 나뉜다.

베르니케 실어증은 왼쪽 대뇌반구의 베르니케의 영역에 손상이 있을 때 발생되며, 말은

할 수 있지만, 뜻을 이해할 수 없는 상태이다. 반면 브로카 실어증은 왼쪽 대뇌반구의 브로카의 영역에 손상이 있을 때 발생되며, 듣고 읽고 이해하는 것에 문제는 없지만, 정상적인 발성을 위한 근육조절이 어려운 상태이다.

(5) 시야결손

시야결손은 중간뇌동맥, 뒤뇌동맥, 척추뇌바닥동맥의 손상으로 뇌 시각로가 손상되어 발생한다. 시야결손에는 동측반맹증(homogonous hemianopsia), 복시(diplopia), 시야무시(visual neglect), 안구운동실행(ocular apraxia), 안검하수(blepharoptosis) 등이 있다.

(6) 감정장애

뇌졸중으로 인한 감정장애는 오른쪽보다 왼쪽 편마비 환자가 더 심하게 나타난다. 일반적으로 신체기능의 회복과 함께 호전되나, 웃고 우는 것을 억제하지 못하거나 때와 장소를 가리지 못하는 경우가 많다. 이러한 감정의 변화는 부정(denial), 우울(depression), 불안(anxiety), 적개심(hostility), 순응(adjustment)의 순서로 변화한다.

(7) 기타

뇌졸중 환자에서 나타나는 기타 장애로는 삼킴장애, 통증, 아탈구, 기립성 저혈압, 발작, 욕창, 방광 및 배변장애 등이 있다.

4) 진단

뇌졸중은 뇌의 부위에 따른 기능이 다르기 때문에 특정한 부위가 손상을 입을 경우, 이에 해당하는 특징적인 신경증상이 발생한다. 이러한 특징과 혈압, 전신상태와 의식상태들을 확인하고 다양한 신경학적 검사를 통하여 뇌졸중 발생여부와 손상의 범위, 손상의 위치 등을 확인하게 된다.

최근 전산화 단층촬영장비(CT), 자기공명영상장치(MRI), 혈관조영술과 초음파검사 등을 이용하여 진단한다.

5) 중재

뇌졸중은 완전한 치료가 어렵기 때문에 예방이 무엇보다도 중요하다. 일반적인 예방법으로는 음식의 염분 섭취를 줄이고 술과 담배를 삼가며, 휴식을 적절하게 취해주어야 한다.

뇌졸중 환자의 목표는 신체의 기능회복을 최대화 하고, 건강상태와 일상생활에 필요한 신체의 움직임을 개선시키는데 있다. 건강상태와 신체기능을 개선시키기 위해서는 유산소운동, 저항성 운동, 지구력 운동, 평형성 및 가동성 운동 등을 포함한 운동을 시행해야 한다. 뇌졸중 환자의 재활치료 관련 연구에 따르면, 운동프로그램이 신체적 기능과 사회 · 심리적 상태에 긍정적인 영향을 미치고 있음을 보고하고 있다. 뇌졸중과 관련한 신체활동량과 심혈관계 질환의 유병률 및 사망률은 밀접한 상관관계를 갖고 있어 규칙적인 유산소운동을 통한 신체활동량 또는 체력의 증가가 심혈관계질환의 위험을 감소시킨다고 보고되고 있다.

뇌졸중 환자의 치료는 개인의 의지 및 수행 정도를 포괄적으로 고려하여 접근해야 한다. 뇌졸중 환자의 유산소운동은 일상활동보다 낮은 최대하역치에서 실시하도록 하여 심근의 산소 요구량을 줄여주기 위해, 실내자전거 타기, 걷기, 트레드밀 걷기 등이 권장되고, 저항운동은 탄력밴드, 모래주머니를 사용하는 것을 추천하고 있다(표 17-1).

표 17-1 뇌졸중 환자의 치료를 위한 FITT 운동처방

유산소운동	빈도(Frequency)	• 최소 4~12주, 주3회
	강도(Intensity)	• 운동자각도(RPE) 10~15 • 40% HRR > 50~60% HRR 증가
	시간(Time)	• 30~60분
	형태(Type)	• 자전거, 트레드밀, 걷기, 수중운동, 균형운동
저항운동	빈도(Frequency)	• 최소 8~16주, 주2~3회
	강도(Intensity)	• 상하지 근력운동(1RM 60%, 30회/세트, 2세트, 점진적 증가) • 탄력밴드운동: 노랑 > 빨강 > 녹색 > 파랑밴드(10~12회/세트, 3~5세트)
	시간(Time)	• 60분
	형태(Type)	• 웨이트머신, 탄력밴드
복합운동	빈도(Frequency)	• 최소 10주, 주3회
	강도(Intensity)	• 유산소운동: 자전거, 트레드밀(RPE 10~15, 40~60% HRR) • 저항운동: 탄력밴드(12회/세트, 3세트) 저항운동기구(1RM 60~80%, 12회/세트)
	시간(Time)	• 60분
	형태(Type)	• 유산소운동: 트레드밀, 자전거, 걷기, 수중운동, 균형운동 • 저항운동 : 탄력밴드, 웨이트머신

2. 파킨슨병

1) 개요

인구 고령화에 따른 파킨슨병의 유병률은 급격히 증가할 것으로 예상된다. 파킨슨병은 중간뇌 흑색질 치밀부(substantia nigra pars compacta)의 도파민(dopamine) 소실로 인한 바닥핵(basal ganglia)의 기능부전과 관련 있는 것으로 알려져 있다. 파킨슨병은 진행성 질환으로 남성이 여성에 비해 약 1.5배정도 유병률이 높고, 나이의 증가에 따라 발생률도 뚜렷하게 증가하며, 발병 이후 적극적인 치료를 하지 않으면 시간이 지남에 따라 증상이 더욱 심해져 일반인 대비 3배 정도의 사망률을 보인다.

파킨슨병의 주 증상은 도파민의 결핍으로 인해 나타나는 안정 시 떨림(resting tremor), 강직(rigidity), 운동느림(bradykinesia), 자세불량(poor posture) 등의 장애가 있다. 이러한 장애는 서서히 진행되지만 적절한 치료를 하지 않으면 인지기능장애와 신체기능장애의 진행으로 서서히 움직이지 못하게 된다.

파킨슨병의 진단은 생전에 생검이나 부검이 어렵기 때문에 전문의의 임상적 증상 및 신경학적 소견검사에 의존해야 한다. 진단 후 파킨슨병의 치료 방법으로는 약물요법, 수술요법, 운동요법이 있다.

2) 원인

파킨슨병의 원인은 아직까지 정확하게 알려지지는 않았지만, 신경전달물질인 도파민의 분비저하로 인해 발생되는 퇴행성 질환이라고 알려져 있다. 바닥핵은 원하는 운동을 선택하고 원하지 않는 운동을 억제하는 등 수의적 운동 조절에 중요한 역할을 한다. 주로 느린 운동의 조절에 관여하며, 운동 패턴 생산(motor pattern generation)을 탈억제함으로써 특정 운동 시 운동 패턴 간의 충돌을 방지하는 역할을 한다. 바닥핵의 기능을 유지시키는 도파민의 감소는 조가비핵(putamen) 내의 흥분성 수용기와 억제성 수용기의 평형상태를 무너뜨려 시상으로 보내는 내측 창백핵(internal globus pallidus)의 억제성 신호를 강화시켜, 시상이 대뇌겉질을 충분히 활성화시키지 못하게 함으로써 파킨슨병의 운동증상을 발생시키게 된다.

한편 파킨슨병의 원인 중 환경적 요인으로는 뇌염, 신경독성물질, 두부손상, 외상 등이 관련 있는 것으로 의심되고 있으며, 두부손상의 경우 외부의 충격으로 뇌졸중의 증상을 동반할 수 있다.

3) 증상

파킨슨병의 임상증상은 대부분 60대에 이르러 나타나기 시작하지만 10~15%의 환자의 경우, 50세 이전에 발병하는 경우도 있다. 파킨슨병의 임상증상으로는 운동증상(motor features)과 비운동증상(non-moter features)으로 나눌 수 있다. 운동증상의 대표적인 임상증상은 안정 시 떨림, 강직, 운동느림, 자세불량이 있으며, 보행에도 문제가 발생한다. 파킨슨병 환자의 보행형태는 보행속도의 감소와 짧은 보폭을 나타내며, 몸통의 돌림이나 팔 흔들기가 잘 일어나지 않고, 발을 들어 올리지 못하고 끌게 된다(shuffling gait pattern). 또한 방향의 전환이 어려우며, 보행 중 가속 보행(acceleration gait) 형태가 나타난다.

비운동증상의 임상증상으로는 자율신경계 기능장애(autonomic dysfunction), 인지장애(cognitive impairment), 감각이상(paraesthesia), 수면장애(sleep disturbance) 등이 있다.

(1) 안정 시 떨림

안정 시 떨림(resting tremor)은 한쪽 팔 · 다리에서 시작하여 양쪽 팔 · 다리로 진행되고, 엄지와 검지로 알약을 굴리는(pill-rolling) 듯한 움직임을 보인다. 수의적 운동과 수면 시에는 나타나지 않는 특징이 있다. 이러한 떨림은 아주 초기 증상으로 나타나기 시작하며, 약 20%에서는 나타나지 않는다.

(2) 강직

강직(rigidity)은 관절을 구부리고 펴는 동작을 할 때 뻣뻣한 저항이 나타나는 현상으로, 과제, 진폭, 운동의 속도와 관계없이 발생된다. 또한 과도한 근 긴장으로 인해 발생하는데, 관절의 전 범위 저항형태인 납파이프(lead-pipe rigidity) 형태와 톱니바퀴(cogwheel rigidity) 형태로 나타난다. 톱니바퀴형 강직은 근육의 교대 수축을 통해 갑작스런 저항과 움직임을 보이면서 톱니바퀴를 돌릴 때 느낌이 들게 되고, 납파이프형 강직은 수동운동에 대한 저항이 부드럽고 일정한 움직임을 보인다.

(3) 운동느림

운동느림(bradykinesia)은 일상생활동작의 시작을 어렵게 하며, 감정 상태의 변화에 따라 증상의 정도가 달라지는 특징이 있다. 이로 인해 율동적, 동시적, 반복적 운동을 수행하는데 어려움을 겪게 되고 표정이 없어지는 상태가 되는 표정감소증, 쓰기나 작은 물체를 이용한 협조운동과 관련된 소근육 운동장애가 발생한다.

(4) 자세불량

자세불량(poor posture)은 마지막 단계에서 나타나는 운동증상으로 안정 시 떨림과 운동느림, 강직이 점점 심해져서 이러한 증상이 복합적으로 나타나며, 보행 시 몸통이 앞쪽으로 굽혀진 자세로 빠르고 질질 끄는 걸음걸이(rapid shuffle step)도 발생한다.

4) 진단

파킨슨병의 진단은 의사가 신체의 특정 동작을 하도록 요구함으로써 평가할 수 있다.

직접적으로 진단을 확인할 수 있는 평가나 영상학적 진단 절차는 없기 때문에 컴퓨터 단층촬영(CT) 및 자기공명영상(MRI)을 실시하여 증상을 일으킬 수 있는 구조적 장애를 찾기도 한다. 단일 광자 방출 컴퓨터 단층촬영(SPECT) 및 양전자 방출 단층촬영(PET)은 질환에서 일반적으로 나타나는 뇌 이상을 탐지할 수 있으나 SPECT와 PET는 현재 연구시설에서만 사용되고 있으며, 파킨슨병과 이와 동일한 증상을 유발하는 다른 장애(파킨슨증)를 구별해내지 못한다.

그리고 진단이 명확하지 않은 경우, 의사는 파킨슨병을 치료하는 데 사용되는 약물인 레보도파를 환자에게 처방할 수 있다. 레보도파로 확실하게 호전될 경우에는 파킨슨병일 가능성이 높다.

(1) Hoehn & Yahr 척도

Hoehn & Yahr 척도는 파킨슨병이 환자의 신체에 침범한 정도에 따라 5단계로 분류되며 단계가 높아짐에 따라 파킨슨병의 정도가 심한 것을 의미한다. 1단계는 최소의 장애나 편측성 팔·다리에 장애가 있는 경우, 2단계는 신체의 양측 또는 신체의 상부를 침범하여 무표정한 얼굴표정, 삼킴장애 등을 동반하지만 균형을 유지하는 경우이다. 3단계는 경도 및 중증도 양측성 장애로 인해 균형이 불안정하여 일부 활동은 제한되지만 독립적인 생활이 가능하다. 4단계는 보조 시 걷고 서기는 가능하지만 증상이 심하여 무능력한 상태를 말한다. 마지막으로 5단계는 침상이나 휠체어에만 의존할 정도의 제약이 있는 경우를 말한다(표 17-2).

표 17-2 Hoehn & Yahr 척도

<table>
<tr><th colspan="2">Hoehn & Yahr 척도</th><th colspan="2">modified Hoehn & Yahr 척도</th></tr>
<tr><td rowspan="2">1</td><td rowspan="2">한쪽에만 증상이 나타난다(보통, 증상은 최소이거나 기능적 장애가 없음).</td><td>0</td><td>질병의 증상이 없다.</td></tr>
<tr><td>1</td><td>몸통의 한쪽에만 증상이 나타난다.</td></tr>
<tr><td rowspan="2">2</td><td rowspan="2">균형은 유지되며, 양측성 혹은 중심선에서 증상이 나타난다.</td><td>1.5</td><td>한쪽과 몸통이 침범되었다.</td></tr>
<tr><td>2</td><td>양측으로 침범되었으나, 균형은 유지된다.</td></tr>
<tr><td rowspan="2">3</td><td rowspan="2">양측성 질환: 경도에서 중도의 기능부전이 있으며, 손상된 자세적 반사가 있으나 신체적으로 독립 상태이다.</td><td>2.5</td><td>당김검사에서 회복되나, 경도의 양측으로 침범되었다.</td></tr>
<tr><td>3</td><td>양측으로 경도에서 중도 침범이 있으며, 약간의 자세 불안정성이 있으나, 신체적으로 독립 상태이다.</td></tr>
<tr><td>4</td><td>심한 장애를 일으키는 질병: 걷거나 서는 데 보조 없이 아직은 가능하다</td><td>4</td><td>중증의 기능부전이 있으나 걷거나 서는 데 보조 없이 아직은 가능하다.</td></tr>
<tr><td>5</td><td>침상생활을 하거나 휠체어에 의존하며 보조 없이는 활동이 힘들다.</td><td>5</td><td>휠체어에 의존하거나 또는 침상생활을 하며 보조 없이는 활동이 힘들다.</td></tr>
</table>

(2) UPDRS

파킨슨병의 장애 평가 척도인 UPDRS(Unified Parkinson's disease rating scale)는 전문의에 의해 평가되는 포괄적인 검사로 신뢰성이 높아 임상에서 중요한 평가 방법으로 사용되고 있다.

UPDRS는 총 6개의 항목으로 구성되어 있다(표 17-3). 제1항목은 정신검사로 지능 손상, 생각 장애, 우울증, 동기/결단력의 4문항, 제2항목은 일상생활능력으로 말하기, 글씨 쓰기, 옷 입기, 넘어짐, 걷기, 파킨슨병과 관련된 감각증상 등 13문항, 제3항목은 운동기능검사로 휴식 시 떨림, 강직, 동작 속도, 자세 및 보행 능력에 관한 14문항, 제4항목은 치료의 합병증으로 11문항으로 구성되어 있고, 제5항목은 modified Hoehn & Yahr 척도로 8단계로 나눌 수 있으며(표 17-2), 제6항목은 Schwab와 England 일상생활활동 척도로 0~100%까지 10단계로 나누어 80% 이상은 사소한 일까지 독립적인 수행이 가능하며, 70% 이하는 독립적인 생활이 불가능한 경우로 점수가 높을수록 정상에 가깝다(표 17-4).

5) 중재

(1) 의학적 치료

① 약물요법

약물요법은 주로 소실된 도파민을 보충해 주거나, 신경전달물질의 불균형을 맞추어 신경세포의 파괴를 예방하거나 지연시키는 목적으로 사용된다.

② 수술요법

수술요법은 약물요법의 부작용으로 인한 문제점이 발견되면서 처치 빈도가 증가하기 시작했다. 약물이 더 이상 효과가 없거나, 부작용이 점점 심해질 때 수술요법을 실시한다. 이러한 수술요법도 부작용이 나타나고 많은 치료비용이 소요되어 삶의 질을 더욱 악화시키는 결과를 초래할 수 있다.

(2) 물리치료 중재

파킨슨병은 만성 진행성 질환으로 사실상 완치가 불가능하여, 질병의 진행을 억제하거나 증상을 완화하는데 목적이 있다. 물리치료 중재는 파킨슨병 환자가 더 쉽게 움직일 수 있도록 접근하며, 장애를 최소화하고 독립적인 삶을 영위할 수 있도록 하는데 목적이 있다. 파킨슨병의 중재에는 운동 강도와 운동시간은 정해져 있지 않지만, 선행연구를 근거로 한 물리치료 운동 프로그램은 다음 표 17-5와 같다.

① 유산소운동

유산소운동은 주3회, 최소 4~12주 정도를 추천한다. 트레드밀이나 걷기, 스텝운동, 균형운동 등이 추천되며, 운동의 강도는 운동자각도(RPE) 10~15로 설정하여 30~60분간 운동하는 것을 추천한다.

② 저항운동

저항운동은 주3회 이상, 8~16주 간 실시하는 것이 좋으며, 운동 강도는 1RM의 60~70%의 무게로 1회당 10회, 총 3~5세트를 추천한다. 운동시간은 60분이며, 웨이트머신, 탄력밴드 등 저항을 줄 수 있는 도구로 수행할 수 있다.

③ 복합운동

복합운동은 유산소운동과 무산소운동을 포함하는 운동을 말한다. 유산소운동의 경우 운동자각도 10~15 정도가 적당하며, 저항운동은 저항운동기구를 사용하여 1RM의 60~80%의 무게로 운동하는 것이 바람직하다. 복합운동은 60분이 적당하고, 걷기와 도구를 이용한 저항운동이 필요하다.

표 17-3 UPDRS 척도

I	정서, 행동, 분위기	24	손의 움직임(환자가 빠르게 연속적으로 손을 쥐었다 폄)
1	지능 손상	25	손의 빠르게 대체하는 움직임(손의 엎침-뒤침 움직임, 수직, 수평, 가능한 크기는 크고 양손을 동시에)
2	생각 장애 (원인: 치매 혹은 약물중독)	26	다리 민첩(환자는 빠르고 연속적으로 전체 다리를 들어올리고 땅에 발꿈치를 닿는다. 크기는 최소 3인치)
3	우울증	27	의자에서 일어서기(환자는 가슴을 가로질러 팔을 접어서 의자에서 등을 곧게 편 상태에서 일어서기를 시도한다)
4	동기 / 결단력	28	자세
II	일상생활활동	29	보행
5	말하기	30	자세 안정성(갑작스러운 반응, 발은 약간 분리되고, 눈은 뜬 상태에서 환자가 기립하는동안 어깨를 당김으로 인한 뒤쪽 이동은 강해야함,환자는 준비되어야함)
6	타액분비	31	신체의 운동완만과 운동 저하증(느리고, 망설이고, 팔의 흔듦 감소, 작은 크기, 일반적인 움직임 부족의 혼합)
7	침삼키기	IV	치료 합병증
8	글쓰기	A	운동장애
9	음식을 자르고 밥그릇 잡기	32	시간: 현재 운동장애가 하루에 어느 정도 일어나는가
10	옷입기	33	기능장애: 운동장애가 어떻게 장애를 일으키는가(병력 정보; office 검사에 의해 수정됨)
11	위생	34	통증 있는 기능저하: 운동장애가 어떻게 통증을 일으키는가
12	침대에서 돌고 침대보에 적응하기	35	이른 아침에 긴장이상이 있는가(병력)
13	떨어지기(결빙과 관련 없음)	B	의학적 변동
14	걷는 동안 결빙	36	기간이 예측가능한가
15	보행	37	기간이 예측가능하지 않은가
16	떨림(신체의 어느 부위에서 떨림의 증상이 보이는 통증)	38	갑작스럽게 오는 기간인가, 몇 초 안에 오는 기간인가
17	파킨슨과 관련된 감각적 통증	39	평균적으로 환자는
III	운동	C	다른 합병증
18	말하기	40	환자가 식욕부진, 구역, 구토를 하는가
19	얼굴 표정	41	불면증 혹은 과잉수면과 같은 수면장애가 있는가
20	휴식동안 떨림(머리, 상지, 하지)	42	환자는 기립증상과 관련을 가지고 있는가(환자의 혈압, 키,체중을 점수를 매긴 형태로 기록)
21	움직임 혹은 자세적으로 손의 떨림	V	modified Hoehn & Yahr 척도
22	강직(앉은자세에서 이완된 환자의 주요 관절의 수동적인 움직임으로 판단됨, 톱니바퀴는 무시됨)	VI	Schwab와 England의 일상생활활동 척도
23	손가락 두드리기(환자는 빠르고 연속적으로 엄지와 검지를 두드린다)		

표 17-4 Schwab와 England 일상생활활동 척도

구분	상태
100%	완전히 독립적이다. 완서, 장애, 기능 이상이 없이 일상적 활동이 가능하며, 어떤 장애도 느끼지 못한다.
90%	완전히 독립적이다. 약간의 완서, 장애, 기능 이상이 있으나 모든 활동이 가능하며, 정상인에 비해 두 배 정도의 시간이 걸린다. 장애를 느끼기 시작한다.
80%	대부분의 활동에 완전히 독립적이다. 두 배의 시간이 걸리며, 완서와 장애를 의식한다.
70%	완전히 독립적이지 못하다. 어떤 활동이 다른 활동보다 더 어려우며, 어떤 활동을 하는데 3~4배 정도 시간이 걸린다.
60%	약간의 의존적 상태이다. 대부분의 활동을 할 수 있으나 현저히 느리며, 많은 노력이 요구된다. 실수를 하며, 일부 활동은 할 수가 없다.
50%	더 의존적 상태이다. 반 정도의 활동은 도움이 요구되며, 더 느려지고 모든 활동에 장애가 있다.
40%	현저히 의존적 상태이다. 도움이 있으면 모든 활동을 할 수 있으나 혼자서는 몇몇 활동만 가능하다.
30%	애를 써서 겨우 혼자서 두세 가지 활동을 할 수 있으며, 많은 도움이 요구된다.
20%	모든 것을 혼자 할 수 없다. 어떤 활동은 약간의 도움으로도 가능하나 심하게 허약한 상태이다.
10%	완전히 의존적 상태이다. 도움을 줄 수 없는 상태로서 완전히 허약한 상태이다.
0%	식물적 상태이다. 연하, 방광, 장 기능 부전이 있다. 몸져 누운 상태이다.

표 17-5 파킨슨병 환자의 치료를 위한 FITT 운동처방

유산소운동	빈도(Frequency)	• 최소 4~12주, 주3회
	강도(Intensity)	• 운동자각도(RPE) 10~15
	시간(Time)	• 30~60분
	형태(Type)	• 트레드밀, 걷기, 스텝운동, 균형운동
저항운동	빈도(Frequency)	• 최소 8~16주, 주2~3회
	강도(Intensity)	• 팔 · 다리 근력운동(1RM 60~70%, 12회/세트, 3세트) • 탄력밴드운동: 노랑밴드(10회/세트, 3~5세트)
	시간(Time)	• 60분
	형태(Type)	• 웨이트머신, 탄력밴드
복합운동	빈도(Frequency)	• 최소 10주, 주3회
	강도(Intensity)	• 유산소운동: 밸런스 트레이닝(RPE 10~15) • 저항운동: 저항운동기구(1RM 60~80%, 12회/세트)
	시간(Time)	• 60분
	형태(Type)	• 유산소운동: 트레드밀, 자전거, 걷기, 균형운동 • 저항운동: 웨이트머신, 탄력밴드

3. 안뜰질환

1) 개요

안뜰계는 균형과 눈운동을 조절함으로, 관련되는 감각정보를 처리하는 속귀와 뇌의 부분을 포함한다. 만약 질병 또는 손상이 이러한 처리부분에 손해를 입힌다면 안뜰질환이 발생한다. 안뜰질환은 유전성 또는 환경상태에 의해 더 심해질 수도 있다. 안뜰질환을 정확하게 진단하기 어렵기 때문에 통계를 이용하여 환자 수를 예측하거나 사회적으로 얼마나 영향을 미치는지 확인하는 것도 어렵다.

최근 통계에 의하면 40세 이상 또는 노인의 35%(대략 6천9백만 명)가 안뜰기능장애의 형태를 경험한 적이 있다. 미국의 경우에도 4% 이상(대략 8백만 명)이 균형에 있어 만성 문제점을 호소하고 1.1% 이상(대략 2백4십만 명)이 어지럼증과 같은 만성 문제점을 나타내고 있다. 65세 이상의 노인들 중 80%는 어지럼증을 경험하고 가장 흔한 질환인 양성 돌발성 체위성 현훈증(BPPV)은 노인에게 있어서 어지럼증의 50%의 원인이 된다. 말초성 안뜰질환에 관련되는 사항은 이명, 양성 돌발성 체위성 현훈증, 메니에르, 안뜰신경염 등이 있으며, 중추성 안뜰질환은 뇌줄기 허혈, 편두통성 어지럼증, 외상성 뇌손상 등이 있다.

2) 말초성 안뜰질환 분류

(1) 이명

① 개요

이명(tinnitus)이란 특정 질환이 아니라 귀에서 들리는 소음에 대한 주관적인 느낌을 말하며 외부로부터의 청각적 자극이 없는 상황에서 소리가 들리는 현상이다. 정상인도 머리를 세게 부딪치거나 큰 소음을 경험한 직후 잠시 경험할 수 있으며, 대개 수 시간 내에 사라진다. 그러나 '삐–' 소리나 '윙–' 등의 소리가 지속적으로 들려 소음을 호소하며 괴로움을 나타내는 경우를 이명이라 한다. 이 소리는 아무런 의미가 없는 소리이므로 환청과는 다르다.

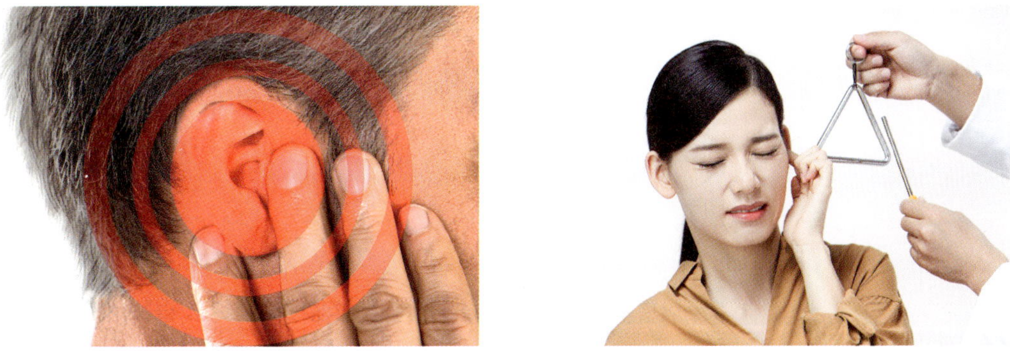

| 그림 17-1 | 이명의 소리양상

② 원인

■ 타각적 이명

타각적 이명은 객관적 이명이라고도 하는데, 혈관 기형 등의 혈관 이상, 귀인두관이나 입천장을 움직이는 근육의 경련, 턱관절 이상, 심박동 등의 신체 내에서 발생하는 소리가 원인이 되는 경우를 말한다.

■ 자각적 이명

자각적 이명은 주관적 이명이라고도 한다. 원인을 정확히 알 수는 없지만 일반적으로는 내이질환, 중이염, 청신경 손상 등이 원인이다. 여러 원인에 의해 달팽이관의 유모세포가 손상되면 중추의 청각신경전도로에 자극을 주어 실제로 소리가 나는 것처럼 들리게 된다. 원인을 찾지 못하는 경우도 많다. 주로 피로하거나 스트레스를 받는 상황에서 증상이 악화된다고 하는 경우가 많으며, 난청을 동반할 때가 많으므로 청력검사를 함께 시행해야 한다.

③ 증상

이명은 타각적 이명과 자각적 이명으로 분류되는데, 타각적 이명은 혈류의 소리나 근육의 경련 등 체내에서 발생하는 소리가 귀로 전달되어 들리는 것이고, 자각적 이명은 아무런 자극이 없는 상태에서도 소리가 들리는 것이다.

타각적 이명에서 혈관의 이상이나 심박동으로 인한 귀울림의 경우, 맥동의 빈도에 따른 박동성으로 나타나는 것이 특징이며 검사자도 청진기로 들을 수 있다.

자각적 이명의 경우, 증상이 사람에 따라 매우 달라서 '윙-' 또는 '삐-'하는 등의 단순음으로 나타나는 경우부터 매미소리, '윙-'하는 큰 소리의 복합음 등 다양하며, 지속 시간도 돌발적으로 나타나 사라지는 경우부터 지속적으로 나타나는 것까지 매우 다양하다.

④ 진단

■ 주관적 검사

이명은 주로 자각적 이명인 경우가 많으므로 환자 스스로 본인의 증상에 대해 자세하게 설명해야 한다. 설문지나 문진표를 사용하여 어느 쪽 귀에서 나타나는지, 이명이 얼마나 오래 지속되었는지, 이명의 소리는 어떤 종류의 소리인지 크기와 고저를 알아보고, 지속적인지 단속성인지, 현재 가지고 있는 질병, 동반되는 증상, 어떤 행동을 할 때 악화되는지 또는 순화되는지 등에 대해 알아볼 수 있다.

■ 청각적 검사

• 고막 검사

고막 검사는 이명을 진단할 때 가장 기본적이고 필수적인 검사이다. 외이도염이나 중이염과 같은 염증성 질환이나 고막 천공과 같은 증상이 있을 때에도 이명을 호소할 수 있으므로 육안으로 확인이 가능한 원인을 발견하고 해결하면 증상을 개선할 수 있기 때문에 귀의 고막 검사는 반드시 필요하다.

- 순음청력 검사

이명과 관련된 여러 인자 중 지금까지 가장 많은 연관성을 보이는 것은 난청이다. 원인 불명의 감각신경성 난청부터 소음성 난청, 두부 외상 후 난청, 돌발성 감각신경성 난청, 메니에르병과 관련된 난청, 전음성 난청까지 다양한 원인의 난청이 이명과 밀접한 관련이 있다. 특히 돌발성 감각신경성 난청의 경우, 보다 높은 빈도의 이명이 발생하며, 난청의 정도와 이명의 비율 간에도 밀접한 연관성이 있다고 알려져 있는데 고도의 난청을 가진 경우에 이명이 동반될 가능성이 높다.

이명과 밀접한 관련성을 띤 난청의 유무와 형태를 정확히 파악하고 치료에 적용하기 위해서는 환자의 청력 상태를 초기에 평가하여 기초 자료로 삼는 것이 필수적이다. 순음청력 검사는 가장 기본적인 검사로 양측 귀의 기도 및 골도 청력을 기록해 두어야 하며, 추가적으로 고음역 청력을 평가하는 것도 도움을 줄 수 있다.

- 이명도 검사

환자가 느끼는 이명을 객관적인 수치로 정량화하는 검사이다. 음고저비교 검사, 음크기 평형 검사, 최소차폐치검사, 잔류억제 검사 등의 항목이 있으며 이를 통해 환자의 주관적인 이명 증상을 객관화하고 수치화할 수 있다.

⑤ 중재

■ 의학적 중재

이명의 치료에는 약물치료와 이명을 긍정적으로 받아들이도록 훈련하는 인지행동치료, 환자 자신이 이명을 인식하지 못하게 하여 이명으로 인한 스트레스를 없애는 것을 도와주어 이명에 자연스럽게 적응할 수 있도록 유도하는 이명재훈련 치료, 이명을 유발할 수 있는 음식이나 약물의 섭취를 줄이고 사회·심리적 스트레스를 피하는 회피요법 등이 있다. 일반적인 치료나 약물의 효과가 없는 경우 또는 원인이 뚜렷할 경우에는 수술을 고려하기도 한다.

■ 물리치료 중재

- 반복적 경두개 자기자극치료(rTMS)

반복적 경두개 자기자극치료는 두피에 코일을 위치시켜 강력한 자기장으로 반복 자극하면 두개골을 투과해 대뇌에 전기장을 유도함으로써 대뇌 피질의 신경 활성을 변화시킬 수 있다.

- 전기자극치료

귓바퀴 주위의 피부는 제2목뼈신경(C2)과 삼차신경의 제1분지(V1)에 의해 지배를 받으므로, 이 부위에 전기자극을 가하면 신경섬유에 과분극을 일으키고 기저막전위를 변동시켜 신경의 자발적 활동을 억제 또는 감소시키게 된다. 전기자극에 의한 신경흥분이

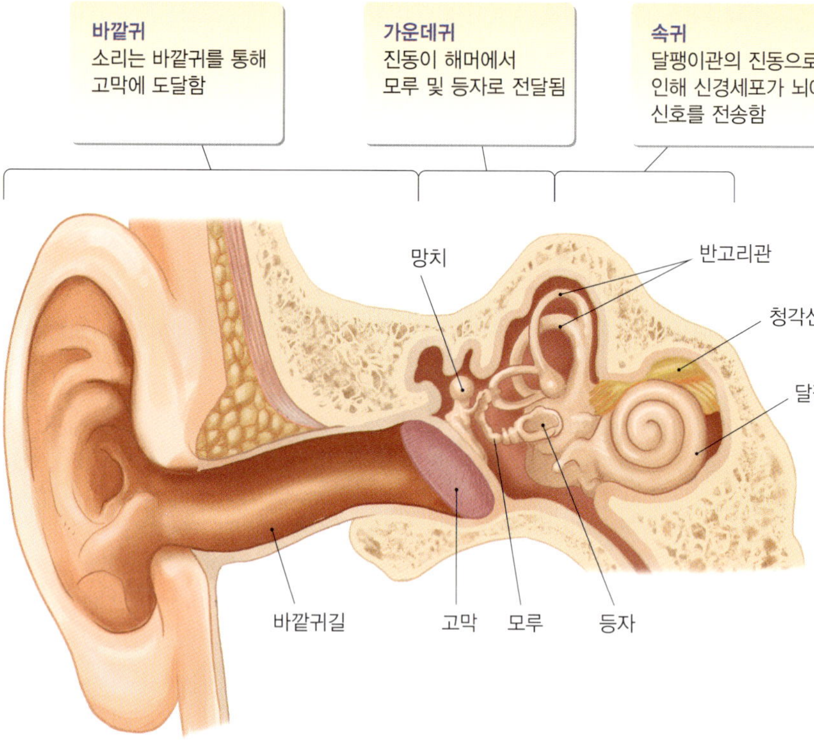

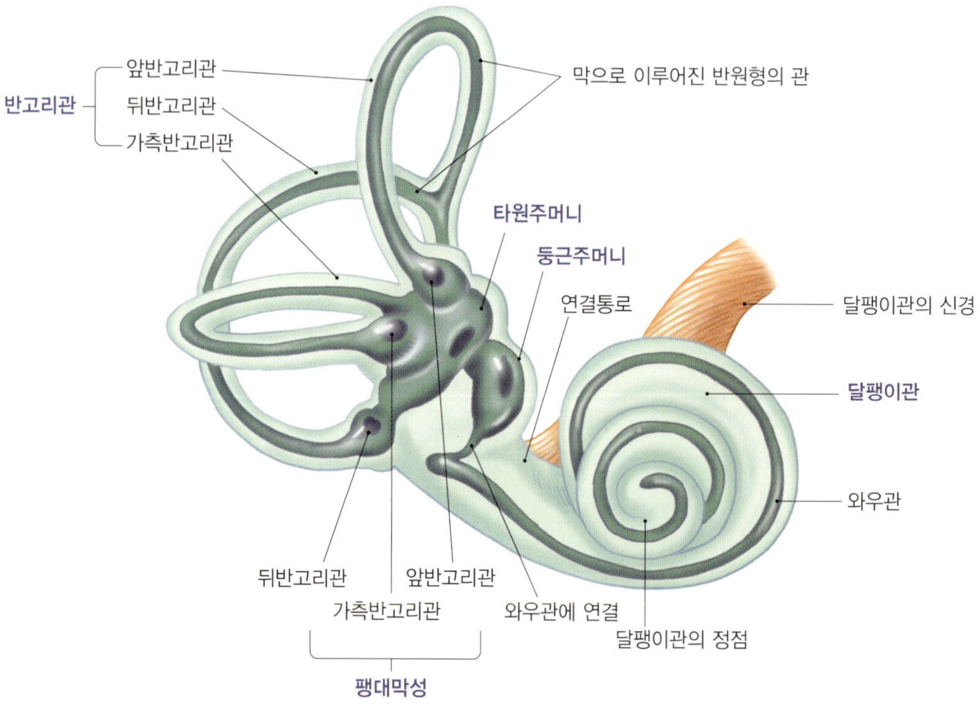

| 그림 17-2 | 내이의 해부학적 구조

배측 와우핵으로 연결되는 척수 등쪽 핵(dorsal column nucleus)과 삼차신경 핵을 활성화시킴으로써 비전형적 청각경로(nonclassical auditory pathways)를 통해 청각신경계에 억제성 영향을 미쳐 이명을 호전시킬 수 있다고 알려져 있다.

(2) 양성발작성체위성현훈

① 개요

양성발작성체위성현훈(benign paroxysmal positional vertigo, BPPV)이란 속귀의 반고리관에 이석이 이동하여 유발되는 어지럼증을 말한다. 흔히 이석증으로 불리며 양성돌발성자세현훈이라고도 하는데, 질병의 이름에서 살펴볼 수 있듯이 중추신경계통 질환이 아니라 머리의 움직임에 따라 안구진탕증과 어지럼증이 돌발적으로 수초에서 1분 미만의 짧은 시간으로 지속되는 증상이 반복되는 질환이다.

양성발작성두위현훈은 젊은 사람에게도 발생할 수 있으나 안뜰기관의 노인성 퇴행성 변화와 관련이 있다고 알려져 있다.

내이에서 듣기를 담당하는 청각구조 외에 몸의 평형감각을 담당하고 있는 안뜰기관(vestibular organ)의 해부학적 구조를 살펴보면, 2개의 평형모래기관(otolithic organ)인 둥근주머니(saccule)와 타원주머니(utricle)와 위, 아래, 수평 3개의 반고리관(semicircular canal)으로 구성된다(**그림 17-2**).

소리는 바깥귀길을 통해 들어 와서 고막에 도달한다. 중이에서는 진동이 망치뼈에서 모루뼈 및 등자뼈까지 전달된다. 내이에서 와우의 진동이 신경세포가 뇌로 신호를 전달하게 만든다.

② 원인

특별한 원인은 없는 경우가 대부분이나 노인들의 퇴행성 변화로 인한 것이 가장 많다고 알려져 있으며 머리의 외상, 전정신경염, 메니에르병 등이 원인으로 작용할 수 있다. 60대 이상에서 가장 많으며, 나이가 들면서 이석이 불완전해지고 안뜰기관이 퇴행성으로 변화하여 유동성 석회화물질, 즉 타원주머니와 둥근주머니의 평형모래(otoconia)가 반고리관 안으로 떨어져 들어가 발생한다.

▪ 반고리관돌증

반고리관돌증(마루결석, cupulolithiasis)은 타원주머니에서 퇴행성 변화로 인해 떨어져 나온 평형모래가 반고리관의 아교질꼭대기에 침착하여 머리가 움직일 때 특정자세에서 무거워진 아교질꼭대기가 중력에 의해 한쪽으로 기울어지면서 어지럼증과 눈 떨림이 발생하는 것이다.

▪ 관석증

관석증(반고리관 결석, canaloithiasis)은 반고리관 내에서 형성된 결석이 머리의 위치 변화 또는 반고리관 내의 림프액의 움직임에 따라 이동하면서 림프액의 흐름을 유도하

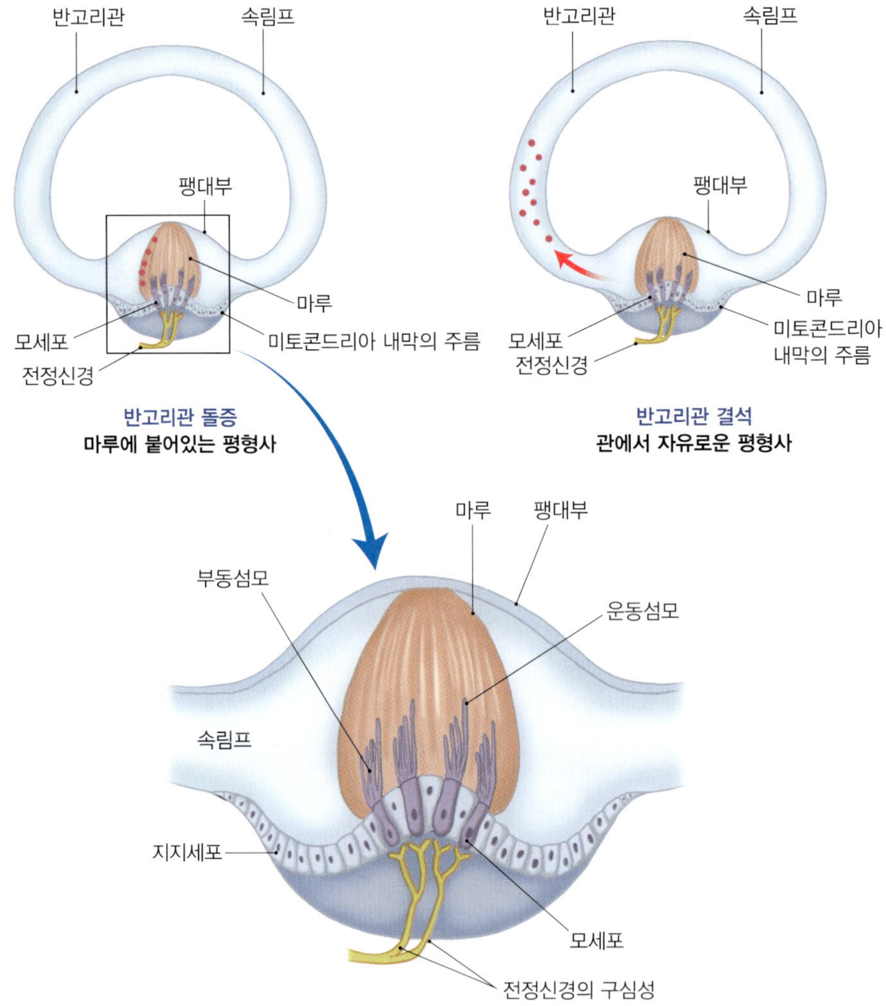

| 그림 17-3 | 관석증(반고리관 결석)

여 어지럼증과 눈 떨림이 발생하는 것이다(**그림 17-3**).

③ 증상

양성발작성두위현훈은 앞서 말한 두 가지 원인에 따라 증상과 치료 방법이 달라진다. 기본적으로는 머리 위치의 변화에 따라 회전감 있는 심한 현기증을 느끼지만 약 1분 이내로 짧게 지속되며 가만히 있으면 곧 증상이 사라진다. 어지럼증이 지속되는 동안 환자는 눈 떨림이 함께 나타나며, 오심, 구토, 식은땀 등이 동반되는 경우가 많다. 주로 아침에 잠자리에서 일어날 때, 갑자기 머리를 숙였다가 들었을 때 순간적으로 현기증이 발생한다.

④ 진단

환자의 병력과 여러 가지 이학적 검사를 통해 진단을 하게 된다. 머리의 움직임에 따라 증상이 심해지고 회전감 있는 현기증이 갑자기 발생한다면 의심할 수 있다. 이학적 검사는 머리 위치 변화 시 눈 떨림(positioning nystagmus)이 발생하면 확진할 수 있다.

이석이 떨어져나가 앞, 뒤, 가쪽에 있는 반고리관의 위치에 따라 머리의 위치 변화 시 눈 떨림이 발현되는 양상이 다르므로 이를 알아내는 검사를 Dix-Hallpike 검사라 한다. 검사를 통해 문제가 발생한 반고리관을 알고 나면 여러 가지 치료방법과 운동방법을 적용할 수 있다.

⑤ 중재

■ 의학적 중재

수술적 방법으로 후방 반원관 폐쇄술이 있다. 이 수술을 통해 내림프 흐름의 문제를 예방할 수 있다. 또한 아교질꼭대기를 효과적으로 고정시키고 떠다니는 입자를 고정시킨다. 하지만 이 수술은 정상적인 내이 생리를 손상시키기 때문에 모든 환자는 수술 후 불균형을 가질 것으로 예상된다.

■ 물리치료 중재

양성발작성체위성현훈의 큰 문제는 현기증이 유발되는 것이다. 환자들에게 현기증을 유발하는 특정 자세를 피하도록 지시하는 것이 가장 먼저 취해줄 수 있는 물리치료 중재이다.

또한 검사와 치료방법이 거의 동일한데, 이석이 있는 정확한 위치를 찾아내어 제자리로 돌리는 것이 기본 원리인데, 이석의 위치에 따른 여러 가지 치료방법이 있다. 뒤반고리관의 이석을 치료하기 위한 Epley법(**그림 17-4**), 옆 반고리관의 이석을 치료하기 위한 Vanucchi법, 반고리관돌증을 치료하기 위한 Brandt-Daroff 운동 등이 있다. 그 외에도 여러 방법이 있으며 전정물리치료를 통해 적절한 치료를 할 수 있다.

(3) 메니에르병

① 개요

메니에르병(Meniere's disease)은 회전감이 있는 현기증과 청력저하, 이명, 귀 충만감 등의 증상이 동시에 발현되는 질병이다. 병리학적 원인으로는 원인불명의 내림프수종(endolymphatic hydrops)이며 내림프액의 흡수장애로 양이 증가하여 발생하는 것이다. 급성현기증을 일으키는 가장 대표적인 내이질환 중 하나이다.

② 원인

정확한 원인은 알 수 없으나 내림프액의 과다한 생산이나 흡수장애로 발생하는 내림프 수종이 발생하는 것이다. 나이의 증가, 자가면역질환, 알레르기, 과로, 스트레스 등에 의한 것으로 추측하고 있지만 명확하지는 않다.

③ 증상

발생 초기에는 격심한 어지럼증과 함께 한쪽 귀에서부터 시작하는 청력저하, 이명, 귀가 꽉 찬 듯한 충만감이 나타난다. 초기에는 한쪽 귀에서만 시작하지만 병이 진행되면

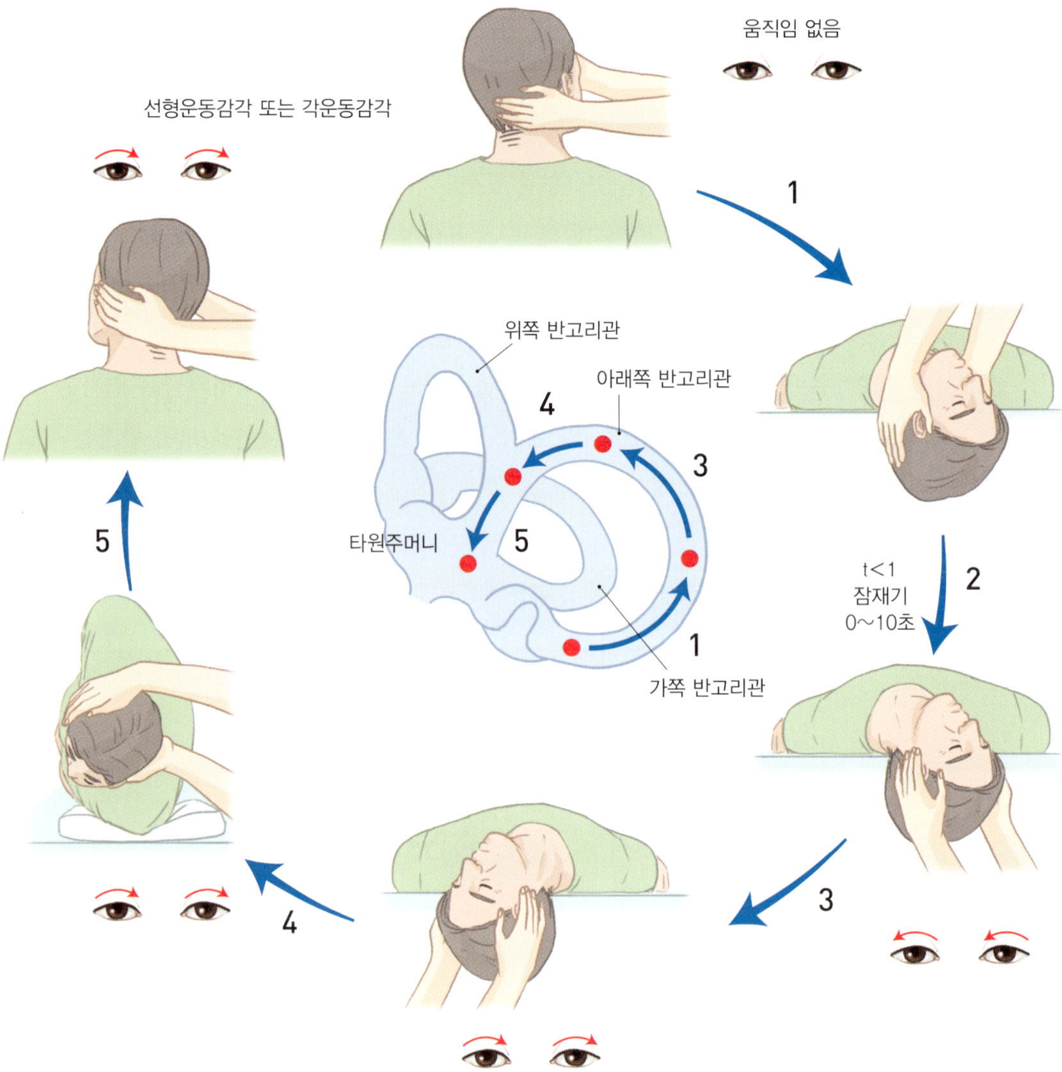

| 그림 17-4 | 뒤반고리관의 이석을 치료하기 위한 Epley법

20~50%의 환자가 양측에서 증상이 나타난다. 어지럼증이 발생할 때에는 오심과 구토를 동반하며 돌발적으로 증상이 나타나 30분에서 2시간 정도 지속된다. 난청이 동반되는데, 저주파수에서 시작하여 병이 진행되면서 고음역에서 청력이 소실된다.

④ 진단

앞서 말한 회전감 있는 현기증, 청력저하, 이명, 귀 충만감 등의 증상이 동반되고 이러한 어지럼증이 2회 이상 재발할 경우에 메니에르병이라고 진단한다.

⑤ 중재

메니에르병은 발작 증세의 주기가 환자마다 매우 다르며, 환자의 80%가 자연적으로 치료된다. 따라서 메니에르병의 치료는 어지럼증을 예방하거나 청력을 보존하는 것이 목표인

데, 그 효과에 대해서는 뚜렷이 밝혀진 바는 없다. 현재 일반적으로 사용되는 약물은 이뇨제, 신경안정제, 혈관확장제 등이다. 그 외에 염분의 섭취를 제한하고, 카페인, 술을 제한한다. 또 스트레스를 피하고 충분한 수면을 취하도록 하는 것이 도움이 된다.

참고문헌

- 고성범(2003). 파킨슨병의 진단과 치료. 가정의학회지, 24: 1059-1068.
- 고숙자, 정영호, 김동영(2016). 초고령사회 대응을 위한 치매의 사회적 부담과 예방 및 관리 방안. 한국보건사회연구원 연구보고서, 한국보건사회연구원, 1: 115.
- 김영리(2012). 집단미술치료가 치매노인의 신체, 인지, 정서에 미치는 효과. 한서대학교 박사학위논문.
- 김종환, 원충희(2004). 파킨슨 질환자의 동작개시 지연에 대한 정보처리 분석. 한국체육학회지, 43(4): 171-180.
- 김진웅, 강군용, 배수찬(2002). 파킨슨 질환에 대한 문헌적 고찰. 대한정형도수물리치료학회지, 8(2): 73-87.
- 김창환, 김미영, 문제헌 외(2014). 파킨슨 환자들의 질병등급척도가 보행 시 하지의 근육활동에 미치는 영향. 한국운동역학회지, 24(3): 287-293.
- 김함겸, 장성훈, 박수경 외(2003). 열공성 뇌경색 환자-대조군에서 신경행동검사이 수행평가. 예방의학회지. 36(3): 255-262.
- 뇌졸중 임상 연구 센터(2013). 뇌졸중 진료지침.
- 뇌졸중 임상 연구 센터(2015). 뇌졸중 진료지침.
- 미국심장협회(2009). http://www.americanheart.org
- 박은경(2008). 공기압을 이용한 코어 안정성 복합 운동이 뇌졸중 환자의 체력, 보행, 근전도 및 fMRI에 미치는 영향. 이화여자대학교 대학원 박사학위논문.
- 박창일, 문재호(2007). 재활의학. 서울: 한미의학.
- 박현철(2009). 기억력회상 미술치료 프로그램 적용이 치매노인의 인지기능 및 의사소통 증진과 삶의질 향상에 미치는 효과. 한국예술치료학회지, 9(1): 1-21.
- 보건복지부(2012). 2011 국민건강통계.
- 보건복지부(2014). 노인실태조사보고서.
- 서남주(2016). 노인 치매환자에게 사용되는 비정형항정신병약물의 처방양상분석. 성균관대학교 일반대학원.
- 송용관, 노진주, 이주민 외(2008). 파킨슨병 환자의 양소협응 수행 시 운동이상에 대한 운동학적 분석. 스포츠문화과학연구지, 14: 11-23.
- 신윤아, 강서정(2009). 12주간의 유상소 지상운동과 수중운동이 뇌졸중 환자의 심혈관질환 위험요인과 호모시스테인 및 염증반응 지표에 미치는 영향. 한국체육학회지. 48(4): 513-524.
- 신현미(2012). 일개병원에 치매의증으로 내원한 대상자의 특성 비교 연구. 한양대학교 임상간호정보대학원 학위논문.
- 이건형(2007). 중성자소각산란을 이용한 베타아밀로이드 단백질의 작용 기작 연구. 과학기술처.
- 이전형(2011). 편마비 환자 보행에서 플라스틱 단하지 보조기 각도에 따른 생역학적 변화. 대구대학교 대학원 박사학위논문.
- 임주혁, 강지훈, 이명종(2001). 파킨슨병의 치료. 대한신경과학회지, 19(4): 315-336.
- 정명균(2011). 복합운동과 균형운동 훈련이 만성 뇌졸중 환자 균형 및 보행특성에 미치는 영향. 고려대학교 대학원 박사학위논문.
- 중앙치매센터(2016). 중앙치매센터 연차보고서.
- 질병관리본부(2010). 2010 질병관리백서.
- 통계청(2014). 사망원인 통계연보.
- 현외성, 장필립, 홍태용(2001). 노인케어론. 양서원.
- 홍석경, 박경원, 차재관 외(2002). 파킨슨병 환자의 삶의 질. 대한신경과학회지, 20(3): 227-233.
- Afifi AK, Bergman RA: Functional neuroanatomy: Text and Atlas, ed 2nd. Newyork: MecGraw-Hill. 2005.
- Alberts JL, Linder SM, Penko AL, et al.: It's not about the bike, It's about the pedaling: forced-exercise and parkinson's disease. Journal of Exercise and Sport Sciences, 2011, 39(4): 177-186.
- Albin RL, Young AB, Penney JB: The functional anatomy of basal ganglia disorders. Trends in Neurosciences, 1989, 12(10): 366-375
- Alonso AC, Grundke-Iqbal I, Iqbal K: Abnormally phosphorylated-tau from Alzheimer disease brain depolymerizes microtubules. Neurobiol. 1994, 15: 37.
- Alonso AC, Grundke-Iqbal I, Iqbal K et al.: Alzheimer's disease hyperphosphorylated tau sequesters normal tau into tangles of filaments and disassembles microtubules. Nautre medicine 2, 1996, 783-787
- American College of Sports Medicine: ACSM's resources for clinical exercise physiology. Lippincott Wolliams & Wilkins, 2002.
- American Heart Association. Physical activity and exercise recommendations for stroke survivors: An american heart association scientific statement from the council on clinical cardiology, subcommitee of exercise, cardian rehabilitation, and prevention; the council on cardiovascular nursing; the council on nutrition, physical activity, and metabolism; and the stroke council. Circulation. 2004, 109: 2031-2041.
- Armstrong RA: Visual signs and symptoms of parkinson's disease. Clinical and Experimental Optometry, 2008, 91(2): 129-138.
- Blair SN, Cheng Y, Holder JS: Is physical activity or physical fitness more important in defining health benefits?. Med Sci Sport Exerc. 2001, S379-399.

- Bower JH, Maraganore DM, Mcdonnell SK, et al.: Incidence and distribution of parkinsonism in olmsted country, minnesota, 1976~1990. Neurology, 1999, 52: 1214–1220.
- Britto, Raquel R, Rezende, et al: Inspiratory muscular training in chronic stroke survivors: a randomized controlled trial. Archives of physical medicine and rehabilitation. 2011, 92(2): 184–190.
- Brookshire RH: Introduction to neurogenic communication disorders. 7th ed. St. Louis(MO): Mosby. 2007.
- Chen, George, patten, et al: Treamill training with harness support: selection of parameters for individuals with poststroke hemiparesis. Journal of rehabilitation research and development. 2006, 43(4): 485.
- Christoper GG, Glenn TS: Assuring interrater reliability for the UPDRS motor section: utility of the UPDRS teaching tape. Movement Disorders, 2004, 19(24): 1453–1456.
- Conn PM: Neuroscience in medicine(3th ed). Totowa: Humana Press, 2003, 508–512.
- Deckers K, van Boxtel MP, Schiepers OJ et al.: Target risk factors for dementia prevention: a systematic review and Delphi consensus study on the evidence from observational studies. Int J Geriatr Psychiatry. 2015, 30(3): 234–246
- Devos D, French DUODOPA Study Group: Patient profile, indications, efficacy and safety of duodenal levodopa infusion in advanced parkinson's disease. Movement Disorders, 2009, 24(7): 993–1000.
- Drechsel DN, Hyman AA, Cobb MH et al.: Modulation of the dynamic instability of tubulin assembly by the microtubule–associated protein Tau. Mol. Biol. 1992, 3: 1141–1154.
- Duncan PW, Zorowitz R, Bates B, et al: Management of adult stroke rehabilitation care. Stroke. 2005, 36: 100–143.
- Evans DA: Prevalence of Alzheimer's disease in a community population of the elder persons: higher than previously reported. Journal of the American Medical Association, 1989, 262: 2551–2356.
- Fahn S: Description of parkinson's disease as a clinical syndrome. Ann NY Acad Sci, 2003, 991: 1–14.
- Fahn S: The history of dopamine and levodopa in the treatment of parkinson's disease. Movement Disorders, 2008, 23(3): 497–508.
- Fearnley JM, Lees AJ: Aging and parkinson's disease: substantia nigra regional selectivity. Brain, 1991, 114: 2283–2301.
- Fox CM, Ramig LO, Ciucci MR, et al.: The science and practice of LSVT/LOUD: neural plasticity–principled approach to treating individuals with parkinson's disease and other neurological disorders. Seminars in Speech and Language, 2006, 27(4): 283–299.
- Frisoni GB, Padovani A, Wahlund LO: The predementia diagnosis of Alzheimer disease. Alzheimer Dis Assoc Disord, 2004, 18(2): 51–53.
- Galvez–Jimenez N:
- Goetz CG: The history of parkinson's disease: early clinical descriptions and neurological therapies. Cold Spring Harbor perspectives in medicine, 2011, 1(1): a008862.
- Higginson JS, Zajac FE, Neptune RR, et al: Muscle contributions to support during gait in an individual with post–stroke hemiparesis. Journal of Biomechanincs. 2006, 39(10): 1769–1777.
- Jankovic J, Pahwa R, Lyons K et al.: Pathophusiology and assessment of parkinsonian symptoms and signs. Handbook of parkinson's disease, New York: Taylor and Francis Group, LLC, 2007, 79–104.
- Jankovic J: Parkinson's disease: clinical features and diagnosis. Journal Neurology, Neurosurg & Psychiatry with Practical Neurology, 2008, 79(4): 368–376.
- Jorgensen HS, Nakayama H, Raaschou HO, et al: Intrecerebral hemorrhage versus infarction: stroke severity, risk factor, and prognosis. Ann Neurol. 1995, 38(1): 45–50.
- Kevin JN, Sandy Z, Kathrayn RZ, et al.: Testing functional performance in people with parkinson's disease. Physical Therapy, 2005, 85(2): 134–141.
- Kolb B, Gibb R: Brain plasticity and recovery from early cortical injury. Dev Psycholbiol. 2007, 49(2): 107–118.
- Levin MF, Selles RW, Verheul MH, et al: Deficits in the coordination of agonist and antagonist muscles in stroke patient: implications for normal motor control. Brain Res. 2000, 853(2): 352–369.
- Lynd–Baltal E, Haber SN: Primate striatonigral projections: a comparison of the sensorimotor–related striatum and the ventral striatum. The Journal of Comparative Neurology, 1994, 345(4): 562–578.
- McDowell: Alzheimer's disease insights from epidemiology. Aging(milano), 2001, 13(3): 143–162.
- Mckeith I, Mintzer J, Asrland D et al.: International psychogeriatic association expert meeting on DLB. Dementia with Lewy bodies. 2004, 19–28.
- Mink JW: The basal ganglia and involuntary movements: impaired inhibition of competing motor patterns. Archieves of Neurology, 2003, 60(10): 1365–1368.
- Miyai I, Fujimoto Y, Yamamoto H, et al.: Long–term effect of doby weight–supported treadmill training in parkinson's disease: a randomized controlled. Archives of Physical Medicine and Rehabilitation, 2002, 83(10): 1370–1373.
- Mohr G, Fergson G, Khan M, et al: Intraventricular hemorrhage from ruptured aneurysm, Retrospective analysis of 91 cases. J

Neurosurg. 1983, 58: 482–487.

- Morgante L, Salemi G, Meneghini F et al.: Parkinson disease survival: a population–based study. Arch Neurol, 2000, 57(4): 507–515.
- Morris M: Movement disorders in people with parkinson disease: a model for physical therapy. Physical Therapy, 2000, 80(6): 578–597.
- Nielsen KM, Soghomonian JJ: Dual effects of intermittent or continuous L–DOPA administration on gene expression in the globus pallidus and subthalamus nucleus of adult rats with a unilateral 6–OHDA lession. Synapse, 2003, 49(4): 246–260.
- Nutt JG, Wooten GF: Diagnosis and initial management of parkinson's disease. New England Journal of Medicine, 2005, 353(10): 1021–1027.
- Papapetropoulos S, Argyriou AA, Ellul J: Factors associated with drug–induced visual hallucinations in parkinson's disease. Journal of Neurology, 2005, 252: 1223–1228.
- Penninx BW, Rejeski WJ, Pandya J, et al.: Exercise and depressive symptoms: a comparison of aerobic and resistance exercise effects on emotional and physical function in older persons with high and low depressive symptomatology. The Journals of gerontology; Psychological Sciences, 2002, 57(2): 124–132.
- Peter PT. Hogh–Density lipoprotein and cardiovascular risk. Circulation. 2004, 109: 1809–1812.
- Porter, Stuart B: Tidy's physiotherapy. Elsevier Limited(13th ed). 2003.
- Rimmer JH, Riley B, Creviston T, et al: Exercise training in a predominantly african–american group of stroke survivors. Med Sci Sports Exerc. 2000, 32(12): 1990–1996.
- Schulz–Schaeffer WJ: The synaptic pathology of alpha–synuclein aggregation in dementia with lewy bodies, parkinson's disease and parkinson's disease dementia. Acta neuropathologica, 2010, 120(2): 131–143.
- Sharp SA, Brouwer BJ: Isokinetic strength training of the hemiparetic knee; effects on function and spasticity. Arch Phys Med Rehabil. 1997, 78(11): 1231–1236.
- Shumway–Cook A, Woollacott M, Kerns KA, et al: The effects of two types of cognitive tasks on postural stability in older adults with and without a history of falls. J Gerontol Biol Sci Med Sci. 2007, 52(4): M232–240
- Siegfried J: Is the neurosurgical treatment of parkinson's disease still indicated?. Journal of Neural Transmission–Supplement, 1980.

CHAPTER 18

심장호흡계 질환과 물리치료

학습목표

1. 노화로 인한 심장질환의 원인 및 증상에 대해 설명할 수 있다.
2. 노화로 인한 심장질환의 진단 및 치료적 중재 방법에 대해 설명할 수 있다.
3. 노화로 인한 폐질환의 원인 및 증상에 대해 설명할 수 있다.
4. 노화로 인한 폐질환의 진단 및 치료적 중재 방법에 대해 설명할 수 있다.

핵심단어

- 심장판막증(valvular disease of heart)
- 심근경색증(myocardial infarction)
- 폐렴(pneumonia)
- 만성폐쇄폐질환(chronic obstructive pulmonary disease)

1. 고혈압

1) 개요

고혈압(hypertension)은 혈압이 정상 범위의 혈압보다 높은 만성질환을 말한다. 휴식 시의 정상적인 수축기 혈압은 100~140mmHg, 이완기 혈압은 60~90mmHg의 범위에 있다. 휴식 시의 수축기 혈압이 140mmHg 이상이거나 이완기의 혈압이 90mmHg 이상인 경우에는 고혈압으로 진단한다. 고혈압은 뇌졸중, 심근경색증, 심부전증의 위험 인자로서, 혈압이 약간만 높더라도 기대 수명을 단축시킬 수 있기 때문에 노인에게는 특별한 주의가 필요하다(그림 18-1).

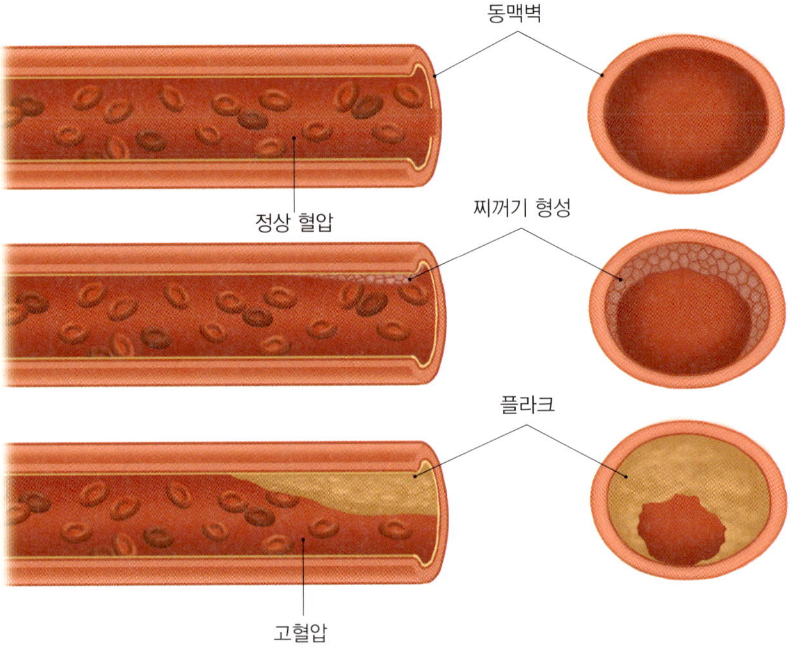

| 그림 18-1 | 정상혈압의 혈관과 고혈압성 혈관

2) 원인

고혈압은 뚜렷한 원인이 없이 발생하는 본태성(primary) 고혈압과 다른 병에 의해 발생하는 속발성(secondary) 고혈압이 있으며, 본태성 고혈압이 약 90%를 차지한다. 속발성 고혈압은 원인이 되는 병을 치료하면 혈압이 내려가지만, 본태성 고혈압은 평생 약물치료가 필요하다.

가족력, 고령, 과다한 나트륨 섭취, 운동 부족, 술, 담배, 커피, 비만, 스트레스 및 정신적 갈등 등이 본태성 고혈압의 주요 원인이다. 속발성 고혈압의 원인으로는 갑상샘기능항진증과 같은 내분비질환, 신부전이나 신장염과 같은 신장질환, 대동맥죽상경화증과 같은 혈관질환, 뇌압 상승과 같은 신경질환, 임신중독증 등이 있다.

3) 증상

고혈압은 증상이 거의 없는 것이 특징이지만 일부 고혈압 환자는 어지럼증, 현기증, 귀울림, 시력 저하, 실신, 두통을 경험한 경우도 있다. 이와 같은 증상은 고혈압 자체보다는 고혈압과 연관된 정서적 불안감과 관련된 것으로 보고 있다.

4) 진단

고혈압은 일반적으로 혈압을 측정하여 진단한다. 혈압은 심리적인 긴장 상태 혹은 여러 부수적인 요인에 의하여 변동이 있을 수 있으므로, 두 번 이상 측정할 필요가 있다. 두 번 이상 측정한 혈압이 수축기가 140mmHg 이상이거나 이완기가 90mmHg 이상이면 고혈압으로 진단한다.

5) 치료적 중재

(1) 의학적 치료

약물치료가 대표적이며 강압제로 불리는 약물을 치료에 사용한다. 티아지드이뇨제, 칼슘통로차단제, 엔지오텐신전환효소억제제, 베타차단제, 알파차단제 등의 약물을 섭취한다.

(2) 물리치료 중재

식이요법과 운동을 우선한다. 저염식의 음식 섭취를 동반한 규칙적인 운동은 체중감량에 효과적일뿐만 아니라 심리적 스트레스 해소에도 도움을 주므로 고혈압 치료에 효과적이다. 자전거, 걷기, 조깅, 수영과 같은 대근육 활동을 주당 3~5일 실시하고, 회당 운동 시간은 20~60분, 최대산소섭취량의 50~85%의 운동 강도로 실시한다. 아령이나 역기 들기와 같은 웨이트 트레이닝은 일시적으로 혈압을 상승시킬 수 있으므로 유산소 운동과 병행하여 실시하는 것이 좋다.

2. 심장판막질환

1) 개요

노인성 심장질환 중 대표적인 질환인 심장판막질환(valvular disease of heart)은 왼쪽 심실 수축에 의해 온몸으로 순환되어야 할 혈액이 심장판막의 문제로 혈액이 충분히 나가지 못해 심장 내에 머무르게 되는 질환이다. 심장판막질환은 노인 인구가 증가함에 따라 유병률이 증가하고 있다(그림 18-2).

2) 원인

심장판막질환의 원인으로는 심장판막의 개구부가 좁아져 협착이 발생한 경우와 심장판막의 개구부가 완전하게 닫히지 않아서 혈액이 역류하게 되는 두 가지의 원인이 있다.

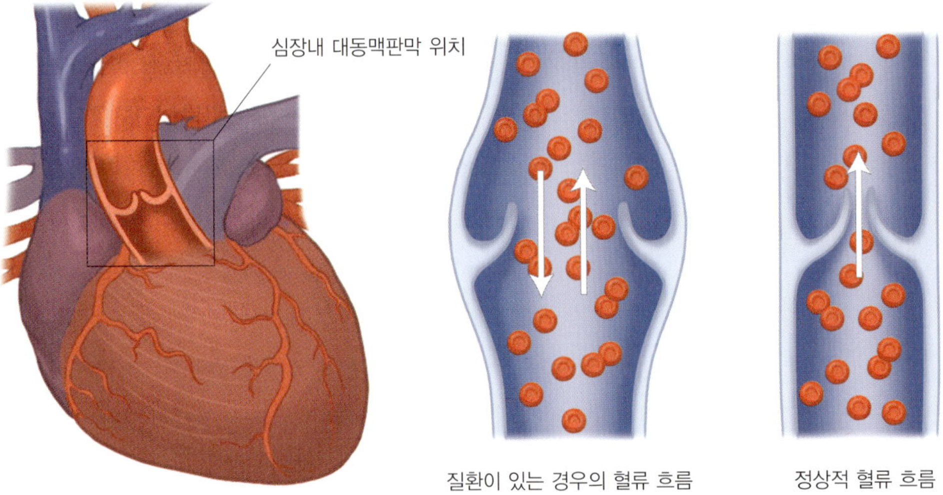

| 그림 18-2 | 심장판막질환

3) 증상

심장판막질환의 임상적 증상은 가슴 통증, 의식 소실, 운동성 호흡 곤란 등이 주로 나타난다. 호흡 곤란은 활동 후에 주로 나타난다. 발목 및 발, 복부에 부종이 나타날 수 있으며, 하루에 1~1.5kg 정도로 갑작스럽게 체중이 증가하기도 한다(그림 18-3).

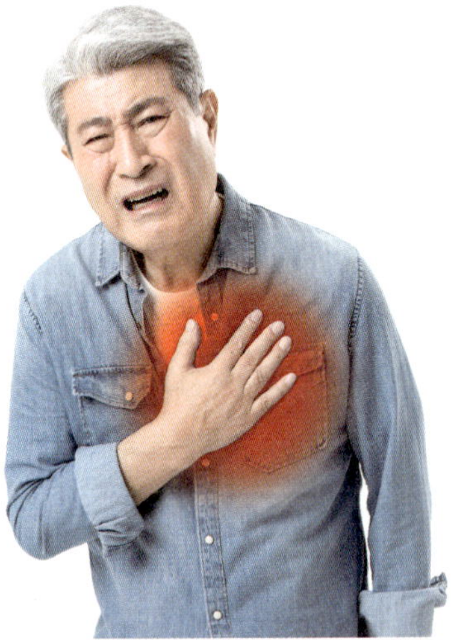

| 그림 18-3 | 가슴 통증

4) 진단

판막 개폐 및 판막을 통하여 흐르는 혈액의 소리를 청진하며, 심장초음파를 통하여 심장박동에 따라 움직이는 심장판막의 영상을 관찰한다. 또한 MRI(자기공명영상)검사를 통하여 심장내부의 영상을 관찰하며, 흉부 X-Ray(엑스레이) 촬영으로 심장 및 폐에 이상 유 · 무를 확인한다.

EKG(심전도기)를 통하여 심장에서 발산하는 전기 자극을 측정한다.

5) 치료적 중재

(1) 의학적 치료

일차적으로 심장판막성형술을 하며, 성형술로 제어하기 힘든 경우에는 손상된 심장판막을 인공판막으로 이식한다.

(2) 물리치료 중재

심장판막질환에 우선시 되는 것은 의학적 중재이며, 의학적 중재 이후에는 환자의 운동 능력을 고려하여 적절한 강도의 운동치료를 실시한다. 운동 강도는 환자가 안전하게 운동을 시행할 수 있는 Borg 운동자각도 8 혹은 9단계로 실시하는 것이 좋다. Borg 운동자각도 8 혹은 9단계로 수영, 수중에어로빅, 고정식 자전거, 보행 훈련 등을 규칙적으로 실시한다(그림 18-4).

7	전혀 힘들지 않다
8	
9	힘들지 않다
10	
11	보통이다
12	
13	약간 힘들다
14	
15	힘들다
16	
17	많이 힘들다
18	
19	아주 많이 힘들다
20	

| 그림 18-4 | Borg 운동자각도

3. 심근경색증

1) 개요

심근경색증(myocardial infarction)은 심장이 혈액 공급을 받지 못해 심장근육이 괴사하는 질환이다. 고지혈증, 당뇨병, 고혈압, 흡연 등은 관상동맥의 죽상경화증을 유발하게 되고, 죽상경화증은 혈전을 생성하게 되는데, 이 혈전이 혈관의 70% 이상을 막게 되어 심장근육을 괴사시킨다. 심장근육이 괴사되면 심근경색증이 발생하여 극심한 통증과 의식 상실, 심실세동, 심장마비를 거쳐 결국에는 사망에 이르게 된다(그림 18-5).

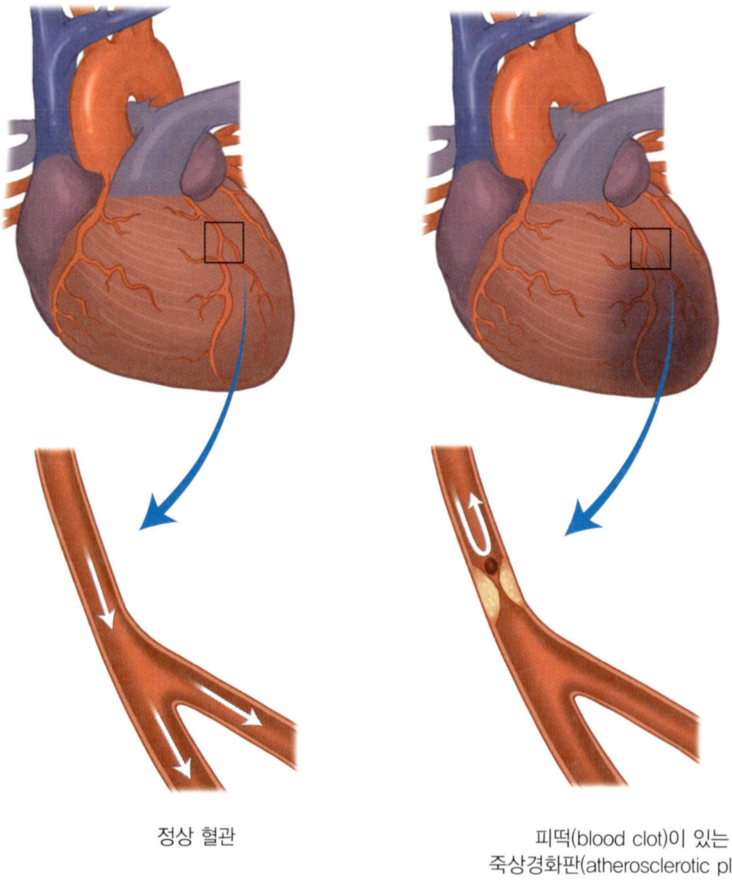

| 그림 18-5 | 심근경색증

2) 원인

흡연, 고지혈증, 당뇨병, 고혈압 등에 의한 동맥경화증이 주요 원인이다. 특히 당뇨병은 혈전을 잘 생기게 할 뿐만 아니라 혈관벽을 상하게 하며, 신경기능을 떨어뜨리는 합병증을 유발하기 때문에 특별한 주의가 필요하다.

3) 증상

심근경색증의 가장 대표적인 증상은 가슴을 쥐어짜는 듯한 극심한 통증이다. 통증이 일어나는 위치는 가슴 정중앙 혹은 약간 왼쪽 방향에서 20~30분간 이상 지속된다. 남성에 비하여 여성은 전혀 통증을 느끼지 못하는 경우도 있다.

가슴통증 이외에 호흡 곤란과 식은땀이 나타날 수 있으며, 구역질을 동반하는 경우도 있다. 가장 중요한 점은 심근경색증 환자는 신속한 응급처치를 해야 한다는 점이다. 심근경색증 환자의 골든타임은 3~6시간이다. 이 골든타임 내에 응급처치가 이루어져야만 생존율을 높일 수가 있다.

4) 진단

심근경색증은 흉부와 사지에 부착된 전극을 통하여 심장의 전기적 활동을 기록하는 심전도(EKG), 트레드밀러닝 시 심전도를 측정하는 운동부하심전도검사, 혈액검사에 의한 심장세포 효소농도 검사, 심근경색증을 확진할 수 있는 관상동맥조영술, 심장초음파 등으로 진단한다.

5) 치료적 중재

(1) 의학적 중재

심근경색증을 위한 의학적인 중재는 막힌 혈관을 넓히거나 뚫어주는 시술이 필요하다. 이를 위하여 혈관성형술(angioplasty)과 약물치료를 실시한다. 풍선혈관성형술(balloon angioplasty), 스텐트삽입술(stent insertion), 혈전용해술(thrombolysis)을 실시할 수 있다. 혈관성형술을 시행하기 어려운 경우에는 관상동맥 우회로 수술을 시행할 수 있다.

(2) 물리치료 중재

심근경색증에 의한 혈관성형술 후 환자의 상태가 안정이 되면 물리치료를 실시한다. 수술 후 1~2주 정도는 Borg 운동자각도 6, 7 정도로 실시한다. 4주 이후에는 운동자각도를 점차 높여 갈 수 있다. 입원 치료 후 통원 치료도 일정기간 필요한 경우가 있다.

4. 심부전증

1) 개요

심부전증(heart failure)은 심장의 구조적 혹은 기능적 이상으로 인하여 심장의 기능이 완전하지 못함을 말한다. 심장기능이 완전하지 못하게 되면 심장이 혈액을 충분하게 받아들이지 못하게 되거나 심장이 혈액을 체내로 충분하게 보내주지 못하게 된다. 이로 인해 심부전증은 체내 혈류 흐름에 장애를 유발하여 다리나 폐 혹은 몸 전체의 부종을 유발한다(그림 18-6).

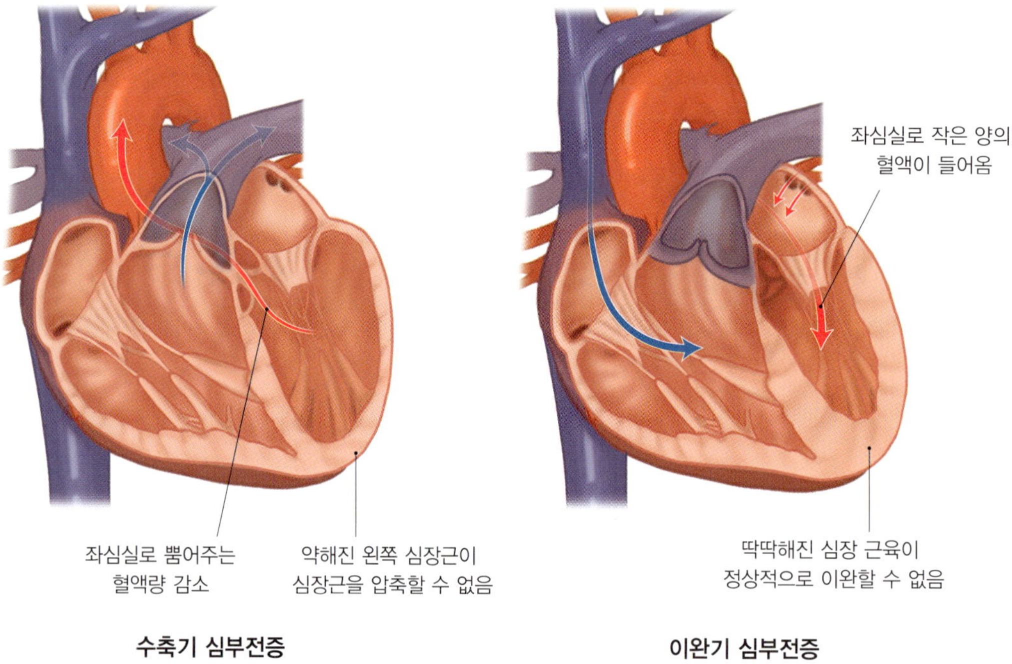

| 그림 18-6 | 심부전증 발생원인

2) 원인

관상동맥질환, 심근경색증, 판막질환, 심장근육비대증 등이 심부전증의 일반적인 원인이다. 이 중에서 심근경색증이 2/3 정도로 가장 흔한 원인이며, 지나친 음주, 극심한 스트레스 등도 원인이 되고 있다.

3) 증상

심부전증의 가장 중요한 증상은 호흡 곤란이다. 계단 보행 시 과도한 호흡 곤란이 유발되는 것을 특징으로 한다. 호흡 곤란이 일어나는 주요 원인은 심장 내로 들어온 혈액이 심실을 통해 충분히 배출되지 못하여 심장 내에서 울혈이 된다. 이 울혈은 폐혈관에 혈액 정체를 유발하게 되고 이로 인해 폐부종이 발생한다. 폐부종은 기도를 좁아지게 하여 결국에는 호흡 곤란을 유발하게 된다. 호흡 곤란 외에도 심부전증은 발과 다리의 부종을 유발하고, 피로 및 야간 배뇨를 증가시키고 기억을 손상시키기도 한다(그림 18-7).

4) 진단

심부전증을 진단하기 위한 가장 기본적인 방법은 흉부 X-Ray(엑스레이) 촬영에 의한 심장 비대증 및 폐울혈, 흉수(pleural effusion) 유·무를 확인하는 것이다. 심장초음파검사(echocardiogram)로 심장의 수축기와 이완기의 기능장애를 판단하기도 하며, 심전도와 카테터 삽입을 통하여 관상동맥질환에 의한 심부전인지도 검사할 수 있다. 호흡 곤란 유·무와 피로 등의 환자의 주관적 호소를 통해서도 약식 진단을 할 수 있다.

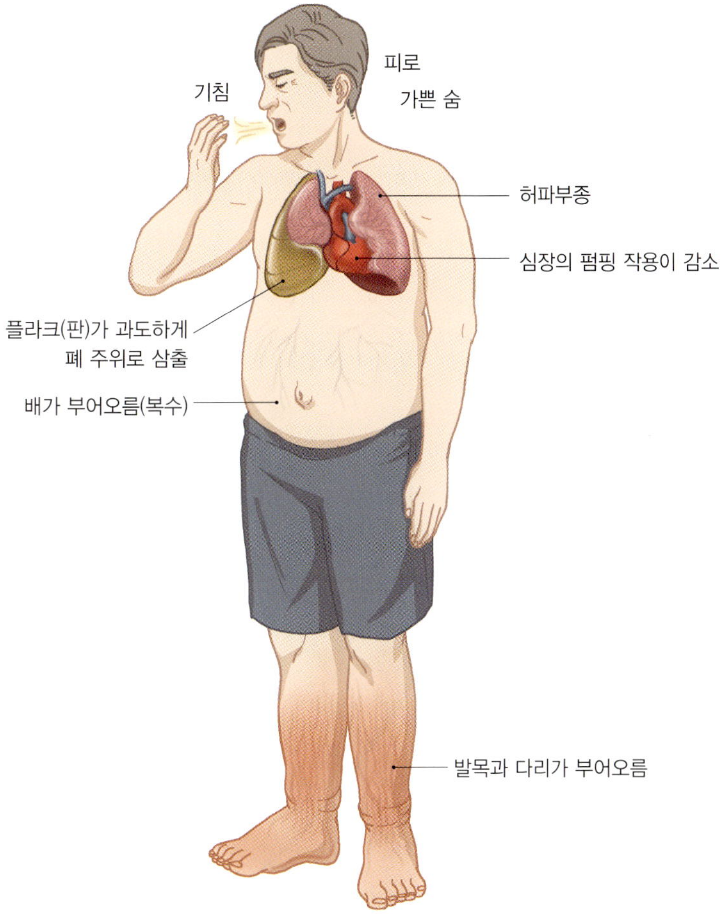

| 그림 18-7 | 심부전증에 의한 증상

5) 치료적 중재

(1) 의학적 중재

수축기의 기능장애가 있는 심부전증의 경우는 이뇨제를 통하여 호흡 곤란을 치료한다. 이완기의 기능장애에 의한 심부전증의 경우는 수축기 기능장애에 비하여 약물적 치료가 어렵기 때문에 심장이식을 주로 한다. 심장이식은 수술 경과와 생존율이 높은 편이지만, 심장기증에 의한 수술 성사 가능성은 매우 낮은 편이다.

(2) 물리치료 중재

환자의 운동 능력을 고려한 Borg 운동자각도 6~9 정도의 적절한 강도의 운동치료가 필요하며, 수영이나 수중 에어로빅, 고정식 자전거, 등속성 저항 운동기구 및 보행 훈련 등을 규칙적으로 실시하는 것이 좋다. 운동 도중에 호흡 곤란이 있을 경우에는 등장성 운동이나 근력 강화 운동은 제한하는 것이 좋다.

5. 폐렴

1) 개요

폐렴(pneumonia)은 세균, 바이러스, 곰팡이균에 의해 폐에 염증이 생기는 질환이다. 만성폐쇄폐질환, 당뇨, 심부전증 등과 함께 나타날 수 있다. 노인의 경우에는 호흡기계가 노화되어 젊은 성인에 비하여 폐렴 발생율이 훨씬 높아진다. 호흡기계의 노화는 호흡기능, 면역력, 가슴우리의 움직임을 저하시켜 폐렴 발생을 더 쉬워지게 한다(그림 18-8).

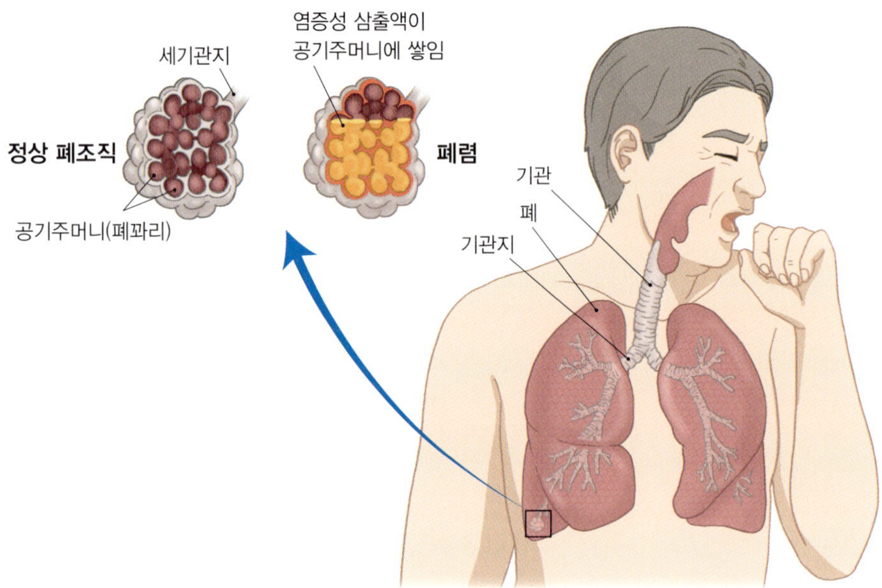

| 그림 18-8 | 폐렴

2) 원인

세균 및 바이러스가 폐렴을 일으키는 주요 요인이며, 드물게는 곰팡이균에 의해 감염이 일어날 수 있다. 이러한 균들이 코와 입을 통해 폐로 옮겨지거나 특정 음식이나 분비물 등이 흡입되어 폐렴이 발생한다.

3) 증상

폐렴은 오한, 발열, 기침, 호흡 곤란, 통증, 사지 마비, 정신 혼란, 백색손발톱 등의 증상이 나타난다. 오한은 하루에 여러 번 겪을 수 있으며, 40도 이상의 열이 지속되며, 몸살이 동반되기도 한다. 계단 오르기나 빠른 보행, 무거운 물체 옮기기 등과 같은 동작을 수행할 때 호흡 곤란이 더욱 심해지게 되며, 숨을 들이마실 때 가슴 부위에 통증과 관절통이 동반되는 경우가 많다. 화학물질 중독에 의해 발생한 폐렴의 경우, 손발톱이 백색으로 변하기도 한다.

4) 진단

폐렴의 진단은 발열과 기침, 가래 등의 증상을 통해 의심할 수 있고, 가슴 부위의 X-Ray(엑스레이) 촬영을 통해 확진할 수 있다. 이밖에도 원인균 배양, 혈액배양, 소변항원 검사 등을 통해서 원인균을 진단할 수도 있다.

5) 치료적 중재

(1) 의학적 중재

약물치료가 주요 중재이며, 원인균에 따라서 항생제를 투여한다. 스스로 호흡이 불가능한 중증 폐렴의 경우에는 인공호흡기를 사용하여야 한다. 합병증이 없거나 내성균에 의한 폐렴이 아닌 경우에는 2주 정도의 약물 치료로 회복이 가능하지만, 만성질환자는 더 오랜 기간의 치료가 필요할 수 있다.

(2) 물리치료 중재

호흡 곤란이 흔히 나타나기 때문에 몸통과 호흡보조근의 긴장성이 전반적으로 많이 높아져 있다. 따라서 근육긴장도를 떨어뜨려 주기 위한 이완자세 훈련을 실시한다. 기도내청결술을 적용하여 기도 내 가래를 제거해 줄 수 있으며, 정상 호흡훈련을 통해 환기율을 향상시켜 준다.

6. 만성폐쇄폐질환

1) 개요

만성폐쇄폐질환(chronic obstructive pulmonary disease, COPD)은 인체에 유해한 입자 혹은 가스 흡입에 의해 만성기관지염(chronic bronchitis)이나 폐기종(emphysema)이 발생하여 폐에 염증 반응이 일어나는 질환이다. 만성폐쇄폐질환은 기도 내 저항을 증가시켜 호흡 곤란을 겪게 되는 대표적인 호흡기 질환이다. 기침 및 가래, 호흡 곤란이 주요 증상으로 나타나며, 지속적으로 악화되는 특징이 있다. 기침 증상이 몇 개월 동안 지속되면 만성으로 간주한다(그림 18-9).

2) 원인

만성폐쇄폐질환을 일으키는 주요 원인은 흡연이다. 따라서 만성폐쇄폐질환을 예방하기 위해서라도 금연이 무엇보다 중요한 예방 및 중재 방법이 될 것이다. 흡연 이외에도 작업성 분진, 화학물질, 미세먼지와 같은 대기오염 등의 환경적 요인이 있으며, 유전자와 기도과민반응 등도 연관이 있다.

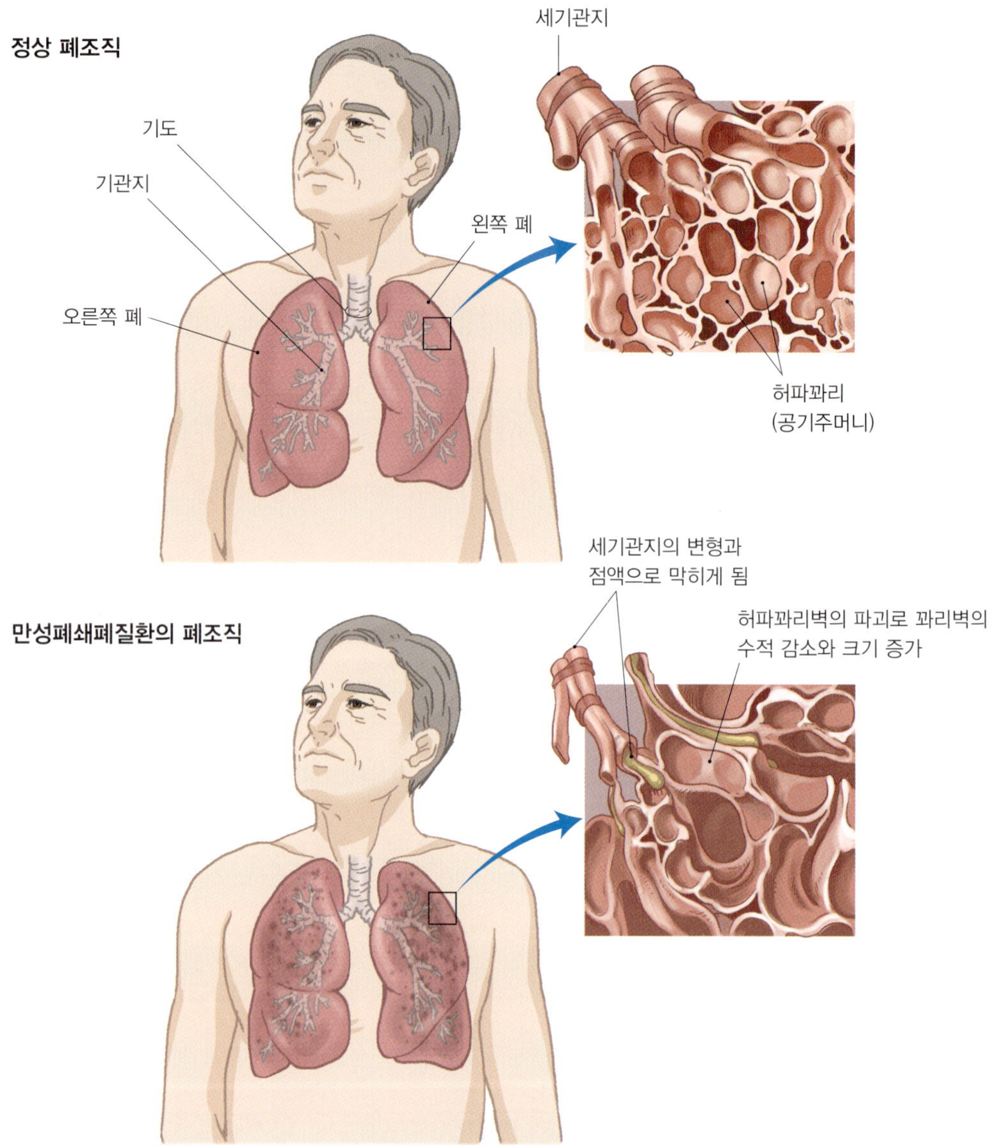

| 그림 18-9 | 만성폐쇄폐질환

3) 증상

경미한 경우와 중증의 경우에 상관없이 만성폐쇄폐질환 환자에게 나타나는 주요 증상으로는 만성적인 기침이다. 초기에는 간헐적으로 기침이 유발되지만 점차 지속적으로 기침을 하게 된다. 기침 이외에도 가래, 호흡 곤란 등의 증상이 흔하게 나타나며, 피로를 쉽게 느끼기도 한다.

4) 진단

엑스레이 촬영에 의한 진단은 아주 심한 중증의 경우를 제외하면 정상에 가깝게 나타나기 때문에 방사선 판독에 의한 정확한 진단은 어렵다. 하지만 폐암과 같은 감별 진단을 위해서는 필요한 경우도 있다.

만성폐쇄폐질환의 진단을 위해서는 주로 폐기능 검사를 한다. 폐기능 검사를 통해 노력성폐활량(forced vital capacity, FVC), 1초간 노력성날숨량(forced expiratory volume in 1 second, FEV1), 1초간 노력성날숨량에 대한 노력성폐활량 비율(FEV1/FVC)을 통하여 진단을 한다.

5) 치료적 중재

(1) 의학적 중재

가장 우선시 되어야 하는 중재 방법은 금연이다. 금연은 폐기능을 정상적으로 회복시키는데 제한이 있지만, 폐기능이 더욱 악화되는 것을 막을 수 있다.

기관지 확장제와 같은 약물요법이 만성폐쇄폐질환에 효과적인 의학적 중재 방법이다. 이 밖에도 인플루엔자 백신은 만성폐쇄폐질환 환자의 합병증과 사망률을 50%까지 감소시킬 수 있는 효과가 있으며, 산소요법을 통하여 환자의 폐동맥압 감소와 적혈구를 증가시켜 폐기능을 향상시킬 수 있다.

(2) 물리치료 중재

호흡계 물리치료는 2개월 이상 지속하여야 하며, 호흡근육의 사용 효율성을 높일 수 있는 이완자세의 교육과 훈련이 필요하다. 정상 호흡 패턴 교육과 기도청결기법을 실시하여 호흡곤란 증상을 호전시킬 수 있다.

① 이완자세 취하기

노인성 호흡질환 환자의 몸통 근육 및 호흡보조근의 긴장성을 감소시켜 줄 수 있는 이완자세는 몸통앞쪽기울이기(forward-leaning trunk) 자세가 좋다. 상체를 앞으로 기울이고

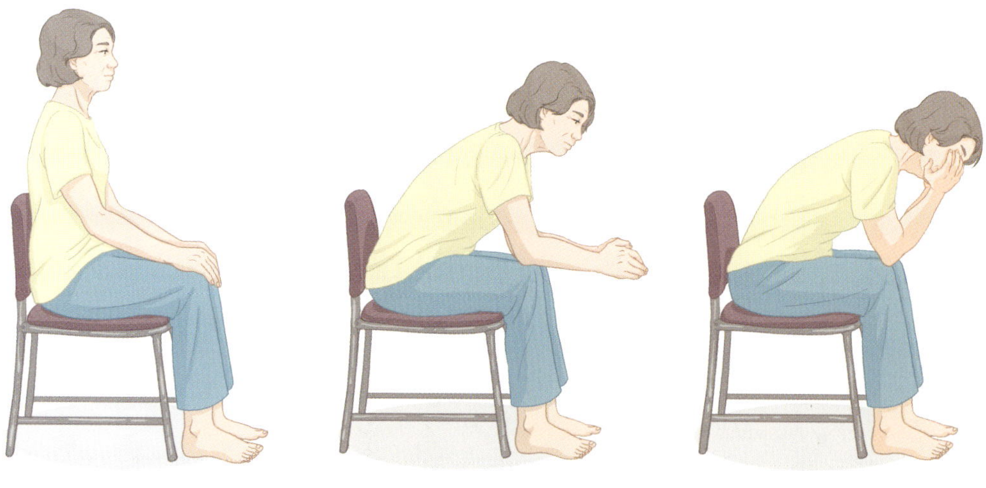

중립자세 팔을 지지한 자세 팔과 머리를 지지한 자세

| 그림 18-10 | 이완자세 취하기

팔을 지지하게 되면 바깥갈비사이근, 큰가슴근, 목갈비근, 목빗근 등의 들숨보조근육의 효율성을 높여 가로막근육의 부담을 줄여 줄 수 있으며, 환기능력을 향상시키는데 도움이 된다(**그림 18-10**).

② 기도청결기법

기도청결기법은 기도 폐색을 감소시키고 적절한 환기 및 가스 교환을 위하여 실시한다.

■ 타진

타진(percussion)은 기도 폐쇄가 있는 폐분절의 가슴우리 바깥벽을 두드리는 동작으로, 기도 내 분비물의 배출을 위한 첫 번째 단계이다. 기도 내 공기 흐름이 원활하지 못한 폐분절의 가슴우리 바깥벽에 원뿔모양으로 오므린 손으로 리드미컬하게 힘을 가하는 방법이다(**그림 18-11**). 타진은 기도 내 분비물을 물리학적으로 변성을 일으켜 점도를 감소시킨다. 작은 기관지 내의 점도가 감소된 분비물을 큰 기관지로 모이게 하여 배출을 쉬워지게 하는 방식으로 적용하는 방법이다.

타진은 환자의 체위배출 시 적용하는 것이 효율적이며, 가슴우리에 골절이 있는 환자, 폐색전이 있는 환자, 불안정한 협심증 증세가 있는 환자에게는 적용하지 않는다.

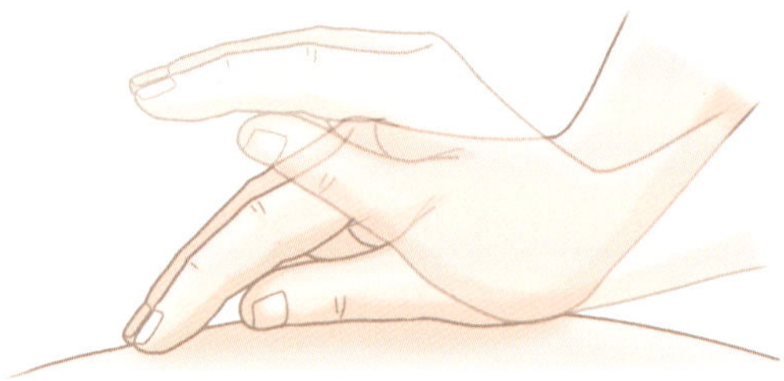

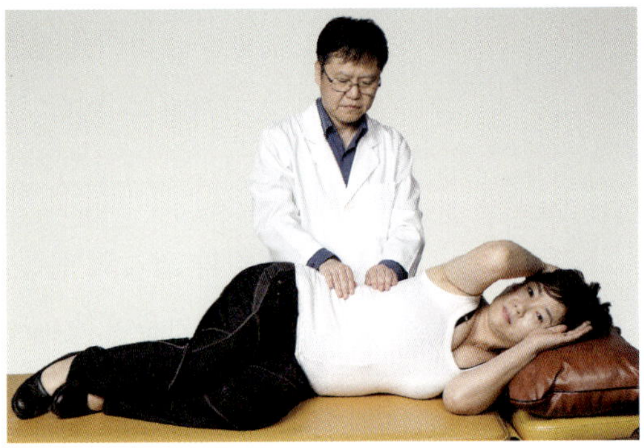

| 그림 18-11 | 타진을 위한 손 모양 및 타진

■ 진동

진동(vibration)은 물리치료사가 분비물 배출을 원하는 폐분절에 양손을 대고 작은 진폭의 진동을 만들어 환자의 날숨 시 분비물이 작은 기도에서 큰 기도로 흘러들어갈 수 있게 하는 방법이다. 진동은 체위배출 시 타진과 병행하여 실시하면 분비물 배출에 효과적이다. 진동은 치료사의 손을 사용하거나 진동기계를 사용할 수 있다(**그림 18-12**).

■ 흔들기

흔들기(shaking)는 진동에 비하여 더 큰 진폭으로 환자의 날숨 시 가슴우리를 잡아 흔들어주는 방법이다. 보다 넓은 부위의 분비물의 점성을 떨어뜨릴 수 있는 장점이 있다(**그림 18-13**).

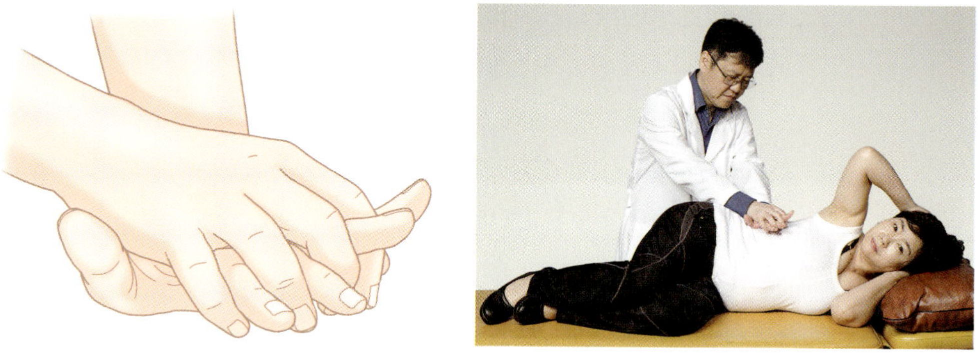

| 그림 18-12 | 진동을 위한 손 모양 및 진동

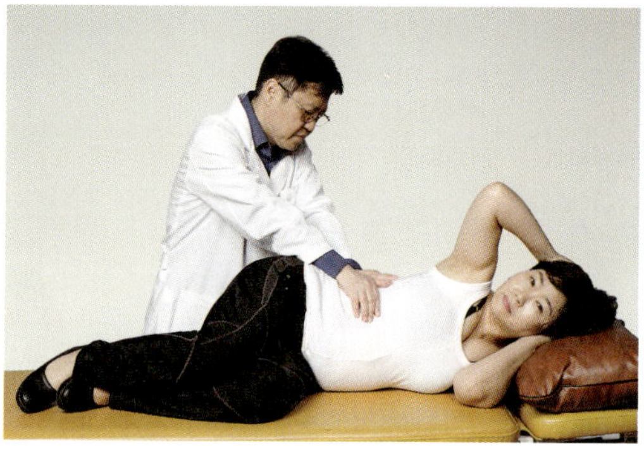

| 그림 18-13 | 흔들기

■ 기침

기침(coughing)은 기도 내 분비물 제거에 절대적으로 필요한 동작으로서, 기도 내 분

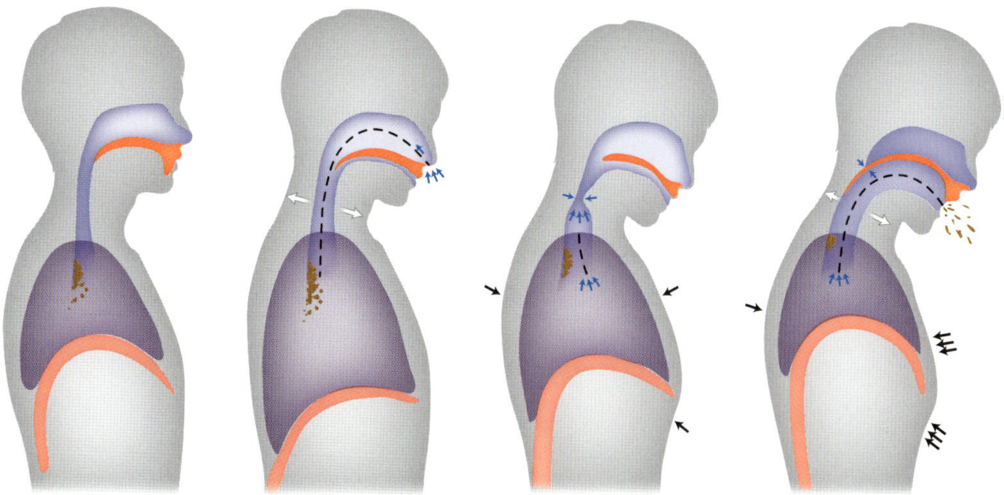

| 그림 18-14 | 기침의 과정

비물을 효과적으로 배출시킬 수 있다. 기침을 효과적으로 하기 위해서는 흡입–압박–배출의 3단계가 필요하다(그림 18-14).

기침은 가쁜 기침(huff coughing), 보조 기침(assistive coughing), 덧대기 기침(splint coughing)이 있다. 가쁜 기침은 1~2초 동안 작은 공기 양으로 수차례 끊어서 기침을 하는 동작이다(그림 18-15).

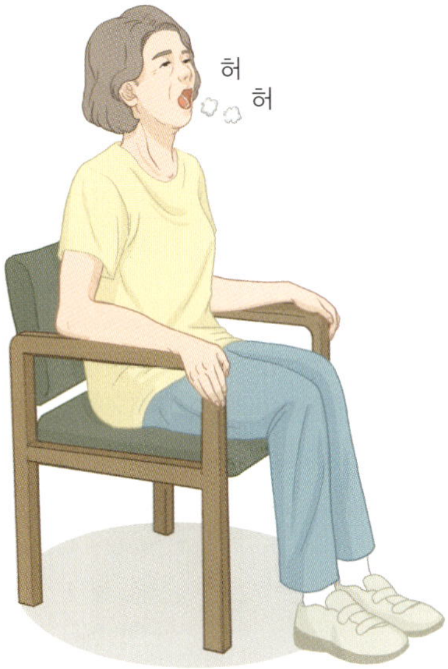

| 그림 18-15 | 가쁜 기침

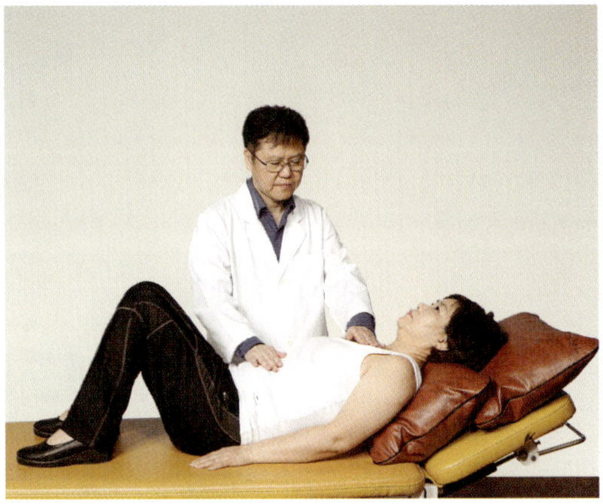

| 그림 18-16 | 보조 기침

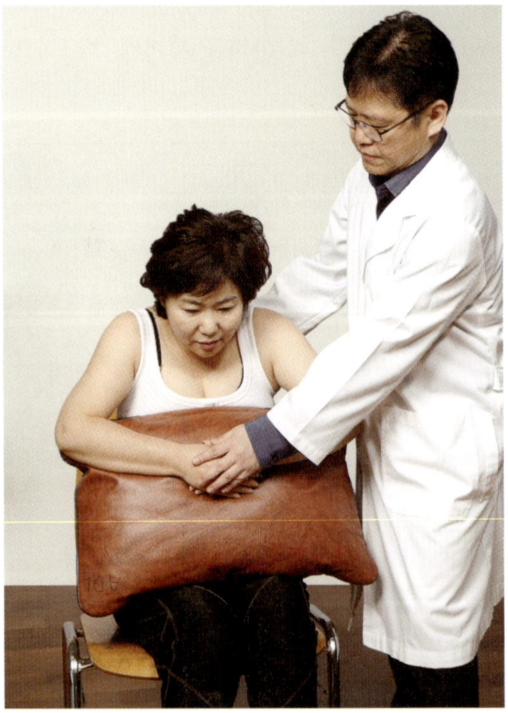

| 그림 18-17 | 치료사의 보조에 의한 덧대기 기침

보조 기침은 물리치료사의 손을 환자의 배 위 부분에 두고 환자가 기침을 시도할 때 위쪽가로막 방향으로 배 부위를 강하고도 빠른 속도로 압박하여 배근육의 강한 수축을 보조해 주는 방법이다(그림 18-16). 덧대기 기침은 심장수술 혹은 폐이식수술을 받은 수술환자에게 적용하는 기침 방법으로, 수술 부위에 손이나 베개를 덧대어 기침을 하는 방법이다. 덧대기 기침은 환자 스스로도 시행할 수 있으며, 스스로 하기 어려운 경우에는 물리치료사가 도움을 주어 시행할 수 있다(그림 18-17).

■ 체위배출

체위배출(postural drainage)은 중력을 이용하여 분비물이 작은 기관지에서 큰 기관지로 옮겨져 기도 밖으로 배출될 수 있도록 하는 방법이다. 체위배출은 질환이 있는 폐분절의 해부학적 위치에 따라 환자의 체위를 취한다. 체위배출은 분비물 배출을 위해서도 적용하지만, 분비물 축적을 예방하기 위한 목적으로도 실시할 수 있다.

효율적인 치료를 위해서는 폐분절에 대한 해부학적 지식과 중력의 방향을 고려하는 것이 중요하다. 체위배출은 타진과 진동, 흔들기와 같이 적용하면 분비물 배출에 훨씬 효과적이며, 하루 3회 10분씩 적용하다가 점차적으로 적용시간을 증가시킨다(그림 18-18).

체위배출 시 고려할 점은 머리가 아래쪽으로 향한 기울어진 자세인 트렌델렌버그(trendelenberg) 자세를 취할 때이다. 이 자세에서는 식도 역류나 호흡 곤란이 발생할 수 있으며, 심리적으로 불안정한 환자는 자제하는 것이 좋다.

③ 가로막호흡운동

가로막호흡(diaphragmatic breathing)운동은 노화로 인하여 감소된 가로막의 수축 속도 향상과 기침이나 재채기 시 강한 힘을 생성하는데 유리한 운동 방법으로, 호흡 주동근인 가로막 근육의 기능 유지를 위해서 필요한 운동방법이다. 가로막호흡운동의 적용을 위해 한 손은 가슴뼈 중앙부에 위치시키고, 다른 한 손은 배 중앙 부위에 위치시킨다. 가슴뼈에 위치한 손은 그대로 있게 하고, 들숨 시는 배 부위에 위치한 손이 위로 올라가게 하고, 날숨 시에는 배 부위에 위치한 손이 아래로 내려가게 숨을 쉰다(그림 18-19).

④ 오므린입술호흡운동

오므린입술호흡(pursed lips breathing)운동은 코로 숨을 2초 동안 들이마신 후 오므린 입을 통해 천천히 4~5초간 내쉬는 방법으로서, 호흡빈도수 감소와 1회 호흡량(tiadal volume) 증가에 효과적인 방법이다(그림 18-20). 오므린입술호흡운동은 작은 기관지 내의 이산화탄소를 길어진 날숨 시간 동안 체외로 배출하는데 효과적인 운동 방법이다.

⑤ 가슴가동운동

가슴가동(chest mobilization)운동은 호흡운동과 병행하는 몸통과 사지의 운동을 말한다. 가슴가동운동은 한쪽가슴가동운동, 가슴근육스트레칭, 위쪽가슴가동, 어깨가동방법 등이 있다(그림 18-21).

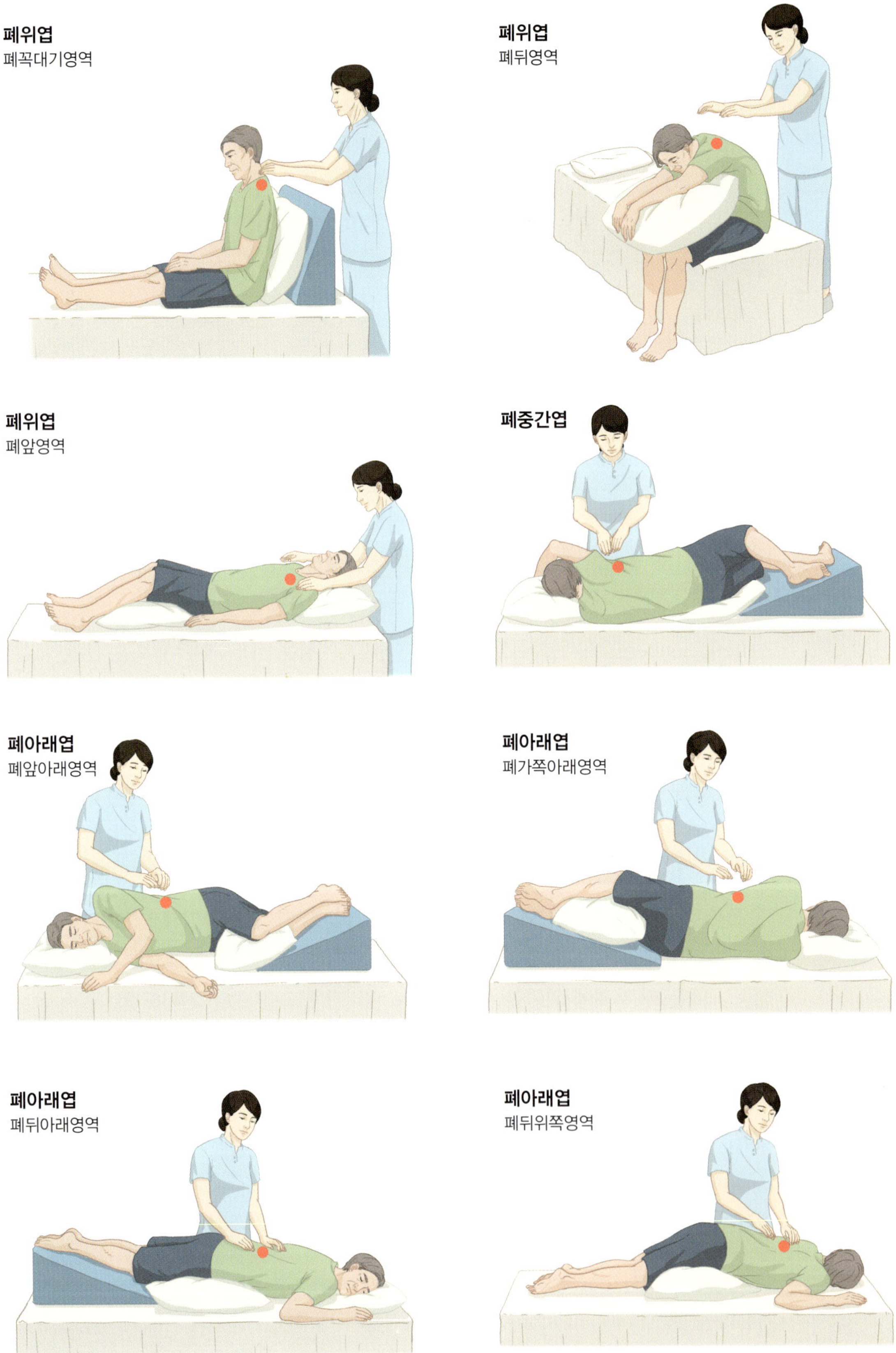

| 그림 18-18 | 체위에 따른 체위배출 방법

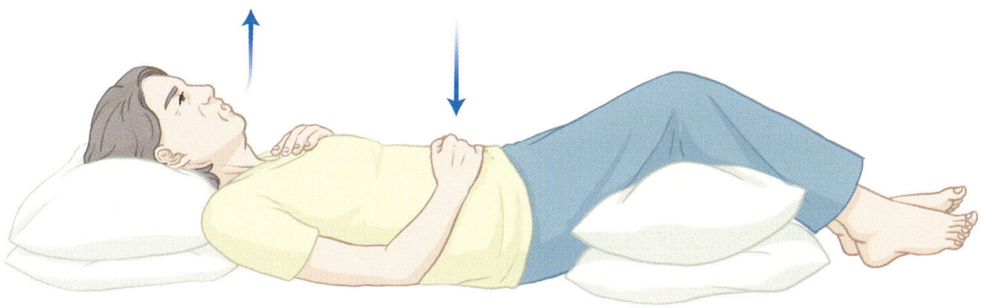

| 그림 18-19 | 가로막호흡운동

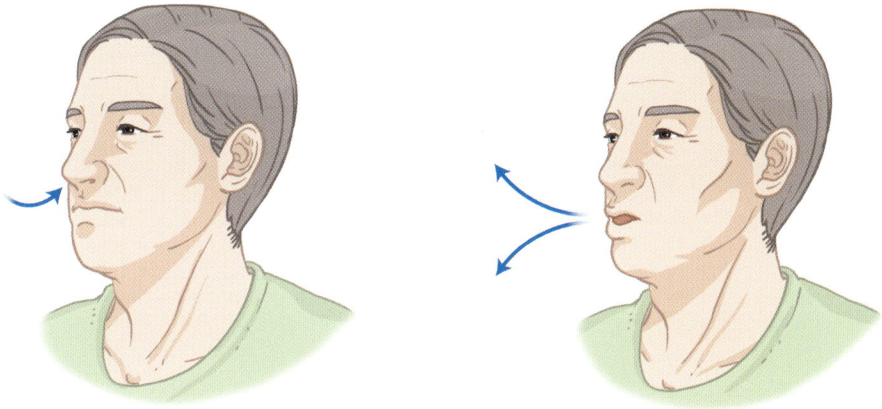

| 그림 18-20 | 오므린입술호흡운동

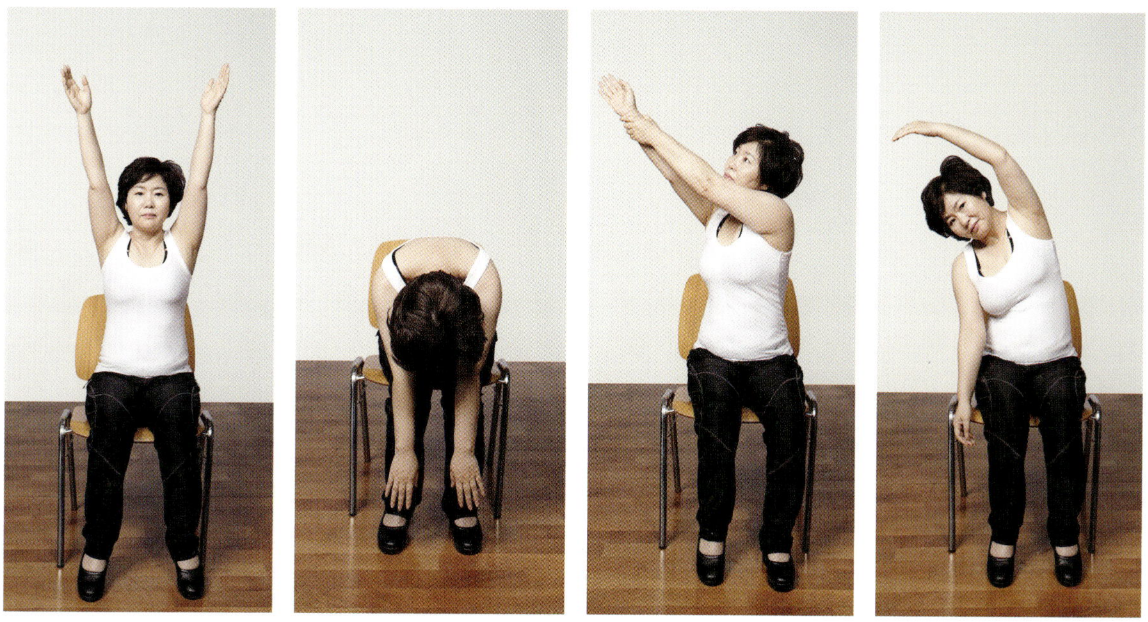

| 그림 18-21 | 가슴가동운동

참고문헌

- 김태호 외(2014). 노인물리치료. 범문에듀케이션.
- 배주한 외(2018). 노인물리치료학. 현문사.
- 유해영(2014). 2014개편 물리치료사 국가시험 완벽대비 실기문제집. 현문사.
- Brandstetter & Kasemi, (1983). Aging and the respiratory system. Med Clin North Am 67; 419–431.
- Fisher ND, Williams GH (2005). 〈Hypertensive vascular disease〉. Kasper DL, Braunwald E, Fauci AS; 외. 《Harrison's Principles of Internal Medicine》 16판. New York, NY: McGraw–Hill. 1463~81쪽. ISBN 0–07–139140–1.
- Janssens JP, Pache JC, Nicod LP, (1999), Physiological changes in respiratory function associtated with ageing. Eur Respir J 13; 197–205.
- Lakatta & Levy, (2003a). Arterial and cardiac aging: major shareholders in cardiovascular disease enterprises. Circulation 107: 139–146.
- Marshall, IJ; Wolfe, CD; McKevitt, C (2012년 7월 9일). "Lay perspectives on hypertension and drug adherence: systematic review of qualitative research.". 《BMJ (Clinical research ed.)》 345 (e3953). PMC 3392078. PMID 22777025.
- Nkomo VT, Gardin JM, Skelton TN, et al. Burden of valvular diseases: a population–based study. The Lancet Online. August 18, 2006; Vol 368; pp 1005–1011.
- Polkey MI, Harris ML, Hughes PD et al. (1997). The contractile properties of the elderly human diaphragm. Am J Respir Crit Care Med, 155; 1560–1564.
- Timothy LK, Ron Scott, John OB, ct al. (2014). A comprehensive guide to geriatric rehabilitation, Churchill Livingstne. Elsevier, 3rd edit.

CHAPTER 19

피부계 질환과 물리치료

학습목표

1. 노인에게 발생하는 건조증의 증상과 치료에 대해 이해한다.
2. 노인에게 발생하는 지루각화증의 증상과 치료에 대해 이해한다.
3. 노인에게 발생하는 옴 피부병의 증상과 치료에 대해 이해한다.
4. 노인에게 발생하는 욕창의 증상과 치료에 대해 이해한다.

핵심단어

- 건조증(xeroderma)
- 지루각화증(seborrheic keratosis)
- 옴(scabies)
- 욕창(pressure ulcer)

1. 개요

노화로 인해 피부층이 얇아지고 피부 보호기능이 약해지면 온도나 습도, 그 외의 자극에 쉽게 반응한다. 멜라닌 세포의 수가 줄어들어 자외선에 대한 보호기능이 감소하며, 랑게르한스 세포의 감소로 인해 면역력도 감소한다. 노인에게 나타나는 흔한 피부계 질환으로는 건조증으로 인한 가려움, 지루각화증, 옴 등이 있으며, 이러한 질환에 있어 특별한 물리치료 중재가 필요한 경우는 많지 않다. 그러나 전염성 질환의 경우, 주의 깊은 관리가 필요하다. 특히 노인은 피부가 약해져 있는 경우가 많아 치료 시 피부의 마찰이나 전단력을 피해야 하며, 열 또는 전기치료를 적용할 때 조직손상이 발생하지 않도록 주의해야 한다.

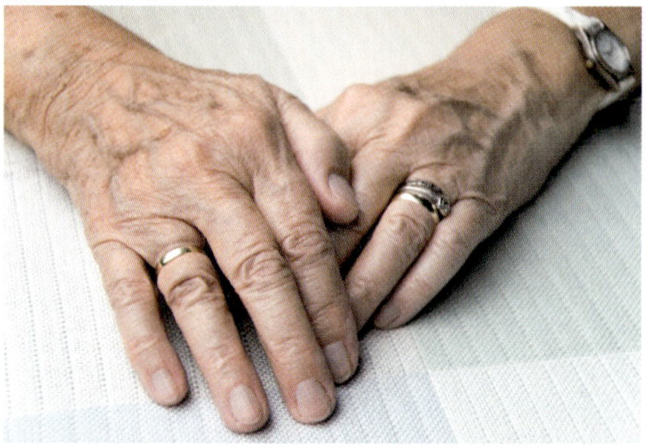

| 그림 19-1 | 노인의 피부

2. 건조증

1) 개요

건조증(xeroderma)은 각질층의 수분상태가 10% 이하일 때 발생하며, 건조함으로 인해 피부에 불편함을 느끼는 상태를 의미한다.

2) 원인

노인은 피부의 수분과 지질 성분이 부족하게 되므로 나이가 증가함에 따라 건조증의 발병률은 증가한다. 일반적인 건조증의 원인은 수분 부족이지만 건조증을 유발하는 피부질환이나 전신질환이 있는 경우도 있다.

3) 증상

건조증의 증상으로는 가려움, 붉은 반점, 피부가 조이는 듯한 불편한 감각, 각질이 일어나거나 표면이 거친 상태를 나타낸다. 심한 경우, 피부의 염증을 일으키거나 피부 파열이 발생할 수도 있다.

4) 치료적 중재

(1) 의학적 치료

일반적인 피부건조증의 치료는 각질층의 수분소실을 최소화하면서 유분과 수분을 충분히 공급하고 유지시키는 것이다. 노인은 건조증이 발생하기 쉬우므로, 평소에 너무 자주 씻거나, 뜨거운 물에 목욕하는 것을 금하고 심하게 각질을 벗겨내는 행위도 삼가는 것이 좋다. 특히 샤워를 한 후에는 보습제를 사용하여 피부의 수분을 유지하여 평소부터 건조증을 예방하고 관리하기 위해 각별한 주의가 필요하다.

건조증이 있으면 병변을 심하게 긁어 상처를 내거나 감염의 위험이 있을 수 있으므로 항히스타민제 등을 복용하기도 한다.

3. 지루각화증

1) 개요

지루각화증(seborrheic keratosis)은 검버섯이라고도 불리며 노인에게서 흔히 볼 수 있는 피부질환이다.

2) 원인

표피의 각질형성세포가 사마귀모양으로 과잉증식하여 생긴 피부의 양성종양이다. 정확한 원인은 알 수 없으며, 일광노출 또는 인유두종바이러스(human papillomavirus, HPV)와 관련이 있다고도 하지만 명확한 인과관계가 밝혀지지는 않았다.

3) 증상

중년 이후 얼굴과 목에 주로 발생하며 크기도 다양하고 색조도 담갈색에서부터 검은색에 이르기까지 여러 색을 나타내고, 표면이 각화되어 경화되어 있다. 자각증상은 없으나 가려움증이 있을 수는 있다. 발생빈도에 있어 성별의 차이는 없으나 나이가 증가함에 따라 많아지는 경향이 있다.

4) 치료적 중재

(1) 의학적 치료

노화로 인한 현상이며 만성적이고 양성종양이므로 자연치유가 되지는 않으나 특별한 치료를 요하지도 않는다. 다만 드물게 기저세포암으로 발전하는 경향이 있으므로 수개월 내에 많이 발생하는 경우에는 의학적 중재가 필요할 수 있다.

4. 옴

1) 개요

옴(scabies)은 옴 진드기에 의해 발생하는 동물 기생충성 피부질환으로 전염성이 매우 강하다. 오랜 기간의 치료를 필요로 하고 일반적으로 사람들이 서로 가까이 근접해서 살고 있는 시설에서 발생한다. 면역력이 결핍된 환자 또는 요양병원 등 노인들의 집단 거주시설에서 발생하는 경우가 많다.

2) 원인

옴은 피부를 파고들어 알을 남기는 옴 진드기가 원인이며, 옴 진드기는 피부의 각질층 내에 굴을 만들어 알을 남긴 후, 애벌레가 부화하고 그 과정이 반복되다가 4~6주 간의 잠복기를 거친 후 증상이 나타난다. 주요 증상으로는 진드기의 분비물에 대한 면역반응으로 가려움증이 나타난다. 주로 야간에 가려움증이 심해지며 가려운 부위를 긁어 상처가 나면 2차 감염이 발생하기도 한다.

3) 증상

옴의 감염으로 인한 증상은 사타구니, 복부, 겨드랑이, 손가락 사이 등의 피부에 발생하는 수포와 가려움증이다. 주로 밤에 심해지는 가려움증이 특징이다. 굴이 시작된 부위에는 작은 살비듬(인설)이 있으며, 옴 진드기가 있는 쪽에는 미세한 융기가 발견되고 굴 하부에는 작은 수포 또

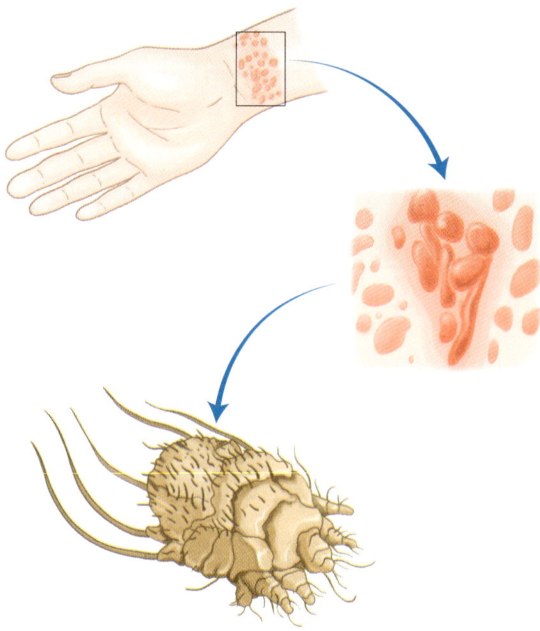

| 그림 19-2 | 옴 감염에 의한 피부 증상

는 농포가 형성되기도 한다. 접히는 부위의 피부에 빨간 반점이나 상처가 발생하고 그 범위가 넓어지면서 가려움증이 심해지게 된다(그림 19-2).

4) 진단

옴의 감염은 특징적인 피부의 수포와 심한 가려움증으로 알 수 있으며, 옴진드기 굴의 발견으로 확인할 수 있다.

5) 치료적 중재

(1) 의학적 치료

약물치료로는 퍼메트린 연고 등을 사용하여 치료한다. 1% 감마벤젠 헥사클로라이드(gamma benzene hexachloride) 연고 또는 로션을 자기 전에 얼굴을 제외한 전신에 바르고 6시간 후에 씻어 내며 1주일 후 한번 더 반복적으로 치료한다. 10% 크로타미톤(crotamiton) 연고를 2일간 연속해서 밤에 바른 후, 마지막 바른 시점에서 24시간 후에 닦아 내는 방법도 있다. 퍼메트린 50mg/g 연고를 머리 부분을 제외한 몸 전체에 마사지하듯이 펴 바르고 12~14시간 후에 물로 씻어낸다.

환자가 사용한 의복, 침구류는 삶거나 가능한 가장 뜨거운 물(60~90℃)로 세척하거나 다림질해야 하며, 환자의 가족 및 접촉이 있었던 사람들은 증상의 유무와 관계없이 동시에 치료받아야 한다.

5. 욕창

1) 개요

욕창(pressure ulcer)은 신체 부위가 지속적이거나 반복적으로 압력이 가해져 피부와 그 아래의 조직에 궤양이 발생한 것을 말하며 압박궤양(pressure ulcer)이라고도 한다. 신체장애로 인해 움직이기 어려운 척수손상환자, 오랜 침상환자, 의식이 없는 환자 등에서 발생하기 쉽다. 이러한 환자들은 장시간 같은 자세로 있어도 압박을 받는 곳에 불쾌감을 느끼지 못하기도 하고, 스스로 자세를 바꿀 수가 없어 욕창의 위험이 높다.

2) 원인

욕창은 연부조직, 특히 뼈 돌출부의 피부가 압력 또는 전단력에 노출되었을 때 발생한다. 연부조직이 압박되면 저산소증이 되어 허혈(ischemia)이 발생하고, 이러한 상태가 지속되면 결국 조직의 괴사(necrosis)가 일어난다. 연부조직에 욕창이 발생하기 전까지 견딜 수 있는 압박의 정도와 기간은 전단력의 힘의 크기와 환자의 건강상태와 피부상태에 따라 다양하게 나타난다.

전단력은 피부와 그 아래의 뼈가 서로 다른 방향으로 움직일 때 발생하는 힘이다. 의자나 침대에서 비스듬히 누워있을 때 체중이 발쪽으로 쏠리면서 꼬리뼈 부위는 아래로 밀려가고 피부는 움직이려 하지 않으면서 전단력이 발생한다. 마찰은 피부와 평행하게 작용하는 힘으로, 두 표면이 서로 이동할 때 발생하는 기계적인 힘이다. 환자가 침대 또는 의자의 표면에서 완전히 떨어지지 않고 피부가 표면에 끌리게 될 때 발생하며, 피부의 표피층이 벗겨지면서 감염이 발생할 수 있다.

그리고 감각의 손상, 영양장애, 인지장애가 있거나 피부의 습기가 있는 경우에도 피부손상과 감염위험이 높아지게 되므로 요실금이 있거나 배변에 문제가 있으면 욕창의 중요한 원인이 된다.

3) 증상

욕창의 일반적인 증상으로는 압박이 사라졌는데도 계속 붉어 보이는 경우, 갈라지고 물집이 생기고 벗겨지며 터졌거나, 심하면 피부 표면 또는 더 깊숙이 침윤된 개방성 상처가 발생하거나 통증이 발생한다. 호발 부위로는 바로 누운 자세에서 머리 뒤통수, 어깨뼈, 팔꿈치, 꼬리뼈, 발뒤꿈치에 발생하고, 앉은 자세에서는 의자에 기대고 있는 어깨부위, 궁둥뼈결절, 옆으로 누운 자세에서는 귀, 어깨뼈, 종아리뼈머리에서 흔하게 발생한다(**그림 19-3**).

4) 진단

욕창은 조직 손상의 정도에 따라 평가하고 분류한다. 2007년 미국 욕창자문위원회(National pressure ulcer advisory panel, NPUAP)는 욕창에 대해 단계별 손상정도에 따라 4단계로 분류하였다. 1단계는 피부의 손상은 없고 표면이 붉을 때, 2단계는 표피와 진피까지 파괴되어 궤양이나 수포가 발생한 상태, 3단계는 피부와 피하지방을 포함한 피부전층이 손상된 상태로 통증은 없고 괴사조직이 심하고 삼출물이 있는 상태, 4단계는 피부의 전층과 근육, 지지조직까지 광범위한 조직 괴사가 일어난 상태이다.

5) 치료적 중재

(1) 의학적 치료

욕창의 일반적인 치료원칙은 압력의 감소이다. 적어도 2시간에 한번씩 자세를 변경해 주어야 하며, 올바른 자세 유지가 가장 중요하다.

욕창이 발생하기 쉬운 환자는 적어도 하루 2회 이상 전체적으로 피부를 관찰해야 하며, 특히 뼈가 튀어나온 부위는 주의깊게 관찰해야 한다. 만일 피부손상이 있는 경우, 감염관리를 위해 상처를 깨끗이 씻고 자주 드레싱을 교환해야 한다. 패혈증을 동반한 경우에는 전신적인 항생제 치료도 필요할 수 있으며, 화농이 심한 경우에는 생리식염수에 희석한 베타딘, 과산화수소 등을 사용하여 상처부위를 세척하는 것도 효과적이다.

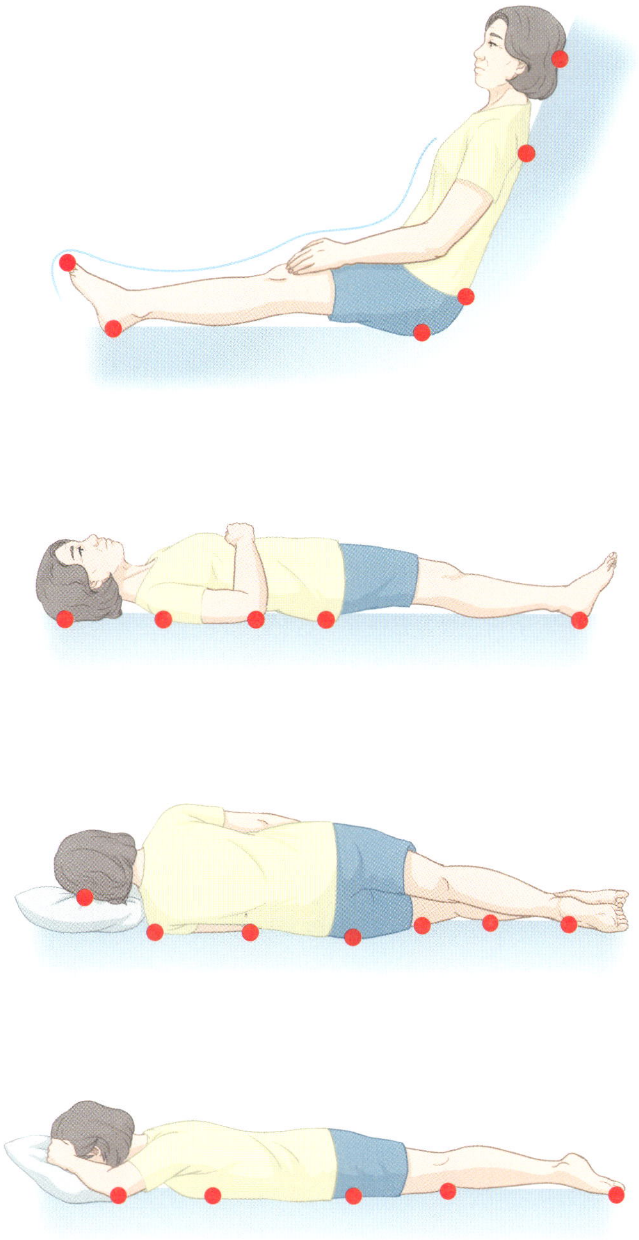

| 그림 19-3 | 자세에 따른 욕창의 호발 부위

표 19-1	욕창의 조직손상 단계
1단계	정상피부로 보이기는 하지만 표피에서 발적과 염증이 발생되기도 한다. 피부가 붉은색으로 보이며, 피부 손상은 없으나 피부가 따뜻하며, 자세변경으로 회복 가능하다.
2단계	진피층까지 파괴된 궤양 또는 수포가 발생된 상태이다. 물집이 보이고, 통증이 발생하고, 부종이 심하다.
3단계	피부, 피부밑지방을 포함한 피부전체에 문제가 발생된 상태이다. 근육까지는 침범하지 않은 상태이다.
4단계	피부의 전체층이 파괴되고 근육, 인대, 뼈대까지 손상된 상태이다.

(2) 물리치료 중재

욕창이 있는 환자를 치료할 때에는 마찰 및 압력이 감소하거나 제거된 상태에서 이동훈련을 실시하여 이동과 활동수준을 최대화시키는 것이 중요하다. 또한 환자의 보호자에게 욕창의 예방과 치료에 대한 권장사항을 알려주고, 환자나 보호자가 마찰을 일으키지 않고 효과적으로 이동시킬 수 있도록 하며, 필요할 경우에는 시트나 기타 보조도구를 사용할 수 있도록 교육한다.

욕창에 대한 치료는 압박궤양이 있는 부위의 상처를 직접적으로 치료하는 것과 앉은 자세와 누운 자세 모두에서 상처 주변부위 조직에 가해지는 압력을 최소화하기 위한 치료가 포함된다. 압력을 감소시키기 위해서는 바닥면에 닿는 피부를 지지해줄 수 있는 방석이나 베개 등의 장비를 사용하고, 모든 자세에서 환자가 편안하고 적절한 자세를 유지할 수 있도록 하여 뼈 융기부위의 피하조직손상을 예방해야 한다.

물리치료사는 환자가 가장 이상적인 자세를 취할 수 있도록 살펴보고 적절한 도구를 제공할 수 있어야 한다. 욕창관리를 위해서는 상처를 보호하고 치료를 위한 드레싱뿐만 아니라 근본적인 원인을 해결하기 위한 전반적인 접근과 이해가 필요하다. 욕창이 발생한 원인을 제거하거나 감소시키고 올바른 관리를 위해 환자 및 보호자를 교육해야 한다.

자외선은 피부의 건선, 여드름, 습진, 압박, 욕창 등에 널리 사용하고 있는 물리적 인자이다. 자외선은 항염증 작용이 있으며 상처의 회복을 자극하고 혈류를 증진시키는 효과가 있다. 자외선은 파장에 따라 UVA, UVB, UVC로 나뉜다. 이중 UVA는 비이온화 방사선으로 피부에 색소를 침착시키고 약한 홍반효과가 있다. UVB 또한 비이온화 방사선으로 피부의 홍반 및 수포를 일으키며 발암성이 있다. 그러나 파장이 짧은 UVC는 이온화된 방식으로 살균효과가 있으며, 오랜시간 노출되어도 홍바이나 수포가 발생하지 않는다. 자외선은 잠복기간이 지난 후 조직에 광화학적 효과가 있어 항염증작용과 상처부위 육아조직의 재생을 자극시킨다.

참고문헌

- 강원형(2006). 피부질환 아틀라스. 한미의학.
- 김민수 외(2010). 치료사를 위한 병리학 3판. 이퍼블릭.
- 김태호 외(2008). 노인물리치료학. 탑메디오피아.
- 박지환 외(2013). 피부물리치료중재학. 이퍼블릭.
- 서병도 외(2012). 노인물리치료학 1판. 엘스비어코리아.
- 장정훈 외(2008). 일상생활동작 환자관리와 기능훈련 4판. 이퍼블릭.

CHAPTER 20

정신질환과 물리치료

학습목표

1. 우울증에 대해 설명할 수 있다.
2. 우울증의 물리치료방법에 대해 설명할 수 있다.
3. 치매에 대해 설명할 수 있다.
4. 치매의 물리치료방법에 대해 설명할 수 있다.

핵심단어

- 우울증(depression)
- 경도인지장애(mild cognitive impairment)
- 치매(dementia)
- 치매의 행동심리적 증상(behavioral and psychological symptoms of dementia)

1. 우울증

1) 개요

노인은 다양한 신체질환과 정신질환을 겪을 수 있는데, 그중 우울증(depression)은 노년기에 흔한 정신질환의 하나이다. 우울증은 삶의 의미, 흥미, 즐거움이 전반적으로 감소되는 고통스런 감정적 경험이다. 지역사회에서 노인 우울증의 유병률은 대략 15% 정도로 추정되며, 노인 우울증은 의학적 · 사회적 · 경제적으로 매우 중요한 건강문제로서 환자와 가족 모두에게 고통을 주고 삶의 질을 저하시키게 된다. 특히 노인 우울증은 불안, 신체증상, 정신운동지체, 높은 자살률, 불면증, 인지기능 저하 등의 증상이 두드러진다는 점에서 타 연령군의 우울증과는 다른 양상을 나타낸다. 노인 우울증의 치료를 위해 많은 사회적 비용이 들어가며, 가족이나 간병을 해야 하는 주변 사람들에게 미치는 영향까지 고려한다면 그 사회적 비용 손실은 훨씬 더 클 것으로 예상할 수 있다. 또한 노인 우울증을 치료하지 않을 경우, 부수적인 신체질환이나 높은 자살률을 야기할 수 있는 치명적인 질환임에도 불구하고 사회적 인식의 부족과 환자와 가족이 느끼는 수치심 및 환자의 인지기능의 저하로 인해 진단율이 떨어지는 경향이 있다. 노인 우울증은 만성적으로 재발하는 질환이기는 하지만 그 위험요소나 관련요인에 따라 어느 정도 예방과 사회적 중재가 가능한 질환이다.

2) 원인

우울증의 원인에 대한 연구가 많이 진행되고 있지만 아직까지 뚜렷한 원인을 규명하지 못하고 있는 실정이다. 하지만 우울증의 발병에 있어서 생물학적 요인뿐만 아니라, 정신사회적 요인 또한 매우 중요한 역할을 한다는 것은 명백한 사실이다.

(1) 생물학적 요인

우울증은 오래 지속되는 신체적 질환에 의해 발생할 수 있는데, 질병 자체만으로도 우울증이 발생할 수 있지만, 더불어 질병을 치료하는 과정에서 사용된 약물에 대한 반응으로 우울증이 발생할 수 있다. 항생제, 혈압 강하제, 피임약 등이 우울증의 발생과 관련이 있다는 보고들이 있다. 류머티즘에 사용하는 코티존(cortisone)이나 스테로이드(steroid) 역시 과용하거나 장기간 사용하게 되면 우울증을 일으킬 수 있다. 또한 노화와 더불어 나타나는 모노아민 옥시데이즈(monoamine oxidase)의 증가, 카테콜아민(catecholamine) 합성 효소의 감소, 갑상샘기능과 갑상샘 반응성의 감소 등 신경화학적 및 신경내분비적 변화도 노인 우울증의 발병 원인이 될 수 있다. 특히 치매 환자의 50% 이상에서 우울증상을 발견할 수 있고, 뇌졸중 환자의 약 25% 정도에서 우울증을 보인다는 점을 감안하면 뇌기능 저하 역시 우울증의 원인이라고 할 수 있다.

(2) 사회심리적 요인

많은 연구에서 보면 스트레스가 우울증과 높은 상관성이 있다고 알려준다. 특히 바람직하지 않은 사건들이 우울증과 관련이 깊다고 할 수 있다. 건강의 상실, 사회적 지위 및 역할의 상실, 가족 내의 권위 상실, 경제력 상실, 배우자나 사랑하는 사람의 상실을 비롯한 사회적 관계의 상실이 우울증의 주요한 원인이라고 할 수 있다. 또한 노인에 대한 문화적 편견이 노인 우울증의 한 원인이 될 수 있다. 늙으면 쓸모없는 존재라는 잘못된 편견이 곧 노인들의 존엄성 상실을 초래하고 심한 정서적 상처가 되면서 우울증으로 발전하는 경우가 있다. 계속 일을 할 수 있는데도 불구하고 강제로 은퇴를 당한 노인은 더 이상 자신이 할 수 있는 것이 없다는 생각에 실제로 할 수 있는 일이 주어져도 하지 않고 포기해버리는 무력감에 사로잡히기 쉽다. 이런 경우에 우울증 발생률이 높아진다.

3) 증상

우울증의 주요 증상들을 살펴보면 다음과 같다.

(1) 기분

우울증은 우울한 기분이 지속되는 상태를 의미한다. 심한 경우에는 어떤 일에서도 즐거움이나 흥미를 느끼지 못하는 무쾌감증을 보이기도 한다. 따라서 삶 가운데서의 기쁨이나 가치를 상실하고 좌절이나 분노의 감정을 주체하지 못하게 된다. '나는 살 가치가 없다', '내 인생은 이미 끝났다', '내가 할 수 있는 것은 아무것도 없다' 등의 말을 자주 한다.

(2) 사고

우울한 사람은 자존감이 매우 낮다. 일이 잘못되거나 실패할 경우, 이를 자기 책임으로 돌리고 죄책감에 사로잡히며, 현재 성공적인 삶을 살아가고 있음에도 불구하고 미래에 대해 부정적이고 비관적인 견해를 가진다. 일의 능률과 집중력이 감퇴되어 기억장애가 나타나고, 나아가 자살까지 생각하게 된다.

(3) 행동

우울증 환자는 무슨 활동을 하든지 시작하는 것을 무척 어려워한다. 쉽게 지치고 사회적인 활동에 참여하기 꺼려하며, 즐거운 활동에 흥미를 잃고 칭찬이나 보상에 무관심해진다. 몸의 청결에 관심이 없어 목욕이나 세수를 하지 않고, 옷을 아무렇게나 입으며, 머리도 손질하지 않아 불결한 모습을 보인다. 표정 없는 얼굴을 볼 수 있고, 언어나 신체의 동작이 느려지며, 가능한 활동을 하려 하지 않는다. 때로는 초조한 행동을 보이기도 한다.

(4) 신체

식욕을 잃는 일이 흔하지만 간혹 폭식으로 살이 찌는 경우도 있다. 불면증을 호소하는 경우가 많고 일찍 잠을 깨면 다시 잠들기 어려워한다. 감기에 걸리면 오래가는 경향이 있고, 쉽게 피곤해지며 성욕이 감퇴되고, 불감증 등 성기능 장애를 겪기도 한다.

(5) 불안

슬픔이 가장 주된 기분장애이지만 두려움, 불안, 긴장감, 불확실성, 우유부단함을 보이기도 한다.

4) 진단

면담은 노인 우울증 환자의 진단적 평가에 필수적이다. 면담 과정에는 환자와 가족 구성원이 모두 포함되어야 한다. 현재 겪고 있는 우울증의 기간, 우울증과 관련된 과거력, 약물과 알코올 남용의 병력, 우울증에 대한 이전 치료와 치료에 대한 반응 여부, 우울증의 가족력, 자살사고나 자살시도, 신체기능 상실의 정도 등의 정보를 얻어야 한다. 자살사고를 포함한 우울증상의 심각도를 확인하는 것이 필요하다. 해밀톤 우울척도(Hamilton depression rating scale), 몽고메리-에스버그 우울척도(Montgomery-Asberg depression rating scale), 전반적 발달평가척도(global assessment scale) 등의 임상평가척도가 진단에 도움을 줄 수 있다. 정신상태검사(mental status examination, MSE)는 환자의 기분과 급격한 감정변화를 보이는 정동상태, 우울증에 동반될 수 있는 망상이나 환각과 같은 지각상태, 정신행동적 초조나 지연 등의 여부를 결정하는데 도움을 준다. 간이정신상태검사(mini mental state examination, MMSE), 치매기분사정도구(blessed dementia rating scale) 등을 이용한 인지기능 검사를 통해 치매와 구별하는 것도 필요하다.

(1) 주요 우울증

보통 우울증과 관련된 9가지의 증상 가운데 5가지 증상이 최소 2주 이상 지속되는 경우에 주요 우울증(major depression)이라고 할 수 있다. 9가지의 증상은 ① 우울감 ② 모든 활동 또는 거의 모든 활동에서 흥미나 기쁨을 상실함 ③ 체중변화(체중의 5% 이상 감소 또는 증가) ④ 수면장애(불면증 또는 과다수면증) ⑤ 정신운동성변화(지나친 흥분 또는 지체) ⑥ 피로 ⑦ 무가치함 또는 부적절한 죄책감 ⑧ 집중력 저하 ⑨ 죽음이나 자살에 대한 반복적인 생각이다. 이 가운데 우울감과 흥미나 기쁨의 상실이 반드시 포함되고, 5가지 증상이 나타나면 주요 우울증이라고 진단할 수 있다.

(2) 감정감퇴증

감정감퇴증(hypothymia)은 기분저하증이라고도 하며 경도 내지는 중등도의 심각도를 가지고 2년 이상 지속되는 만성적인 우울증상으로 정의된다. 우울감은 기분저하증의 중요한 증상이며, 2개월 이상 증상이 없었던 적이 있어서는 안된다. DSM-IV-TR 진단기준으로 다음 증상들 중 적어도 2가지는 있어야 한다. ① 식욕저하 또는 과식 ② 불면증 또는 과다수면 ③ 피로 ④ 낮은 자존감 ⑤ 집중력 저하 또는 우유부단 ⑥ 절망감이다.

(3) 정신병적 우울증

정신병적 우울증(psychotic depression)은 환각, 망상, 무언증 또는 혼미와 같은 정신병증상을 동반하는 우울증을 말한다. 환자에게서 볼 수 있는 망상의 증상은 보통 죄책감, 건강염려증, 허무주의, 피해망상, 질투심이 대부분이며, 치매에 수반되는 망상보다는 더 체계화 되어 있다. 또한 정동증상이 자극과 일치하는 양상을 보인다. 즉 슬픈 자극으로 슬퍼지며, 기쁜 자극으로 기쁨을 보인다. 정신병적 우울증은 입원한 노인 우울증 환자의 20~45%에서 나타나며, 지역사회의 노인 우울증 환자에서는 약 3.6% 정도의 유병률을 보인다.

(4) 우울감이 있는 적응장애

일반적으로 일상생활 속에서 발생하는 부정적인 사건들이 우울감을 동반한 적응장애와 관련이 있다. 재정적 문제, 사회경제적 박탈, 신체적 건강의 악화와 장애, 사회적 격리 등이 노년기 우울감의 중요한 인자이며, 우울감으로 인해 사회 적응에 실패하는 경우가 발생한다. 노인 적응장애의 또 다른 원인은 장기요양시설로의 이동과 배우자 상실로 인한 사별 등이 있다. 특히 사별의 경우는 배우자를 잃은 사람의 약 10~20%가 사별한 후 첫 1년 동안에 임상적으로 중요한 우울증상을 나타내며, 치료하지 않으면 주요 우울증으로 발전할 수 있다. 사별 2년 후에 사별한 사람의 14% 정도에서 주요 우울증이 발생하는 것으로 알려져 있다.

5) 치료적 중재

(1) 의학적 치료

약물치료는 노인의 우울증에 주된 치료법이지만 노화, 신체질환 및 약물투여 등 여러 가지 요인과 관련된 약동학, 약력학적 변화로 인해 노인 우울증 환자는 젊은 사람에 비해 항우울제에 대한 부작용과 약물상호작용 현상이 나타나기 쉽다. 따라서 노인 우울증 환자를 대상으로 약물치료를 하는 경우에는 약물투여 전에 신체질환 및 투여 중인 약물을 철저히 평가해야 하며, 일단 투여를 결정하면 "저용량부터 시작하고, 천천히 늘려가라(start low and go slow)"의 원칙을 철저히 지키면서 약물을 투여하고 인내심을 가지고 치료반응을 기다리는 것이 필요하다.

우울증을 치료하기 위한 여러 가지 약물이 있지만 주요 우울장애의 치료에 사용되는 약물은 5가지로 분류할 수 있다. 특이세로토닌재흡수억제제(specific serotonin reuptake inhibitors, SSRIs), 삼환계항우울제(tricyclic antidepressants, TCAs), 세로토닌/노르에피네프린재흡수억제제(serotonin/norepinephrine reuptake inhibitors, SNRIs), 모노아민산화효소억제제(reversible inhibitors of monoamine oxidase A, RIMAs), 이종환식항우울제(heterocyclic antidepressants) 등 젊은 성인에게 사용되는 모든 계열의 항우울제가 사용된다. 다양한 종류의 항우울제 가운데 어떤 약을 선택할 것인지는 개별 약물의 치료효과, 약물 부작용이나 상호작용의 가능성, 동반된 질병 등을 고려하여 결정해야 한다. 그중 특이세로토닌재흡수억제제(SSRIs)가 노인 우울증에 대한 약물치료에서 주로 사용되는데, 노인에게 해가 되는 부작용이 거의 없고 삼환계항우울제(TCAs)의 특징인 항콜린효과(anticholinergic effect)와 저혈압의 부작용이 없기 때문이다.

(2) 물리치료 중재

우울증에 대한 대표적인 물리치료 중재 방안은 운동이라고 할 수 있다. 노인을 위한 규칙적인 운동은 심폐기능, 중추신경계, 내분비계와 대사기능 및 면역기능을 향상시켜 노화와 관련된 사망률을 낮춘다. 또한 체력 감소를 방지하고 질병에 대한 면역력을 높이며, 기능적인 활동능력을 향상시킬 수 있다. 뿐만 아니라 규칙적인 운동은 정신적인 요소, 즉 우울증을 감소시키고, 자기효능감과 안녕감 등을 증진시킬 수 있다는 장점이 있다. 지속적인 운동을 한 노인은 그렇지 않은 노인에 비해 초조감이 적고, 인지기능이 좋았으며, 우울증상이 적게 나타난다는 연구들이 그 점을 증명하고 있다. 또한 60세 이상 노인 여성 가운데 스포츠 활동에 참여한 노인 여성이 그렇지 않은 노인 여성에 비해 우울증 유병률이 적다는 연구 결과가 있으며, 60세 이상 노인을 대상으로 10주간 운동(5~10분간 준비운동과 정리운동, 30~40분간 유산소성 운동과 근력운동 및 스트레칭 운동)과 건강에 대한 교육을 실시한 결과, 우울증이 30% 정도 감소되었다는 보고도 있다. 노인 남성을 대상으로 16주간 유산소운동을 실시한 결과, 우울증이 감소하고, 생활 만족도, 자긍심, 불안 등의 정서적 변인 역시 호전되었다는 연구결과도 있다. 따라서 많은 연구들은 유산소운동을 포함한 근력운동 및 유연성 운동이 우울증상을 개선시킬 수 있으며, 노인의 스포츠 참여가 자아존중감을 높이고, 우울증을 예방하는데 긍정적인 효과가 있음을 보여준다.

2. 경도인지장애

1) 개요

경도인지장애(mild cognitive impairment, MCI)란 정상 노화로 인한 인지기능의 저하와 치매의 중간 단계이다. 동일 연령대의 노인에 비해 인지기능이 떨어져 있으나 일상생활을 수행하는 능력은 보존되어 있어 아직 치매가 아닌 상태이다. 치매의 전단계로 여겨지며 치매의 조기발견 및 예방 측면에서 매우 중요한 단계라고 할 수 있다.

2) 원인 및 증상

경도인지장애의 주요 증상은 동일한 나이대에 비해 명백한 인지기능의 저하가 나타나는 것이다. 기억력의 상실이 동반되는 경우도 있지만 그렇지 않은 경우도 있다. 또한 인지기능의 저하는 있으나 일상생활동작 기능 수준은 대체로 정상적으로 유지된다. 인지기능 저하와 함께 불안, 불쾌감, 무감동 등의 다양한 양상의 정신행동증상도 다른 노인에 비해 흔하게 관찰된다. 그렇지만 망상, 환청 등의 정신병적 증상은 드물게 나타나므로 이러한 증상이 동반된다면 다른 정신건강의학적 진단을 고려해야 한다.

3) 진단

초창기에는 경도인지장애의 특징을 명백한 기억력 저하를 보이되 다른 인지기능은 대체로 유지되는 것으로 여겼으나, 근래에는 기억력 저하에 국한하지 않고 뇌의 노화 과정에 따라 임상 전 단계의 인지기능 저하가 다양한 양상으로 나타날 수 있다고 보고, 그림 20-1과 같이 하위 유형을 분류한다. 연구자에 따라 차이를 보이기는 하지만, 경도인지장애로 진단받은 대상자 중 10~41%가 1년 안에 치매로 이환된다는 보고가 있다.

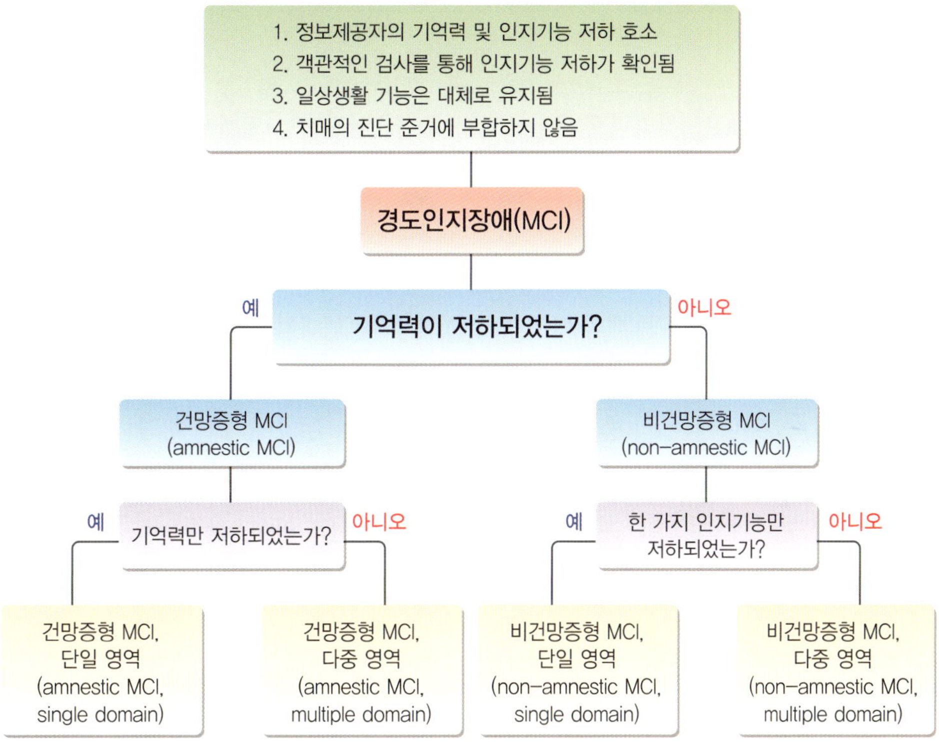

| 그림 20-1 | 경도인지장애의 하위 유형 분류

대체로 진단기준으로는 환자 자신이나 가족이 기억력 장애를 호소하며, 정상적인 일상생활 기능에는 뚜렷한 장애가 없으며, 치매의 진단기준에는 도달하지 않아야 한다. 또한 그림 20-1에서처럼 경도인지장애의 하위 유형을 분류하기 위한 추가 검사와 확진이 필요하다. 기억상실형 경도인지장애는 대부분 알츠하이머치매으로 이행하고, 비기억상실형 경도인지장애는 이마관자엽치매나 혈관성치매 등의 다른 유형의 치매로 진행할 가능성이 높다.

5) 치료적 중재

경도인지장애는 적절한 치료를 통해 더 이상 인지장애가 진행되지 않도록 하여 치매로 진행하는 것을 예방하는 목적으로 실시해야 한다. 일반적으로는 약물치료와 비약물치료를 동시에 실시할 수 있으며, 인지기능 개선을 위한 약물 등을 시행하지만 그 효과에 대해서는 확실히 입증되었다고 보기는 어렵다.

약물치료로는 임상적으로 알츠하이머치매의 전단계라고 간주하여 콜린에스터레이즈억제제(cholinesterase inhibitor), 항산화제, NMDA 수용체 길항제 등을 이용한다.

3. 치매

1) 개요

치매(dementia)는 기억력 장애를 기본으로 한 인지기능 저하 및 신체기능 저하를 동반하는 정신과적 질환 가운데 하나이다. 우리나라 여성 노인의 53.8%와 남성 노인의 35.0%가 노인성 질환 가운데 치매에 대한 두려움을 가지고 있다. 2018년 기준 국내 치매 환자 수는 75만 명으로 추정하고 있으며, 2024년에는 치매 환자 수가 100만 명, 2039년에는 200만 명이 넘을 것으로 추산하고 있다. 치매 환자 수의 증가로 인해 치매 환자를 돌보는 가족은 375만 명으로 추산하고 있다. 2017년 기준 치매 환자 1명을 돌보는데 필요한 생산가능인구는 52.9명이며, 2030년에는 24.8명, 2060년에는 6.8명으로 감소하여 치매 환자 부양에 대한 부담이 커질 것을 보고되었다.

세계보건기구(WHO)의 국제질병분류에서는 치매란 '보통 뇌가 만성 또는 진행성으로 손상받는 질환이며, 사고력, 기억력, 이해, 지남력, 계산, 언어, 학습능력 및 판단력을 포함한 고도의 대뇌겉질기능의 다발성 장애가 특징인 질환'이라고 정의하고 있다. 즉, 치매란 노인의 신체와 정신의 기능 이상으로 자립생활이 불가능하여 타인의 보호 없이는 일상생활을 영위할 수 없는 상태로 본다. 오늘날 치매가 발병하고 나면 완치는 불가능하나, 인지활동 저하, 신체활동 저하, 우울증과 대사성 위험인자 등과 같은 치매를 가속화시킬 수 있는 영향인자들은 관리가 가능하다.

국내 치매유형별 분포를 보면 알츠하이머치매가 74.5%, 혈관성치매는 8.8%, 기타 치매는 16.6%이다. 따라서 치매 가운데 알츠하이머 치매가 가장 많으며, 뇌 손상으로 인한 혈관성치매가 두 번째로 많다는 것을 알 수 있다. 치매 중증도별 분포를 보면 최경도 치매가 17.4%, 경도 치매가 41.4%, 중등도 치매가 25.7%, 중증 치매가 15.5%이었다. 따라서 최경도 치매와 경도 치매가 전체 58.8%라는 것을 알 수 있다(**그림 20-2**).

전반적인 치매의 증상은 대뇌겉질(cerebral cortex)의 신경세포에 의해 발생되는 기억장애(disorientation), 질문에 엉뚱한 대답을 하거나 전혀 말을 알아 듣지 못하고 같은 말을 반복하는 언어장애(logopathy), 운동기능과 감각기능의 손상으로 행동에 어려움이 오는 실행증

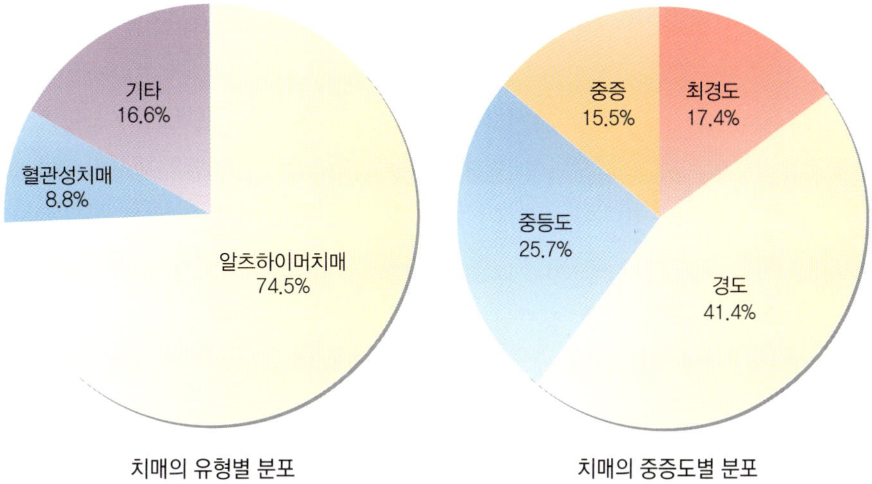

| 그림 20-2 | 국내 치매 유형별 및 중증도별 분포 현황
출처: 중앙치매센터(2019). 2018 중앙치매센터 연차보고서.

(apraxia), 사물을 인식하지 못하거나 그 의미를 파악하지 못하는 실인증(agnosia), 길을 잃어버리거나 찾아가지 못하는 시공간 능력장애(visuospatial dysfunction) 등이 있다.

2) 치매의 종류

(1) 알츠하이머치매

알츠하이머치매(Alzheimer's dementia)는 1907년 독일의 정신과 의사인 Alois Alzheimer라는 의사가 처음으로 발견하여 붙여진 이름이다. 알츠하이머치매는 서서히 시작하여 진행하는 뇌신경의 퇴행성 변화에 의해 일어나는 질병으로서, 노인성 치매에서 가장 흔한 질환이며 전체 치매 중 약 50~60%를 차지한다. 알츠하이머치매는 약 100년 전, 51세 여성 환자를 통해 처음 보고되었으며, 아직까지 임상증상이 나타나기 전에 진단을 명확하게 할 수 있는 방법, 즉 생물학적 지표가 없는 상태이기 때문에 조기진단이 어려운 상황이다.

① 원인

알츠하이머치매는 사고, 기억, 언어기능과 관련된 뇌 부위의 신경세포가 손상되어 발생하지만, 많은 연구에도 불구하고 정확한 원인 및 치료법이 규명되어 있지 않다. 다만 알츠하이머치매 환자 뇌에서 발견되는 아밀로이드판(amyloid plaque)이 가장 특징적인 병리학적 소견으로 알려져 있으며, 아밀로이드판의 주성분인 아밀로이드-베타(Aβ)의 응집물이 신경세포 독성을 나타내므로 Aβ를 알츠하이머치매의 주 원인물질로 추정하고 있다. 또한 알츠하이머치매는 타우단백질의 과인산화에 의해 만들어지는 신경원섬유매듭(neurofibrillary tangle, T-tangle)이 대뇌겉질에 나타나는 소견을 보이는 것으로 알려져 있다.

■ Aβ단백질

알츠하이머치매의 대표적인 원인은 Aβ단백질(Amyloid−β protein)의 신경 내 축적이라고 할 수 있다. Aβ단백질이 뇌세포에 축적되면 아밀로이드판이 만들어지는데, 이 아밀로이드판이 침착되면 신경세포에 섬유화가 진행되어 세포자체가 죽거나 세포 간의 신호전달이 차단되어 뇌세포가 서서히 위축되다 결국 괴사된다. Aβ단백질은 아밀로이드 전구단백질(amyloid precursor protein, APP)의 대사과정에서 생성되는데, 아밀로이드 전구단백질은 정상인의 뇌를 비롯하여 다양한 종류의 세포에 존재하는 단백질로, 대부분은 α−절단효소(α−secretase)에 의하여 대사되어 αAPPs 형태로 분비되게 된다. αAPPs는 신경세포의 세포 내 Ca^{2+}의 농도를 감소시키는 등 신경세포의 생존을 증가시키는 기능을 보여준다. 아밀로이드 전구단백질이 α−절단효소(α−secretase)에 의하여 절단되는 경우, C단 단백질(CT105)과 Aβ단백질이 생성되는데, 정상인의 경우에는 극소량만이 생성되는 것으로 알려져 있다. 그러나 알츠하이머형 환자의 경우에는 이러한 아밀로이드 전구단백질의 대사에 이상이 생겨 C단 단백질과 Aβ단백질이 다량으로 생성되며, 이로 인한 세포독성이 신경세포의 선택적 죽음을 야기하는 것으로 알려져 있다 (그림 20−3).

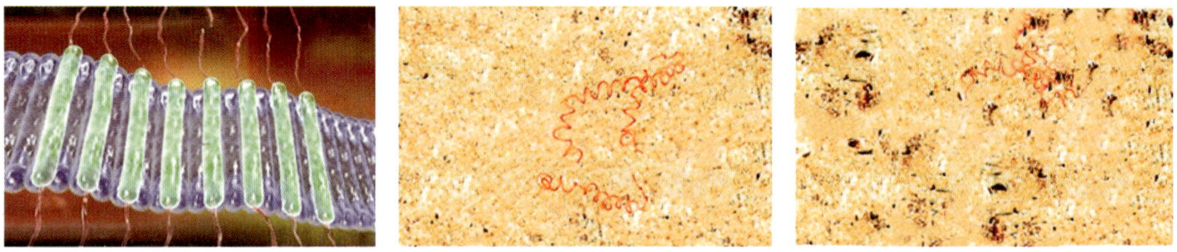

Aβ단백질　　Aβ단백질 형성　　아밀로이드판 축적

| 그림 20−3 | Aβ단백질 축적과정

■ 타우단백질

타우단백질(tau protein)은 중추신경계, 특히 신경세포의 축삭돌기에 주로 발현되는 미세관 결합 단백질(microtubule−associated protein, MAP)로서 세포 골격을 유지하는 미세관(microtubules, MT)을 연결시켜 안정시키는 역할을 한다. 하지만 이 타우단백질이 응집되면서 신경세포가 신경원섬유매듭으로 변형되면 신경세포로서의 기능을 상실하게 된다. 타우단백질 응집의 원인은 정확히 밝혀지지 않았지만 모든 타우단백질에 의해 발생하는 병적질환(tauopathies)에서 보이는 타우의 과인산화 현상이 미세관 결합을 약화시키고 응집 현상을 증가시키는 것이라고 추정되고 있다. 타우의 과인산화는 타우단백질의 기능 상실을 초래하고, 미세관을 연결하던 타우단백질의 소실은 미세관의 골격 유지에 장애를 일으켜 신경세포의 축삭이동(axonal transport) 과정을 억제한다. 또한 미세관으로부터 떨어진 과인산화된 타우단백질은 축삭의 구조를 비이상적 구조로 변화시켜 응집형상을 유발하고, 결국 섬유화 형태의 엉킴으로 신경원섬유농축(NFT)을 형성한다. 따라서 어떤 원인에 의해 타우단백질에 기능이상이 발생하면 뇌신경세포의 괴사로 이어지고 뇌기능의 저하가 발생하여 치매로 이어진다고 할 수 있다.

② 원인

알츠하이머치매는 서서히 발병하고 진행되며, 남성보다 여성에서 많이 발생하나 그 이유는 아직 분명하지 않다. 또한 정확한 원인이 밝혀지지는 않았으나 치매의 가족력, 나이, 다운증후군, 두부외상, 여성, 낮은 교육수준, 흡연 등이 그 원인으로 보고되고 있다. 그중에서 나이는 알츠하이머치매의 가장 중요한 위험인자로 알려져 있다. 보통 65세 이전에는 매우 드물게 발병하지만 65세 이상에서는 급속하게 증가하며 85세 이상에서는 노인인구 중 약 1/3에서 1/2 정도가 치매에 해당할 정도이다. 반대로 치매가 잘 일어나지 않도록 보호해 주는 것으로 알려진 요인은 높은 교육수준, 비스테로이드 소염제의 사용, 에스트로겐 대체요법 등이 있다.

③ 증상

알츠하이머치매의 증상을 보면 보통 기억능력 손상이 초기에 나타나는데, 환자의 대부분은 아주 오래 전의 기억력은 좋으나 최근 일에 대한 기억이 거의 없는 경우가 많다. 점점 치매가 진행되면서 실어증, 실행증, 실인증 등의 장애가 일어난다. 돈 계산을 하거나 요리를 하는 등의 수행능력의 장애도 비교적 초기에 일어나며, 때로 초조, 불안 등의 정서적인 변화와 성격의 변화도 나타난다. 병이 진행되면서 실언, 배회, 환상과 망각 등의 정신병적인 증상이 나타난다. 대소변을 못 가리거나 걸음걸이가 부자연스러워지는 등의 운동기능의 장애도 일어나고, 근육경련 발작과 간질 발작 증상 또한 치매말기에 일어날 수 있다. 또한 말기가 될수록 자신은 물론 가족들조차 알아보지 못하고 자기 자신도 돌볼 수 없을 정도로 증상이 심해져 결국 황폐한 상태까지 이르게 된다. 발병 후 평균 생존 기간은 약 8년 정도지만 10~20년까지도 생존한다는 보고도 있다.

알츠하이머치매 환자의 증상에 대한 특징은 3단계로 구분하여, 제1기(1~3년)에는 새로운 것에 대한 학습장애 및 원격기억 재생의 감퇴 등의 기억감퇴, 지적 추정능력 및 구성력의 저하를 일으키는 시공간능력 감퇴, 언어를 떠올리는 능력과 어떤 것의 이름을 떠올리는 능력이 감퇴되는 언어능력 감퇴가 발생한다. 또한 신경질적이 되며, 때로는 자신을 비하하는 인격의 상실도 나타난다. 하지만 운동계 및 CT 촬영에서는 크게 이상 증상이 나타나지 않는다.

제2기(2~10년)에는 근접기억 및 원격기억의 명확한 장애를 나타내는 기억감퇴, 구성력의 저하 및 공간추정능력 장애가 나타나는 시공간능력 감퇴, 유창성실어 증상을 보이는 언어능력 감퇴, 계산능력의 저하, 관념운동실행을 보이는 행동 이상, 무관심 등의 증상을 보인다. 또한 침착하지 못하고 안절부절 하는 운동계의 이상이 보이며, CT 촬영 결과에서는 정상 또는 좌측 뇌실의 확대와 뇌 사이의 흠이 확대되어 있는 증상을 보인다.

제3기(8~10년)에는 전반적인 기억력이 고도의 장애를 보이며, 팔다리의 구축, 굽힘자세 등을 나타내는 운동계의 이상, 요실금 또는 변실금을 보이는 괄약근 조절 장애가 나타나고, CT 촬영에서도 뇌실의 확대와 뇌 사이의 흠이 확대되어 있는 이상 상태를 보인다.

(2) 혈관성치매

혈관성치매(vascular dementia)는 알츠하이머치매 다음으로 많은 치매이며, 전체 치매의 약 20%를 차지한다. 병리학적으로 뇌경색에서부터 비만성 소혈관의 병변에 이르기까지 다양한 원인의 뇌혈관질환에 의해 발생한다. 혈관성치매의 위험인자는 뇌졸중, 고지혈증, 고혈압, 당뇨병, 흡연 등이다. 따라서 위험인자를 잘 조절하는 것이 예방과 치료적 관점에서 중요하다. 발병은 노인 시기 어느 때나 가능하나 75세 이상에서는 적은 편이다. 임상적으로 혈관성치매는 알츠하이머치매에 비해 갑작스러운 발병, 계단식 악화, 반사항진과 경직 같은 운동장애 등의 증상이 특징이다. 또한 우울증상이 더욱 잘 나타나며, 혈관성 병소의 위치와 정도에 따라 인지장애가 다양하게 나타난다.

(3) 기타 치매

① 레비소체치매

레비소체치매(Dementia with Lewy bodies, DLB)는 기저신경절을 주로 침범하고 연접소포 형성과 관련된 α-시뉴클레인(α-alphasynuclein)이 병적으로 모여 발생한 레비소체를 특징으로 하는 치매이다. 레비소체치매는 인지기능 저하 외에 정신행동증상, 운동이상, 사건수면(반응소실증, parasomnia), 자율신경계 이상 등의 다양한 증상이 비교적 초기에 출현하는 퇴행성 뇌질환이며, 알츠하이머치매 다음으로 많이 나타나는 대표적인 퇴행성 치매로 알려져 있다.

② 알코올성치매

알코올성치매(alcoholic dementia)는 만성적인 알코올 소비와 연관된 만성적 기억상실증후군과 아급성 인지장애는 알코올의 신경독성, 비타민 B 결핍, 간기능 부전 등에 기인한다. 만성 알코올 의존 환자의 3/4에서 뇌 영상 검사상 이상 소견이 발견되며, 오른쪽 뇌반구 기능부전이 좀 더 많다. 환자는 기억력 및 집중력의 장애, 운동실조, 바깥눈근육마비를 지닌 안진(nystagmus), 말초신경염을 보인다. 알코올 중독이 많은 우리나라에서는 특히 주요한 문제가 되며, 예방적인 차원에서 알코올 중독을 초기에 잘 치료하여 치매의 진행을 예방하는 것이 필요하다.

3) 치매의 행동심리적 증상

치매 환자에서는 인지장애의 진행뿐만 아니라 거의 대부분의 경우에 불안, 우울, 배회, 수면장애 등과 같은 부적절하고 문제가 되는 행동이 나타나는데, 노인정신의학이나 신경과학 분야에서는 이러한 이상증상을 행동심리적 증상(behavioral and psychological symptoms of dementia, BPSD)이라고 한다. 이 용어는 국제노인정신의학회(international psychogeriatric association, IPA)에서 주창한 것으로 치매 노인에서 주로 발생하는 지각, 사고내용, 정동 혹은 행동증상을 통합하여 일컫는 용어이다. 이러한 치매의 이상행동과 심리증상으로 인해 환자 본인은 물론 간병을 담당하는 가족에게도 어려움을 초래하며, 사회적으로는 의료비 부담 증가라는 문제를 야기한다. 이상행동으로 주로 신체적 공격성, 소리지르기, 초조, 배회, 부적절한 행동, 성적인 행동, 불필요한 물건 모으기, 욕하거나 혼잣말로 중얼거리기 등이 나타나며, 심리증상으로는 불안, 우울증상, 환각, 망상 등이 있다. 이러한 행동심리적 증상은 치매의 경과에 따라 다양한 양상으로 나타날 수 있다. 치매의 심한 정도에 비례하여 증상이 나타나는 것은 아니지만 중증 치매 환자의 90% 이상에서 나타나고 있다.

(1) 이상행동

① 배회

배회(wandering)는 치매 환자에서 볼 수 있는 문제 행동 중 하나이다. 보호자를 따라 다니기, 보호자가 안 보이면 자꾸 찾는 행위, 목적 없이 걸어다니기, 필요 없는 행동하기, 집안을 여기 저기 돌아다니기, 집을 나가서 찾아오지 못하는 등 다양한 형태로 나타날 수 있다.

② 초조행동

초조행동(agitation)은 불안이 아주 심해서 외부에서 관찰할 수 있을 정도로 안절부절 못하는 증상이다. 초조행동은 코헨-맨스필드 초조행동 평가척도(Cohen-Mansfield agitation inventory, CMAI)에 따라 4가지 형태로 분류된다(표 20-1).

③ 탈억제

탈억제(disinhibition)는 주의가 산만하고 정서적으로 불안정하며, 병식과 판단력이 부족하기 때문에 발생하는 현상으로, 일반적인 사회적 행동에서 벗어나 충동적이고 부적절하게 행동하는 것을 의미한다. 탈억제와 연관된 증상으로는 울음이나 부적절한 다행감(euphoria), 언어적 공격성, 초조증, 참견, 충동성, 배회 등이 있다. 노여움의 폭발, 공격성, 자극성과 같은 탈억제의 표현으로 인해 보호자와 갈등을 일으키고, 심지어 난폭한 행동까지 나타낼 수 있다. 절도, 도박, 충동적인 물건 구매 등의 통제가 안 되는 행동으로 경제적·사회적 문제를 일으키기도 한다. 때로 판단력 부족으로 교통사고를 일으키거나 과도한 음주나 약물 복용의 문제가 야기될 수도 있다.

표 20-1 초조행동의 분류

신체적 폭력이 없는 경우	언어적 폭력이 없는 경우
• 일반적인 초조행동 • 반복적인 상동증적 행동 • 서성거림 • 다른 곳으로 자꾸 가려고 하는 행동 • 가구/사물을 부적절하게 다루는 행동 • 물건을 숨기는 행동 • 옷 등을 부절하게 입는 행동	• 거부증 • 매사에 흥미를 잃음 • 항상 주목을 받으려 하는 행동 • 말로 우두머리 역할을 하려함 • 불평이나 끙끙거림 • 부적절한 간섭, 끼어듦 • 반복적인 언어 사용
신체적 폭력이 동반되는 경우	**언어적 폭력이 동반되는 경우**
• 때리기 • 밀기 • 할퀴기 • 물건을 쥐고 내어주지 않음 • 사람을 쥐려 하는 행동 • 발로 차거나 무는 행동	• 소리지르기 • 욕하기 • 화내거나 짜증내기 • 이상한 소리를 냄

④ 침해(간섭)

침해(intrusiveness)는 끊임없이 조르거나 참을성이 없고, 계속 따라 다니면서 이것 저것 요구가 많고, 보호자를 졸라 억지로 강요하는 등과 같은 행동을 말한다. 침해는 다른 사람이 원치 않는데 끼어들거나 남이 갖고 있는 것을 취하려 하는 등의 행동으로 나타나기도 한다. 이런 침해 행동은 치매 환자의 약 45%에서 나타나며, 치매 환자의 인지기능이나 일상생활수행 능력의 손상 정도와 큰 관계가 없다.

⑤ 거부증

거부증(negativism)은 타인의 요구에 응하지 않는 현상이다. 말을 할 수 있는 데도 말을 하지 않는 현상을 함구증이라고 하며, 거부증의 한 종류이다. 거부증은 정신분열증이나 치매에서 많이 나타난다. 하지만 보통 치매 환자가 보이는 거부증은 보호자가 요구하는 것을 이해하지 못하여 나타나는 경우가 많다. 거부증은 환자가 고집을 피우거나 간호에 비협조적인 양상으로 나타날 수도 있다. 보통 거부증은 이마엽에 이상을 가지고 있는 환자에서 흔히 볼 수 있다. 또한 혈관성치매나 알츠하이머치매의 후기에 나타나는 것으로 알려져 있다.

(2) 심리증상

① 망상

망상(delusion)은 현실과 맞지 않는 잘못된 생각을 말하는데, 사실과 다르고 논리적인 설명을 해 주어도 시정되지 않는 특징이 있다. 망상은 그 사람의 교육 정도나 문화적인 환경에 맞지 않는 잘못된 믿음 또는 생각으로 표출된다. 그렇다고 망상이 치매의 고유증상이라고 말할 수 없는데, 치매보다는 오히려 정신분열증, 조증, 우울증, 망상장애 등에서 흔히 나타나는 증상이기 때문이다. 일반적으로 치매 환자에서 볼 수 있는 망상에는 '사람들이 물건을 훔쳐간다', '집이 내 집이 아니다', '배우자가 진짜가 아니다', '가족들이 나를 버리려고 한다', '배우자가 부정을 저지른다'와 같은 내용들이다.

② 환각

환각(hallucination)은 감각의 종류에 따라 환청, 환시, 환취, 환미, 환촉으로 구분된다. 환각은 외부에서 아무런 자극이 없는데, 어떤 소리가 들리거나 헛것이 보이거나 불쾌한 냄새를 맡거나 드물게 다른 맛을 느끼거나 피부에 무엇이 닿는다고 느끼는 것을 말한다. 치매 환자의 약 12~49%가 환각을 경험하는데, 여러 가지 종류의 환각 중에서 환시가 약 30%로 가장 많은 것으로 보고되어 있다. 환청을 경험하는 경우도 가끔 있지만 환취나 환미는 드문 것으로 알려져 있다.

③ 오인

오인(misidentification)은 외부의 자극을 잘못 감지하는 것으로 자주 나타날 경우 망상의 수준에 이를 정도로 굳은 믿음을 동반하기도 한다. 예를 들어 오인은 자신의 집에 다른 사람이 와 있다거나 거울에 비친 자신을 보고도 다른 사람이라고 생각하고, 다른 사람을 잘못 인식하며, 텔레비전에 나오는 사건을 잘못 해석하는 등의 형태로 나타난다. 가장 흔하게 보이는 오인으로는 자신과 가까운 사람, 예를 들면 배우자나 자녀가 그들과 닮은 사기꾼으로 대체되어 있다고 생각한다. 즉, 치매 환자는 이 사기꾼이 마치 원래 그 사람인 양 똑같이 행동하고 있다고 주장한다.

④ 우울증상

치매 환자에서 볼 수 있는 우울증상(depression)은 슬픔의 정도가 비정상적으로 심각하고 기간도 오래 지속되는 병적인 감정 상태를 보인다. 보통 비정상적인 죄책감이 동반되며, 자존심에 심한 상처를 받고 식욕까지 떨어져 거의 움직이지 않고 집안에서 생활하며, 사람을 만나기도 싫어해 방에서 나오지 않으려고 한다. 치매 환자의 약 40~50% 정도에서 우울증상을 보일 수 있지만, 우울장애(depressive disorder)로 진단될 정도의 심한 우울증은 약 10~20% 정도로 그렇게 흔한 것은 아니다.

⑤ 무감동증

무감동증(apathy)이란 치매 환자의 초기나 중기의 약 50%에서 나타나는 현상이다. 무감동증은 일상생활이나 개인적인 관리에 대한 무관심, 사회적인 활동을 하지 않으려는 것, 얼굴 표정과 의사 표현력이 자꾸 감퇴되는 것, 말투가 생기가 없고 위축되는 것, 감정 표현이나 정서적 반응이 떨어지는 것, 자발성이 저하되고 수동적으로 변하는 것 등의 형태로 나타난다. 이 무감동증은 흔히 우울증으로 오인되기도 하는데, 흥미의 감퇴나 정신운동 속도의 저하, 활기가 줄어들고 병식이 없는 점에서 공통점을 보이기 때문이다.

⑥ 불안

불안(anxiety)이란 뚜렷한 외부의 자극이 없음에도 불구하고, 막연하게 위험이 곧 닥칠 것 같이 느끼고 초조해 하거나 두려워함을 말한다. 불안은 현실적인 두려움의 대상이 있는 공포(phobia)와는 구별된다. 불안이 아주 심해져 근육까지 경직되는 경우는 긴장(tension) 상태라고 하며, 심리적 불안으로 인해 서성거리거나 손을 만지작 거리는 등 외적인 동작의 표현이 나타나는 것을 초조행동(agitation)이라고 한다. 또한 불안이 너무 극심해서 곧 죽을 것 같은 느낌이 드는 아주 심한 상태를 공황상태(panic state)라고 한다. 치매 환자에서 보이는 흔한 불안증상은 앞으로 일어날 일에 대하여 무수히 반복해서 물어보는 현상이다. 인지기능이 감소하고 남아 있는 사고능력을 생산적인 방향으로 이끌어갈 능력이 감퇴되었기 때문에 생기는 증상으로서, 환자의 가족이나 보호자에게 큰 부담감을 주게 된다. 치매 환자의 또 다른 특징적인 불안 증상은 혼자 버려지지 않을까 하는 두려움이다. 이것은 실질적인 위험을 훨씬 넘어선 불안이기 때문에 실제로는 일종의 공포증이라고 할 수 있다. 환자는 배우자나 보호자가 눈에 띄지 않으면 몹시 불안해하며, 자신을 버리지 말아달라고 집요하게 요구하기도 한다.

(3) 치매의 행동심리적 증상 분류

치매의 행동심리적 증상은 치매의 경과에 따라 각각 다른 시기에 일어날 수 있다. 특히 질병 초기에는 우울증상이 흔하다. 반면에 초조와 같은 행동심리적 증상은 어느 정도 인지능력이 손상된 후에 나타나는 것으로 알려져 있다. 행동심리적 증상이 지속되는 기간도 증상 종류에 따라 조금씩 차이가 나는데, 배회와 초조행동은 가장 오래 지속되는 증상이다. 따라서 치매 환자의 행동심리적 증상의 심각도에 따라 3집단으로 나누기도 한다. 첫 번째의 경우는 망상, 환각, 우울감, 불면증, 불안 등의 심리적 증상과 신체적 공격성, 배회, 초조행동 등의 행동 이상을 보이는 집단이다. 두 번째는 오인이나 초조, 부적절한 행동, 서성거림, 소리지름 등을 보이는 집단이다. 세 번째는 흔하게 나타나는 것은 아니나 조절이 그다지 어렵지 않은 행동 증상으로서 울음, 욕하기, 의욕 감퇴, 자꾸 같은 질문을 반복하는 증상, 혼잣말 중얼거림 등의 증세를 보이는 집단이다(표 20-2).

4) 치매의 진단

치매의 진단 과정은 면담을 통한 치매 노인의 증상, 병력 등을 청취하는 과정과 검사 도구를 활용한 진단의 과정으로 구성된다. 조사해야 하는 항목은 인지기능과 일상생활능력 저하 및 이상행동 또는 문제행동 존재여부 등이다. 이러한 요소들을 평가하기 위한 검사를 신경학적 검진이라고 하며, 신경학적 검진과 함께 의학적 진단을 통해 치매의 종류를 확인하고 치료계획을 세운

표 20-2 치매의 행동심리적 증상에 따른 분류

증상	집단 1	집단 2	집단 3
	가장 흔하지만 치료가 어려움	약간 흔하고 일부 조절이 가능	흔하지 않지만 치료가 가능
심리증상	• 망상 • 환각 • 우울감 • 수면부족 • 불안	• 오인	
행동증상	• 신체적 공격성 • 배회 • 초조	• 초조 • 부적절한 행동/충동성 • 서성거림 • 소리 지르기	• 울음 • 욕하기 • 의욕 상실 • 반복적인 질문 • 혼잣말 중얼거림

다.

(1) 신경학적 검진

① 인지기능 검사

인지기능의 저하를 알아보기 위해 문진과 정신상태검사 그리고 신경심리검사를 실시한다. 문진을 하면서 발병 이전과 비교했을 때 인지기능의 소실 정도 등과 같은 다양한 문제에 대해 환자와 보호자에게 확인해야 한다. 또한 환자의 인지기능, 심리사회적 기능, 정서적 기능과 지남력을 검사하기 위해 정신상태검사를 실시한다. 정신상태검사는 일반적으로 MMSE-K(Korean version of mini-mental status examination, 간이정신상태검사 한국형)를 이용해 검사한다. MMSE-K는 인지기능장애 정도를 정량적으로 평가할 수 있으며, 반복 측정을 통해 인지기능 변화를 관찰하기 용이하다는 장점이 있다. MMSE-K 검사는 중등도 또는 심한 치매에 대한 구분이 가능한 반면, 치매의 종류까지는 확인할 수 없다는 한계점이 있다. 그리고 초기 치매를 발견하지 못할 수 있기 때문에 이 도구만으로 치매라고 확정하기에는 어려움이 있으므로 주로 치매검사 필요 유무를 확인하는 선별검사법으로 활용하는 경우가 많다. 이 검사를 통해 치매 가능성이 있으면 정확한 의학적 진단을 실시해 치매 유무와 종류를 확증하는 것이 필요하다. 치매검사에서 흔히 사용하는 또 다른 검사는 신경심리검사이다. 신경심리검사에는 임상치매척도검사(clinical dementia rating, CDR), 서울 언어기억검사(Seoul verbal learning test, SVLT), 한국판 색단어스트룹검사(Korean-color word stroop test, K-CWST), 이미지기억테스트(ray complex figure test, RCFT), 통제단어연상검사(controlled oral word association test, COWAT), 한국형 보스톤이름대기검사(Korean-Boston naming test, K-BNT), 노인우울척도검사(geriatric depression scale, GDS), 서울 신경심리검사(Seoul neuropsychologic screening battery, SNSB)와 같이 다양한 검사들이 활용된다. 이 가운데 SNSB는 국내에서 치매검사를 위해 가장 보편적으로 사용되고 있는 검사도구로서 기억력, 주의집중능력, 언어기능, 시공간적 지각 및 구성능력, 이마엽기능 등 다양한 영역별로 표준화 된 인지기능 평가항목으로 구성되어 있다.

② 일상생활능력 검사

치매 환자의 일상생활이나 사회생활에서 나타나는 이상 유무를 판단하기 위해 일상생활 수행능력을 평가해야 한다. 일상생활능력은 신체적 일상생활동작(PADL)과 도구적 일상생활동작(IADL)의 두 가지 측면으로 나누어 평가한다. 신체적 일상생활동작은 식사, 계단 오르내리기, 대소변 가리기와 같이 기본적인 일상생활을 수행하는데 필요한 동작을 의미한다. 도구적 일상생활동작은 시장보기, 돈 계산, 교통수단 이용, 식사 준비 등 조금 더 복잡한 활동을 수행하는데 필요한 행동들이다. 일반적으로 일상생활능력에 대한 검사는 바델-일상생활동작 검사도구(Barthel index for activities of daily living)를 사용한다.

③ 이상행동 검사

치매 환자들이 자주 보이는 이상행동 또는 문제행동을 확인해야 한다. 보통 문진을 통해 알아보는데, 이전에는 하지 않았으나 최근에 나타난 행동, 그 행동에 대한 빈도와 정도 등에 대해 조사해야 하므로 치매 환자뿐만 아니라 보호자에게도 확인해야 한다.

(2) 의학적 진단

의학적 진단에 활용되는 기준은 국제 진단기준인 미국 정신병학회(American psychiatric association, APA)의 정신질환분류법인 DSM-5나 WHO에서 제시한 질환분류체계인 ICD-10이 있다. 치매의 진단 과정과 진단 기준을 근거로 치매를 진단할 때, 가장 중요한 기준은 치매 환자의 인지기능 변화이다. 특히 인지기능 중 기억력 쇠퇴가 DSM-5와 ICD-10 모두에서 진단기준A에 포함되어 있다는 점으로 볼 때, 치매 환자에게 나타나는 가장 특징적이고 중요한 변화이며, 이에 대한 발견 및 치료가 중요함을 알 수 있다.

① 정신장애진단 및 통계편람(DSM) 기준

정신장애진단 및 통계편람 5판(diagnostic and statistical manual of mental disorders, fifth edition, DSM-5)에서는 치매를 가리키는 말로 신경인지장애(neuro cognitive disorder, NCD)라는 용어를 사용하고 있는데, NCD는 인지기능 손상을 주된 임상적 특징으로 하는 질환이 포함된 장애 군을 의미한다. NCD는 신경심리검사에 의한 기능 평가에 근거하여 인지의 수준에 따라 경도신경인지장애(mild neurocognitive disorder), 주요신경인지장애(major neurocognitive disorder)로 분류되는데, 그중 주요신경인지장애에 치매가 포함되어 있다. 이에 대한 진단기준은 다음과 같다(표 20-3).

앞서 치매 진단과정에서 언급한 것과 위의 진단기준에서 볼 수 있듯이 치매는 이전과는

표 20-3 DSM-5의 주요 신경인지장애 진단기준

	진단기준
A	인지영역(복합적 주의, 집행기능, 학습과 기억, 언어, 지각-운동 또는 사회 인지)에서 이전의 수행수준에 비해 하나 또는 그 이상의 인지 저하가 발생한다. 인지 저하에 대한 근거는 다음과 같아야 한다. 1. 환자 및 환자를 잘 아는 정보 제공자 또는 임상 검사자가 현저하게 환자의 인지기능 저하를 걱정하고 있다. 2. 인지수행의 현저한 손상이 가급적이면 표준화된 신경심리검사에 의해 또는 그것이 없다면 다른 정량적 임상 평가에 의해 입증되어야 한다.
B	인지 결손으로 인해 독립적인 일상생활능력이 저하된다(즉, 최소한 계산서 지불이나 치료약물관리와 같은 일상생활의 복잡한 도구적 활동에서 도움을 필요로 함).
C	섬망이 있을 때만 일시적으로 나타나는 인지 결손이 아니라 지속적으로 나타나야 한다.
D	다른 정신질환(예를 들어 주요우울장애, 조현병)에 의한 인지 결손이 아니어야 한다.

출처: APA(2013)

다르게 나타나는 행동과 그 정도에 대한 관찰이 중요하다. 이와 관련하여 DSM-5에서는 치매를 판별할 때 심각도를 명시해야 한다고 언급하고 있다. 이는 인지장애에 의한 일상생활수행능력의 정도에 따라 경도, 중등도, 고도로 분류되며, 내용은 다음과 같다(표 20-4).

일반적으로 일상생활에서 도구를 활용하는데 어려움이 있는 경우에는 경도, 옷 입기, 식사와 같이 생활에서 기본이 되는 활동을 수행하는데 어려움을 겪을 때에는 중등도, 더

표 20-4 치매의 심각도에 따른 분류

심각도	특징
경도	일상생활에서 도구의 활용이 어려움
중등도	일상생활에서 기본적 활동을 수행하기 어려움
고도	타인의 도움 없이는 일상생활을 수행할 수 없는 의존적 상태

출처: APA(2013)

이상 본인 스스로를 돌보지 못해 타인에게 완전히 의존해야 하는 경우는 고도로 분류한다.

② 국제 질병 및 건강문제 분류(ICD) 기준

국제 질병 및 건강문제 분류 10번째 개정(international statistical classification of diseases and related health problems, ICD-10)을 기준으로 치매를 분류할 수 있다. ICD-10에서는 일상생활을 방해하고 독립적 생활에 장애가 되는 수준의 인지기능의 쇠퇴와 장애가 최소 6개월 이상 명백히 존재할 때 치매로 진단한다. 또한 기억력 저하로 인해 새로운

표 20-5 ICD-10의 치매 진단기준

	진단지침
A	특정 수준의 심각도(일상적 행동을 방해하고 독립적인 생활에 장애가 되는 수준)를 가진 인지기능의 쇠퇴와 장애 (1) 새로운 정보를 학습하는데 명백한 기억력 쇠퇴가 있다. (2) 사고나 정보 처리기능의 저하가 특징인 지적 능력의 쇠퇴가 있다.
B	A를 확실히 보일 수 있는 충분한 기간 동안 의식 혼탁이 없다. 그럼에도 불구하고 치매질환의 경과 중 섬망이 일시적으로 나타날 수 있다.
C	감정 조절, 사교 행동 또는 동기 부여 등의 퇴보가 있다.
D	확실한 임상적 진단을 위해서는 A가 최소 6개월 이상 명백히 존재해야 한다.

출처: WHO(1992).

정보를 학습하기 어렵거나 사고, 정보처리 능력이 저하되는 지적 능력 쇠퇴, 감정 조절, 사교적 행동에서 퇴보가 나타나야 한다는 점을 진단지침으로 명시하고 있으며, 구체적 진단기준은 표 20-5와 같다.

③ 미국 국립보건원 신경, 의사소통 질환 및 뇌졸중연구소/알츠하이머 및 연관질환협회 기준

표 20-6 알츠하이머치매(AD)의 NINCDS-ADRDA 진단기준

	진단지침
유력 AD (probable AD)	• 정신상태 검사와 신경학적 검사에 의해 치매로 진단된 경우 • 신경심리검사에 의해 치매로 확인된 경우 • 두 가지 이상의 인지기능 영역에서 장애가 있는 경우 • 기억을 비롯한 인지기능장애가 점진적으로 진행된 경우 • 의식장애가 동반되지 않은 경우 • 발병연령이 40~90세인 경우 • 기억과 인지기능장애가 전신성 질환이나 기타 뇌질환으로 설명할 수 없는 경우
가능한 AD (possible AD)	• 비전형적인 발생, 임상양상, 임상경과를 보이는 치매로 다른 원인이 없는 경우 • 치매를 유발할 수 있는 전신질환이나 다른 뇌병변이 있으나, 환자에게서 치매의 원인으로 고려되지 않을 때 • 다른 원인 없이 한 개의 인지기능 영역이 점진적으로 악화될 때
확정 AD (definite AD)	• 유력 AD • 알츠하이머치매의 조직병리학 소견 확인
비가능 AD (unlikely AD)	• 갑자기 발병한 경우 • 국소 신경학적 증상이 있는 경우(편마비, 감각장애, 시야장애, 초기에 나타나는 균형장애) • 발병 초기에 발작 또는 보행장애가 있는 경우

출처: NINCDS-ADRDA(1984)

(NINCDS-ADRDA)

미국 국립보건원 신경, 의사소통 질환 및 뇌졸중연구소/알츠하이머 및 연관질환협회(National institute of neurologial and communicative disorders and stroke and the Alzheimer's disease & related disorders association, NINCDS-ADRDA)에서도 알츠하이머 치매의 진단 기준을 표 20-6과 같이 제시하였다.

5) 치매의 치료적 중재

(1) 인지예비능력 강화

질병이 아닌 정상적인 노화 과정에서도 인지기능이 감소하는데, 이러한 인지기능 감소는 여러 가지 노력을 통해 충분히 예방할 수 있다. 많은 연구는 신체적으로 활발한 생활방식과 규칙적인 운동이 대뇌의 혈액 흐름 증가를 초래해 인지 저하를 예방할 수 있으며, 알츠하이머 치매의 유병률을 낮출 수 있다고 보고하고 있다. 반면 인지기능에 부정적인 영향을 주는 요인으로는 신체적 비사용, 비학습 등이 있음을 알려준다. 또한 연구는 TV 시청 시간이 길수록 알츠하이머치매 유병률이 높으며, 사회활동 시간과 지적활동 시간이 길수록 발생위험이 감소됨을 보여준다. 이처럼 인지기능을 보존하고 감퇴를 막을 수 있는 것을 인지예비(cognitive reserve)라 한다. 결국 신체활동과 더불어 인지적으로 자극적인 활동과 결합하는 생활양식과 적극적인 사회활동 등이 인지기능의 보전에 도움이 된다는 점을 알 수 있다. 이러한 관점에서 치매 치료의 가장 우선순위는 예방이며, 예방을 위해 인지적, 신체적, 사회적 활동을 꾸준히 활발하게 유지하는 생활방식을 권고하는 것이 필요하다. 새로운 것들을 학습하려 노력하고 신체적 활동을 유지하며, 사회적 교류를 지속적으로 유지한다면 인지기능을 유지하고 자극하는 좋은 방법이 될 것이다.

일반적으로 인지예비능력이 높은 경우에는 나이가 들더라도 인지기능 수준이 인지예비능력이 저하되어 있던 노인들에 비해 높게 유지되는 것을 볼 수 있다(그림 20-4). 따라서 인지기능이 좋을 때 인지예비능력을 향상시키는 노력을 실시하는 것이 필요하다.

(2) 의학적 치료

치매의 초기 약제는 기억, 언어, 인식 및 실행장애와 같은 인지기능 장애와 공격적 행동, 배회, 환각, 망상 등의 행동정신 증상의 치료가 이루어진다. 치매 환자의 약물치료에 주로 사용되는 약물로 아세틸콜린의 분해를 억제시키는 약물인 Tacrine, Donepezil(Aricept), Rivastigmine(Exelon), Galantamine(Reminyl)이 주로 사용되고 있다. Tacrine, Aricept, Exelon 등은 아세틸콜린을 분해하는 효소를 억제시켜 뇌 안의 아세틸콜린의 양을 증가시킴으로써 환자의 증상을 완화시킨다. 치매질환 중 알츠하이머치매 치료제인 Tacrine은 알츠하이머질환의 초기 및 중기 환자들에게 사용하여 인지기능의 향상을 기대할 수 있다. 또한 치매와 함께 나타나는 증상을 치료하기 위해 항우울제, 항불안제나 수면제를 투여하기도 한다

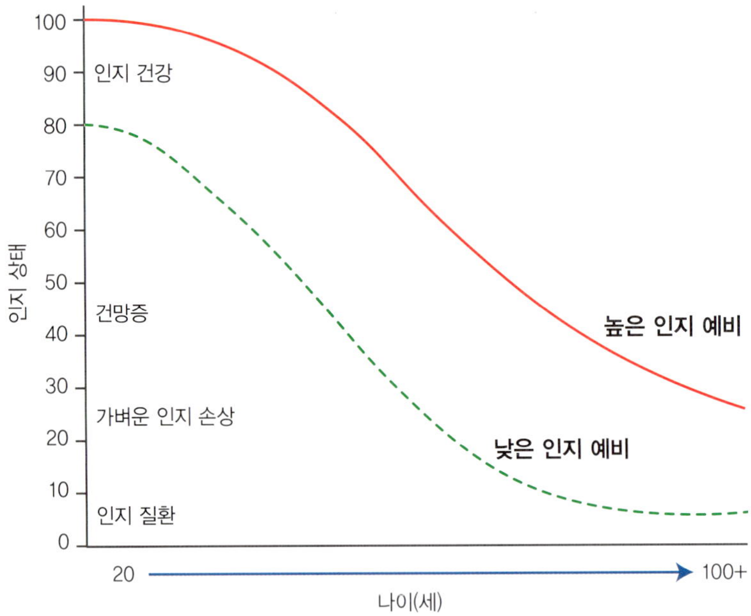

| 그림 20-4 | 나이 증가에 따른 인지예비와 인지수준

(신현미, 2012). 치매 환자에게서 나타나는 행동심리적 증상(behavioral and psychological symptoms of dementia, BPSD) 치료 중 초기에 비교적 경한 증상을 보일 경우에는 비약물적 치료를 우선적으로 처치하지만, 중증도 이상의 행동심리적 증상이 나타면 약물치료가 진행된다. 중증도 이상의 초조 및 공격성 증가 등과 같은 행동장애, 망상 및 환각 등의 정신병적 증상, 수면장애, 불안 등의 치료에는 비정형 항정신병제를 사용하는 것이 일반적이다. 치매 환자 치료에 사용되는 비정형 항정신병제는 Clozapine, Risperidone, Olanzapine, Quetiapine의 약제들이 있다(서남주, 2016).

(3) 물리치료 중재

일반적으로 물리치료 중재는 준비운동은 10분간 관절가동운동 또는 스트레칭과 같은 가벼운 운동으로 구성하고, 본 운동은 유산소운동, 저항운동, 복합운동으로 구성하며, 마무리 운동은 다시 가벼운 운동과 정적 스트레칭으로 구성하는 것이 바람직하다. 또한 가능하다면 낙상 예방을 위해 균형운동을 추가하여 프로그램을 구성하는 것이 필요하다. 현재까지의 연구를 근거로 할 때 치매 환자의 인지기능 개선에 효과적인 물리치료 프로그램은 다음과 같다.

① 유산소운동

빈도는 주 2~3회 이상, 12~24주 이상 실시하는 것이 좋으며, 운동강도는 중강도 운동, 즉 최대심박수의 50~60% 또는 여유심박수의 50~70%를 추천할 수 있고, 시간은 1회 운동 시 40~60분이 적당하며, 운동 형태는 트레드밀, 자전거, 걷기, 리듬운동 등 환자의 상태를 고려하여 적용하는 것이 바람직하다(표 20-7).

표 20-7 유산소운동을 위한 FITT 운동처방

유산소운동	빈도(frequency)	• 최소 12~24주, 주2~3회
	강도(intensity)	• 중강도 운동(HRmax 50~60%, HRR 50~70%) • 운동자각도(RPE) 10~15
	시간(time)	• 40~60분
	형태(type)	• 트레드밀, 자전거, 걷기, 리듬운동

② 저항운동

빈도는 주 2~3회 이상, 12~24주 이상 실시하는 것이 좋다. 운동강도는 팔다리 근력운동으로 1RM의 40~60%의 무게를 한 세트 당 12~13회 반복횟수로 하여 3세트 실시하는 것이 좋다. 반면 탄력밴드를 이용하는 경우, 빨강과 노랑밴드로 세트 당 15회 반복횟수로 해서 2~3세트를 실시하거나, 환자의 운동자각도(RPE)가 9~14가 되도록 한다. 운동 시간은 30~40분이 적당하고, 웨이트머신, 덤벨, 탄력밴드 등 저항을 줄 수 있는 도구를 사용할 수 있다(표 20-8).

표 20-8 저항운동을 위한 FITT 운동처방

저항운동	빈도(frequency)	• 최소 12~24주, 주2~3회
	강도(intensity)	• 저항운동기구: 팔다리 근력운동(1RM 40~60%, 12회/세트, 3세트) • 탄력밴드운동: 빨강, 노랑밴드(15회/세트, 2~3세트) • 운동자각도(RPE) 9~14
	시간(time)	• 30~40분
	형태(type)	• 웨이트머신, 덤벨, 탄력밴드

③ 복합운동

복합운동은 유산소운동과 무산소, 즉 저항운동을 포함하는 혼합 형태의 운동을 의미하며, 유산소운동은 중강도(최대심박수의 50~60% 또는 여유심박수의 50~70%)가 바람직하며 저항운동은 1RM의 40~60%의 운동강도로 한다. 운동시간은 두 복합프로그램을 40~60분 실시하는 것이 좋다. 또는 가능하다면 순환운동(circuit training)을 실시하는 것이 바람직하다(표 20-9).

표 20-9 복합운동을 위한 FITT 운동처방

복합운동	빈도(frequency)	• 최소 12~24주, 주 2~3회
	강도(intensity)	• 유산소운동: 중강도 운동(HRmax 50~60%, HRR 50~70%) • 저항운동: 저항운동기구(1RM 40~60%, 12회/세트, 3세트) 탄력밴드운동(15회/세트, 2~3세트)
	시간(time)	• 40~60분
	형태(type)	• 유산소운동: 트레드밀, 자전거, 걷기, 리듬운동 • 저항운동 : 웨이트머신, 덤벨, 탄력밴드

참고문헌

- 고숙자 외(2016). 초고령사회 대응을 위한 치매의 사회적 부담과 예방 및 관리 방안. 한국보건사회연구원 연구보고서, 한국보건사회연구원, 1:115.
- 김영리(2012). 집단미술치료가 치매노인의 신체, 인지, 정서에 미치는 효과. 한서대학교 박사학위논문.
- 김용천 외(2002). 노인물리치료학. 현문사.
- 김태유 외(2004). 알쯔하이머병의 진행 정도에 따른 행동심리적 증상의 변화. 대한신경과학회지, 22(1):34-39.
- 대한노인병학회(2005). 노인병학. 의학출판사.
- 민경훈(1996). 노인의 사회체육 참가와 생활만족의 관계에 대한 활동이론적 분석. 전남대학교 대학원 박사학위논문.
- 박정주(2000). 노인여성의 체육활동에 따른 우울증에 관한 연구. 한국유산소운동과학회지. 4(1), 13-27.
- 박현철(2009). 기억력회상 미술치료 프로그램 적용이 치매노인의 인지기능 및 의사소통 증진과 삶의 질 향상에 미치는 효과. 한국예술치료학회지, 9(1):1-21.
- 보건복지부(2014). 노인실태조사보고서.
- 서남주(2016). 노인 치매 환자에게 사용되는 비정형항정신병약물의 처방양상분석. 성균관대학교 일반대학원.
- 서병도 외(2012). 노인물리치료. 엘스비어코리아.
- 신현미(2012). 일개병원에 치매의증으로 내원한 대상자의 특성 비교 연구. 한양대학교 임상간호정보대학원 학위논문.
- 안은영(2006). 노인 우울증과 운동. 코칭능력개발지, 8(2):13-21.
- 이건형(2007). 중성자소각산란을 이용한 베타아밀로이드 단백질의 작용 기작 연구. 과학기술처.
- 이동영(2003). 노인성 우울증에 대한 약물치료지침. 노인정신의학, 7(1):23-33.
- 정태기(1998). 위기와 상담.
- 정현주(2001) 외. 한국 노인의 우울증과 관련된 요인. 대한임상노인의학회, 2(2), 81-95.
- 중앙치매센터(2018). 중앙치매센터 연차보고서.
- 질병관리본부(2010). 2010 질병관리백서.
- 차준태, 지용석(2004). 규칙적인 운동이 노인의 심혈관계 기능과 우울증에 미치는 영향. 한국체육학회지, 43(5),331-340.
- 현외성, 장필립, 홍태용(2001). 노인케어론. 양서원.
- 홍양자, 강승애(1998). 노인여성들의 운동지속이 신체적 기능과 우울증에 미치는 영향에 관한 연구. 한국유산소운동과학회지, 2(1), 48-55.
- Alonso AC, Grundke-Iqbal I, Iqbal K(1994). Abnormally phosphorylated-tau from Alzheimer disease brain depolymerizes microtubules. Neurobiol. 15:37.
- Alonso AC, Grundke-Iqbal I, Iqbal K et al(1996). Alzheimer's disease hyperphosphorylated tau sequesters normal tau into tangles of filaments and disassembles microtubules. Nautre medicine 2. 783-787.
- Anderson, D. N(2001). Treating depression in old age: the reasons to be positive. Age & Aging. 30,13-17.
- Anne, S.M(2002). Effect of exercise on depressive symptoms in older adults with poorly responsive depressive disorder. British Journal Psychiatry, 180, 411-415.
- Cohen-Mansfield J, Marx M & Rosenthal A(1989). A Description of Agitation in a Nursing Home. Journal of Gerontology: Medical Science, 44(3):77-84.
- Deckers K, van Boxtel MP, Schiepers OJ et al(2015). Target risk factors for dementia prevention: a systematic review and Delphi consensus study on the evidence from observational studies. Int J Geriatr Psychiatry, 30(3):234-246.
- Drechsel DN, Hyman AA, Cobb MH et al(1992). Modulation of the dynamic instability of tubulin assembly by the microtubule-associated protein Tau. Mol. Biol, 3:1141-1154.
- Evans DA(1989). Prevalence of Alzheimer's disease in a community population of the elder persons: higher than previously reported. Journal of the American Medical Association, 262:2551-2356.
- Finkel S(2000). Introduction to Behavioral and Psychological symtoms of Dementia (BPSD). International Journal of Geriatric Psychiatry, 15:S2-S4.
- Frisoni GB, Padovani A, Wahlund LO(2004). The predementia diagnosis of Alzheimer disease. Alzheimer Dis Assoc Disord, 18(2): 51-53.
- James, A. B(1999). Effects of exercise training on older patients with major depression. Journal of the American Geriatrics Society, 159:2349-2356.
- McDowell(2001). Alzheimer's disease insights from epidemiology. Aging(milano), 13(3):143-162.
- Mckeith I, Mintzer J, Asrland D et al(2004). International psychogeriatic association expert meeting on DLB. Dementia with Lewy bodies, 19-28.

CHAPTER 21

대사성 질환과 물리치료

학습목표

1. 대사증후군에 대해 설명할 수 있다.
2. 당뇨병에 대해 설명할 수 있다.
3. 고지혈증에 대해 설명할 수 있다.
4. 비만에 대해 설명할 수 있다.

핵심단어

- 대사증후군(metabolic syndrome)
- 당뇨병(diabetes mellitus)
- 고지혈증(hyperlipidemia)
- 비만(obesity)

1. 대사증후군

1) 개요

대사증후군(metabolic syndrome)은 복부비만, 이상지질혈증, 고혈압, 인슐린 저항성이 복합적으로 나타나는 대사질환이다. 전세계적으로 대사증후군 유병률은 인종, 환경적 요인, 인구 연령 및 성별 구조, 유전적 차이, 신체활동 수준, 식이, 측정기준의 차이 등에 따라 상이할 수 있으나, 성인인구의 1/5 또는 그 이상이 대사증후군을 앓고 있으며, 그 비율은 지속적으로 증가하고 있는 것으로 알려졌다.

2) 원인

대사증후군을 일으키는 원인의 중심에는 2가지가 있다. 한 가지는 비만이고 다른 한 가지는 인슐린 저항성이다. 인슐린은 이자에서 분비되어 혈중 포도당 농도를 낮추고 포도당이 세포에서 사용되도록 작용하는 호르몬이다. 인슐린 저항성은 이러한 인슐린이 충분히 있는데도 불구하고 근육이나 간 등 말초 장기에서 인슐린이 작용을 잘 하지 못하는 저항성이 생겨 원래의 작용을 잘 할 수 없게 되는 상태를 말한다. 선천적으로 부모에게 물려받은 유전적인 소인과 후천적

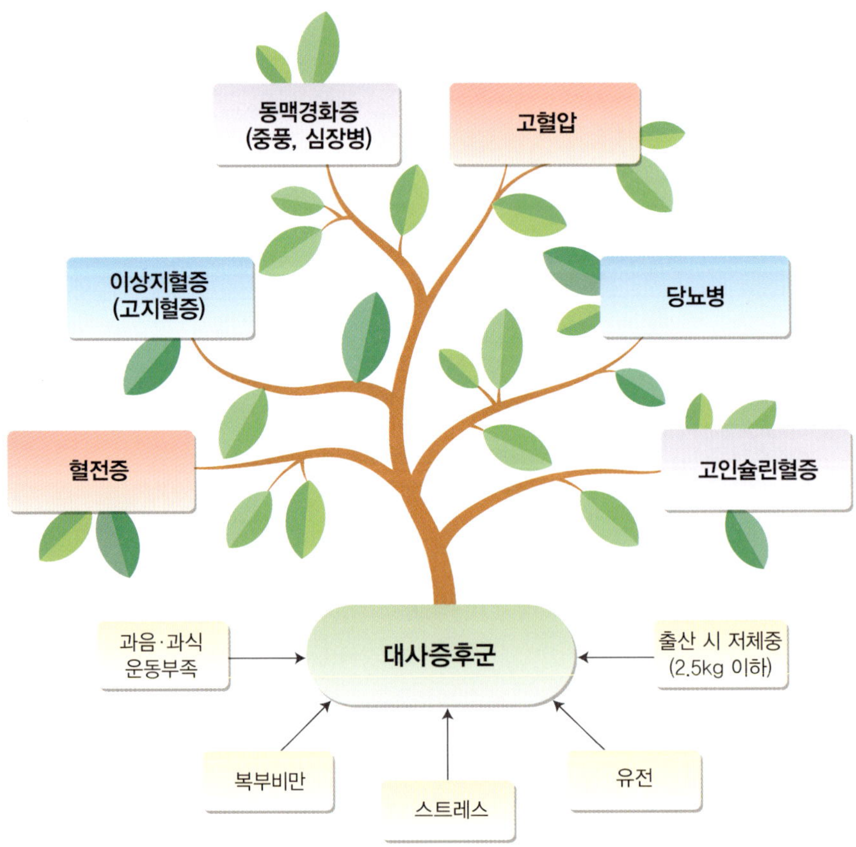

| 그림 21-1 | 대사증후군 발생 원인과 증상

인 과식으로 인한 영양의 과잉, 운동 부족이 비만과 인슐린 저항성을 일으키게 되고 나아가서는 대사증후군의 원인이 된다(그림 21-1).

3) 증상

대사증후군은 인슐린이 제대로 만들어지지 않거나 제 기능을 하지 못해 여러 가지 성인병이 복합적으로 나타나는 증상을 말한다. 하지만 대사증후군을 인지하고 있는 사람은 드물다고 보고되었다.

4) 진단

국민건강보험공단의 일반건강검진 내 대사증후군 진단기준은 한국인의 허리둘레 기준을 반영한 NCEP-ATP Ⅲ를 따르고 있다. 대사증후군의 각 요인별 진단기준은 표 21-1과 같다.

표 21-1 대사증후군 진단기준

구성요소	기준
허리둘레	남자 90cm 이상, 여자 85cm 이상
혈압	130/85mmHg 이상 또는 고혈압약을 복용하는 경우
중성지방	150mg/dL 이상
HDL 콜레스테롤	남자 40mg/dL 이하, 여자 50mg/dL 이하 또는 고지질혈증약을 복용하는 경우
공복혈당	공복혈당 100mg/dL 이상 또는 당뇨병약이나 인슐린 주사 치료를 받는 경우

5) 치료적 중재

(1) 의학적 치료

대사증후군은 심혈관질환의 위험과 당뇨병 발병의 위험을 증가시키므로 일단 진단이 되면 질환 발병의 위험을 줄이기 위해 적극적인 치료에 나서야 한다. 일차적인 치료는 건강한 생활습관을 가지도록 하는 것으로 1년에 5~10%의 체중 감량을 달성할 수 있도록 칼로리를 제한하고, 운동량을 증가시키며, 식사내용을 변화시켜야 한다. 생활습관의 개선만으로 충분치 않거나, 심혈관질환의 위험도가 매우 높은 경우에는 인슐린 증감제(sensitizer)을 사용해 약물치료를 할 수 있다. 그러나 치료할 수 있는 뚜렷한 방법은 아직 밝혀지지 않고 있으므로 예방이 매우 중요하다.

(2) 물리치료 중재

비만한 사람이 규칙적인 운동을 통해 체중을 줄이게 되면 신체의 인슐린 저항성이 개선될 뿐 아니라 이와 동반된 당뇨병이나 고혈압, 고지혈증 등의 증상도 호전될 수 있다는 것이 연구결과를 통해 증명된 바 있다. 하루 30분 정도 걷기(1주에 150분 이상의 유산소운동)나 가벼운 조깅은 체중을 줄이는 데 도움이 될 뿐 아니라 혈압 개선과 혈중 콜레스테롤 감소, 당뇨병 발생 위험을 줄이는 데 효과가 있다(그림 21-2). 운동 중 가장 효과적인 방법으로는 복부를 중심으로 한 체중 감소이다. 허리둘레를 줄이면 내장비만의 위험성도 감소하고 이에 따라 대사증후군에 걸릴 확률도 줄어든다.

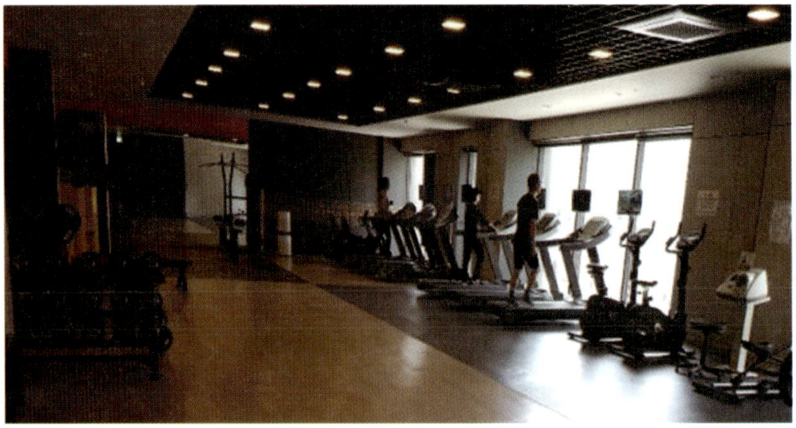

| 그림 21-2 | 대사증후군을 예방할 수 있는 운동

2. 당뇨

1) 개요

의학적으로 당뇨병(diabetes mellitus)은 혈당(혈액 중의 포도당)이 높은 상태를 나타내는 여러 질환을 말한다. 일반적으로 혈당을 조절하는 호르몬인 인슐린의 절대적 분비량이 적거나 인슐린의 효과가 감소되어 혈당이 높아진 상태와 이에 수반되는 체내 대사작용의 장애가 장기간 지속되는 상태를 의미하는 것이다. 주요 증상으로는 다뇨, 갈증, 나른함, 다식, 체중 감소 등이 있고, 심장병, 신장병, 실명, 신경손상 등의 합병증이 발생할 수 있다. 현재 당뇨병은 완치되기 어렵고, 치료를 위해서는 혈당관리 및 합병증의 예방이 중요하다.

국제당뇨연맹(international diabetes federation)에 따르면 2015년 기준 당뇨 유병인구는 약 4억 1천 5백만명으로 조사 되었으며, 2040년 예상 당뇨 유병인구는 약 6억 4천 2백만 명으로 증가할 것으로 추정하였다.

당뇨병은 만성질환 중에서도 다양한 치료요법을 동반하는 질병이다. 당뇨병이 발병하게 되면, 환자들은 의사나 간호사가 병원에서 제공하게 되는 직접적인 치료서비스와 함께 식이요법, 운동요법, 약물요법과 같은 다양한 치료요법을 병원이 아닌, 환자가 생활하는 환경 속에서 직접 관리해야 한다.

당뇨병은 특히 노인층에서 유병률이 높은데, 제2형 당뇨병의 경우에 연령이 증가함에 따라 위험률이 증가하는 것으로 나타났다. 노인의 당뇨 유병률은 연구마다 차이가 있으나 대략 9~36.2%로 추정되어 다른 연령층에 비해 상대적으로 높은 유병률을 보이고 있다. 노인의 경우, 당뇨병에 대한 인식이 낮으며 일반적인 당뇨 초기 증상이 나타나지 않는 경우가 많아 진단이 어렵다는 점에서 실제 노인 당뇨병 환자의 비율은 이보다 더 높을 것으로 예상된다. 당뇨 노인은 노화로 인한 우울감과 동시에, 당뇨병이라는 질병과 관련된 우울감과 무력감을 경험하게 된다. 즉, 똑같은 당뇨병을 앓고 있는 다른 연령층 및 당뇨병이 없는 건강한 노인보다 상대적으로 더 높은 우울감을 경험할 수 있다. 일반인구의 우울증 유병률보다 당뇨 환자의 우울증 유병률은 3배나 더 높았으며, 당뇨 환자의 25~40%가 임상적 우울증은 아니어도 통계적으로 유의하게 높은 우울감을 보였다.

2) 원인

당뇨병의 발병원인은 유전적 요인과 환경적 요인으로 나누어진다. 유전적 원인으로는 가족력이 있으며, 환경적인 요인으로는 서구적인 생활습관으로 인한 비만 증가 및 체력 저하 등이 있다. 당뇨병은 인슐린의 분비장애 및 말초조직 내의 인슐린에 대한 저항성의 증가로 발생하는 질병으로 제1형, 제2형 및 기타 종류로 분류된다.

(1) 제1형 당뇨

제1형 당뇨병은 주로 아동에게서 발생하고, β세포의 파괴로 인슐린 결핍이 초래되어 인슐린을 평생 투약하고, 식이조절과 운동 및 합병증 예방을 위한 활동이 요구되는 특성이 있다. 제1형 당뇨병은 제2형 당뇨병과 달리 인슐린이 전혀 분비되지 않고 외부에서 주입되는 약제에 의존하기 때문에 적정한 혈당을 유지하는 것이 어렵고, 혈당 조절 과정에서 저혈당이 자주 발생하여 혈당을 면밀히 모니터하고 조절하는 것이 어려운 문제점이 있다. 자가면역성 제1형 당뇨병은 자가면역반응으로 β세포가 선택적으로 파괴되어 발생하며 주로 소아 및 청소년기에 진단되지만 성인기에 진단되기도 한다. 케톤산증이 첫 증상으로 나타날 수 있고, 첫 임상증상의 발현 후 인슐린 요구량이 감소하거나 인슐린이 필요하지 않는 밀월기간(honeymoon period)이 나타나기도 한다. 환자들은 그레이브스병(Graves disease), 하시모토 갑상샘염(Hashimoto's thyroiditis), 특발성 부신겉질기능저하증(Addisons' disease) 등 다른 자가면역질환을 동반하기도 한다. 2000년 제1형 당뇨병 환자 중에서 자가항체가 음성이면서 매우 급격히 인슐린 분비능력이 저하된 환자군이 보고되었고, 이러한 질환을 전격성 제1형 당뇨병이라고 명명하였다. 자가면역성 제1형 당뇨병에서는 β세포 면적만 감소하였으나 전격성 제1형 당뇨병에서는 β세포 면적뿐만 아니라 알파세포 면적도 감소한다는 사실을 보고하였다. 따라서 전격성 제1형 당뇨병은 β세포와 알파세포 모두가 파괴된다는 점에서 자가면역성 제1형 당뇨병과 확연하게 구분된다.

(2) 제2형 당뇨

제2형 당뇨병은 인슐린 비의존형 당뇨병이라고도 하는데, 이자의 β세포에서 인슐린이 분비되지만 그 양이 부족하거나 작용력이 감소하여 고혈당이 발생하는 당뇨이다. 따라서 제2형 당뇨병은 외부로부터 인슐린 공급이 반드시 필요한 것은 아니며, 전체 당뇨병의 90% 이상을 차지하고 있다. 제1형 당뇨병과는 다르게 서구화된 식습관, 비만, 비활동적이고 앉아서만 생활하는 습관 등과 같은 행동적 요인이 주요한 위험요인인 것으로 알려져 있다. 비만, 고령, 고지혈증, 고혈압 및 흡연력 등이 주요 위험인자이다. 제2형 당뇨병은 비만형과 비비만형으로 나눌 수 있는데, 미국을 비롯한 서구 여러 나라에서는 주로 체질량지수가 28 이상인 비만형이 주류를 이루고, 우리나라를 비롯한 일본, 중국 등에서는 체질량지수가 22~23 정도인 비비만형이 주류를 이룬다. 비만형인 경우에는 이자의 β세포에서의 인슐린 분비가 정상인보다 증가한 상태로 혈중 인슐린 농도가 높게 나타나기 때문에 비만형 당뇨는 인슐린의 분비량보다는 인슐린 작용력 감소가 원인이라고 할 수 있다. 반면 비비만형의 경우에는 대체로 인슐린 분비능력 감소와 인슐린 작용력이 모두 저하된 상태로, 특히 인슐린 분비능력의 감소가 특정적인 요인이라고 할 수 있다. 따라서 비비만형 당뇨병을 제1.5형 당뇨병이라고도 한다.

(3) 임신성 당뇨

임신성 당뇨병은 임신으로 인한 생리적 변화에 의해서 임신 중에 발견되는 당뇨병의 유형으로, 그 정도에 상관없이 임신 중에 발생하였거나 발견된 내당능장애로 규정하고 있다. 인슐린 치료가 필요한지, 분만 후 당뇨병이 지속하는지를 고려하지 않으며, 임신 전부터 지속되는 내당능장애의 기능성도 배제하지 않는다. 하지만 제1형 당뇨병이나 제2형 당뇨병으로 진단받은 여성이 임신하는 경우와는 구별한다. 임신성 당뇨는 임신 중기 또는 말기에 많이 발견되는데, 이는 태반 호르몬들이 이 때에 많이 분비되기 때문이며, 임신성 당뇨병 임산부의 대부분이 분만 후에 정상 혈당을 유지하는 것도 태반 호르몬들이 분만 후 소실되기 때문이다.

3) 증상

당뇨병의 특징적인 3대 증상은 다뇨, 다음, 다식이다(**그림 21-3**). 당뇨병이 생기면 혈당이 올라가고 남아도는 당분이 소변으로 빠져 나가면서 많은 양의 물을 함께 가지고 나간다. 따라서 다량의 소변을 보게 되고(다뇨), 소변 양이 많아지면 우리 몸은 수분이 부족하다고 느껴서 갈증이 생긴다(다음). 또한 음식을 먹어도 몸 안에서 포도당이 에너지원으로 이용되지 못하고 빠져 나가기 때문에 피로감을 느끼고 체중이 줄게 되며(체중 감소), 자꾸 배가 고파서 음식을 찾게 된다(다식). 이 밖에도 눈이 침침하거나 피부가 가려운 증상, 팔다리가 저리거나 상처가 쉽게 아물지 않는 등의 증상이 생길 수 있다. 하지만 혈당이 너무 높지 않은 사람에게는 아무런 반응이 나타나지 않을 수 있다.

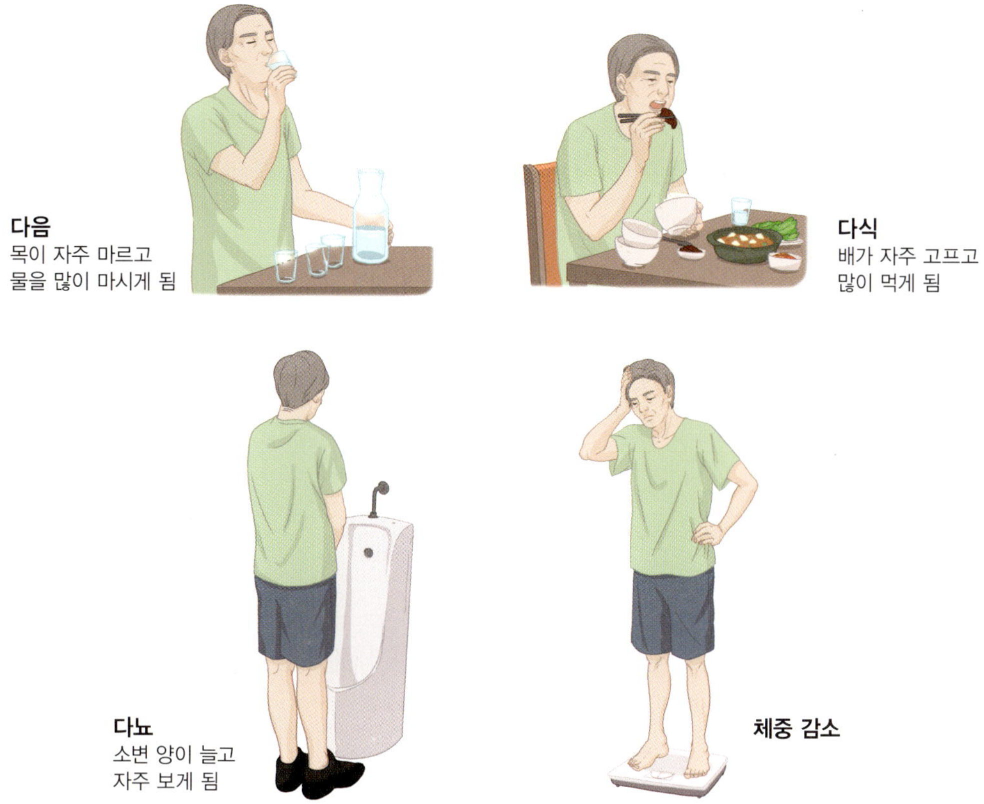

| 그림 21-3 | 당뇨병 초기 증상

4) 진단

① 8시간 이상 금식한 상태에서 측정한 혈당(공복혈당)이 126mg/dL 이상인 경우

② 포도당 75g을 물 300cc에 녹여 5분에 걸쳐 마신 후(경구당부하검사), 2시간 째 측정한 혈당이 200mg/dL 이상인 경우

③ 당화혈색소 검사결과가 6.5% 이상인 경우

※ 위의 세 가지 검사는 명백한 고혈당이 아니라면 다른 날에 반복 검사 실시

④ 다뇨, 다음, 체중 감소와 같은 당뇨병의 전형적인 증상이 있으면서 식사 시간과 무관하게 측정한 혈당이 200 mg/dL 이상인 경우

5) 당뇨의 치료적 중재

주요 당뇨치료에는 약물치료, 식이조절, 운동요법이 알려져 있다. 미국 당뇨병협회에서는 신체활동량의 증가가 당뇨치료에 중요하다고 하였다. 이와 일치하게 제2형 당뇨 환자에게 약물요법과 운동요법을 병행하였을 경우, 약물요법만 처치했을 때보다 당뇨 지표, 혈중지질 및 골밀도가 향상되었다는 보고가 있다. 또한 지속적인 유산소운동이 당뇨 환자에서 혈액의 당화헤모글로빈(glucosylated hemoglobin, HbA1)을 낮추고 인슐린 민감도를 증가시키며 심혈관질환의 위험요소를 개선시킨다고 하였다.

(1) 의학적 치료

우울한 당뇨병 환자들에 대한 선행연구를 살펴보면 항우울제의 한 종류인 선택적 세로토닌 재흡수억제제를 사용하였을 때 우울감과 혈당조절의 호전이 나타났다. glibenclamide, gliclazide, glimepiride은 β세포로부터 인슐린을 신속하게 방출시킴으로써 혈당치를 낮춘다. α-glycosidase 억제제로는 acarbose, coglibose 등이 있다. 이것은 다당류에서 단당류로의 분해를 지연시키기 때문에 탄수화물을 지나치게 많이 섭취한 환자나 식후 고혈당을 나타내는 환자에게 적합하다. Biguanide계 약제는 혐기성 해당작용을 촉진하여 당의 새로운 생산을 억제함으로써 혈당치를 낮추는 작용을 한다. 하지만 젖산산증(lactic acidosis)을 일으킬 수 있으므로 사용할 때 주의하여야 한다.

(2) 물리치료 중재

우리나라에서도 당뇨 환자의 신체활동 중요성이 꾸준히 강조되고 있으며, 신체활동 실천률도 상승되고 있다. 그러나 중등도의 신체활동으로 1주일에 최소 150분의 참여를 권고하는 신체활동에서는 실천률이 권고 수준에 미치지 못하는 것으로 보고되고 있다. 당뇨 환자를 위한 신체활동 증진 프로그램을 계획하는 경우에, 우선 자기효능감을 파악하고, 이를 증진할 수 있는 방안을 고려해야 한다. 그리고 예비프로그램의 시범 적용을 고려하며, 신체활동 참여에 대한 긍정적인 인식 강화를 통하여 신체활동에 지속적으로 참여할 수 있도록 해야 한다. 점진적으로 운동강도를 증가시키는 근력강화 운동 프로그램을 유산소운동과 함께 적

표 21-2 당뇨 환자의 운동법

유산소운동	빈도(frequency)	• 주 5회 이상, 제1형 당뇨병은 매일
	강도(intensity)	• 중강도 운동(HRmax 50~75%, HRR 40~60%) • 운동자각도(RPE) 11~14 • METs 4.0~5.9
	시간(time)	• 30분 이상
	형태(type)	• 수영, 걷기, 트레드밀, 자전거타기 등 저충격 운동
저항운동	빈도(frequency)	• 주 2~3회
	강도(intensity)	• 팔다리 근력운동 - 1RM 80~85%, 6~8회/세트, 3세트 이하 - 운동자각도(RPE) 15~17 • 팔다리 근지구력운동 - 1RM 50~60%, 15~20회/세트, 5세트 이상 - 운동자각도(RPE) 11~14
	시간(time)	• 30~40분
	형태(type)	• 웨이트머신, 덤벨, 탄력밴드

용하는 것은 당뇨 환자의 삶의 질을 향상시키는데 효과적인 운동 프로그램이 될 수 있다. 당뇨 환자의 특성상 개인별 운동강도를 설정하여 근피로를 최소화 하여야 한다. 당뇨 환자의 효과적인 물리치료 프로그램은 표 21-2와 같다.

① 유산소운동

운동의 강도는 심폐기능을 향상시킬 정도의 자극을 주면서 과도한 부담이 되지 않도록 정해야 한다. 권유되는 운동강도는 최대여유 산소소비량의 40~60%가 적당한 것으로 알려져 있다. 단, 환자의 상태에 따라 강도를 적절히 조절해야 한다. 본 운동을 시작하기 전에 5~10분간 준비운동을 해야 한다. 본 운동의 50% 강도로 시행하거나 근육 스트레칭을 하면 된다. 이어서 본 운동을 30분 이상 하고, 정리운동은 심박수가 점차 운동 전 수준으로 떨어지도록 5~10분간 실시해야 한다. 중간 강도 운동은 1주일에 5회 이상 시행하여야 하고 제1형 당뇨병은 매일 일정한 시간에 일정한 강도로 꾸준히 하는 것이 좋다.

② 저항운동

빈도는 주 2~3회 이상 실시해야 한다. 근력강화가 목적이라면 1RM의 80~85% 무게로 6~8회 반복하기를 3세트 이하로 하는 것이 효과적이다. 반면 근지구력강화가 목적이라면 1RM의 60% 이하 무게로 15~20회 반복하기를 5세트 이상 하는 것이 좋다. 근력운동 중 휴식시간도 필요하다. 근지구력강화운동의 경우는 세트와 세트 사이의 휴식시간이 1~2분 정도가 적당하고, 근력강화운동이라면 세트와 세트 사이에 3~5분의 휴식시간을 가지는 것이 바람직하다. 하지만 모든 운동은 개인의 특성을 고려하여 강도를 조절하는 것이 중요하다.

3. 고지혈증

1) 개요

심혈관질환은 국내에서 질환에 의한 사망 원인 중 하나로서 선진국에서는 감소하는 경향을 보이지만 국내에서는 오히려 증가하는 추세이다. 이러한 심혈관질환을 일으키는 요인으로는 당뇨, 흡연, 혈압, 식이습관, 고지혈증 및 연령 등의 복합적인 요인에 의해 발생된다. 고지혈증은 지방단백질(lipoprotein) 대사 이상에 의한 혈액 내 지질검사와 콜레스테롤 농도가 증가하는 것이다. 특히 12시간 이상 공복 시 혈액 내 지질의 농도가 정상범위 이상으로 나타나는 것으로, 고콜레스테롤혈증(hypercholesterolemia)과 고중성지질혈증(hypertriglyderidemia)을 포함한다.

2) 원인

고지혈증(hyperlipidemia)은 유전적 배경의 영향으로 가족 중에 고지혈증을 가진 사람이 있다면 정상 지질치를 나타내는 가족에 비해 고지혈증이 생길 가능성이 높다고 보고되었다. 죽상경화성이상지지혈증(atherogenic dyslipidemia)은 낮은 고밀도지단백 콜레스테롤(high-density lipoprotein cholesterol, HDL-C), 높은 중성지방농도 및 약간 높거나 또는 정상인 저밀도지단백 콜레스테롤(low-density lipoprotein cholesterol, LDL-C) 농도의 조합을 의미한다. 고지혈증의 원인은 식습관과 가족력이 대부분이고 기타 비만이나 당뇨, 신부전, 갑상샘기능저하증, 쿠싱병, 이 외에 다양한 질환에서 이차적으로 고지혈증을 유발하게 된다. 또한 운동부족이나 음주, 여성호르몬, 일부 항고혈압약제도 고지혈증을 일으킬 수 있다.

(1) 저밀도지단백 콜레스테롤(LDL-C)

저밀도지단백 콜레스테롤은 체중과의 관계에서 부분적인 연관성만 있으며 연령이 증가할수록 비만과의 관련성은 낮아진다고 한다. 저밀도지단백 콜레스테롤은 세포 내 대사이용을 위해 혈장에서부터 말초세포까지 콜레스테롤을 운반하는데 중요한 역할을 하며, 계절, 연령 그리고 체지방율에 영향을 미치는 것으로 알려져 있다. 미국의 이상지질혈증 지침 가이드라인에서 고지혈증을 진단하는 평가기준 뿐만 아니라 일차 치료목표로 사용되고 있기 때문에 저밀도지단백 콜레스테롤의 값을 정확히 측정하는 것이 중요하다. 저밀도지단백은 표면적이 넓고 밀도가 낮으며 부유도가 높은 저밀도지단백 Ⅰ 중간 단계의 저밀도지단백 Ⅱ, 표면적이 좁고 밀도가 높으며 부유도가 낮은 저밀도지단백 Ⅲ으로 분류된다. 저밀도지단백 Ⅰ은 large bouyant 저밀도지단백이라고도 불리며 저밀도지단백 Ⅲ은 small dense 저밀도지단백이라고 불린다. 저밀도지단백 Ⅲ은 크기가 작고 입자의 성분이 다르기 때문에 혈관벽으로의 이동이 쉽게 이루어지고 혈관 벽에 더욱 오래 머물게 된다고 한다. 저밀도지단백이 혈관벽 내에 체류하게 되면 더욱더 산화될 가능성이 높아지고 결국 산화된 저밀도지단백이 혈관벽을 자극하여 동맥경화를 촉진시킨다.

(2) 고밀도지단백 콜레스테롤(HDL-C)

고밀도지단백 콜레스테롤은 체중이 낮은 사람이 높은 경향이 있다. 고밀도지단백 콜레스테롤의 수치가 높으면 심뇌혈관질환 예방에 도움이 되며, 낮으면 관상동맥질환에 의한 사망의 위험을 높인다고 하였다. 1mg/dL 높을 때마다 2~3% 혈관질환을 줄일 수 있는 것으로 알려져 있다. 혈중의 고밀도지단백 수치는 심혈관질환 발생의 독립적인 위험인자이며, 이 수치를 올리는 것은 일차 및 이차 예방에 매우 중요한 것으로 보인다.

(3) 중성지방(TG)

중성지방 혈중은 고인슐린혈증에 의하여 포도당, 글리세롤, 유리지방산 등이 간 내로 유입되는 양이 증가하게 되어 발생하게 된다. 중성지방치는 검사시점에 따른 차이, 공복의 여부, 최근의 음주 등 여러 단기적인 인자들에 의하여 영향을 받으므로 심혈관질환과 연관성이 있는지는 불분명하였지만, 현재 높은 중성지방치는 죽상경화를 촉진하고 급성 심혈관질환을 일으키는데 결정적인 역할을 하는 혈액의 혈관 내 응고를 촉진한다는 증거들이 나오고 있다. 아주 높은 중성지방치를 보이는 경우, 심혈관질환의 발생도는 3배 이상으로 증가함이 밝혀졌고, 이보다 높은 중성지방치를 가지면 심혈관질환과의 관계성이 약해지나 이는 apoC-Ⅱ 결핍과 같은 매우 드문 질환이고, 심한 췌장염을 동반한다.

3) 증상

고지혈증 자체의 증상은 거의 없으나, 가족성 고콜레스테롤혈증 때 눈꺼풀 주위나 발뒤꿈치 등에 황색종이 나타나는 경우도 있으며, 중성지방이 높아진 경우에는 췌장염이 발생하기도 한다(그림 21-4).

이러한 혈중 콜레스테롤이나 중성지방의 증가가 동맥경화, 고혈압, 심혈관질환 등의 위험요인이 되기 때문에 문제가 되는 것이다. 고지혈증은 췌장염의 원인이며, 당뇨나 갑상샘질환과 같

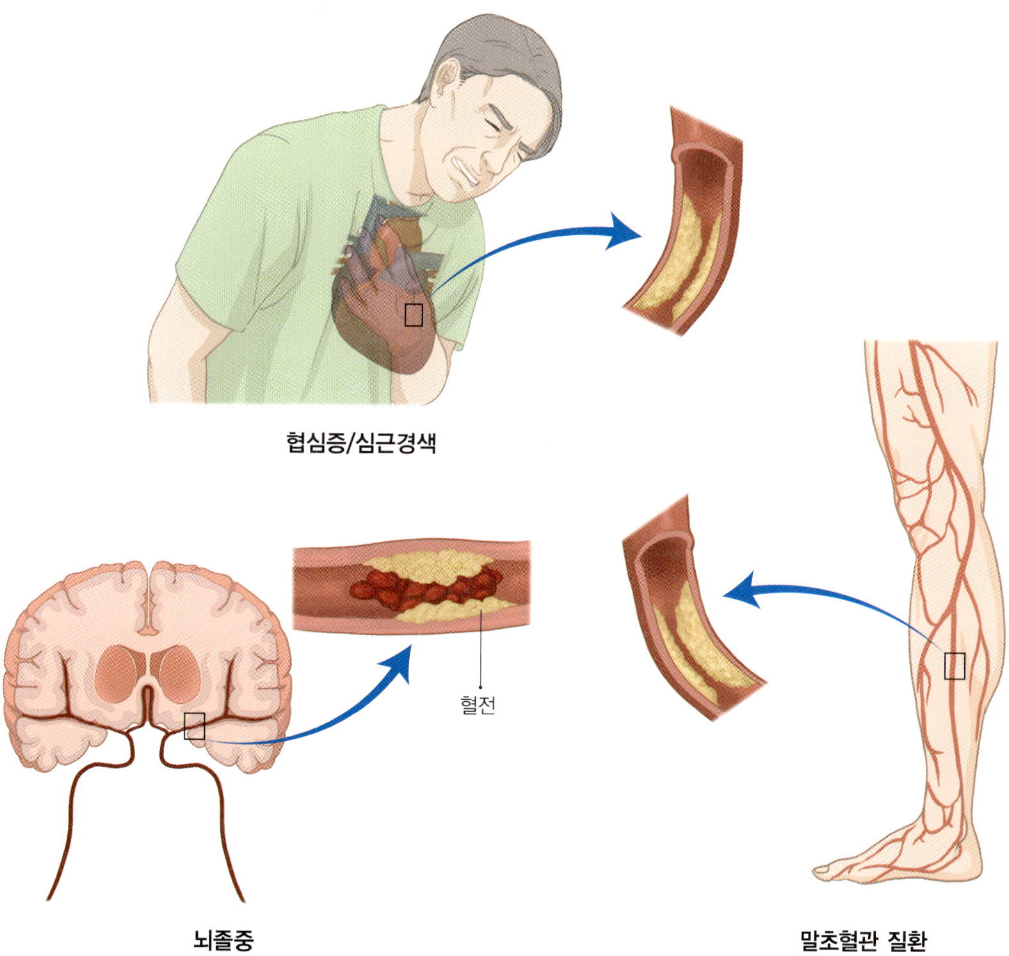

| 그림 21-4 | 고지혈증 증상

은 내분비계 질환이나 비만 등 성인병과 관련이 깊고, 특히 당뇨 환자에게 고지혈증이 동반될 경우, 당뇨 환자의 주요 사망원인이 되는 동맥경화로 인한 혈관질환의 발병률이 크게 증가되며, 고혈압, 고지혈증, 흡연이 공존할 경우, 관상동맥질환의 발병률이 크게 증가된다. 동맥은 신장의 혈액을 전신에 공급하는 역할을 하는데, 이 동맥이 여러 원인에 의해 동맥 내경이 좁아지고 약해지거나 막히게 되면 혈액공급이 원활하게 되지 않아 동맥경화증으로 발전된다. 동맥경화는 20~30대부터 발생하기 시작해서 서서히 진행되다가 중년 이후부터 혈관 내경이 좁아지고 혈전으로 인해 혈관이 갑자기 막히게 된다. 대부분 평소에 특별한 증상이 없다가 갑자기 발병하여 신체적 불구가 되거나 심한 경우에는 사망하는 경우가 많기 때문에 치료보다 예방하는 것이 매우 중요하다.

4) 진단

고지혈증은 지질대사 이상으로 인해 혈중 콜레스테롤, 저밀도지단백 콜레스테롤 및 중성지방의 상승과 고밀도지단백 콜레스테롤의 저하로 인해 발생하는 질환이다. 혈중 콜레스테롤의 정상치는 총콜레스테롤이 200mg/dL 이하, 저밀도지단백 콜레스테롤은 130mg/dL 이하 고밀도지단백 콜레스테롤은 45mg/dL 이상, 중성지방이 200mg/dL 이하이다. ATP Ⅲ에서는 중성지방 수치를 경계선(150~199mg/dL), 고중성지방혈증(200~499mg/dL), 심한 고중성지방혈증(≥500mg/dL)으로 구분한다.

5) 고지혈증의 치료적 중재

고지혈증 치료지침은 환자의 상태에 맞는 치료 목표를 세우고 식사요법, 운동요법 등 생활습관 개선치료를 우선 실시하면서, 심혈관질환 위험요인을 가진 환자에게는 약물치료 등 더욱 적극적인 고지혈증 치료를 할 것을 권장하고 있다.

(1) 의학적 치료

저밀도지단백 콜레스테롤에는 HMG CoA reductase inhibitors(Statins)로 효과를 볼 수 있다. 스타틴은 중성지방 농도도 용량의존적으로 떨어뜨린다. 안정성 면에서 매우 우수하다고 알려져 있으나, 고령, 다기관 질환이 있거나, 약물상호작용에 의한 부작용이 드물게 발생한다. 대표적으로 근력 약화나 근육 통증과 creatine kinase 상승이 함께 있는 근육병증, 간효소수치 상승 등이 있으며, 임신이나 수유 중인 경우에도 금기이다.

중성지방(TG) 수치가 500 또는 1,000mg/dL 이상일 때는 이 때문에 생길 수 있는 급성 췌장염을 예방할 목적으로 중성지방을 초기치료 목표로 하여 치료한다. 피브리산 유도체는 중성지방 강하효과가 강해 고중성지방혈증에 일차적으로 쓰이는데, 고밀도지단백 콜레스테롤을 다소 높이기도 한다. 대체적으로 이 방법은 안전하지만 드물게 담석 등 소화기계 부작용이 보고된다. 저밀도지단백이 잘 조절되나 중성지방이 높은 고위험군 환자에게 주로 쓰인다. 니코틴산은 중성지방을 낮추며, 고용량을 사용하면 고밀도지단백 콜레스테롤을 대폭 높인다. 소량으로 투여하기 시작해야 하며, 흡수를 늦추기 위해 음식과 함께 투여한다. 대표적으로 피부가 화끈거리는 부작용이 있고 간효소수치가 높아질 수 있다. 치료목적의 오메가-3 지방산에는 대표적으로 eicosapentaenoic acid와 decohexanoic acid가 있으며, 중성지방을 낮추고 저밀도지단백 콜레스테롤을 높일 수 있다. 고중성지방혈증 치료에서 피브리산 유도체나 니코틴산 혹은 스타틴과 병합투여 하는 것이 보통이고, 소화기계 부작용이 보고된다.

(2) 물리치료 중재

고지혈증은 심장질환, 고혈압, 당뇨 등 다른 질환으로의 발전 위험성이 커서 사전에 철저한 운동 및 식이조절 관리가 필수적이다(표 21-3). 그럼에도 불구하고 사람들은 증상이 없다는 특징 때문에 질환의 위험성에 대한 자각인식이 낮아 관리를 하지 않는 경우가 많다. 규칙적인 운동은 총콜레스테롤과 저밀도지단백 콜레스테롤 중성지방을 낮추고, 고밀도지단백 콜레스테롤을 높여 몸속의 모든 혈관을 젊고 튼튼하게 만들 수 있으므로 고지혈증 환자의 심장질환의 위험 감소와 예방을 위해 매우 중요하다. 하루에 1시간, 주 4회, 12주간 단전호흡과 걷기운동을 실시한 결과, 수축기 혈압 감소와 기초대사량 증가, 총콜레스테롤, 중성지방, 저밀도지단백 콜레스테롤과 고밀도지단백 콜레스테롤의 개선이 통계적으로 유의한 감소를 보였다.

표 21-3 이상지질혈증 환자의 운동법

유산소운동	빈도(frequency)	• 주 3~5회
	강도(intensity)	• 중강도 운동(HRR 70%) • 운동자각도(RPE) 10~15
	시간(time)	• 40분 이상
	형태(type)	• 걷기, 트레드밀, 자전거 등
근력운동	빈도(frequency)	• 주 3~4회
	강도(intensity)	• 저항운동기구: 팔다리 근력운동(1RM 40~50%, 15~20회/세트, 3세트) • 운동자각도(RPE) 9~14
	시간(time)	• 20~30분
	형태(type)	• 상체 일으키기, 엉덩이 들기, 아령, 웨이트 머신 등

① 유산소운동

빈도는 주 2~3회 이상, 12~24주 이상 실시하는 것이 좋으며, 운동강도는 중강도 운동, 즉 최대심박수의 50~60% 또는 여유심박수의 50~70%를 추천할 수 있고, 시간은 1회 운동 시 40~60분이 적당하며, 운동 형태는 트레드밀, 자전거, 걷기, 리듬 운동 등 환자의 상태를 고려하여 적용하는 것이 바람직하다.

② 저항운동

빈도는 주 2~3회 이상, 12~24주 이상 실시하는 것이 좋다. 운동강도는 팔다리 근력운동으로 1RM의 40~60%의 무게를 한 세트 당 12~13회 반복횟수로 하여 3세트 실시하는 것이 좋다. 반면 탄력밴드를 이용하는 경우, 빨강과 노랑밴드로 세트 당 15회 반복횟수로 해서 2~3세트를 실시하거나, 환자의 운동자각도(RPE)가 9~14가 되도록 한다. 운동 시간은 30~40분이 적당하고, 웨이트머신, 덤벨, 탄력밴드 등 저항을 줄 수 있는 도구를 사용할 수 있다.

4. 비만

1) 개요

전세계적으로 비만(obesity)은 사회경제적 발달에 따라 선진 서구사회 뿐만 아니라 아시아의 개발도상국에서도 급격한 유병률 증가를 보이고 있다. 비만은 건강을 저해하는 다양한 의학적인 문제와 조기 사망의 증가를 유발시키는 만성질환으로 현대사회의 건강상 가장 중요한 위협 중 하나로 인식되고 있으며, 그 예방과 관리가 더욱 중요하다고 할 수 있다(그림 21-5). 일반적으로 에너지 섭취량이 에너지 소비량과 같다면 더 이상 체중의 증가는 없다. 비만은 에너지 섭취, 축적, 소비량과의 불균형에 의해 발생하며, 에너지 소비보다 섭취량이 큰 경우에 발생한다. 마찬가지로 노인 비만은 노인이 된 후, 생애 처음으로 발생하지 않는다. 이는 평생 동안 지속되어진 식사습관과 운동 습관의 결과로 발생하게 된다. 근본적으로 비만은 에너지 섭취와 에너지 소모의 불균형으로 발생된다. 성인은 20대에 최대 신장에 도달하지만 체중은 대부분 지속적으로 증가된다. 성년기 동안 필요한 에너지양은 감소되지만 음식 소모량은 감소되지 않아 적절하게 신체활동량이 증가하지 않으면 체중이 증가된다. 노인 영양에 영향을 미치는 인자 중 생리적인 인자인 구강상태는 영양 섭취에 영향을 미칠 수 있으며, 다른 문제들은 영양소의 흡수, 저장, 사용에 영향을 줄 수 있다. 경우에 따라서는 특정 영양소의 배출을 증가시키거나 특정 영양소의 필요량을 증가시킬 수 있다. 보통 노인들의 경우, 미각 상실, 내분비계의 변화, 소화기계의 변화, 순환기계의 기능 감소, 신장이나 근육계의 기능 감소 등이 영양소 섭취에 영향을 주는 요인들이다.

비만은 세포증식형 비만과 세포비대형 비만으로 구분할 수 있으며, 지방조직의 분포 패턴에 따라 중심성 비만과 말초성 비만으로 나눌 수 있다. 세포증식형 비만은 유아기형 비만이라고도 하며, 지방세포의 수가 증식하는 형태의 비만이다. 정상인 보다 지방조직세포의 크기는 작지만 그 수가 4~5배 많으며, 지방세포가 전신적으로 분포한다는 특징이 있다. 지방조직이 비후된 유

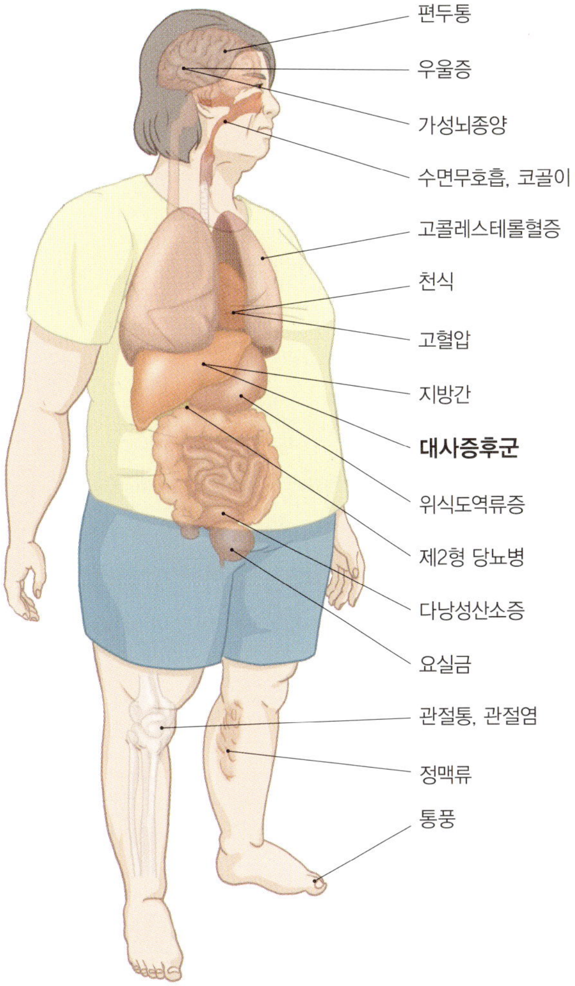

| 그림 21-5 | 비만관련 질환

아기형 비만은 치료가 힘들고 비록 감량에 성공하더라도 그 효과를 지속시키기 어렵기 때문에 성인기에도 비만이 될 가능성이 매우 높다. 세포비대형 비만은 성인형 비만이라고도 하며, 지방세포의 수에는 변화없이 크기가 증대된다는 특징이 있다. 또한 지방조직의 분포형태는 남성의 경우 주로 배부위에, 여성은 엉덩이와 넙다리에 집중되는 특징을 보인다. 성인형 비만은 유아기형 비만보다 식이조절이나 운동을 통한 감량효과가 훨씬 만족스럽게 나타나는 경향이 있다.

중심성 비만은 주로 배부위에 지방이 축적되며, 안드로이드형 비만(android-type obesity)이라고도 하며 남성에게 많다. 이 비만은 심장질환과 당뇨병 등 성인병과 매우 밀접한 관련이 있다. 배부위에 지방이 축적된 중심성 비만 중에서도 내장부위 즉 배안에 축적된 지방이 40%를 넘는 내장지방형은 피하지방형에 비해 대사적 반응성이 매우 커서 카테콜아민 등의 자극에 의해 가장 쉽게 지질분해가 일어나며, 대사질환을 유발할 위험성이 매우 크다. 즉 인슐린저항성(고인슐린혈증), 내당능장애, 제2형 당뇨병, 고지혈증, 고혈압, 동맥경화 등이 발생하기 쉽다. 말초형 비만은 엉덩이나 넙다리부위에 지방이 축적되며, 지노이드형 비만(gynoid-type obesity)이라고도 하며 여성에게 많이 나타난다. 보통 엉덩이둘레에 대한 허리둘레비율이 여자는 0.8 이상, 남자는 0.95 이상일 때 각종 성인병에 의한 사망률이 급격히 증가한다.

미국의 3기 국민건강영양조사(national health and nutrition examination survey, NHANES)에 따르면 세계보건기구(WHO) 기준으로 과체중 유병률은 50세에서 59세 사이에 남성이 42%, 여성이 52%이다. 우리나라의 경우 역시 노인 비만인구가 많음을 알 수 있다.

2) 원인

(1) 에너지 섭취와 소모

일반적으로 비만은 섭취된 에너지에 비해 소모된 에너지가 적을 경우, 잉여 에너지 만큼 에너지원이 지방의 형태로 체내에 축적되어 발생하는 것으로 알려져 있다. 체내에 쌓이는 지방은 연령이 증가함에 따라 증가하는 경향을 보인다. 반면 연령이 증가한다고 총칼로리 섭취량이 증가되는 것은 아니기 때문에 에너지 섭취량이 증가되어 지방이 축적된다고 할 수 없다. 또한 연령이 증가할수록 식사에 함유된 지방량은 오히려 감소되는 경향이 있기 때문에 노화에 따른 지방량의 증가가 식사에 포함된 지방량의 상대적인 증가에 의해서 유발된다고 추정할 수도 없다. 따라서 연령 증가와 관련된 비만은 에너지 소모의 감소와 연관된다고 할 수 있다. 특히 안정 시 대사율이 연령이 증가함에 따라 작아진다는 점을 감안하면 에너지 소모 감소가 비만과 관련이 있다고 추정할 수 있다. 안정 시 대사율 감소는 제지방량의 감소와 연관이 있는 것으로 알려져 있다. 제지방 감소는 다시 비활동에 의해 발생하므로 연령이 증가에 따른 활동성 감소가 노인비만의 원인이 된다고 할 수 있다.

(2) 비활동성

노인은 젊은 성인에 비해 활동성이 줄어들며, 이 활동성의 차이는 연령에 따른 지방 축적의 많은 부분을 설명할 수 있다. 미국의 국민건강영양조사에 따르면 오락적인 신체활동과 체중 중량 사이의 연관성을 10년간 추적 관찰한 결과, 신체활동과 체중 사이에 역상관관계가 있음을 보고하였다. 따라서 신체적 활동과 체중 중량 사이에는 밀접한 상관성이 있으며, 신체적인 활동 정도의 감소는 결국 제지방의 감소 및 체지방률의 증가를 야기하여 노인비만을 일으킨다고 할 수 있다.

(3) 지방산화

노화에 따른 비만과 연관된 기전으로 지방산화 이상이 있다. 최근 노인에서 지방산화가 기저상태, 운동 시 및 식사 후 감소되어 있다는 연구 결과가 보고된 바 있다. 지방산화의 감소가 제지방조직의 절대적 감소, 노화된 제지방조직의 지방산화력 감소 혹은 여성호르몬, 남성호르몬, 성장호르몬 및 DHEA 등의 호르몬에 의한 지방산화의 비정상적인 조절에 의한 것인지 여부는 불분명하다.

(4) 스트레스

우리나라 노인 남녀가 '스트레스를 많이 느끼는 편이다'라고 응답한 경우가 정상체중에 비하여 중고도비만 혹은 과체중에서 훨씬 높게 나타났다. 따라서 다양한 과도한 스트레스 역시 노인비만의 원인이 될 수 있다는 것을 알 수 있다.

(5) 우울증

임상연구 결과를 보면 첫째, 주요 우울증을 가진 소아 및 청소년은 과체중이 될 가능성이 있고, 둘째, 양극성 장애 환자들은 과체중, 비만, 복부비만의 비율이 높을 수 있으며, 셋째, 체중 감량 치료를 찾는 비만 환자들은 우울증 및 양극성 장애를 가질 확률이 높아질 수 있음을 제시하였다. 또한 지역사회를 기반으로 한 연구들을 보면 첫째, 여성에 있어 비특이적 증상을 가진 우울증이 특이적 증상을 가진 우울증에 비해 유의하게 과체중과 연관이 되어 있고, 둘째, 비만은 여성에서 주요 우울증과 연관되어 있으며, 셋째, 복부비만은 남성 및 여성 모두에서 우울증상과 연관되어 있을 수 있으며, 넷째, 지역사회에서 대부분의 과체중 및 비만 환자들은 기분장애에 의한 우울증이 아니라 비만과 관련이 있음을 보고하였다. 이와 일치하게 60세 이상의 노년기 비만군과 정상체중군 간 우울성향을 비교한 결과, 노인 비만군, 특히 여성 노인 비만군에서 우울척도 점수가 정상체중군보다 더 높게 나왔다. 또 다른 연구에서도 여성 노인의 경우 중 · 고도비만에서 우울증이 더 높았다. 따라서 노인에서도 우울증이 비만의 영향요인임을 알 수 있었다. 특히 남성보다는 여성에게서 우울증에 의한 비만이 더 많이 발생함을 알 수 있다.

3) 증상

일반적으로 비만이 발생하게 되면 대사성 질환, 심혈관질환 등과 같은 만성질환의 이환률이 증가하고, 사망률이 증가할 위험성이 커진다. 비만에 의해 발생하는 다양한 질환 가운데는 관상동맥질환, 고혈압, 인슐린 비의존성 당뇨병, 호흡장애, 뇌졸중, 담석(특히 여자, 비만, 40대, 불임), 퇴행성 관절과 요통, 통풍 등이 있는 것으로 알려져 있다.

4) 진단

세계보건기구(WHO)의 기준으로 볼 때 비만은 체질량지수(body mass index, BMI)가 30kg/m^2 이상인 경우로 정의하고 있다(표 21-4). 하지만 2000년 대한비만학회에서 아시아 사람을 기준으로 비만 진단기준을 발표하였다. 기준을 보면 저체중은 BMI가 18.5 미만, 이상적 체중은 18.5~23 미만, 과체중은 23~25 미만, 1도 비만은 25~30 미만, 2도 비만은 30~40 미만으로 정의하였다.

표 21-4 체질량지수(BMI)를 이용한 비만등급

세계보건기구(WHO) 기준		대한비만학회 기준	
20 미만	저체중	18.5 미만	저체중
20~25 미만	이상적 체중	18.5~23 미만	이상적 체중
25~30 미만	1도 비만(과체중)	23~25 미만	과체중
30~35 미만	2도 비만(비만)	25~30 미만	1도 비만(경도비만)
35 이상	3도 비만	30~40 미만	2도 비만(중고도 비만)

※BMI(kg/m^2)=체중÷(신장)^2

5) 비만의 치료적 중재

비만의 치료목적은 체중 감량을 통해 건강문제를 현저히 개선하고자 하는 것으로, 체중 감량으로 인한 직접적인 효과뿐만 아니라, 감량된 체중에 따른 대상상태 호전을 목적으로 한다. 만성질환이 비만과 동반된 경우에서도 과체중 감소(체중의 10% 혹은 5~6kg), 체질량지수의 적절한 범위내 유지(<23kg/m^2), 혈압 감소, 혈당조절 개선 및 동반 위험인자 감소가 일차적 목표가 되며, 이는 지질대사 호전, 심혈관계 위험인자 감소, 인슐린 분비량 감소 및 인슐린 저항성 개선 등 대사증후군의 전반적인 조절과 인슐린의 양 혹은 경구 혈당 강하제 용량을 줄일 수 있다. 노인비만에 대한 치료효과는 일반적으로 불만족스러운 것으로 알려져 있다. 그럼에도 불구하고 비만을 감소시키기 위해서 몇 가지 기본적인 원칙에 따라 비만을 줄이는 치료를 진행해야 한다.

(1) 의학적 중재

① 약물치료

약물치료는 일반적으로 권장되는 방법은 아니다. Fenfluramine(교감신경 항진제)과 같은 식욕억제제는 보통 심한 비만인 경우 단기간만 사용한다. 그러나 효과는 매우 미약하고 최근 심장판막질환과 같은 부작용으로 인하여 사용이 매우 제한적이다. 현재 사용 가능한 비만치료제는 중추신경계에 작용하여 식욕에 영향을 주는 약제, 중추신경계와 말초신경계에 작용하는 열생성 촉진제 및 위장관에서 흡수를 저하시키는 약제로 구분될 수 있다. 중추신경계에 작용하는 식욕억제제는 주로 뇌의 식욕조절 신경전달 물질인 노르에피네프린, 세로토닌, 도파민 등의 효용을 증가시켜 식욕억제를 유발한다. 반면에 다양한 부작용이 발생할 위험이 크다는 것을 감안하여 단기간 사용을 추천하고 있다.

② 수술

합병증이 심하기 때문에 아주 드물게 사용하는 방법이다. 예를 들면 턱 묶기(jaw wiring), 위장결찰술, 소장우회술, 풍선 등을 사용한 위팽만 유도술 등이 있다.

(2) 영양학적 중재

비만의 주요한 치료방법은 에너지 섭취를 줄이기 위해 적당한 식사를 하도록 하는 것이다.

그러기 위해서는 적절한 동기부여가 필요하기 때문에 물리치료사들은 환자에게 비만을 치료할 수 있다는 용기와 자신감을 심어주는 것이 필요하다.

일일 에너지 요구량보다 섭취 칼로리를 500kcal 줄이면 1주일에 약 0.5kg의 체중 감량을 얻는다. 체중 80kg인 환자는 약 1,800kcal를 필요로 하므로 500kcal를 제한한 하루 1,300kcal를 섭취하면 이론적으로는 매주 3,500kcal가 부족해진다. 만약 부족한 열량을 순수 지방을 소모하여 보충한다고 가정할 때, 지방 1g당 에너지가 7.7kcal 발생하므로 3,500kcal/7.7kcal이 되어 일주일에 약 455g의 지방이 빠지게 된다. 이렇게 계산하면 체중이 60kg에 도달할 때까지 걸리는 기간은 약 44일 후가 된다. 다른 방법은 고정된 에너지 요구량을 이용하는 것이다. 흔히 이용되는 수준은 여자는 일일 1,000~1,200kcal, 남자는 1,200~1,500kcal로 이는 체구성과 에너지 소모량의 남녀 차이만을 반영한 것일 뿐, 체중의 차이는 고려하지 않고 있다. 따라서 약식으로 하여 대부분 식이요법은 1,000kcal/일로 제한하고, 단백질과 탄수화물, 지방을 균형있게 섭취하도록 한다. 따라서 비만 치료 초기에는 균형식단을 만들어 칼로리 섭취와 소모를 관리해야 한다. 체중을 줄이는 가장 좋은 방법은 음식물 섭취량은 항상 일정하게 유지하는 반면 칼로리 섭취량을 줄일 수 있도록 식이습관을 바꾸는 것이다. 하지만 한 가지 유념할 것은 운동은 하지 않고 식이제한만으로 체중을 감량하면, 특히 식이제한 초기에 대량의 수분손실과 제지방량(lean body mass)의 손실로 체중이 감량되는 경우가 많다. 심한 식이제한으로 하루 0.5~0.8kg의 체중을 감량할 수 있으나, 그중 약 70%는 수분, 25%는 지방, 5%는 단백질의 손실에 의해 이루어진다. 이처럼 식이제한 초기에 다량의 수분손실이 일어나는 이유는 간 및 근육에서 글리코겐이 고갈되기 때문이다. 즉 1g의 글리코겐은 약 3g의 수분과 결합된 형태로 저장되어 있기 때문에 글리코겐의 고갈은 다량의 수분손실을 수반하게 되는 것이다. 따라서 급격한 식이제한 보다는 장기간의 식이제한을 통해 수분손실을 줄이고 지방손실을 증가시키도록 해야 하기 때문에 식이제한과 적절한 강도의 운동이 병행되어야 바람직하다.

① 식이 단백질

정상성인의 일일 단백질 섭취 권장량은 2/3를 동물성 식품에서, 1/3은 식물성 식품에서 얻는다고 가정할 경우, 단위 체중 당 0.8g이다. 즉, 체중 55kg인 여성은 일일 45g, 체중 70kg인 남성은 55g의 단백질이 필요하다. 일반적인 식사요법에서 일일 단백질 요구량이 단위 체중당 0.8~1g이라면 저열량 식사요법에서는 이상 체중의 단위 체중당 약 1.5g의 단백이 필요한데, 이는 에너지를 내는 다른 영양소가 에너지 평형을 이룰 만큼 충분치 않을 때 질소 보존을 극대화하기 위해서이다.

② 식이 지방

음식 섭취를 통해서만 얻어야 하는 필수지방산은 2~3개의 불포화 이중결합을 가진 불포화지방산이며, 성인에서는 총에너지의 1~2%가 포함되어야 한다. 일부 지방산은 생선이나 식물성 지방에 있는 오메가-3 지방으로 얻어야 한다. 이렇게 얻은 지방산은 적은 양으로도 돌연사 위험을 낮추는 것으로 알려져 있다. 지방은 전체 칼로리의 15~25% 수준으로 하고, 포화지방산이나 트랜스지방산의 섭취는 최대한 억제하며, 가급적 식물성 식용유, 생선 등을 통한 불포화지방산 섭취를 권장한다.

③ 식이 탄수화물

가능한 혈당지수가 낮은 식품, 즉 체내 흡수속도가 상대적으로 더딘 탄수화물 섭취가 비만 환자들에게 유리하다. 혈당지수란 복합탄수화물을 섭취한 후에 나타나는 혈당 상승을 표준화된 탄수화물을 섭취한 후 나타나는 혈당 상승 정도와 비교한 것이다. 저열량식의 초기에는 총단백질 섭취량을 유지하기 위해 탄수화물 섭취를 전체 열량의 50% 정도로 하면서 점차 55~60%를 유지하도록 한다.

④ 비타민과 무기질

비타민과 무기질은 건강유지에 필수적인 영양소이다. 일일 1,200kcal 미만으로 섭취할 경우, 비타민과 무기질을 자연 식품을 통해서만 섭취하기 어렵다. 따라서 일일 1,200kcal 미만을 섭취해야 하는 환자들은 비타민과 무기질 보충제가 필요하다.

(3) 물리치료 중재

영양학적 중재와 함께 신체적인 활동 혹은 운동의 주된 이점은 총칼로리 소모를 증가시킬 수 있다는 점이다. 비만과 동반된 질환 여부를 파악하고, 이를 고려하여 개인에 적합한 운동 종류, 시간, 빈도, 강도 등을 처방한다. 비만 환자가 운동에 대한 흥미를 유발할 수 있는 방법을 이용하고, 격려를 통해 장기간 지속할 수 있도록 지도해 주어야 한다. 주기적으로 상담을 통하여 시행하고 있는 운동을 재평가하며, 동반질환이 있는 경우 운동 중 발생 가능한 사항에 대한 적절한 대처법을 익히게 한다. 운동은 체중 감량과 감량된 체중 유지에 중요한 수단이지만 운동으로 많은 양의 칼로리를 소모하기란 쉬운 일이 아니다. 예를 들어 햄버거의 칼로리가 630kcal라고 할 때, 시간당 3마일, 즉 약 4.8km를 걸어야 시간당 약 100kcal를 소모할 수 있다. 햄버거 하나 먹었을 때 생긴 칼로리를 완전히 소모하기 위해서는 시간당 4.8km의 속도로 6시간을 걸어야 한다. 따라서 운동만으로 체중을 조절하기는 어렵기 때문에 대부분의 환자가 운동량 증가로만 체중을 감량하겠다는 생각은 비현실적이다. 장기적으로 신체적인 활동량을 증가시키는 것은 체중 감량에 성공한 뒤 체중이 다시 증가하는 것을 막기 위해 필요한 방법으로, 정기적인 운동은 장기간의 체중 유지를 위해 더 유용하다. 많은 연구에서 지구력운동과 저항운동 모두 노인에게 이점이 있다는 결과를 보고하였다. 운동을 통한 체중 감소량은 적지만 가장 중요한 내장지방이 우선적으로 감소되며, 대사량이 증가하는 것을 통해 칼로리 소모가 많아지게 된다. 또한 운동은 제지방조직을 유지 혹은 증가시키며, 영양학적 중재에 의해 장기간 동안 체중 감량을 유지하는데 필요하다.

① 체중 감량을 위한 물리치료 중재 시 고려사항

일반적인 적정 운동강도는 최대산소 섭취량의 45~65% 수준이 권장되고 있다. 또한 주당 운동횟수는 3~5회가 바람직하며, 최소한 운동은 30분 이상을 추천하고 있다. 하지만 환자의 상태를 고려하여 운동강도와 횟수 및 시간은 조절을 해야 한다. 하루 30분 이상의 운동을 나누어서 시행해도 효과는 동일하거나 더 효과가 있는 것으로 보고되고 있다. 따라서 환자의 상황에 맞게 운동 프로그램을 구성해야 한다. 운동은 가능한 대근육군을 사용하는 전신운동이 효과적이며, 관절에 부담을 줄일 수 있는 수영이나 자전거 타기 등 가능한 저충격 운동이 좋다. 부가적으로 근력을 향상시킬 수 있는 저항운동이 필요한데, 제지방량이 증가할수록 에너지 대사가 증가하기 때문에 에너지 소비가 늘어나 장기적으로 체중 감량에 긍정적인 효과가 있다. 저항운동은 전체 운동 프로그램에서 약 30~40%의 시간을 갖도록 구성하는 것이 좋다(표 21-5).

표 21-5 비만 운동법

유산소운동	빈도(frequency)	• 주 3~5회 이상
	강도(intensity)	• 중강도 운동(VO_2max 40~65%, HRR 40~65%) • 운동자각도(RPE) 11~15 • METs 4.0~6.5
	시간(time)	• 30분 이상 • 10분씩 나누어 시행해도 효과적임
	형태(type)	• 수영, 걷기, 트레드밀, 자전거타기 등 저충격 운동
저항운동	빈도(frequency)	• 주 2~3회
	강도(intensity)	• 팔다리 근력운동 - 1RM 80~85%, 6~8회/세트, 3세트 이하 - 운동자각도(RPE) 15~17 • 팔다리 근지구력운동 - 1RM 50~60%, 15~20회/세트, 5세트 이상 - 운동자각도(RPE) 11~14
	시간(time)	• 10~30분
	형태(type)	• 웨이트머신, 덤벨, 탄력밴드

② 체중 감량을 위한 운동계획 수립

먼저 목표체중을 결정하는 것이 필요하다. 목표체중을 정하는 절차는 우선 자신의 제지방량(FFW)을 결정하고 목표체지방률(%fat)을 결정한 다음, 모든 체중의 손실이 지방으로 인한 것이라는 가정하에 목표체중을 계산한다. 공식은 다음과 같다.

$$목표체중 = \frac{100 \times FFW}{100 - \%fat}$$

예를 들어 현재 체중이 90kg이고 체지방률이 20%인 사람의 체지방량은 90×0.2=18kg이고, 제지방량(FFW)은 90−18=72kg이 된다. 이 사람이 13% 수준(목표체지방률)으로 체지방률을 낮추려고 한다면 목표체중은 100×72/100−13 → 7,200/87=82.8kg이 된다. 따라서 현재 체중의 90kg에서 7.2kg을 감량하여야 목표체지방률을 달성할 수 있다.

체중 감량을 위한 적정속도 역시 고려하여야 한다. 일반적으로 체중 감량 기준치는 주당 0.45kg이 바람직하며, 주당 체중 감량폭이 0.9kg을 넘지 말 것을 권장하고 있다. 따라서 주당 0.45kg을 감량한다는 가정하에 7.2kg을 감량하는데 16주 정도의 기간이 필요하게 된다. 주당 0.45kg의 감량 시 1g의 지방조직이 7.7kcal의 에너지를 발생시킨다고 할 때 추가적으로 소비해야 할 주당 에너지양은 450×7.7=3,465kcal이다. 매일 운동을 한다면 1일 추가 에너지소비량은 3,465/7=495kcal가 된다. 반면 주당 5일 운동을 한다면 3,465/5=693kcal가 된다. 운동을 즐기고 기본적인 체력이 있는 사람은 운동만으로 추가 칼로리 소모가 가능하지만 운동에 참여하는 습관이나 여유가 없고, 체력수준이 낮은 사람은 식이제한을 병행하거나 운동에 대한 적응기간을 갖는 것이 좋다. 만일 운동시간을 줄이고 싶다면 시간당 에너지소비가 높은 활동을 선택해야 하지만 시간제한이 없다면 걷기와 같은 저강도운동이 바람직하며 그 외에 조깅, 자전거타기, 수영, 테니스, 탁구, 배드민턴 등의 운동이 체중조절에 매우 유용하다.

참고문헌

- 고지혈증 치료지침 제정위원회(2000). 고지혈증의 진단과 치료. 도서출판의학.
- 국민건강보험공단(2017). 2016년 건강보험통계연보.
- 김덕중(2004). 단전호흡과 걷기운동이 고혈압, 비만남성의 신체구성, 혈압 및 혈청지질에 미치는 영향. 한국체육학회지, 43(6):365-373.
- 김봉균(2016). 노인 비만정도에 따른 정신건강의 상관관계 연구-제6기 국민건강영양조사 중심으로-. 목원대학교대학원 석사학위논문.
- 김희승, 박재순(2003). 여성 당뇨병환자의 우울과 자가혈당측정회수. 여성강호학회지, 9(4):431-438.
- 당뇨병학: 대한당뇨병학회, 고려의학(1998).
- 문정화(2006). 고지혈증 환자에서 유산소 및 근력운동의 효과 - 증례보고. 대한운동사회 스포츠건강의학 학술지, 8(2):137-143.
- 문준식(2007). 노년기 비만군과 정상 체중군 간의 우울 척도 비교-의원 내원 환자를 중심으로-. 포천중문 의과대학교 대학원 석사학위논문.
- 백세현 외(2001). 서울 서남부지역 노인인구에서 공복혈당 및 경구 당부하검사(ADA 및 WHO 당뇨병진단기준)에 의한 당뇨병의 유병률. 당뇨병, 25(2):125-132.
- 보건복지가족부(2013). 제6기 1차년도 국민건강통계 국민건강영양조사.
- 손아현 외(2017). 당뇨병의 한의학적 치료에 대한 국내 실험연구 고찰-2013년 이후. The journal of internal korean medicine, 38(1):10-19.
- 손진아(2018). 국민건강영양조사(2008-2011)를 이용한 노인의 근감소증 및 근감소성 비만과 관련 요인 분석, 영남대학교 대학원 석사학위논문.
- 영명주(2012). 무용 전공 여대생들의 무용경력과 체지방률이 섭식장애와 우울에 미치는 영향. 숙명여자대학교 대학원 박사학위논문.
- 오원석(2009). 노령합병질환에서 고지혈증의 중요성. 한국임상수의학회, 195-200.
- 이상학(2008). 이상지질혈증의 진단 및 치료. 대한내과학회지, 74(4):358-362.
- 이원로(2002). 심장혈관병 최신정보, 엠에스앤씨, 30-53.
- 정일규(2011). 휴먼 퍼포먼스와 운동생리학. 대경북스.
- 조홍근(2006). 당뇨병과 지질대사이상. 대한내분비학회지, 21(2):101-105.
- 최윤정 외(2001). 노인 당뇨병환자의 가족지지와 삶의 질. 임상당뇨법, 3(3):270-279.
- 최철수(2009). 인슐린저항성의 발생기전. 대한내과학회지, 77(2):171-177.
- 최필병(2011). 장기간의 규칙적인 운동과 약물요법이 제2형 당뇨병 환자의 당뇨지표, 혈중지질 및 골밀도에 미치는 영향. 한국체육학회지, 40(3):513-522.
- 통계청(2014). 사망원인통계.
- 통계청(2016). 2015년 사망원인통계.
- 한국보건사회연구원(2000). 당뇨병, 건강소백과, 189-203.
- 한국질병관리본부(2013). 국민건강영양조사.
- 한국질병관리본부(2012). 한국보건통계.
- 한기훈(2009). 고지혈증의 유형에 따른 치료. 대한의사협회지, 3:299-311.
- American Diabetes Association: Standards of medical care for patients with diabetes mellitus. Puerto Rico Health Sciences Journal, 2001, 20(2): 175-188.
- Cameron, Adrian J., Jonathan E. Shaw, and Paul Z. Zimmet. "The metabolic syndrome: prevalence in worldwide populations." Endocrinology and metabolism clinics of North America 33.2 (2004): 351-375.
- Carr, C. M. (2003). The Emergence of the Metabolic Syndrome with Menopause. The Journal of Clinical Endocrinology & Metabolism, 88(6), 2404-2411.
- Clark M, Hampson SE: Implementing a psychological intervention to improve lifestyle self0management in patients with type 2 diabetes. Patient education and counseling, 2001, 42(3): 247-256.
- de Groot M, Jacobson AM, Samson JA, Welch G. Glycemic control and major depression in type 1 and type 2 diabetes mellitus. Journal of psychosomatic research, 1999, 46: 425-435.
- De Ridder DTD, Lensvelt-mulders G, Finkenauer C et al.: Taking stock of self-control: a meta-analysis of how trait self-control relates to a wide range of behaciors, Personality and social psychology review,
- Edelstein SL, Knowler WC, Bain RP, Andres R et al.: Predictors of progression from impaired glucose tolerance to niddm: An analysis of six prospective studies, Diabetes, 1997, 46: 701-710.
- Farnier M, Davignon J: Current and future treatment of hyperlipidemia: the role of statins, Am J Cardiol, 1998, 4B: 3J-10J.
- Farooqui, A. A. (2013). Metabolic Syndrome : An Important Risk Factor for Stroke, Alzheimer Disease, and Depression. In P. SpringerLink Content (Ed.). New York:Springer
- Herman WH: The global burden of diabetes: an overview. Diabetes Mellitus in Developing Countries and Underserved Commu-

nities, Springer International Publishing, 2017: 1-5

- Hoffman RP: Adolescent adherence in type 1 diabetes. Comprehensive therapy, 2002, 28(2): 128-133.
- Imagawa A, Hanafusa T, Uchigata Y et al.: Fulminant type 1 diabetes: a nationwide surcey in japan. Diabetes care, 2003, 26: 2345-2352.
- Lamarche B, Despres JP, Moorjami S et al: Triglycerides and HDL-cholesterol as risk factors for ischemic heart diseasesults from the quebec ardiovascular study, 1996, 119(2): 235-245.
- Lational Cholesterol Education Program(NCEP) expert panel on detection, evaluation, and treatment of high blood cholesterol in adults(Adult Treatment Panel Ⅲ): Circulation, 2002, 106: 3143-3421.
- Lim S, Shin H, Song JH, Kwak SH, Kang SM, Yoon WJ, Koh KK(2011). Increasing Prevalence of Metabolic Syndrome in Korea : The Korean National Health and Nutrition Examination Survey for 1998-2007. Diabetes Care, 34(6), 1323-1328. doi: 10.2337/dc10-2109
- Lim, S., Cho, Y. M., Park, K. S., & Lee, H. K. (2010). Persistent organic pollutants, mitochondrial dysfunction, and metabolic syndrome. Annals of the New York Academy of Sciences, 12011(1), 166-176. doi: 10.1111/j.1749-6632.2010.05622.x
- Lusis AJ: Genetic factors affecting blood lipoproteins. J Lipid Res, 1988, 29: 397-429.
- Metzger BE: Biphasic effecs of maternal metabolism on fetal growth : Quintessential expression of fuel-mediated teratogenesis. Am Diabetes Assoc, 1991, 40(2): 99-105.
- Monotti A, Lanti M: Coronary risk factors predicting early and late coronary deaths. Heart(British Cardiac Society) Journal, 2003, 89: 19-24.
- Moon, M. K., Jeong, I. K., Jung Oh, T., Ahn, H. Y., Kim, H. H., Park, Y. J., . . . Park, K. S. (2015). Long-term oral exposure to bisphenol A induces glucose intolerance and insulin resistance. Journal of Endocrinology, 226(1), 35-42. doi: 10.1530/JOE-14-0714
- Ranasinghe, P., et al. "Prevalence and trends of metabolic syndrome among adults in the asia-pacific region: a systematic review." BMC public health 17.1 (2017): 101.
- Russouw JE, Lewis B, Rifkdn BM: The value of lowering cholesterol after myocardial infarcton. The New England Journal of Medicine, 1990, 323: 1112-1119.
- Sacks FM, Donner A, Castelli WP et al: Effect of ingestion of meat on plasma cholesterol of vegetarians. JAMA, 1981, 246(6): 640-664.
- Sayama K, Imagawa A, Okita K et al.: Pancreatic beta and alpha cells are both decreased in patients with fulminant type 1 diabetes: a morphometrical assessment. Diabetologia, 2005, 48: 1560-1564.
- Shin, K.-A. (2014). Prevalence of Metabolic Syndrome according to Menopausal Status: The 5th Korea National Health & Nutrition Examination Survey. Korean Journal of Clinical Laboratory Science, 46(3), 85-90. doi: 10.15324/kjcls.2014.46.3.85
- Snowling NJ, Hopkins WG: Effects of different modes of exercise training on glucose control and risk factors for complications in type 2 diabetic patients. Diabetes care, 2006, 29:5218-2527.
- Walsh JM, Pignone M: Drug treatment of hyperlipidemia in women. JAMA, 2004, 291(18): 2243-2252.

UNIT 5

노인물리치료의 현황

CHAPTER 22

호스피스와 임종

학습목표

1. 죽음에 대한 신체적 변화를 이해하고 설명할 수 있다.
2. 연명의료의 윤리적 논점을 이해할 수 있다.
3. 호스피스 · 완화의료를 이해하고 설명할 수 있다.

핵심단어

- 심폐소생술(cardiopulmonary resuscitation, CPR)
- 소생금지(do not resuscitate, DNR)
- 연명의료(medical care for life prolongation)
- 호스피스(hospes)
- 호스피스 · 완화의료(hospice and palliative care)

1. 죽음과 임종

죽음은 '생물의 생명이 없어짐'을 의미하고, 임종은 '목숨이 끊어져 죽음에 이름'을 의미한다. 죽음은 환자들에게 두려움, 슬픔, 분노, 적개심, 무력감, 외로움, 절망 등의 생각을 가지게 한다. 죽음과 임종에 대한 환자의 상태를 확인하고 이해하는 것은 환자의 삶에 가치를 부여하기 위해 필수적이다(표 22-1).

표 22-1 죽음에 대한 환자의 심리적 반응

환자 심리	반응	역할 및 교육
두려움	• 죽음에 많은 두려움 • 죽음에 대한 불안감, 통증, 고통	• 죽음, 신체적, 심리적, 정신적 증상과 징후에 대하여 교육으로 환자의 근심과 두려움을 완화시킬 수 있다.
분노	• 자신의 업적과 미래의 모든 것을 포기해야 하는 분노 • 통증과 아픔으로 힘들어 해야 한다는 사실에 분노	• 환자의 분노를 비판하지 말고 표현할 수 있도록 한다.
죄의식	• 과거 잘못으로 인한 것이고, 타인에게 잘못으로 인한 것으로 느끼는 죄의식	• 신체적, 정신적 변화로 인해 수치심을 느낄 수 있는 환자에 대한 존경심을 표현하면서 환자의 사생활을 보장해 주도록 한다.
무력감	• 죽음에 임박한 사실에 독립성 감소 • 자율적인 의사결정이 불가능하고 스스로 통제력이 없음을 인식하여 외부적인 활동 중단	• 환자 스스로 치료에 대한 결정할 수 있도록 한다.
절망	• 외로움과 우울함 동반 • 무감동과 자기비하의 인식	• 현실적으로 가능한 목표를 설정하고 환자가 스스로 방법을 모색하도록 도와주도록 하며 성공의 기회를 제공하여 희망을 느낄 수 있도록 한다.

1) 죽음에 대한 신체적 변화

중요한 신체기관(organ)의 활동이 감소되고 몸의 모든 기능을 정지하기 위한 마지막 과정이 시작된다. 이러한 과정은 질병 원인에 따라 몇 달에서 몇 시간까지 다양하게 일어날 수 있다. 죽음에 임박했을 때 평상시의 모든 활동은 위축되며, 신체 여러 기관의 기능이 감소한다(표 22-2).

환자의 기능이 감소됨에 따라 물리치료사는 환자가 움직일 수 있도록 돕고 통증과 불편함을 최소화시키기 위한 치료를 실시한다. 임종 직후 불규칙한 호흡, 혈압 저하, 무반응, 혼수상태 등이 나타나지만 청각은 마지막까지 지속되는 감각이므로 듣는 것을 방해하지 않도록 하며, 환자의 반응이 없더라도 가족이 곁에서 격려하며 사망하기 전 환자가 하고 싶은 말을 표현할 수 있도록 해야 한다. 임종 시 나타나는 여러 가지 신체적 변화와 중재 방법을 요약하면 다음과 같다(표 22-3).

표 22-2 죽음에 대한 환자의 신체적 변화

인체 계통	원인	증상
중추신경계	• 저산소혈증 • 대사성 불균형(산성증 등) • 신부전, 간부전 • 통증 • 마약성 진통제 독성	• 혼수, 섬망, 불안, 환각, 환청 • 지남력 장애, 반응의 감소 • 수면시간의 증가
근골격계	• 질병의 진행에 의한 활동 감소	• 근력의 약화 및 기능 감소 • 근피로감
심폐계	• 기관부전 • 호흡부전(폐의 체액)	• 혈압의 저하 • 심박동수의 불규칙 • 과호흡, 무호흡
피부계	• 관류의 손상 • 근육의 긴장도 감소	• 차가운 피부 • 먼쪽 팔다리의 부종
소화기계	• 변비 • 약물 부작용	• 식욕저하 • 변비, 설사, 요실금 • 죽음이 임박할수록 소변량 감소

표 22-3 임종 시 증상

	증상	역할 및 중재방법
통증	• 환자들은 통증을 표현하지는 못하더라도 마지막까지 통증을 느낄 수 있음	• 진통제 사용
호흡 변화	• 순환기능 감소 • 과호흡과 무호흡의 교대	• 등받이(베개) 등으로 호흡곤란 감소 • 호흡곤란은 불안 증가로 발생 • 환자에게 포근한 목소리, 손을 잡아줌
체온	• 팔다리 순환 감소 • 손발이 차가워지고 피부색의 변화	• 담요 등으로 체온 유지
수면	• 수면 시간 연장 • 의사소통이 어렵고 반응 감소	• 큰소리는 피하고 부드럽고 자연스럽게 말하는 것이 좋음
대소변	• 요실금, 실변 • 근육의 근긴장도 감소로 인해 조절이 어려움	• 도뇨관 삽입 • 피부의 청결과 자극 감소
음식	• 수분과 음식 섭취 감소 • 영양 공급과 환자의 증상 완화에 도움을 주지는 못함	• 삼킴이 가능하더라도 기도로 음식이 넘어가는 것 주의 • 수분의 과잉 공급 자제 • 분비물 증가, 부종, 호흡곤란과 기침, 소변 증가 • 수분 감소에 따른 탈수 • 엔도르핀 분비의 촉진으로 통증의 감소 유발
의식의 저하	• 임종 전 반의식에서 무의식 상태 • 반의식 상태에서 의사표현은 불가능하지만 타인의 표현은 인지 가능 • 임종 전 의식이 명료해 질 수 있음	• 환자와의 접촉과 진정으로 환자에게 위안과 지지 제공

2) 죽음과 연명의료

(1) 죽음에 대한 자세

자신이 죽어간다는 사실을 인정하는 것은 매우 어려운 일이다. 죽음을 받아들이고 인정하여 삶을 의미 있게 보낼 수 있도록 환자를 도와야 한다. 인생에 대한 회고와 죽어가고 있다는 것을 가족과 가까운 친구들에게 알리고, 질병을 자신이 받는 간호에 대해서 조절할 수 있도록 의학적인 처치에 능동적으로 대처하도록 해야 한다. 질병으로 인해 피곤하거나 무력하게 느껴질 때는 충분한 휴식을 취하며 신체의 상태를 자연스럽게 받아들일 수 있도록 돕는다.

(2) 연명의료의 의미

연명의료(medical care for life prolongation)는 치료 효과 없이 임종과정의 기간만을 연장하는 의료행위를 말한다. 임종과정에 있는 말기 환자에게 시행하는 심폐소생술(cardiopulmonary resuscitation, CPR), 항암제 투여, 혈액투석, 인공호흡기 착용 등이 대표적이다. 임종 과정이란 회생 가능성이 없고 치료해도 회복되지 않으며, 급속도로 증상이 악화되어 사망에 임박한 상태를 말한다.

의사는 일반적으로 통용되는 의료윤리와 의학지식에 근거하여 연명의료의 의미를 판단하며 환자의 의사를 존중하고 환자에게 최선의 이익이 무엇인지를 염두에 두어야 한다. 연명의료의 결정 과정에서 의사와 환자, 환자 가족 간의 원활한 의사소통은 매우 중요하다. 만약 이들 사이에서 환자상태에 대한 대화가 부족하거나 진료에 관여한 의사가 가족에게 전달하는 내용이 일관되지 않다면 연명의료 관련 의사결정에 갈등이 초래될 수 있다.

(3) 무의미한 치료

무의미한 치료는 '무익한 치료'라고 할 수 있다. 무의미한 치료(futile treatment)란 환자에게 효과보다 해를 끼칠 우려가 더 크다고 생각되는 치료, 넓은 의미에서 환자 혹은 의료진이 추구하는 치료목표를 달성하지 못할 것으로 예상되는 치료로 정의할 수 있다. 특정 치료가 의미가 있는지 아닌지의 판단에는 환자나 그 가족 또는 의사의 가치판단이 포함되므로 의학적으로 무의미한 치료를 규정하기는 매우 어렵다. 하지만 장기공여자가 아닌 뇌사환자에게 시행되는 치료나 특별한 사유가 없는데도 사망에 이르는 시간만을 연장하는 치료는 대개 무의미한 치료의 범주에 들어간다.

치료의 무의미함을 판단하는 데 있어 의사와 환자 또는 그 가족 간 의견이 다를 경우 분쟁이 일어날 소지가 있다.

그러므로 의사는 환자에게 최대의 이익이 되는 최선의 결정을 내리도록 노력해야 하며, 무의미한 치료에 대한 견해 차이가 있다면 이를 조정할 수 있도록 환자나 그 가족과 충분한 대화를 해야 한다. 즉, 의사는 환자나 그 가족과 치료의 목표에 대하여 충분히 논의하고 그 과정을 공유함으로써 서로가 만족할 수 있는 수준의 치료가 시행될 수 있도록 노력해야 한다.

(4) 연명의료결정법

정식 명칭은 「호스피스 · 완화의료 및 연명의료 결정에 관한 법률」이다. 호스피스 · 완화의료와 연명의료, 연명의료 중단 등의 결정사항을 규정한 법이다. 환자의 자기결정권에 근거해 무의미한 연명의료를 중단할 수 있다는 내용을 담고 있어 웰 다잉(well dying) 법이라고도 불린다. 웰 다잉은 살아온 날을 정리하고 죽음을 준비하는 행위로 넓은 의미에서 존엄사나 무의미한 생명연장을 거부하는 소생금지(do not resuscitate, DNR) 또는 심폐소생술 금지 등을 포함하는 개념으로 사용된다.

(5) 연명의료의 유보

연명의료를 처음부터 시작하지 않는 것이 연명의료 유보이며, 이미 시행 중인 연명의료를 중지하는 것이 연명의료 중지이다. 예를 들어 회생 불가능한 말기 환자에서 혈압이 떨어졌지만 혈압상승제를 사용하지 않는 것은 연명의료 유보이고, 이미 혈압상승제를 투여하고 있었는데 이를 중지하는 것은 연명의료 중지이다. 대부분의 의사는 연명의료의 유보와 중지는 윤리적으로 다르다고 생각한다. 이는 아마도 이미 시작한 치료를 중지하는 데 대한 의사의 심리적 거부감이 더 큰 데서 기인하는 것으로 보인다. 하지만 규범적으로는 어떤 행위의 의도와 목적, 결과가 동일하다면 이를 수행하는 과정에서 적극적인 중지인가 소극적인 유보인가는 그리 큰 차이가 없는 것으로 볼 수도 있다. 참고로 미국의 법률과 여러 관련 지침에서는 연명의료의 유보와 중지는 윤리적 차이가 없다고 본다.

(6) 연명의료 중단 결정

연명의료 중단 결정은 회생 가능성이 없고 치료에 반응하지 않는 임종 과정의 말기 환자를 대상으로 한다. 담당의사는 연명의료 중단 결정 전에 환자가 임종 과정에 있는지 여부를 전문의 1명과 함께 판단하고 결과를 기록해야 한다. 연명의료 중단 결정이 가능한 말기 환자의 질환으로는 암, 후천성 면역결핍증(AIDS), 만성폐쇄성폐질환, 만성 간경화 등이 있다.

연명의료 중단의 진행 과정은 연명의료 중단을 원하는 환자는 '사전연명의료의향서'나 '연명의료계획서'를 작성해야 한다. 사전연명의료의향서는 연명의료 중단과 호스피스에 관한 의사를 환자가 직접 문서로 작성한 것이다. 연명의료계획서는 말기 환자의 의사에 따라 담당의사가 작성한 것이다. 사전연명의료의향서와 연명의료계획서는 전적으로 본인의 자발적 의사에 따라 작성되어야 하며, 작성 후에도 언제든지 변경하거나 철회할 수 있다.

환자가 의식이 없는 상태라면 사전연명의료의향서와 연명의료계획서를 환자의 의지라고 판단할 수 있다. 같은 상황에서 문서가 없다면 19세 이상인 환자 가족 2명 이상의 일치하는 진술과 담당의사, 전문의 1명의 확인을 거쳐 연명의료 중단에 관한 환자의 의사를 판단한다. 단, 해당 진술과 배치되는 내용의 다른 환자 가족의 진술이나 객관적인 증거가 있다면 연명의료 중단을 시행하지 않는다. 환자의 의지를 추정하기 힘든 경우에는 가족 전원이 합의해야 연명의료 중단이 가능하다.

담당의사는 연명의료의 적용 여부와 범위, 의료 내용의 변경 등을 환자와 그 가족에게 설명하고 협의하여야 하고, 연명의료에 관한 의학적 판단은 '반드시 다른 전문 의사 또는 병원윤리위원회에 자문'하도록 규정함으로써 담당의사의 단독 결정을 금지하고 있다. 이 지침은 담당의사가 환자의 통증이나 다른 증상을 충분히 관리하도록 하고 있는데, 이는 말기 환자 진료의 필수사항이다.

연명의료와 관련된 논의는 미리 시작되어야 한다. 환자의 상태가 급격히 악화되고 나면 의사, 환자, 가족이 연명의료에 관한 중요한 결정을 내리기가 쉽지 않다. 유럽에서는 환자가 중환자실에 입원한지 대략 2~4일 이내에 연명의료와 관련된 의사결정이 대부분 이루어진다. 연명의료에 관한 결정은 환자의 자기결정권과 회복 가능성에 대한 의학적 판단을 기초로 할 것을 권장하고 있다(표 22-4).

표 22-4 연명의료의 대상과 결정

군	회복	사례	의사결정능력	결정
1	없음	뇌사, 임종 환자	없음	환자 가족, 의료진
2	없음	말기 환자	없음(있을 수 있음)	환자, 환자 가족, 의료진
3	없음	특수 연명의료(지속식물상태)	없음	병원윤리위원회
4	없음	일반 연명의료(지속식물상태)	없음	법원

임종이 예상되는 상황에서 환자가 스스로 판단할 능력이 없는 경우에 의사는 적법한 환자의 대리인과 연명의료에 관한 협의를 하여야 한다. 대리인은 자신의 이익이나 가치관이 아니라 환자의 이익과 가치관에 따라 필요한 결정을 내릴 수 있어야 한다. 대리인은 스스로 결정할 능력이 없는 환자를 대신하여 결정 과정에 참여하고 결정의 근거를 의료인에게 설명할 수 있어야 한다. 의사는 환자의 대리인과 함께 논의하여 환자에게 최선의 이익이 될 수 있는 결정을 해야 한다. '연명의료 중지 지침'에 따르면 연명의료 중지와 관련하여 의료진과 환자나 그 대리인 간에 이견이나 불확실성이 있을 때는 병원윤리위원회가 중재하도록 한다.

병원윤리위원회는 환자의 추정적 의사, 즉 포괄적인 사전의료지시, 환자의 나이, 직업이나 경력, 평소의 종교, 신념이나 생활태도 등을 고려하여 결정해야 한다. 또한 병원윤리위원회는 위의 사항 이외에 가족의 동의, 이미 지출하였거나 앞으로 지출할 비용, 환자로 인한 가족의 정신적 고통, 가족의 경제적 지출을 포함한 생활에서 입을 희생 등을 충분히 고려하여 결정하며, 모든 결정 과정은 문서로 기록하여 보존하여야 한다.

환자가 의사결정 능력이 없는 영유아나 소아일 경우도 있다. 우리나라의 '연명의료 중지 지침'에서는 영유아나 소아의 연명의료 결정에 관한 언급은 하고 있지 않다. 우리나라에서는 영유아나 소아는 독립된 개인이라기보다는 부모에게 종속된 존재로 여겨져 이와 관련된 의사결정은 대부분 부모의 몫이지만, 때로 의사와 부모 또는 부모와 조부모 간에 이와 관련된 갈등이 발생하는 경우도 있다. 원칙적으로 영유아나 소아에게 행해지는 연명의료의 무의미성에 대해 의사와 부모가 충분히 논의하여 이견이 없다면 그 연명의료를 중지할 수 있다고 본다. 다만 이때 연명의료의 유보나 중지 결정은 대상 환아의 회복 불가능성에 기반을 두어야 한다. 후유증 또는 장애로 인한 간호나 육아의 어려움이 주된 고려 대상이 되어서는 안 된다.

3) 물리치료

환자와 가족은 죽음의 과정에서 의료적, 정신적, 신체적 요구상황이 개인마다 다르기 때문에 초기 단계의 물리치료는 가동성에 초점을 두어 일반적인 보행훈련, 균형, 근력강화운동이 필요할 수 있다. 균형이나 안전을 위하여 보조도구를 사용하고, 관절을 보호하며 통증을 감소시키는 것은 환자의 독립성에 대한 감각을 유지시켜 기본 생활에 필요한 활동을 유지할 수 있도록 한다. 비록 환자가 침상으로 들어가는 단계가 된다 하더라도 보조도구 사용으로 관절을 보호하여 기능을 증대시키고 통증, 구축, 종창, 관절에 가해지는 압력 등을 예방한다.

치료적 운동은 폐활량과 지구력을 유지하는 데 도움이 된다. 이 시기의 대부분의 환자는 호흡이 어려워지는 것에 대한 두려움을 가지고 있기 때문에 삶의 마지막 순간까지 호흡을 조절할 수 있도록 돕는다. 운동은 침상이나 의자, 휠체어에 편하게 앉은 자세에서 실시하고, 환자에게 선 자세를 훈련시키는 것은 누워 지내는 환자의 시야를 확장시킬 수 있다. 또한 규칙적으로 훈련하는 것은 식사시간이 짧은 시간이라도 가족과 동료들과 함께 앉은 자세를 취할 수 있기 때문에 환자에게 큰 의미가 될 수 있다. 또한 일부 환자는 선 자세에서 호흡하거나 식사하는 것이 더 쉬울 수도 있다.

휠체어는 환자의 이동을 돕고 에너지를 적게 소모하기 때문에 유용하지만, 만약 잘못 사용한다면 환자에게 통증이나 피로를 유발하고 손상을 야기할 수 있다. 휠체어를 사용하는 경우에는 압박받는 부위가 있는지 관찰하고, 중력에 대하여 의존적인 자세를 취할 경우에는 부종의 우려가 있기 때문에 유의한다. 환자에게 잘 맞지 않는 휠체어에 앉거나 오랜 시간 앉아 있는 것은 척추의 뒤굽음증을 유발하여 허리 통증의 원인이 되거나, 호흡 시 가슴 확장을 방해하고 복부 압박으로 음식물 소화가 어려워질 수 있다.

통증관리에는 마약성 진통제와 같은 약물치료가 많이 사용되며 일부 환자나 가족은 신념 때문에 이러한 약물을 거부하기도 한다. 일부 환자는 두통과 졸음 같은 부작용이 있기 때문에 사용을 꺼리는 경우도 있다. 물리적인자치료는 열치료, 냉치료, 경피신경자극치료(TENS)는 환자에게 유용한 치료가 될 수 있다.

관절운동은 통증을 조절하고 구축을 예방하며 압박을 감소시킬 수 있다. 가족에게 관절운동을 교육하여 환자의 죽음을 지켜보는 입장이 아닌 보살핌을 제공하는 참여의 기회를 줄 수 있다. 하지만 임종 시기의 운동은 가족에게 운동으로 죽음을 유발할 수 있다는 오해를 불러 일으킬 수 있기 때문에 최대한 명료화하고 단순화시켜야 한다.

4) 연명의료의 윤리적 논점

(1) 임종 단계 진입

의료진은 환자의 임종 단계가 예상될 때, 환자의 상태를 환자 혹은 가족에게 알려야 한다. 환자가 의식이 있어서 임종에 대한 설명을 이해할 수 있는 경우에는 환자에게 직접 이야기하는 것을 권장하며, 부득이한 경우에만 가족이 대신 상황을 알려 줄 수 있도록 해야 한다.

가족이 환자에게 환자의 상태를 알려 주는 것을 동의하지 않는 경우, 가족과 장단점에 대해 충분히 상의하고 태도 변화를 유도한 후에 다시 알리기를 권장한다. 환자가 의식이 없거나 스스로 자신의 치료에 대해 결정을 내릴 수 없는 경우, 대신 결정을 내릴 가족이나 대리인에게 같은 절차로 설명한다. 그리고 임종 진입에 대한 통고를 할 때는 그 대상과 과정, 시간을 의무기록에 명시해야 한다.

(2) 안락사

생명을 단축시키는 안락사의 경우에는 법적 문제가 발생할 수 있으며, 안락사에는 적극적 안락사와 소극적 안락사가 있다. 적극적 안락사는 적극적 행위를 통해 생명을 인위적으로 앞당기는 것을 말한다. 소극적 안락사의 경우는 생명 연장에 꼭 필요한 인공호흡기나 인공투석기 등을 거부하고 죽음에 이르도록 방치하는 것으로, 무의미한 연명의료의 중단, 장기이식을 위한 뇌사자로부터 장기적출 등에 대한 허용성 등의 문제가 발생할 수 있다.

적극적 안락사는 생명을 인위적으로 단축시키는 것을 말한다. 따라서 적극적 안락사는 의사의 살인죄 성립이 문제가 된다. 이에 대해 일부 국가는 안락사를 허용하는 특별법을 제정하기도 했지만, 우리나라를 비롯한 대부분의 국가에서는 주로 위법성의 관점에서 다루어진다.

우리나라는 「장기등이식에관한법률」을 제정하여 뇌사를 사망의 시기로 보지 않으면서도 뇌사자로부터 장기를 적출하는 것에 대해 적법성을 인정하고 있다. 특히 이 법은 뇌사판정을 정확히 하도록 뇌사판정의 절차와 기준을 명백히 설정하고 있다. 소극적 안락사는 환자의 생명 연장을 중단하여 죽게 하는 것을 의미하는데, 적극적 안락사와는 달리 소극적 안락사는 위법성의 가능성이 훨씬 크게 인정될 수 있다.

우리나라는 적극적으로 생명을 단축시키는 안락사 허용의 입법론은 지금까지 제시되지 않았고, 그러한 주장도 거의 없다. 그러나 「장기등이식에관한법률」에 따라 뇌사자로부터 장기를 적출함으로써 사망에 이르게 하는 일종의 소극적 안락사의 허용성은 엄격한 통제 하에 법적으로 뒷받침되고 있으며, 실제로 장기적출이 상당히 이루어지고 있다.

우리나라의 「장기등이식에관한법률」에 기인한 소극적 안락사는 인간의 생명권도 최대한 존중하면서 장기이식을 통해 고통 받는 다른 사람의 생명 구제를 도모할 수 있도록 입법 조치한 적절한 정책인 것으로 평가된다.

(3) 임종 환자의 자기결정권

의료진의 입장에서 환자가 자기결정권을 온전히 행사하도록 도우려면 환자의 현 상태, 예후, 질병의 진행 과정과 의료적 돌봄의 종류 등에 대한 충분한 정보를 환자가 이해할 수 있는 방법으로 설명하는 일이 무엇보다 중요하다.

생명과 신체의 처분에 대한 결정권은 주로 안락사나 존엄사, DNR 등과 관련해 논쟁이 있다. 한국에서는 이른바 웰 다잉법이라 불리는 '호스피스 · 완화의료의 이용 및 임종 과정에 있는 환자의 연명의료 결정에 관한 법률안'이 2016년 1월 국회를 통과해 2018년 2월부터 시행되었다. 해당 법안은 회생 가능성이 없는 환자가 원하면 무의미한 연명의료를 중단함으로써 환자의 자기결정권을 존중하는 것을 목적으로 한다.

자기책임의 원리는 자기결정권에 의한 결과에 책임을 지는 것을 말한다. 동시에 자기가 결정하지 않았거나 결정할 수 없는 것에 대해서는 책임을 지지 않는 근거로 사용되기도 한다. 타인에게 손해를 입혔더라도 고의나 과실이 없다면 손해배상의 책임을 지지 않는 민법상 과실책임의 원칙이 대표적이다.

판단력이 온전하며 충분한 정보에 근거하여 결정한 것이라면, 의료진 입장에서 꼭 필요한 치료라고 판단한 경우라 하더라도 환자는 이를 거절할 수 있다. 환자가 이미 의식이 없거나 식물인간 상태로 자기결정권을 행사할 수 없는 경우, 의사 입장에서는 치료 중단 후, 위험을 피하고자 방어적인 진료를 할 수 밖에 없는 경우가 많다.

연명의료에 대해 결정하는 환자는 회생 가능성이 없고, 원인 치료에 반응하지 않으며, 급속도로 악화되는 환자로 심폐소생술, 인공호흡기, 혈액투석, 항암제 투여 등을 결정한다. 하지만 통증 조절이나 영양 공급, 물 공급, 단순 산소 공급 등 일반 연명의료는 중지할 수 없다. 또한 환자는 호스피스 · 완화의료를 선택할 수 있다.

2. 호스피스

사람은 누구나 죽는다. 건강하게 오래 살고자 하는 것은 모두의 소망이고, 누구나 죽음에 대한 두려움이 존재하며, 다가온 임종의 순간은 신속하고 고통 없이 끝나기를 바란다.

오랜 통증으로 고생하지 않고 존엄성을 유지하면서 가족, 지인들과 삶을 마감하고 싶을 것이다. 중환자실에서 각종 연명장치에 매달린 채 가족이나 친구들에게 짐이 될 뿐인 가망 없는 의료행위의 지속을 바라는 사람은 없을 것이다.

의학은 질병치료와 생명연장을 통한 생명 존중을 목표로 하여 발전해 왔다. 이런 발전을 바탕으로 최근에는 개인의 자율성과 생명의 질이 중요한 개념으로 대두되었다. 생명 존중과 함께 자기결정권이 의사결정에서 중요해진 것이다. 임종 환자에 대한 치료의 개시와 보류, 중지 등의 결정은 의료현장에서 가장 중요한 윤리적 과제 중 하나가 되었다.

1) 호스피스의 정의

호스피스는 라틴어의 'hospes(손님과 접대하는 사람)'와 'hospitum(따뜻한 마음을 표현하고 접대하는 장소)'의 합성어이다.

호스피스라는 용어는 중세시대에 생겨났는데 당시에는 순례자와 여행자에게 휴식과 음식을 제공하는 자선시설을 의미했다. 그러한 시설들은 종종 수도원에서 제공했는데, 그중 가장 유명한 성 베르나르 호스피스는 페나인알프스를 지나는 여행자를 위한 휴식처로서 지금까지 사용되고 있다. 말기 환자를 위한 특수병원이 20세기 이전에도 존재하기는 했지만, 제2차 세계대전 이후에야 비로소 죽어가는 사람의 특수한 요구에 대해 인식함으로써 현대적인 호스피스 운동이 시작되었다.

런던에 있는 성 크리스토퍼 호스피스의 창립자이며, 그 운동의 창시자 중 한 사람인 시슬리 손더스(Cicely Saunders)와 다른 보건전문가들은 기존의 현대의학 치료의 많은 방법이 죽어가는 사람에게는 적합하지 않다는 것을 깨달았다. 중환자실에서 일상적으로 삶을 연장시키는 방법은 말기 환자에게는 불편함, 고통, 고립감을 증가시킬 뿐이고, 그들로부터 평화롭게 죽을 수 있는 기회를 빼앗을 수 있다. 현대의 호스피스는 이와 같은 환자를 지지하는 치료를 위한 설비가 의학계에 없었던 것에 대한 반응으로 개발되었다.

손더스는 1965년에 자신의 호스피스 이론을 정립하고 전파하기 시작했다. 그의 영향을 받은 미국의 플로렌스 왈드(Florence Wald)가 1971년 미국 호스피스협회를 설립했다. 1980년대에는 영국을 중심으로 말기 환자의 고통을 경감시켜 주는 의학적 개념인 완화의학(Palliative Medicine)이 제시되면서 호스피스활동의 영역을 이론적으로 발전시켰다. 완화의학은 환자의 신체적, 심리적 영역뿐 아니라 사회적 영역과 존재론적 영역까지 포함하여 포괄적으로 죽음에 대한 환자의 고통을 감소시켜 준다.

호스피스는 완화돌봄으로 사용되기도 한다. 호스피스나 완화돌봄은 환자가 치료에 반응하지 않고 질병이 점차 진행되어 수개월 내에 사망이 예상될 때, 환자와 가족이 질병의 마지막 과정에서 신체적 · 정신적 · 사회적 · 영적 문제들을 해결하기 위해 제공되는 전인적인 의료이다. 이러한 이유에서 치료보다는 생명존중의 정신을 중시하여야 한다.

질병의 완화단계 교육 및 지식은 부족한 실정이지만 생애말기 돌봄은 필요성이 증가하고 있다(WHO, 2014). 65세 이상의 완화의료 서비스를 필요하므로 이러한 사람들의 돌봄 서비스 방법에 대한 이해가 필요하다.

완화의료 서비스는 말기만을 포함하지 않으며, 치료가 불가능한 환자들에게 다양한 전문가들이 제공하는 돌봄 서비스를 말한다. 목표는 환자의 삶의 질과 돌봄 제공자의 삶의 질 증진에 있다.

2) 호스피스의 목적

호스피스는 신체적 고통을 감소시키는 것이 가장 중요하며, 진통제 · 신경안정제와 더불어 다양한 물리요법이 신체적 고통을 완화시키기 위해 사용된다. 호스피스는 신중한 진단을 통해서 약의 복용량을 환자 개인의 필요에 맞추어 통증을 통제시켜 준다.

3) 호스피스와 물리치료

호스피스와 완화돌봄은 물리치료 분야에서는 새로운 영역이다.

물리치료는 환자의 통증을 감소, 잔존기능을 향상시켜 삶의 질을 높이기 위한 치료를 제공하므로 죽음을 맞이한 환자를 돕는 데 중요한 역할을 한다.

물리치료는 신체적으로는 통증을 조절해 주고 합병증을 예방하는 것이 가장 중요하다. 아직까지 호스피스 물리치료의 영역은 미비하지만 환자의 삶의 질을 높이는 데 도움이 될 수 있을 것이다. 호스피스 환자를 대상으로 심적인 안정과 신체적 편안함 제공이 목적이므로 물리치료사는 적극적인 처치가 아닌 환자의 통증 조절에 의미를 두어 부작용이 우려되는 치료는 지양해야 한다. 치료적 도구보다는 림프마사지 및 이완마사지 등이 도움을 줄 수 있다(표 22-5).

표 22-5 물리치료사 역할

역할	내용	목적
주 역할	• 신체적 역할 수행 - 통증 감소, 통증 조절 - 부작용 및 합병증 예방	• 신체적 물리치료 수행 • 환자의 삶의 질 향상
보조 역할	• 정신적 역할 - 배려, 관심, 지지 • 사회적 역할 - 가족, 지인, 동료와의 만남 활동 • 영적 역할 - 종교적 만남과 지지	

4) 호스피스 팀

호스피스 팀은 전문가인 호스피스 조정자, 의사, 간호사, 사회복지사, 약사, 영양사, 심리학자, 물리치료사, 언어치료사, 작업치료사, 미술치료사, 음악치료사 등과 환자 가족 및 자원봉사자로 구성된다.

호스피스 팀의 의료를 담당하는 주치의와 책임 의사는 환자의 진단과 예후에 대한 투약, 통증 및 증상관리에 대한 처방을 제공한다. 호스피스 책임 의사는 진단, 통증 조절, 처방 업무를 수행하며 환자와 가족, 팀 구성원들에게 임상적 소견과 의학적 정보를 제공한다. 간호사는 환자와 가족을 평가한 자료에 근거하여 신체적, 심리사회적, 환경적 요구 사정에 따른 간호서비스를 제공한다. 또한 가정에서의 간호활동, 환자와 가족에 대한 지지와 교육을 담당한다. 사회복지사는 환자와 가족의 심리사회적 상황 및 지역사회와 연계하여 경제적, 법적 문제를 해결하고, 사별 후 상실에 대한 고통 극복을 위해 가족상담 및 관리, 자문 제공, 자원봉사자의 활동관리 및 지도를 담당한다. 물리치료사와 작업치료사는 환자의 신체적 기능 유지를 위한 치료를 하며, 자원봉사자는 환자와의 대화, 돌봄, 가족에 대한 지지 등을 담당한다. 영양사는 환자에게 적합한 영양서비스, 영양상담, 식이교육을 제공한다. 약사는 처방에 의한 약물서비스를 제공하여 투약 및 복약 지도를 담당하여 호스피스 팀으로서 역할을 담당한다.

5) 한국의 호스피스

한국에는 1990년대에 호스피스활동과 완화의학이 도입되었으며, 1998년 7월 4일 한국호스피스 · 완화의료학회가 설립되었다. 이 학회에서는 한국 호스피스 · 완화의료의 학문적 발전에 힘쓰고, 말기 환자의 삶의 질을 높임으로써 편안한 삶을 살 수 있도록 도움을 준다. 호스피스 제도를 보건정책 및 의료법에 반영한다.

3. 호스피스 · 완화의료

1) 호스피스 · 완화의료의 개념

호스피스 · 완화의료란, 치료가 어려운 말기 환자와 가족을 대상으로 통증 및 신체적 증상을 적극적으로 조절하고 어려움을 돕기 위해 완화의료 전문가인 의사, 간호사 등 여러 의료진이 환자와 가족의 고통을 감소시켜 삶의 질을 향상시키는 전문적인 의료 서비스를 말한다. 즉, 호스피스 · 완화의료는 질환을 가진 환자와 가족에 대한 완치 목적을 위한 치료가 아닌 삶의 질에 목적을 둔 총체적 치료와 돌봄을 의미하며, 전인적으로(holistic) 돌보는(care) 의료를 의미한다. 호스피스 · 완화의료의 영역은 통증 및 신체적 돌봄, 심리 · 정서적 돌봄, 사회적 돌봄, 영적 돌봄, 임종 돌봄, 사별가족 돌봄을 포함한다(표 22-6, 그림 22-1).

표 22-6 호스피스 · 완화의료의 영역

분류	돌봄의 내용
신체적 돌봄	• 통증 감소 • 고통스러운 신체적 증상 조절
사회적 돌봄	• 자원연계, 물품지원을 통한 경제적 지원
영적 돌봄	• 성직자를 통한 영적 상담 • 종교적 돌봄을 통한 죽음에 대한 공포 감소
심리 · 정서적 돌봄	• 가족을 위한 교육 및 상담 • 전문가 돌봄: 원예요법, 미술요법, 음악요법 등 • 자원봉사자 돌봄: 손발 마사지, 목욕, 말벗 서비스 • 이벤트 활동: 명절, 생일, 크리스마스, 소원 들어주기, 여행 등 • 사별에 의한 가족지지 프로그램

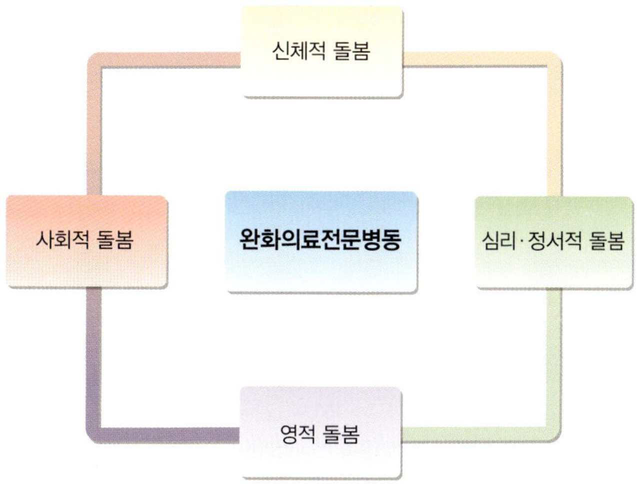

| 그림 22-1 | 호스피스 · 완화의료의 영역

- **통증 및 신체적 돌봄**

  통증, 호흡 곤란, 구토, 복수, 불면 등 고통스러운 신체 증상을 조절한다.

- **심리 · 정서적 돌봄**

  환자와 가족의 불안, 우울, 슬픔 등의 심리적 고통을 완화시켜 준다.

- **사회적 돌봄**

  경제적, 사회적인 어려움을 파악하여 최대한 지원을 한다.

- **영적 돌봄**

  삶의 의미, 죽음에 대한 두려움에 의한 고통을 감소시켜 주기위해 노력한다.

- **임종 돌봄**

  임종 시 신체적, 심리적 고통을 감소시키고 가족이 임종을 준비하도록 지원한다.

- **사별가족 돌봄**

  사별 후 가족의 불안, 우울 등의 극복할 수 있도록 도와준다.

2) 호스피스 · 완화의료의 대상자

「연명의료결정법」에 따른 말기 환자로 진단을 받은 환자 또는 임종 과정에 있는 환자와 가족을 포함한다. 질환별 말기 환자 진단은 기준을 종합적으로 고려하여야 한다(표 22-7).

3) 호스피스 · 완화의료의 분류

호스피스 · 완화의료는 입원형, 가정형, 자문형으로 분류한다. 말기 환자와 가족의 필요와 질병 경과에 따라 입원형, 가정형, 자문형 서비스의 유기적 제공을 고려해야 한다(그림 22-2).

표 22-7 질환별 말기진단 기준

질환	기준
암	다음 항목 중 1개 이상에 해당하는 경우 말기로 판단할 수 있다. 1. 적극적인 암 치료에도 불구하고 암으로 인하여 수개월 이내에 사망할 것으로 예상되는 상태 2. 암의 진행으로 인하여 일상수행능력이 심각히 저하되고 신체 장기의 기능이 악화되어 회복을 기대하기 어려운 상태
후천성 면역결핍증	HIV 감염인이 다음 중 하나에 해당하면서, 기능 수준이 Kamofsky Performance Status <50%로 저하를 보인 경우 1. 다약제 내성으로 항레트로바이러스제 치료에 실패하여 3개월 이상 치료에도 CD4세포 <25cell/mL이거나 HIV RNA >100,000copies/mL인 경우 2. 임상적으로 중증인 뇌병변장애: 중추신경계림프종, 진행성 다발성 백질 뇌병증, HIV 뇌병증, HIV 관련 치매, 치료에 불응하는 뇌 톡소포자충증 등 3. 말기 심부전, 말기 호흡부전, 말기 간경화, 투석하지 않고 있는 말기 신부전 4. 기타 상기 합병질환이 아니더라도 감염전문의의 판단에 따라 말기 호스피스 케어가 필요하다고 판단되는 경우
만성폐쇄성 호흡기질환	다음 항목 중 1개 이상에 해당하는 경우 말기로 판단할 수 있다. 1. 매우 심한 만성호흡기질환으로 인하여 숨이 차서 의자에 앉아 있는 것도 어려운 경우 2. 장기간의 산소 치료를 필요로 하는 경우로 담당의사의 판단으로 수개월 내 사망이 예상되는 경우 3. 호흡부전으로 장기간의 인공호흡기가 필요한 경우 혹은 폐 이식이 필요하지만 금기기준에 해당하거나 이식을 할 수 없는 경우
만성 간경화	Child-Pugh C 등급 비대상성 간경변증 환자로 아래의 항목 중 1가지 이상 해당하는 경우 말기로 판단할 수 있다. 단, 간이식이 가능한 경우는 제외한다. 1. 적극적인 치료에도 불구하고 호전을 보이지 않는 간신 증후군 2. 적극적인 치료에도 불구하고 호전을 보이지 않는 위중한 간성 뇌증 3. 적극적인 치료에도 불구하고 호전을 보이지 않는 정맥류 출혈 * Child-Pugh C 등급(10~15): 복수, 간성혼수, 혈청빌리루빈, 알부민, 프로트롬빈시간

출처: 보건복지부(2019). 2019 호스피스 · 완화의료 사업안내.

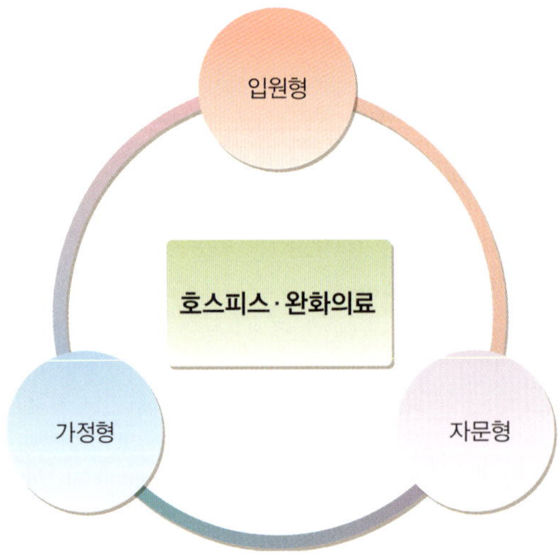

| 그림 22-2 | 호스피스 · 완화의료 유형

(1) 입원형 호스피스 · 완화의료

보건복지부령으로 정하는 시설 · 인력 · 방비 등의 기준을 충족하며 호스피스 · 완화의료 서비스를 제공하는 의료기관에서 호스피스 병동에 입원한 말기 환자를 대상으로 제공하는 호스피스 · 완화의료 서비스를 말한다.

① 도입목적

- 말기 환자와 가족의 삶의 질 향상
- 생애말기 환자들의 죽음을 맞이하는 과정에서 환자와 가족의 신체적 · 심리적 고통 및 경제적 부담 완화

② 대상질환

- 암

(2) 가정형 호스피스 · 완화의료

보건복지부령으로 정하는 시설 · 인력 · 대책 등의 기준을 충족하며 가정형 호스피스 · 완화의료 서비스를 제공하는 의료기관에서 가정형 호스피스 팀이 가정을 직접 방문하여 제공하여 호스피스 · 완화의료 서비스를 말한다. 환자가 일상생활을 영위하는 거주지(가정)에서 호스피스 · 완화의료 서비스를 희망하는 환자와 가족을 대상으로 실시한다.

① 도입목적

■ 수요자

- 가정에서 호스피스 · 완화의료 서비스 대상자의 삶의 질 향상
- 가정에서 호스피스 · 완화의료 서비스 대상자의 선택권 보장
- 말기 환자와 가족의 불필요한 불편 및 경제적 손실 감소

■ 공급자

- 호스피스 · 완화의료 서비스 대상자의 잠재적 발굴 및 조기 개입
- 입원형, 자문형 호스피스 · 완화의료 서비스 연계를 통해 호스피스 인력 · 시설 · 방비의 효율적 활용 도모

② 대상질환

- 암, 후천성면역결핍증, 만성폐쇄성폐질환, 만성간경화

(3) 자문형 호스피스 · 완화의료

보건복지부령으로 정하는 시설 · 인력 · 방비 등의 기준을 충족하며 자문형 호스피스 · 완화의료 서비스를 제공하는 의료기관에서 제공한다. 일반병동, 외래 및 응급실에서 치료를 받는 말기 환자와 가족에게 자문의 형태로 제공하는 호스피스 · 완화의료 서비스를 말한다.

① 도입목적

■ 수요자

- 일반병동, 외래 및 응급실에서 호스피스 · 완화의료 대상자의 서비스 제공 확대 및 삶의 질 향상
- 일반병동, 외래 및 응급실에서 담당 의료진 변경 없이 지내기 원하는 호스피스 · 완화의료 서비스 대상자의 선택권 보장
- 일반병동의 임종돌봄의 질 향상

■ 공급자

- 호스피스 · 완화의료 서비스 대상자의 잠재적 발굴 및 조기 개입
- 별도의 시설 및 장비 없이 효율적인 호스피스 · 완화의료 서비스 제공
- 입원형, 자문형 호스피스 · 완화의료 서비스 연계를 통해 호스피스 인력 · 시설 · 방비의 효율적 활용 도모

② 대상질환

- 암, 후천성면역결핍증, 만성폐쇄폐질환, 만성간경화

4) 호스피스 · 연명의료 종합계획(2019~2023)

생애말기에 ① 의학적으로 무의미한 연명의료 대신 환자의 자기결정을 보장하고 ② 고통 없이 편안하게 삶을 마무리 할 수 있도록, 연명의료결정제도의 안정적 정착과 양질의 호스피스 서비스 확충을 모색해야 한다는 공감대가 형성되었다. 이러한 정책방향하에서 4개 분야별 추진과제를 마련하였다. 종합계획의 주요 내용은 다음과 같다.

■ 호스피스 접근성 제고 및 질 향상

- 호스피스 서비스를 원하는 장소에서 받을 수 있도록 제공 유형 다양화, 대상 질환 범위 확대, 제공기관 확충 및 서비스 질을 제고한다.
- 현재는 호스피스 전문병동에 입원하여 서비스를 제공하는 입원형이 중심이나 진행 중인 유형별 시범사업에 대한 평가를 거쳐 가정형, 자문형, 소아청소년형 등 다양한 서비스 제공 유형을 제도화한다.
- 가정형 · 자문형 서비스 기관을 5년 동안 약 두배 확충하고, 이 밖에도 국외 사례를 반영하여 다양한 유형의 모형(외래형, 지역사회형 등)을 개발한다. 가정형('18년 33개 → '23년 60개), 자문형('18년 25개 → '23년 50개)

■ 서비스 대상질환 확대

- 말기암 등 4개 질환(암, 후천성면역결핍증, 만성폐쇄성호흡기질환, 만성간경화)에 한정된 호스피스 대상을 국제수준으로 확대한다.
- 특정 질환별 진단명(만성폐쇄성호흡기질환, 만성간경화증 등) 중심에서 폐 · 간 등

장기별 질환군(만성호흡부전, 만성간부전 등) 중심으로 확대하고, 세계보건기구(WHO) 권고 등 국제동향을 고려하여 다양한 질환으로 단계적 확대한다(호스피스 · 완화의료 대상: 성인은 심혈관질환, 신부전 등 13개 질환, 소아는 8개 질환('14)

■ 연명의료결정제도 정착 및 활성화

- 거주하는 지역에서 연명의료 결정에 관한 상담과 계획이 가능한 의료기관과 사전연명의료의향서 등록기관을 확대하고, 질 관리 및 운영지원을 강화한다.

■ 연명의료 결정 가능 의료기관 확대 및 자기결정 강화

- 연명의료 상담 제공 및 결정 · 이행 등에 대해 건강보험 수가를 반영하고, 임종기 돌봄계획 상담 기회를 높이기 위한 표준 모형 개발 및 절차 개선을 추진한다.

■ 대국민 정보제공과 생애말기 지원

- 국민들이 생애말기에 필요한 제도에 대한 정보를 손쉽게 얻고 생애말기를 준비할 수 있도록 홍보 및 인식개선, 의료인 등 전문인력 대상 교육과 인식개선 추진한다.

■ 의료인 인식개선

- 의료인의 제도 이해도를 높이기 위해 의료인 국가시험, 전공의 수련 등 교육 과정에 반영하고, 전문학회 연계 등 홍보를 강화한다.

■ 생애말기 정보제공

- 누리집(홈페이지) · 콜센터를 체계적으로 운영하여 생애말기 제도 이용 안내, 온 · 오프라인 자료 개발 · 보급, 지역사회 교육 과정(건강강좌, 평생교육 등)과 연계하여 교육 기회도 확대한다.

■ 돌봄부담 완화

- 환자 가족의 돌봄부담 완화를 위해 호스피스 전문기관의 특성에 부합하는 보조활동 인력 등 운영을 활성화한다.

■ 생애말기돌봄 추진전략 마련

- 존엄하고 편안한 생애말기를 위해 호스피스와 연명의료결정제도를 생애말기 돌봄으로 통합하고, 다분야가 협력하는 '생애말기 돌봄 전략' 수립을 추진한다.
- 장기요양보험, 보건소 방문건강관리사업, 지역사회 통합돌봄(커뮤니티케어) 시범사업 등을 추진한다.

표 22-8 2017년 노인의 만성질병(의사진단 기준) 실태조사

특성		응답자수(명)	없음(%)	1개(%)	2개(%)	3개(%)	평균(개)
전체	소계	10,073	10.5	16.5	22.0	51.0	2.7
지역별	동부	6,924	11.0	16.4	22.1	50.4	2.7
	읍 · 면부	3,149	9.2	16.7	21.9	52.2	2.8
성별	남자	4,286	14.6	21.2	23.5	40.6	2.3
	여자	5,788	7.4	13.0	20.9	58.6	3.0
연령별	65~69세	3,314	15.7	19.6	23.1	41.7	2.3
	70~74세	2,536	11.2	17.0	21.8	50.0	2.7
	75~79세	2,137	6.5	13.6	21.2	58.7	3.0
	80~84세	1,314	4.5	14.5	19.5	61.5	3.1
	85세 이상	774	7.0	13.0	25.1	54.9	3.0
결혼상태별	배우자 있음	6,416	12.3	19.2	22.5	46.0	2.5
	배우자 없음	3,657	7.2	11.9	21.3	59.6	3.1
가구형태별	노인독거	2,416	6.5	11.0	20.6	61.8	3.2
	노인부부	4,908	11.0	19.5	23.2	46.3	2.5
	자녀동거	2,371	12.8	15.3	21.6	50.2	2.6
	기타	379	13.7	20.8	18.9	46.6	2.6
교육수준별	무학(글자모름)	627	5.3	11.0	17.7	66.0	3.2
	무학(글자해독)	1,766	5.7	11.2	19.0	64.2	3.3
	초등학교	3,452	9.1	15.3	22.4	53.2	2.8
	중학교	1,711	12.3	19.0	22.8	46.0	2.5
	고등학교	1,751	15.1	20.8	23.4	40.7	2.3
	전문대학 이상	766	17.5	23.5	26.1	32.9	2.0
현 취업상태별	취업중	3,117	14.9	19.8	23.5	41.9	2.3
	미취업	6,956	8.5	15.1	21.4	55.0	2.9
연가구소득별	제1오분위	2,038	6.3	11.6	21.6	60.5	3.1
	제2오분위	2,010	6.7	15.0	22.2	56.1	3.0
	제3오분위	2,023	10.3	16.8	23.0	49.9	2.7
	제4오분위	2,004	13.2	19.0	22.1	45.7	2.5
	제5오분위	1,998	16.0	20.3	21.3	42.4	2.3
기능상태별	제한없음	7,689	12.7	18.9	23.5	45.0	2.5
	제한없음*	2,385	3.5	9.0	17.4	70.2	3.6

*ADL(일상생활수행능력)7개 항목과 IADL(수단적 일상생활수행능력)10개 항목중 한 개 이상 남의 도움이 필요한 경우를 기능제한이 있는 것으로 정의하였음.

출처: 보건복지부(2018). 2017 노인실태조사.

5) 노인환자를 위한 호스피스 · 완화의료

노인인구의 증가와 더불어 사회 환경의 변화로 인해 질병의 종류와 사망의 원인은 변화하고 있다. 만성질환의 진행과 악화로 인해 사망하는 비율은 점점 증가하고 있다(표 22-8).

생애말기에 노인들이 겪는 장애와 통증은 심하여 미국과 유럽에서는 완화의료의 범위를 만성질환까지 확대시키고 있다. 호스피스 · 완화의료는 만성질환으로 고통 받고 있는 노인들을 위한 서비스 분야라고 할 수 있다.

참고문헌

- 김남초 외(2018). 완화의료-간호와 건강관리. 정담미디어.
- 대한임상노인의학회(2009). 노인환자를 위한 호스피스 · 완화의료. 임상노인의학회지, 2009;10(4):345-351.
- 보건복지부(2018). 2017 노인실태조사.
- 보건복지부(2019). 2019 호스피스 · 완화의료 사업안내.
- 보건복지부(2019). 호스피스 · 연명의료 종합계획(2019~2023)
- 윤영호 외(2004). 품위 있는 죽음과 호스피스 · 완화의료에 대한 일반 국민들의 태도. 한국 호스피스 · 완화의료학회지, 17~28.
- 다음백과 http://100.daum.net/encyclopedia/view/47XXXXXd1179
- 충북지역암센터 https://www.cbnuh.or.kr/cbrcc/
- 한국호스피스 · 완화의료학회 http://www.hospicecare.or.kr/

CHAPTER 23

노인물리치료 서비스 현황

학습목표

1. 노인장기요양법에 대해 이해할 수 있다.
2. 장기요양등급에 대해 설명할 수 있다.
3. 장기요양급여의 종류와 시설에 대해 설명할 수 있다.
4. 노인물리치료 서비스 현황에 대해 이해할 수 있다.

핵심단어

- 노인장기요양법(Elderly Long-Term Care Law)
- 장기요양등급(long-term care grade)
- 장기요양급여(long-term care benefits)
- 노인물리치료 서비스 현황(geriatric physical therapy service status)

1. 노인장기요양법의 개요

「노인장기요양법(Elderly Long-Term Care Law)」에서 "노인 등"이란 65세 이상의 노인 또는 65세 미만의 자로서 치매 · 뇌혈관성질환 등 대통령령으로 정하는 노인성 질병을 가진 자를 말한다. 이때 노인은 「장기요양법」에 의해 '장기요양급여'를 받을 수 있는데 제15조 2항에 따라 6개월 이상 동안 혼자서 일상생활을 수행하기 어렵다고 인정되는 자에게 신체활동 · 가사활동의 지원 또는 간병 등의 서비스나 이에 갈음하여 지급하는 현금 등을 말한다. '장기요양기관'은 제31조에 따라 지정을 받은 기관 또는 제32조에 따라 지정 의제된 재가장기요양기관으로서 장기요양급여를 제공하는 기관을 의미한다. '장기요양원'이란 장기요양기관에 소속되어 노인 등의 신체활동 또는 가사활동 지원 등의 업무를 수행하는 자를 말한다(부록 장기요양보험 시행령 참고).

2. 장기요양등급의 구분

1) 장기요양 1등급

심신의 기능상태 장애로 일상생활에서 전적으로 다른 사람의 도움이 필요한 자로서 장기요양인정 점수가 95점 이상인 자를 의미한다(그림 23-1).

2) 장기요양 2등급

심신의 기능상태 장애로 일상생활에서 상당 부분 다른 사람의 도움이 필요한 자로서 장기요양인정 점수가 75점 이상 94점 미만인 자를 의미한다(그림 23-1).

3) 장기요양 3등급

심신의 기능상태 장애로 일상생활에서 부분적으로 다른 사람의 도움이 필요한 자로서 장기요양인정 점수가 60점 이상 74점 미만인 자를 의미한다(그림 23-1).

4) 장기요양 4등급

심신의 기능상태 장애로 일상생활에서 일정 부분 다른 사람의 도움이 필요한 자로서 장기요양인정 점수가 51점 이상 59점 미만인 자를 의미한다(그림 23-1).

5) 장기요양 5등급

치매환자로서 「노인장기요양보험법」 시행령 제2조에 따른 노인성 질병으로 한정) 장기요양 인정 점수가 45점이상 50점 미만인 자를 의미한다(그림 23-1).

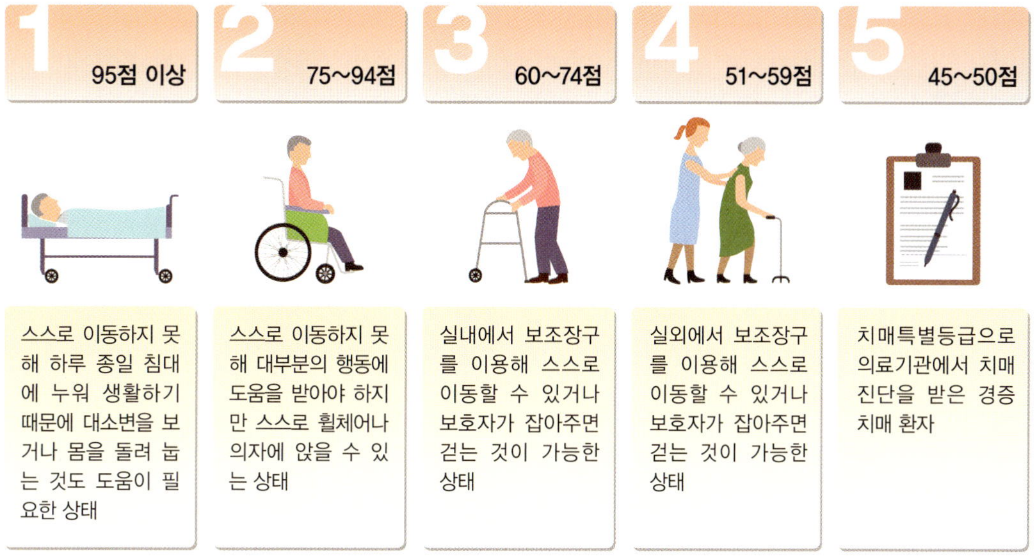

| 그림 23-1 | 장기요양 등급

6) 인지지원 등급

치매환자로서(「노인장기요양보험법」 시행령 제2조에 따른 노인성 질병으로 한정) 장기요양 인정 점수가 45점 미만인 자를 의미한다.

3. 장기요양급여의 종류와 시설

장기요양급여(long-term care grade)는 크게 재가급여, 시설급여, 특별현금급여로 구분되며 동시에 중복으로 이용할 수 없으나, 특별현금급여(가족요양비) 지급대상자의 경우, 기타 재가급여(복지용구)는 추가로 이용할 수 있다(**그림 23-2**).

1) 재가급여

(1) 주 · 야간보호

수급자를 하루 중 일정한 시간 동안 장기요양기관에 보호하여 신체 · 인지활동 지원 및 심신기능의 유지, 향상을 위한 교육, 훈련, 주 · 야간보호 내 치매전담실을 포함하여 제공한다.

(2) 방문요양

장기요양기관에 소속되어 수급자의 신체활동 또는 가사활동, 가사활동 지원 등의 업무를 수행하는 전문 인력인 요양보호사가 수급자의 가정 등을 방문하여 신체활동 및 가사활동 등을 지원한다.

(3) 인지활동형 방문요양

인지자극활동 및 남아있는 신체 · 인지기능의 유지 · 향상을 위한 훈련을 제공한다. 기존의 방문요양 가사지원 서비스와는 달리 남아 있는 기능의 유지 · 향상을 위해 수급자와 함께 옷 개기, 요리하기, 빨래, 식사준비, 개인위생활동 등 일상생활을 함께 수행한다.

(4) 방문간호

간호사, 치과위생사, 간호조무사가 의사, 한의사 또는 치과의사의 방문간호지시서에 따라 수급자의 가정 등을 방문하여 간호, 진료 보조, 요양에 관한 상담 또는 교육, 구강위생 등을 제공한다.

(5) 방문목욕

2인 이상의 요양보호사가 목욕설비를 갖춘 장비를 이용하여 수급자의 가정 등을 방문하여 목욕을 제공한다.

(6) 단기보호

수급자를 일정 기간 동안 장기요양기관에 보호하여 신체활동 지원 및 심신기능의 유지, 향상을 위한 교육, 훈련 등을 제공한다.

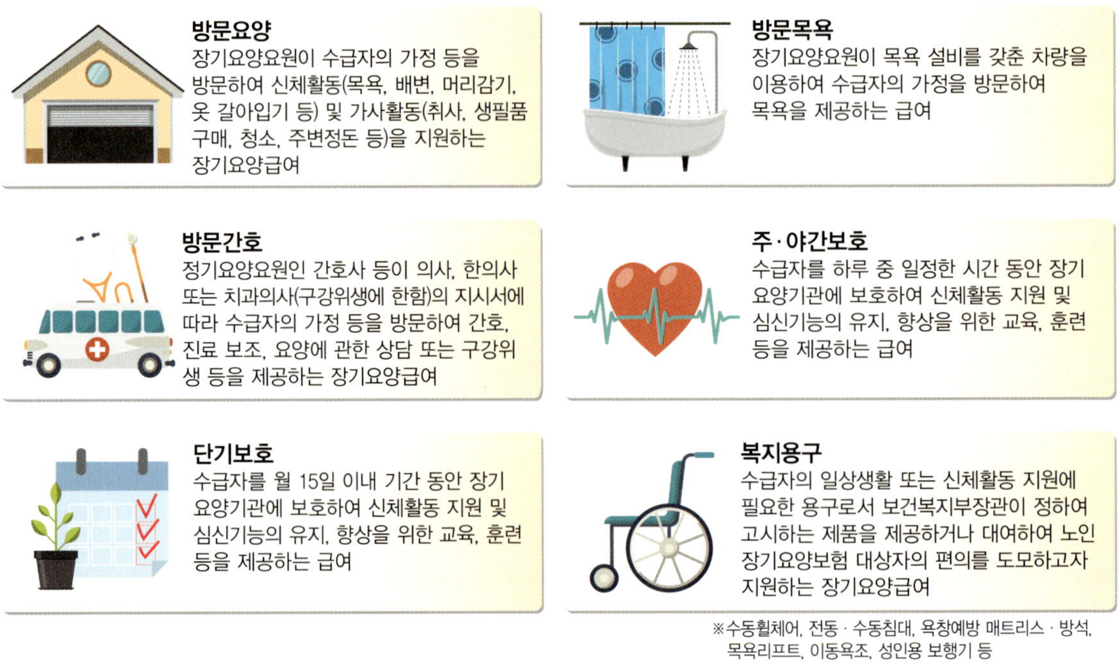

| 그림 23-2 | 장기요양급여의 종류

2) 기타 재가급여

(1) 복지용구

수급자의 일상생활, 신체활동 지원 및 인지기능의 유지 · 향상에 필요한 용구를 제공한다.

3) 시설급여

(1) 노인요양시설

장기요양기관에 입소한 수급자에게 신체활동 지원 및 심신기능의 유지 · 향상을 위한 교육, 훈련 등을 제공한다.

(2) 노인요양공동생활가정

장기요양기관에 입소한 수급자에게 가정과 같은 주거여건에서 신체활동 지원 및 심신기능의 유지 · 향상을 위한 교육, 훈련 등을 제공한다.

4) 특별현금급여

(1) 가족요양비

장기요양기관이 현저히 부족한 섬 · 벽지지역 거주, 천재지변, 신체, 정신 또는 성격 등의 사유로 장기요양기관이 제공하는 장기요양급여를 이용하기 어렵다고 인정하는 자에게 지급하는 현금급여이다.

4. 장기요양보험 이용절차

수급자는 장기요양인정서에 적힌 '장기요양등급', '유효기간'과 '장기요양급여의 종류 및 내용'에 따라 적절한 장기요양기관을 선택하여 급여계약 체결 후 장기요양급여를 이용할 수 있다(그림 23-3).

1) 필수 서류 수령

수급자가 되면 국민건강보험공단으로부터 장기요양인정서와 표준장기요양이용계획서, 복지용구 급여확인서 장기요양기관 현황을 제공받고, 급여이용 설명회, 담당자와의 1:1 상담을 통하여 어르신에게 맞는 서비스를 이용할 수 있도록 안내를 받는다(표 23-1, 23-2).

(1) 장기요양인정서

장기요양인정서는 등급판정위원회가 등급판정의 심의를 완료하여 장기요양수급자로 인정한 경우 공단이 작성하여 수급자에게 송부하게 되는 서류이다. 거기에 장기요양 인정번호가 신청인에게 부여되는 고유번호이다. 장기요양등급은 1등급~5등급, 인지지원등급으로 나누어서 표기한다.

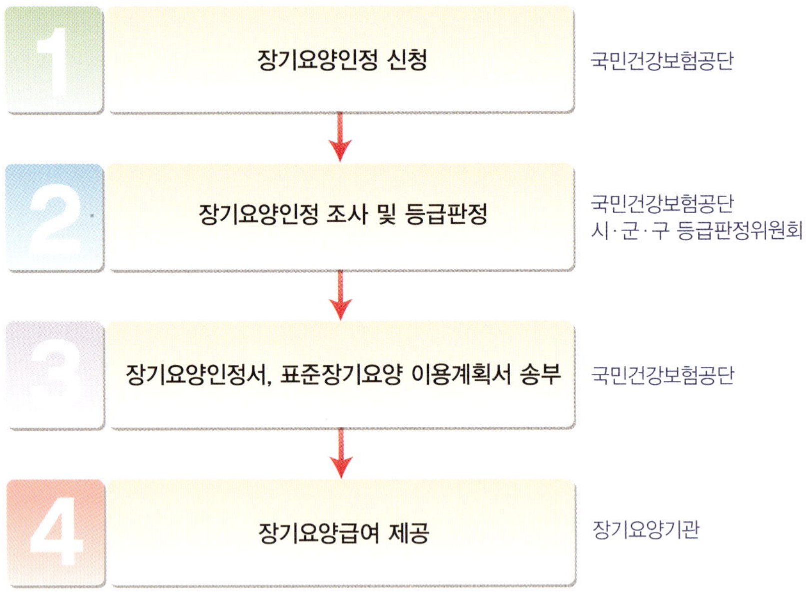

| 그림 23-3 | 장기요양급여 신청절차

(2) 표준장기요양이용계획서

장기요양 담당자가 수급자의 기능상태, 욕구 및 특성 등을 종합적으로 고려하여 작성한 맞춤형 급여 이용계획서이다. 장기요양 수급자의 기능상태, 욕구 등에 따라 작성하게 되고, 장기요양 목표는 급여를 이용하면서 달성할 것으로 기대되는 심신상태의 목표를 작성하게 된다. 장기요양 필요 내용에는 장기요양 목표를 달성하기 위해 필요한 세부 급여내용을 작성하게 된다.

(3) 복지용구 급여확인서

수급자의 신체기능 상태에 따라 품목별로 '사용이 가능한 복지용구', '사용이 불필요한 복지용구'로 구분이 되며, 연 한도액 160만원을 적용한다.

2) 장기요양기관 선택 및 급여계약

장기요양기관 평가 결과를 활용하여 서비스 질이 우수한 기관을 선택한다. 대부분 장기요양기관 정보 및 평가 결과는 노인장기요양보험 홈페이지 등을 통해 확인할 수 있고, 계약 전 급여내용 및 비용 등 급여 이용에 대하여 상담을 받도록 한다. 시설급여의 경우 시설의 환경을 방문하여 확인하여야 한다.

3) 장기요양급여 이용

급여제공 계획 내용에 따라 장기요양 급여를 이용한다. 표준장기요양 이용계획서를 바탕으로 작성된 급여제공계획서 내용을 확인 및 동의 후 급여를 이용하게 한다.

표 23-1 장기요양인정 신청서

■ 노인장기요양보험법 시행규칙 [별지 제1호의2서식] <개정 2013.6.10>

[ ] 장기요양인정 신청서
[ ] 장기요양인정 갱신신청서
[ ] 장기요양등급 변경신청서
[ ] 장기요양 급여종류 · 내용 변경신청서

※ 뒤쪽의 작성방법 및 유의사항을 읽고 작성하시기 바라며, 어두운 란은 신청인이 적지 않습니다.

(앞쪽)

접수번호	접수일자	처리기간 30일

신청인 (본인)	①성명		②주민등록번호
	③주민등록지		
	④실제거주지		
	⑤전화번호		휴대전화
보호자	⑥성명	⑦신청인과의 관계	⑧전화번호
대리인	⑨성명		⑩주민등록번호
	⑪주소		
	⑫전화번호		휴대전화
	⑬유형	1. 가족 · 친족 · 이해관계인(신청인과의 관계:) 2. 사회복지전담공무원 3. 시장 · 군수 · 구청장이 지정한 자	

⑭ 변경신청 시 사유

「노인장기요양보험법」 제13조, 제20조부터 제22조까지 및 같은 법 시행규칙 제2조, 제8조 및 제9조에 따라 위와 같이 신청합니다.

년 월 일

신청인 (서명 또는 인)

대리인 (서명 또는 인)

국민건강보험공단 이사장 귀하

첨부서류	1. 별지 제2호서식의 의사소견서(신청서와 함께 제출하지 않고 추후에 제출할 수 있으며, 「노인장기요양보험법 시행령」 제6조에 해당하는 경우와 급여종류 · 내용 변경신청 시에는 제출하지 아니합니다) 2. 노인성 질병을 확인할 수 있는 진단서 등 증명서류(65세 미만인 자로서 장기요양인정신청 시에 별지 제2호서식의 의사소견서를 제출하지 아니한 경우만 해당합니다) 3. 대리인 관련서류 가. 가족, 친족 또는 이해관계인: 대리인의 신분증 나. 사회복지전담공무원: 공무원임을 증명하는 신분증 다. 시장 · 군수 · 구청장이 지정한 자: 별지 제9호서식의 대리인 지정서

210㎜×297㎜[백상지 80g/㎡]

표 23-2 장기요양인정조사표

■ 노인장기요양보험법 시행규칙 [별지 제5호서식] <개정 2013.6.10>

장기요양인정조사표

(제1쪽 앞면)

※ [ ]에는 해당되는 곳에 √표를 합니다.

1. 일반사항

① 구분	[ ] 장기요양인정신청 [ ] 갱신신청 [ ] 등급변경신청 [ ] 이의신청		
② 조사원	성명		소속(지사)	
	조사장소		조사일시	

③ 신청인 (본인)	성명		생년월일	
	전화번호		도서·벽지 대상자	[ ] 도서지역 [ ] 벽지지역
	주민등록지			
	실제거주지			
	장기요양등급		유효기간	
	보호자 또는 주수발자 성명(관계)	( )	보호자 또는 주수발자 전화번호	
④ 참석인	성명		신청인과의 관계		전화번호	

⑤ 주거상태	[ ]자택 [ ]노인요양시설 [ ]단기보호시설 [ ]양로시설 [ ]요양병원 [ ]기타 병·의원 [ ]기타( )			
⑥ 동거인	현재 신청인과 동거하는 자에 대해 복수체크 가능			
	[ ]독거 [ ]손자녀	[ ]부부 [ ]친척	[ ]부모 [ ]친구·이웃	[ ]자녀(며느리, 사위 포함) [ ]입소시설관계자 [ ]기타( )
⑦ 현재 받고 있는 급여 (과거 3개월간 평균 횟수·일수 기록)	재가급여	[ ]방문요양(회/주) [ ]방문간호(회/주) [ ]단기보호(일/주)	[ ]방문목욕(회/주) [ ]주·야간보호(일/주) [ ]복지용구(구입·대여)	
	시설급여	[ ]노인요양시설 [ ]노인요양공동생활가정		
	특별현금급여	[ ]가족요양비 [ ]특례요양비 [ ]요양병원간병비		
	그 밖의 서비스	[ ]노인돌봄서비스 [ ]가사간병방문도움 [ ]보건소사업( ) [ ]개인간병인 [ ]치매상담센터 [ ]기타( )		
⑧ 희망급여종류	현재 신청인이 희망하는 급여에 대해 복수체크 가능			
	재가급여	[ ]방문요양 [ ]방문목욕 [ ]방문간호 [ ]주·야간보호 [ ]단기보호 [ ]복지용구(구입·대여)		
	시설급여	[ ]노인요양시설 [ ]노인요양공동생활가정		
	특별현금급여	[ ]가족요양비 [ ]특례요양비 [ ]요양병원간병비		
	1순위 희망급여종류 및 내용			

⑨ 등급외 판정 시 희망 서비스 (등급외 판정 시 지역사회 자원 연계를 위한 참고자료입니다.)	[ ]노인돌봄서비스 [ ]치매상담센터 [ ]급식 및 도시락 반찬 [ ]활동보조 [ ]말벗	[ ]보건소 사업 [ ]주거개선사업 [ ]건강운동교실 [ ]목욕·이미용 [ ]기타( )	[ ]노인 일자리 사업 [ ]무료진료연계 [ ]가사간병방문도움 [ ]여가, 문화, 교육 [ ]거부

⑩ 등록장애	※장애의 종류 및 등급 기록
<참고사항>	

210㎜×297㎜[백상지 80g/㎡]

5. 노인물리치료 서비스 현황

노인물리치료 서비스는 시설의 유형에 따라 다른 법을 적용받게 된다. 특히, 요양원과 요양병원의 차이에 대한 이해가 필요하다. 요양원은 장기요양등급을 받은 노인이 생활하는 장기요양기관이며, 요양병원은 의료적 처치가 필요한 노인이 치료를 받는 곳으로 건강보험의 적용을 받으며, 장기요양등급이 없어도 이용이 가능하도록 되어 있다.

1) 의료기관에서 급성기 노인물리치료

고령자는 보통 노령에 수반되는 다양한 기능저하를 잠재적으로 갖고 있으며 특히, 침상안정은 기능적인 저하가 쉽게 온다는 것을 염두하고 대응하는 자세가 중요하다. 따라서 불필요한 침상안정을 피하고 입원 중에도 활동적인 생활을 하는 것이 필요하다. 유의할 점은 낙상을 예방해야 한다. 병원에 입원하는 동안 다양한 노인성 질환을 바탕으로 물리치료를 실시해야 하지만 환자의 체위변환 계획, 원활한 가래를 배출하기 위한 체위배출 훈련, 관절가동운동, 일상생활활동 훈련 등이 시행되며 목적별로 1일 2회 이상 훈련이 제공된다(그림 23-4).

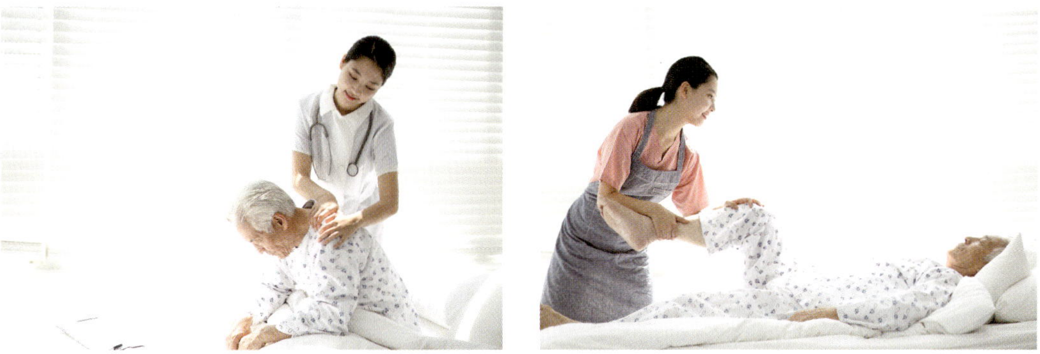

| 그림 23-4 | 의료기관에서 급성기 노인물리치료

2) 의료기관에서 회복기 노인물리치료

회복기 물리치료는 일상생활에 입각한 일상생활활동 훈련 및 보행 훈련을 통하여 본격적으로 물리치료가 이루어지는 시기라고 볼 수 있다. 이 시기는 환자들의 기능회복 속도가 가장 빠른 시기이며 신체회복과 사회복귀를 향상시키는 중요한 시기이다. 이 때 의사, 간호사, 물리치료사, 작업치료사, 언어치료가 팀 접근을 통하여 노인 환자의 기능을 향상시킬 수 있다. 회복기의 일상생활활동과 보행은 단순하게 걷는 것이 아니라 일상활동의 기반을 통해 이루어진다. 식사하기, 화장실 이용, 세면장, 욕실 등으로의 이동은 물론, 그 안에서 서거나 앉거나 걷는 움직임 또한 포함된다. 또한 지역사회에서 활동을 할 수 있도록 산책, 쇼핑, 여행과 같은 사회활동과도 연결하여 환자의 욕구(needs)를 향상시켜 주는 훈련이 필요하다(그림 23-5).

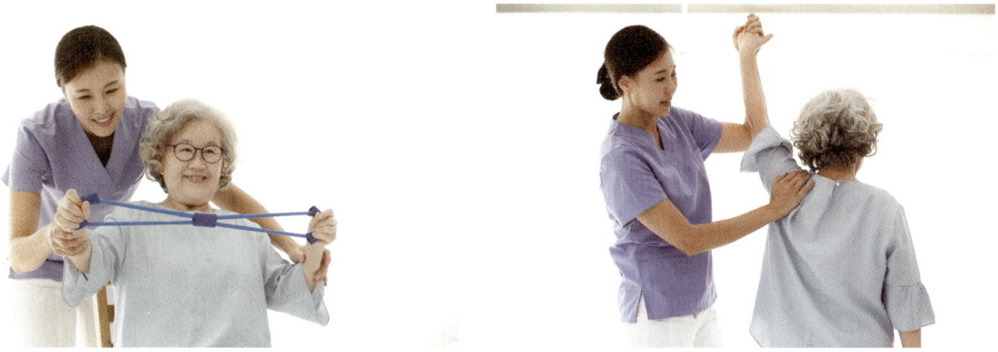

| 그림 23-5 | 의료기관에서 회복기 노인물리치료

3) 요양원에서의 노인물리치료

급성기 및 회복기의 물리치료가 기능장애의 회복이 목적이라고 하면 요양원에서의 유지기 물리치료는 재가생활 본연의 모습을 원점으로 하여, 남겨진 심신기능으로 어떻게 쾌적한 생활을 실현하는지를 목적으로 접근해야 한다. 노인의 활동성을 높일 수 있는 훈련 프로그램을 적극적으로 지원하고 앉고, 일어서기, 걷기 동작을 일상생활에서 할 수 있도록 한다. 일상생활활동로서는 배설, 목욕, 옷 입고 벗기 등의 독립된 과제를 통하여 물리치료적인 접근을 하는 것이 필요하다. 또한 노인이 일상생활을 할 때 균형 훈련, 체중이동 훈련, 관절가동범위 훈련 등을 통하여 보다 안전한 활동을 할 수 있도록 하는 것이 중요하다. 요양원에서 노인물리치료는 생활에서 제한이 있는 부분과 장애를 받은 부분을 명확하게 하여 접근해야 하며, 물리치료적인 접근을 통하여 기능제한이나 활동제한을 개선할 수 있는 요소들을 개선할 수 있도록 접근해야 한다. 또한 가정에 복귀할 수 있도록 가정방문을 통하여 환경에 적응할 수 있는 과제를 제시하는 것이 필요하다(그림 23-6).

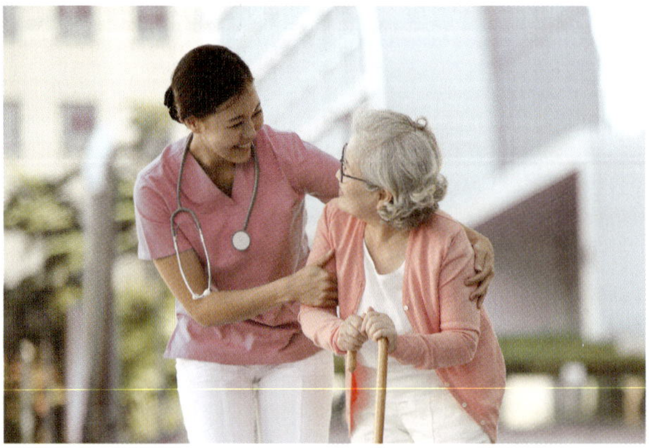

| 그림 23-6 | 요양원에서의 노인물리치료

4) 재가시설 노인물리치료

「노인복지법」에서의 재가시설은 방문요양 서비스, 방문목욕 서비스, 방문간호 서비스와 주·야간 보호 서비스, 단기보호 서비스 센터 및 기타 재가 서비스로서 복지용구 판매 및 임대 등이 있다. 재가시설 중 노인물리치료가 가능한 곳은 물리치료실의 설치와 물리치료사의 1인 인력채용이 이루어지는 주·야간 보호센터와 단기보호센터 등이다. 주·야간 보호센터는 노인성 질환을 가지고 있는 노인에게 물리치료 및 일상생활 지도 그리고 다양한 프로그램을 지원함으로써 어르신들의 삶의 질을 향상시킨다. 물리치료 접근은 근육뼈대계 질환에 따른 통증관리 및 신경계 질환에 따른 기능 향상을 위한 재활, 인지 훈련 등으로 접근한다(그림 23-7).

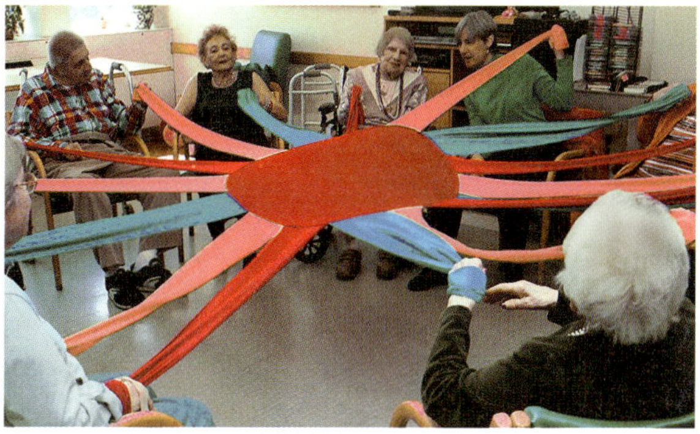

| 그림 23-7 | 재가시설에서 노인물리치료

5) 재가방문 노인물리치료

재가방문건강관리사업은 우리나라 재가방문 물리치료 도입의 시초로서 노인장기요양보험에서 등급을 받지 못한 대상자에게 지역자치단체와의 연계를 통해 보건복지 서비스를 받을 수 있는 제도이다. 물리치료사는 건강위험요인을 가진 노인의 건강격차 해소를 위해 운동, 재활, 만성질환 질병예방 및 건강증진을 위해 보건의료 서비스를 제공하거나 지역주민의 건강관리능력을 개선시켜주는 포괄적인 사업이다. 재가방문을 위한 물리치료는 재활이 필요한 환자들에게 관절구축, 인지능력 감소, 일상생활활동을 향상시킬 수 있다. 일반적인 재가방문 물리치료는 만성

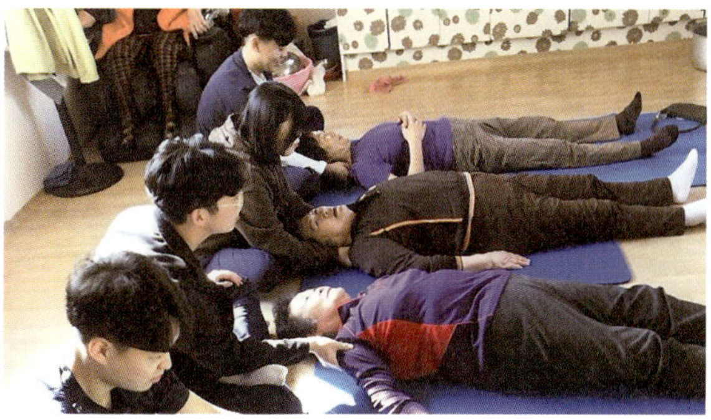

| 그림 23-8 | 재가방문 물리치료

질환으로 병원에서 치료를 종료한 후, 병세는 안정이 되었으나 일상생활에서 수행능력의 제한이 발생한 노인에게 가정에서 재활 서비스 제공을 통해 신체적 능력 향상 및 회복을 촉진하여 일상생활의 독립적 생활을 목적으로 접근해야 한다. 거동이 불편하고 장기적으로 재가방문 물리치료가 필요한 환자에게 물리치료사가 직접 가정을 방문하여 환자의 독립적인 일상생활과 사회참여를 촉진하기 위해 물리치료를 시행하는 서비스이다(그림 23-8).

6) 호스피스 물리치료

호스피스의 대상은 죽음을 앞둔 말기 환자와 그 가족을 대상으로 한다. 호스피스 환자를 대상으로 한 물리치료는 신체적으로는 통증을 조절해 주고 여러 가지 합병증을 예방하는 것이 중요한 접근이 된다. 하지만 호스피스 환자를 대상으로 한 물리치료는 미비하다. 호스피스 물리치료는 신체의 기능적 향상이 아니라 심신의 안정을 위한 통증 조절을 위한 접근을 해야 한다(그림 23-9).

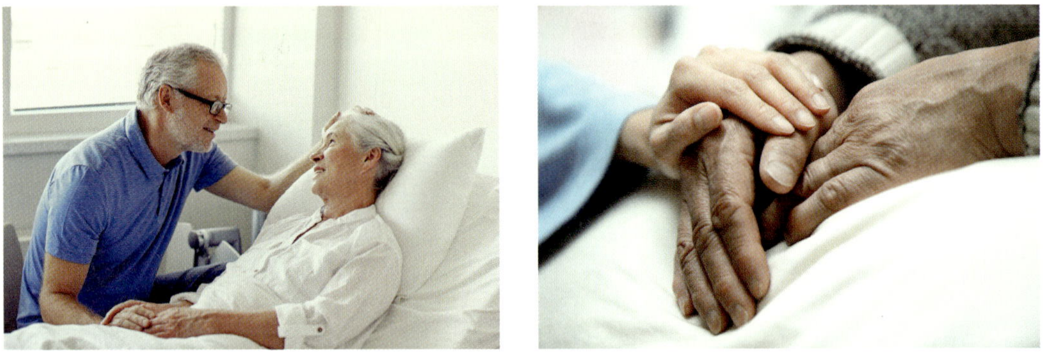

| 그림 23-9 | 호스피스 물리치료

참고문헌

- 김남순 외(2007). 고령사회 진입에 따른 노인건강 현황과 보건의료 복지제공 서비스 모형. 한국보건사회연구원.
- 노인물리치료교재편찬위원회(2014). 노인물리치료. 범문에듀케이션.
- 모리모토 사카에 외(2006). 노인물리치료. 영문출판사.
- 보건복지부(2018). 노인장기요양보험 급여이용 안내.
- 이동엽 외(2014). 지역사회 물리치료. 박영사.

노인장기요양보험법

법률 제8403호 2007. 4. 27 제정
시행 2010. 1.31 법률 제3986호 2009. 1. 30 타법개정
시행 2009. 9. 19 법률 제9510호 2009. 3. 18 일부개정
시행 2009. 5. 21 법률 제9693호 2009. 5. 21 일부개정
시행 2010. 3. 19 법률 제9932호 2010. 1. 18 타법개정
시행 2010. 3. 17 법률 제10127호 2010. 3. 17 일부개정
시행 2011. 12. 8 법률 제10785호 2011. 6. 7 타법개정
시행 2012. 9. 1 법률 제11141호 2011. 12. 31 타법개정
시행 2014. 2. 14 법률 제12067호 2013. 8. 13 일부개정
시행 2016. 1. 1 법률 제13647호 2015. 12. 29 일부개정
시행 2017. 5. 30 법률 제14215호 2016. 5. 29 일부개정
시행 2017. 6. 3. 법률 제14321호 2016. 12. 2. 일부개정

제1장 총칙

제1조(목적) 이 법은 고령이나 노인성 질병 등의 사유로 일상생활을 혼자서 수행하기 어려운 노인등에게 제공하는 신체활동 또는 가사활동 지원 등의 장기요양급여에 관한 사항을 규정하여 노후의 건강증진 및 생활안정을 도모하고 그 가족의 부담을 덜어줌으로써 국민의 삶의 질을 향상하도록 함을 목적으로 한다.

제2조(정의) 이 법에서 사용하는 용어의 정의는 다음과 같다.

1. "노인등"이란 65세 이상의 노인 또는 65세 미만의 자로서 치매 · 뇌혈관성질환 등 대통령령으로 정하는 노인성 질병을 가진 자를 말한다.
2. "장기요양급여"란 제15조제2항에 따라 6개월 이상 동안 혼자서 일상생활을 수행하기 어렵다고 인정되는 자에게 신체활동 · 가사활동의 지원 또는 간병 등의 서비스나 이에 갈음하여 지급하는 현금 등을 말한다.
3. "장기요양사업"이란 장기요양보험료, 국가 및 지방자치단체의 부담금 등을 재원으로 하여 노인등에게 장기요양급여를 제공하는 사업을 말한다.
4. "장기요양기관"이란 제31조에 따라 지정을 받은 기관 또는 제32조에 따라 지정의제된 재가장기요양기관으로서 장기요양급여를 제공하는 기관을 말한다.
5. "장기요양요원"이란 장기요양기관에 소속되어 노인등의 신체활동 또는 가사활동 지원 등의 업무를 수행하는 자를 말한다.

제3조(장기요양급여 제공의 기본원칙)

1. 장기요양급여는 노인등의 심신상태 · 생활환경과 노인등 및 그 가족의 욕구 · 선택을 종합적으로

고려하여 필요한 범위 안에서 이를 적정하게 제공하여야 한다.

2. 장기요양급여는 노인등이 가족과 함께 생활하면서 가정에서 장기요양을 받는 재가급여를 우선적으로 제공하여야 한다.
3. 장기요양급여는 노인등의 심신상태나 건강 등이 악화되지 아니하도록 의료서비스와 연계하여 이를 제공하여야 한다.

제4조(국가 및 지방자치단체의 책무 등)

1. 국가 및 지방자치단체는 노인이 일상생활을 혼자서 수행할 수 있는 온전한 심신상태를 유지하는데 필요한 사업(이하 "노인성질환예방사업"이라 한다)을 실시하여야 한다.
2. 국가는 노인성질환예방사업을 수행하는 지방자치단체 또는 「국민건강보험법」에 따른 국민건강보험공단(이하 "공단"이라 한다)에 대하여 이에 소요되는 비용을 지원할 수 있다.
3. 국가 및 지방자치단체는 노인인구 및 지역특성 등을 고려하여 장기요양급여가 원활하게 제공될 수 있도록 충분한 수의 장기요양기관을 확충하고 장기요양기관의 설립을 지원하여야 한다.
4. 국가 및 지방자치단체는 장기요양급여가 원활히 제공될 수 있도록 공단에 필요한 행정적 또는 재정적 지원을 할 수 있다.
5. 국가 및 지방자치단체는 장기요양요원의 처우를 개선하고 복지를 증진하며 지위를 향상시키기 위하여 적극적으로 노력하여야 한다. 〈신설 2016.5.29.〉

제5조(장기요양급여에 관한 국가정책방향) 국가는 제6조의 장기요양기본계획을 수립 · 시행함에 있어서 노인뿐만 아니라 장애인 등 일상생활을 혼자서 수행하기 어려운 모든 국민이 장기요양급여, 신체활동지원서비스 등을 제공받을 수 있도록 노력하고 나아가 이들의 생활안정과 자립을 지원할 수 있는 시책을 강구하여야 한다.

제6조(장기요양기본계획)

1. 보건복지부장관은 노인등에 대한 장기요양급여를 원활하게 제공하기 위하여 5년 단위로 다음 각 호의 사항이 포함된 장기요양기본계획을 수립 · 시행하여야 한다.〈개정 2016.5.29.〉
   ① 연도별 장기요양급여 대상인원 및 재원조달 계획
   ② 연도별 장기요양기관 및 장기요양전문인력 관리 방안
   ③ 장기요양요원의 처우에 관한 사항
   ④ 그 밖에 노인등의 장기요양에 관한 사항으로서 대통령령으로 정하는 사항
2. 지방자치단체의 장은 제1항에 따른 장기요양기본계획에 따라 세부시행계획을 수립 · 시행하여야 한다.

제6조의2(실태조사)

1. 보건복지부장관은 장기요양사업의 실태를 파악하기 위하여 3년마다 다음 각 호의 사항에 관한 조사를 정기적으로 실시하고 그 결과를 공표하여야 한다.
   ① 장기요양인정에 관한 사항
   ② 제52조에 따른 장기요양등급판정위원회(이하 "등급판정위원회"라 한다)의 판정에 따라 장기

요양급여를 받을 사람(이하 "수급자"라 한다)의 규모, 그 급여의 수준 및 만족도에 관한 사항

③ 장기요양기관에 관한 사항

④ 장기요양요원의 근로조건, 처우 및 규모에 관한 사항

⑤ 그 밖에 장기요양사업에 관한 사항으로서 보건복지부령으로 정하는 사항

2. 제1항에 따른 실태조사의 방법과 내용 등에 필요한 사항은 보건복지부령으로 정한다.

[본조신설 2016.5.29.]

제2장 장기요양보험

제7조(장기요양보험)

1. 장기요양보험사업은 보건복지부장관이 관장한다.
2. 장기요양보험사업의 보험자는 공단으로 한다.
3. 장기요양보험의 가입자(이하 "장기요양보험가입자"라 한다)는 「국민건강보험법」 제5조 및 제109조에 따른 가입자로 한다. 〈개정 2011.12.31.〉
4. 공단은 제3항에도 불구하고 「외국인근로자의 고용 등에 관한 법률」에 따른 외국인근로자 등 대통령령으로 정하는 외국인이 신청하는 경우 보건복지부령으로 정하는 바에 따라 장기요양보험가입자에서 제외할 수 있다. 〈신설 2009.3.18, 개정 2010.1.18.〉

제8조(장기요양보험료의 징수)

1. 공단은 장기요양사업에 사용되는 비용에 충당하기 위하여 장기요양보험료를 징수한다.
2. 제1항에 따른 장기요양보험료는 「국민건강보험법」 제69조에 따른 보험료(이하 이 조에서 "건강보험료"라 한다)와 통합하여 징수한다. 이 경우 공단은 장기요양보험료와 건강보험료를 구분하여 고지하여야 한다.〈개정 2011.12.31.〉
3. 공단은 제2항에 따라 통합 징수한 장기요양보험료와 건강보험료를 각각의 독립회계로 관리하여야 한다.

제9조(장기요양보험료의 산정)

1. 장기요양보험료는 「국민건강보험법」 제69조제4항 및 제5항에 따라 산정한 보험료액에서 같은 법 제74조 또는 제75조에 따라 경감 또는 면제되는 비용을 공제한 금액에 장기요양보험료율을 곱하여 산정한 금액으로 한다.〈개정 2011.12.31.〉
2. 제1항에 따른 장기요양보험료율은 제45조에 따른 장기요양위원회의 심의를 거쳐 대통령령으로 정한다.

제10조(장애인 등에 대한 장기요양보험료의 감면) 공단은 「장애인복지법」에 따른 장애인 또는 이와 유사한 자로서 대통령령으로 정하는 자가 장기요양보험가입자 또는 그 피부양자인 경우 제15조제2항에 따른 수급자로 결정되지 못한 때 대통령령으로 정하는 바에 따라 장기요양보험료의 전부 또는 일부를

감면할 수 있다.

제11조(장기요양보험가입 자격 등에 관한 준용) 「국민건강보험법」 제5조, 제6조, 제8조부터 제11조까지, 제69조제1항부터 제3항까지, 제76조부터 제86조까지 및 제110조는 장기요양보험가입자 · 피부양자의 자격취득 · 상실, 장기요양보험료 등의 납부 · 징수 및 결손처분 등에 관하여 이를 준용한다. 이 경우 "보험료"는 "장기요양보험료"로, "건강보험"은 "장기요양보험"으로, "가입자"는 "장기요양보험가입자"로 본다. 〈개정 2011.12.31.〉

제3장 장기요양인정

제12조(장기요양인정의 신청자격) 장기요양인정을 신청할 수 있는 자는 노인 등으로서 다음 각 호의 어느 하나에 해당하는 자격을 갖추어야 한다.

1. 장기요양보험가입자 또는 그 피부양자
2. 「의료급여법」 제3조제1항에 따른 수급권자(이하 "의료급여수급권자"라 한다)

제13조(장기요양인정의 신청)

1. 장기요양인정을 신청하는 자(이하 "신청인"이라 한다)는 공단에 보건복지부령으로 정하는 바에 따라 장기요양인정신청서(이하 "신청서"라 한다)에 의사 또는 한의사가 발급하는 소견서(이하 "의사소견서"라 한다)를 첨부하여 제출하여야 한다. 다만, 의사소견서는 공단이 제15조제1항에 따라 등급판정위원회에 자료를 제출하기 전까지 제출할 수 있다.
2. 제1항에도 불구하고 거동이 현저하게 불편하거나 도서 · 벽지 지역에 거주하여 의료기관을 방문하기 어려운 자 등 대통령령으로 정하는 자는 의사소견서를 제출하지 아니할 수 있다.
3. 의사소견서의 발급비용 · 비용부담방법 · 발급자의 범위, 그 밖에 필요한 사항은 보건복지부령으로 정한다.

제14조(장기요양인정 신청의 조사)

1. 공단은 제13조제1항에 따라 신청서를 접수한 때 보건복지부령으로 정하는 바에 따라 소속 직원으로 하여금 다음 각 호의 사항을 조사하게 하여야 한다. 다만, 지리적 사정 등으로 직접 조사하기 어려운 경우 또는 조사에 필요하다고 인정하는 경우 특별자치시 · 특별자치도 · 시 · 군 · 구(자치구를 말한다. 이하 같다)에 대하여 조사를 의뢰하거나 공동으로 조사할 것을 요청할 수 있다.〈개정 2013.8.13.〉
   ① 신청인의 심신상태
   ② 신청인에게 필요한 장기요양급여의 종류 및 내용
   ③ 그 밖에 장기요양에 관하여 필요한 사항으로서 보건복지부령으로 정하는 사항
2. 제1항에 따라 조사를 하는 자는 조사일시, 장소 및 조사를 담당하는 자의 인적사항 등을 미리 신청인에게 통보하여야 한다.

3. 공단 또는 제1항 단서에 따른 조사를 의뢰받은 특별자치시 · 특별자치도 · 시 · 군 · 구는 조사를 완료한 때 조사결과서를 작성하여야 한다. 조사를 의뢰받은 특별자치시 · 특별자치도 · 시 · 군 · 구는 지체 없이 공단에 조사결과서를 송부하여야 한다.〈개정 2013.8.13.〉

제15조(등급판정 등)

1. 공단은 제14조에 따른 조사가 완료된 때 조사결과서, 신청서, 의사소견서, 그 밖에 심의에 필요한 자료를 등급판정위원회에 제출하여야 한다. 〈개정 2016.5.29.〉
2. 등급판정위원회는 신청인이 제12조의 신청자격요건을 충족하고 6개월 이상 동안 혼자서 일상생활을 수행하기 어렵다고 인정하는 경우 심신상태 및 장기요양이 필요한 정도 등 대통령령으로 정하는 등급판정기준에 따라 수급자로 판정한다. 〈개정 2016.5.29.〉
3. 등급판정위원회는 제2항에 따라 심의 · 판정을 하는 때 신청인과 그 가족, 의사소견서를 발급한 의사 등 관계인의 의견을 들을 수 있다.

제16조(장기요양등급판정기간)

1. 등급판정위원회는 신청인이 신청서를 제출한 날부터 30일 이내에 제15조에 따른 장기요양등급판정을 완료하여야 한다. 다만, 신청인에 대한 정밀조사가 필요한 경우 등 기간 이내에 등급판정을 완료할 수 없는 부득이한 사유가 있는 경우 30일 이내의 범위에서 이를 연장할 수 있다.
2. 공단은 등급판정위원회가 제1항 단서에 따라 장기요양인정심의 및 등급판정기간을 연장하고자 하는 경우 신청인 및 대리인에게 그 내용 · 사유 및 기간을 통보하여야 한다.

제17조(장기요양인정서)

1. 공단은 등급판정위원회가 장기요양인정 및 등급판정의 심의를 완료한 경우 지체 없이 다음 각 호의 사항이 포함된 장기요양인정서를 작성하여 수급자에게 송부하여야 한다.
   ① 장기요양등급
   ② 장기요양급여의 종류 및 내용
   ③ 그 밖에 장기요양급여에 관한 사항으로서 보건복지부령으로 정하는 사항
2. 공단은 등급판정위원회가 장기요양인정 및 등급판정의 심의를 완료한 경우 수급자로 판정받지 못한 신청인에게 그 내용 및 사유를 통보하여야 한다. 이 경우 특별자치시장 · 특별자치도지사 · 시장 · 군수 · 구청장(자치구의 구청장을 말한다. 이하 같다)은 공단에 대하여 이를 통보하도록 요청할 수 있고, 요청을 받은 공단은 이에 응하여야 한다.〈개정 2013.8.13.〉
3. 공단은 제1항에 따라 장기요양인정서를 송부하는 때 장기요양급여를 원활히 이용할 수 있도록 제28조에 따른 월 한도액 범위 안에서 표준장기요양이용계획서를 작성하여 이를 함께 송부하여야 한다.
4. 제1항 및 제3항에 따른 장기요양인정서 및 표준장기요양이용계획서의 작성방법에 관하여 필요한 사항은 보건복지부령으로 정한다.

제18조(장기요양인정서를 작성할 경우 고려사항) 공단은 장기요양인정서를 작성할 경우 제17조제1항제2호에 따른 장기요양급여의 종류 및 내용을 정하는 때 다음 각 호의 사항을 고려하여 정하여야 한다.

1. 수급자의 장기요양등급 및 생활환경
2. 수급자와 그 가족의 욕구 및 선택
3. 시설급여를 제공하는 경우 장기요양기관이 운영하는 시설 현황

제19조(장기요양인정의 유효기간)

1. 제15조에 따른 장기요양인정의 유효기간은 최소 1년 이상으로서 대통령령으로 정한다.
2. 제1항의 유효기간의 산정방법 그 밖에 필요한 사항은 보건복지부령으로 정한다.

제20조(장기요양인정의 갱신)

1. 수급자는 제19조에 따른 장기요양인정의 유효기간이 만료된 후 장기요양급여를 계속하여 받고자 하는 경우 공단에 장기요양인정의 갱신을 신청하여야 한다.
2. 제1항에 따른 장기요양인정의 갱신 신청은 유효기간이 만료되기 전 30일까지 이를 완료하여야 한다.
3. 제12조부터 제19조까지의 규정은 장기요양인정의 갱신절차에 관하여 이를 준용한다.

제21조(장기요양등급 등의 변경)

1. 장기요양급여를 받고 있는 수급자는 장기요양등급, 장기요양급여의 종류 또는 내용을 변경하여 장기요양급여를 받고자 하는 경우 공단에 변경신청을 하여야 한다.
2. 제12조부터 제19조까지의 규정은 장기요양등급의 변경절차에 관하여 준용한다.

제22조(장기요양인정 신청 등에 대한 대리)

1. 장기요양급여를 받고자 하는 자 또는 수급자가 신체적 · 정신적인 사유로 이 법에 따른 장기요양인정의 신청, 장기요양인정의 갱신신청 또는 장기요양등급의 변경신청 등을 직접 수행할 수 없을 때 본인의 가족이나 친족, 그 밖의 이해관계인은 이를 대리할 수 있다.
2. 「사회복지사업법」에 따른 사회복지전담공무원은 관할 지역 안에 거주하는 자에 대한 제1항에 따른 장기요양인정신청 등을 본인 또는 가족의 동의를 받아 대리할 수 있다.
3. 제1항 및 제2항에도 불구하고 장기요양급여를 받고자 하는 자 또는 수급자가 제1항에 따른 장기요양인정신청 등을 할 수 없는 경우 특별자치시장 · 특별자치도지사 · 시장 · 군수 · 구청장이 지정하는 자는 이를 대리할 수 있다.〈개정 2013.8.13.〉
4. 제1항부터 제3항까지의 규정에 따른 장기요양인정신청 등의 방법 및 절차 등에 관하여 필요한 사항은 보건복지부령으로 정한다.

제4장 장기요양급여의 종류

제23조(장기요양급여의 종류)

1. 이 법에 따른 장기요양급여의 종류는 다음 각 호와 같다.〈개정 2011.6.7., 2015.12.29.〉
   ① 재가급여

가. 방문요양 : 장기요양요원이 수급자의 가정 등을 방문하여 신체활동 및 가사활동 등을 지원하는 장기요양급여

나. 방문목욕 : 장기요양요원이 목욕설비를 갖춘 장비를 이용하여 수급자의 가정 등을 방문하여 목욕을 제공하는 장기요양급여

다. 방문간호 : 장기요양요원인 간호사 등이 의사, 한의사 또는 치과의사의 지시서(이하 "방문간호지시서"라 한다)에 따라 수급자의 가정 등을 방문하여 간호, 진료의 보조, 요양에 관한 상담 또는 구강위생 등을 제공하는 장기요양급여

라. 주 · 야간보호 : 수급자를 하루 중 일정한 시간 동안 장기요양기관에 보호하여 신체활동 지원 및 심신기능의 유지 · 향상을 위한 교육 · 훈련 등을 제공하는 장기요양급여

마. 단기보호 : 수급자를 보건복지부령으로 정하는 범위 안에서 일정 기간 동안 장기요양기관에 보호하여 신체활동 지원 및 심신기능의 유지 · 향상을 위한 교육 · 훈련 등을 제공하는 장기요양급여

바. 기타재가급여 : 수급자의 일상생활 · 신체활동 지원 및 인지기능의 유지 · 향상에 필요한 용구를 제공하거나 가정을 방문하여 재활에 관한 지원 등을 제공하는 장기요양급여로서 대통령령으로 정하는 것

② 시설급여 : 장기요양기관이 운영하는 「노인복지법」 제34조에 따른 노인의료복지시설 등에 장기간 동안 입소하여 신체활동 지원 및 심신기능의 유지 · 향상을 위한 교육 · 훈련 등을 제공하는 장기요양급여

③ 특별현금급여

가. 가족요양비 : 제24조에 따라 지급하는 가족장기요양급여

나. 특례요양비 : 제25조에 따라 지급하는 특례장기요양급여

다. 요양병원간병비 : 제26조에 따라 지급하는 요양병원장기요양급여

2. 제1항제1호 및 제2호에 따라 장기요양급여를 제공할 수 있는 장기요양기관의 종류 및 기준과 장기요양급여 종류별 장기요양요원의 범위 · 업무 · 보수교육 등에 관하여 필요한 사항은 대통령령으로 정한다.

3. 장기요양급여의 제공기준 · 절차 · 방법 · 범위, 그 밖에 필요한 사항은 보건복지부령으로 정한다.

제24조(가족요양비)

1. 공단은 다음 각 호의 어느 하나에 해당하는 수급자가 가족 등으로부터 제23조제1항제1호가목에 따른 방문요양에 상당한 장기요양급여를 받은 때 대통령령으로 정하는 기준에 따라 당해 수급자에게 가족요양비를 지급할 수 있다.

① 도서 · 벽지 등 장기요양기관이 현저히 부족한 지역으로서 보건복지부장관이 정하여 고시하는 지역에 거주하는 자

② 천재지변이나 그 밖에 이와 유사한 사유로 인하여 장기요양기관이 제공하는 장기요양급여를 이용하기가 어렵다고 보건복지부장관이 인정하는 자

③ 신체 · 정신 또는 성격 등 대통령령으로 정하는 사유로 인하여 가족 등으로부터 장기요양을 받아야 하는 자

2. 제1항에 따른 가족요양비의 지급절차와 그 밖에 필요한 사항은 보건복지부령으로 정한다.

제25조(특례요양비)

1. 공단은 수급자가 장기요양기관이 아닌 노인요양시설 등의 기관 또는 시설에서 재가급여 또는 시설급여에 상당한 장기요양급여를 받은 경우 대통령령으로 정하는 기준에 따라 당해 장기요양급여비용의 일부를 당해 수급자에게 특례요양비로 지급할 수 있다.
2. 제1항에 따라 장기요양급여가 인정되는 기관 또는 시설의 범위, 특례요양비의 지급절차, 그 밖에 필요한 사항은 보건복지부령으로 정한다.

제26조(요양병원간병비)

1. 공단은 수급자가 「의료법」 제3조제2항제3호라목에 따른 요양병원에 입원한 때 대통령령으로 정하는 기준에 따라 장기요양에 사용되는 비용의 일부를 요양병원간병비로 지급할 수 있다. 〈개정 2009.1.30., 2011.6.7〉
2. 제1항에 따른 요양병원간병비의 지급절차와 그 밖에 필요한 사항은 보건복지부령으로 정한다.

제5장 장기요양급여의 제공

제27조(장기요양급여의 제공 시기)

1. 수급자는 제17조제1항에 따른 장기요양인정서가 도달한 날부터 장기요양급여를 받을 수 있다.
2. 제1항에도 불구하고 수급자는 돌볼 가족이 없는 경우 등 대통령령으로 정하는 사유가 있는 경우 신청서를 제출한 날부터 장기요양인정서가 도달되는 날까지의 기간 중에도 장기요양급여를 받을 수 있다.
3. 제2항에 따라 장기요양급여가 인정되는 범위와 절차 등은 대통령령으로 정한다.

제27조의2(특별현금급여수급계좌)

1. 공단은 특별현금급여를 받는 수급자의 신청이 있는 경우에는 특별현금급여를 수급자 명의의 지정된 계좌(이하 “특별현금급여수급계좌”라 한다)로 입금하여야 한다. 다만, 정보통신장애나 그 밖에 대통령령으로 정하는 불가피한 사유로 특별현금급여수급계좌로 이체할 수 없을 때에는 현금지급 등 대통령령으로 정하는 바에 따라 특별현금급여를 지급할 수 있다.
2. 특별현금급여수급계좌가 개설된 금융기관은 특별현금급여만이 특별현금급여수급계좌에 입금되도록 관리하여야 한다.
3. 제1항에 따른 신청방법 · 절차와 제2항에 따른 특별현금급여수급계좌의 관리에 필요한 사항은 대통령령으로 정한다.

[본조신설 2016.12.2.]

제28조(장기요양급여의 월 한도액)

1. 장기요양급여는 월 한도액 범위 안에서 제공한다. 이 경우 월 한도액은 장기요양등급 및 장기요양급여의 종류 등을 고려하여 산정한다.
2. 제1항에 따른 월 한도액의 산정기준 및 방법, 그 밖에 필요한 사항은 보건복지부령으로 정한다.

제29조(장기요양급여의 제한)

1. 공단은 장기요양급여를 받고 있거나 받을 수 있는 자가 다음 각 호의 어느 하나에 해당하는 경우 장기요양급여를 중단하거나 제공하지 아니하게 하여야 한다.
   ① 거짓이나 그 밖의 부정한 방법으로 장기요양인정을 받은 경우
   ② 고의로 사고를 발생하도록 하거나 본인의 위법행위에 기인하여 장기요양인정을 받은 경우
2. 공단은 장기요양급여를 받고 있는 자가 정당한 사유 없이 제60조 또는 제61조에 따른 요구에 응하지 아니하거나 답변을 거절한 경우 장기요양급여의 전부 또는 일부를 제공하지 아니하게 할 수 있다.

제30조(장기요양급여의 제한 등에 관한 준용) 「국민건강보험법」 제53조제1항제4호, 같은 조 제2항부터 제6항까지 및 제54조는 이 법에 따른 보험료 체납자 등에 대한 장기요양급여의 제한 및 장기요양급여의 정지에 관하여 준용한다. 이 경우 "가입자"는 "장기요양보험가입자"로, "보험급여"는 "장기요양급여"로 본다.〈개정 2011.12.31〉

제6장 장기요양기관

제31조(장기요양기관의 지정)

1. 장기요양기관을 설치·운영하고자 하는 자는 소재지를 관할 구역으로 하는 특별자치시장·특별자치도지사·시장·군수·구청장으로부터 지정을 받아야 한다.〈개정 2013.8.13.〉
2. 제1항에 따라 장기요양기관으로 지정받고자 하는 자는 보건복지부령으로 정하는 장기요양에 필요한 시설 및 인력을 갖추어야 한다.
3. 특별자치시장·특별자치도지사·시장·군수·구청장은 제1항에 따라 장기요양기관을 지정한 때 지체 없이 지정 명세를 공단에 통보하여야 한다.〈개정 2013.8.13.〉
4. 장기요양기관의 지정절차와 그 밖에 필요한 사항은 보건복지부령으로 정한다.

제32조(재가장기요양기관의 설치)

1. 제23조제1항제1호의 재가급여 중 어느 하나 이상에 해당하는 장기요양급여를 제공하고자 하는 자는 시설 및 인력을 갖추어 재가장기요양기관을 설치하고 특별자치시장·특별자치도지사·시장·군수·구청장에게 이를 신고하여야 한다. 신고를 받은 특별자치시장·특별자치도지사·시장·군수·구청장은 신고 명세를 공단에 통보하여야 한다.〈개정 2013.8.13.〉
2. 제1항 전단에 따라 설치의 신고를 한 재가장기요양기관은 장기요양기관으로 본다.

3. 의료기관이 아닌 자가 설치 · 운영하는 재가장기요양기관은 방문간호를 제공하는 경우 방문간호의 관리책임자로서 간호사를 둔다.
4. 제1항에 따른 시설 및 인력기준, 그 밖에 필요한 사항은 보건복지부령으로 정한다.

제32조의2(결격사유) 다음 각 호의 어느 하나에 해당하는 자는 제31조에 따른 장기요양기관의 지정을 받거나 제32조에 따른 재가장기요양기관의 설치 신고를 할 수 없다.

1. 미성년자, 피성년후견인 또는 피한정후견인
2. 「정신보건법」제3조제1호의 정신질환자
3. 「마약류 관리에 관한 법률」제2조제1호의 마약류에 중독된 사람
4. 파산선고를 받고 복권되지 아니한 사람
5. 금고 이상의 실형을 선고받고 그 집행이 종료(집행이 종료된 것으로 보는 경우를 포함한다) 되거나 집행이 면제된 날부터 5년이 경과되지 아니한 사람
6. 금고 이상의 형의 집행유예를 선고 받고 그 유예기간 중에 있는 사람
7. 대표자 제1호부터 제6호까지의 규정 중 어느 하나에 해당하는 법인

[본조신설 2015.12.29.]

제33조(장기요양기관의 시설 · 인력에 관한 변경) 장기요양기관은 시설 및 인력 중 보건복지부령이 정하는 중요한 사항을 변경하는 경우 보건복지부령으로 정하는 바에 따라 특별자치시장 · 특별자치도지사 · 시장 · 군수 · 구청장에게 신고하여야 한다. 신고를 받은 특별자치시장 · 특별자치도지사 · 시장 · 군수 · 구청장은 지체 없이 변경 명세를 공단에 통보하여야 한다.〈개정 2013.8.13.〉

제34조(장기요양기관 정보의 안내 등)

1. 장기요양기관은 수급자가 장기요양급여를 쉽게 선택하도록 하고 장기요양기관이 제공하는 급여의 질을 보장하기 위하여 장기요양기관별 급여의 내용, 시설 · 인력 등 현황자료 등을 공단이 운영하는 인터넷 홈페이지에 게시하여야 한다.
2. 제1항에 따른 게시 내용, 방법, 절차, 그 밖에 필요한 사항은 보건복지부령으로 정한다.

제35조(장기요양기관의 의무 등)

1. 장기요양기관은 수급자로부터 장기요양급여신청을 받은 때 장기요양급여의 제공을 거부하여서는 아니 된다. 다만, 입소정원에 여유가 없는 경우 등 정당한 사유가 있는 경우는 그러하지 아니하다.
2. 장기요양기관은 제23조제3항에 따른 장기요양급여의 제공 기준 · 절차 및 방법 등에 따라 장기요양급여를 제공하여야 한다.
3. 장기요양기관의 장은 장기요양급여를 제공한 수급자에게 장기요양급여비용에 대한 명세서를 교부하여야 한다.
4. 장기요양기관의 장은 장기요양급여 제공에 관한 자료를 기록 · 관리하여야 하며, 장기요양기관의 장 및 그 종사자는 장기요양급여 제공에 관한 자료를 거짓으로 작성하여서는 아니 된다.〈신설 2010.3.17., 2015.12.29.〉

5. 장기요양기관은 제40조제1항 단서에 따라 면제받거나 같은 조 제3항에 따라 감경받는 금액 외에 영리를 목적으로 수급자가 부담하는 재가 및 시설 급여비용(이하 "본인일부부담금"이라 한다)을 면제하거나 감경하는 행위를 하여서는 아니된다.〈신설 2013.8.13.〉
6. 누구든지 영리를 목적으로 금전, 물품, 노무, 향응, 그 밖의 이익을 제공하거나 제공할 것을 약속하는 방법으로 수급자를 장기요양기관에 소개, 알선 또는 유인하는 행위 및 이를 조장하는 행위를 하여서는 아니된다.〈신설 2013.8.13.〉
7. 제3항에 따른 장기요양급여비용의 명세서, 제4항에 따라 기록 · 관리하여야 할 장기요양급여 제공 자료의 내용 및 보존기한, 그 밖에 필요한 사항은 보건복지부령으로 정한다.〈개정 2010.3.17.〉〈제5항에서 이동 2013.8.13.〉

[제목개정 2013.8.13.]

제35조의2(장기요양기관 재무 · 회계기준)

1. 장기요양기관의 장은 보건복지부령으로 정하는 재무 · 회계에 관한 기준(이하 "장기요양기관 재무 · 회계기준"이라 한다)에 따라 장기요양기관을 투명하게 운영하여야 한다. 다만, 장기요양기관 중 「사회복지사업법」 제34조에 따라 설치한 사회복지시설은 같은 조 제3항에 따른 재무 · 회계에 관한 기준에 따른다.
2. 보건복지부장관은 장기요양기관 재무 · 회계기준을 정할 때에는 장기요양기관의 특성 및 그 시행시기 등을 고려하여야 한다.

[본조신설 2016.5.29.]

제36조(장기요양기관의 폐업 등 신고)

1. 장기요양기관의 장은 폐업하거나 휴업하고자 하는 경우 폐업이나 휴업 예정일 전 30일까지 특별자치시장 · 특별자치도지사 · 시장 · 군수 · 구청장에게 신고하여야 한다. 신고를 받은 특별자치시장 · 특별자치도지사 · 시장 · 군수 · 구청장은 지체 없이 신고 명세를 공단에 통보하여야 한다.〈개정 2013.8.13.〉
2. 장기요양기관의 장은 장기요양기관을 폐업 또는 휴업하려는 경우 보건복지부령으로 정하는 바에 따라 해당 장기요양기관을 이용하는 수급자가 다른 장기요양기관을 이용할 수 있도록 조치계획을 수립하고 이행하는 등 수급권자의 권익을 보호하기 위한 조치를 취하여야 한다.〈신설 2015.12.29.〉
3. 특별자치시장 · 특별자치도지사 · 시장 · 군수 · 구청장은 제1항에 따라 폐업 또는 휴업신고를 접수한 경우 장기요양기관의 장이 제2항에 따른 수급자의 권익을 보호하기 위한 조치를 취하였는지의 여부를 확인하고, 인근지역에 대체 장기요양기관이 없는 경우 등 장기요양급여에 중대한 차질이 우려되는 때에는 장기요양기관의 폐업 또는 휴업 철회를 권고하거나 그 밖의 다른 조치를 강구하여야 한다. 〈개정 2015.12.29.〉
4. 특별자치시장 · 특별자치도지사 · 시장 · 군수 · 구청장은 「노인복지법」 제43조에 따라 노인의료복지시설 등(장기요양기관이 운영하는 시설인 경우에 한한다)에 대하여 사업정지 또는 폐지 명

령을 하는 경우 지체 없이 공단에 그 내용을 통보하여야 한다.〈개정 2013.8.13., 2015.12.29.〉

5. 장기요양기관의 장은 제1항에 따라 폐업 또는 휴업 신고를 할 때 보건복지부령으로 정하는 바에 따라 장기요양급여 제공 자료를 공단으로 이관하여야 한다. 다만, 휴업 신고를 하는 장기요양기관의 장이 휴업 예정일 전까지 공단의 허가를 받은 경우에는 장기요양급여 제공 자료를 직접 보관할 수 있다.〈신설 2010.3.17.,2013.8.13.〉

제36조의2(시정명령) 특별자치시장 · 특별자치도지사 · 시장 · 군수 · 구청장은 장기요양기관 재무 · 회계기준을 위반한 장기요양기관에 대하여 6개월 이내의 범위에서 일정한 기간을 정하여 시정을 명할 수 있다. [본조신설 2016.5.29.]

제37조(장기요양기관 지정의 취소 등)

1. 특별자치시장 · 특별자치도지사 · 시장 · 군수 · 구청장은 장기요양기관이 다음 각 호의 어느 하나에 해당하는 경우 그 지정을 취소하거나 6개월의 범위에서 업무정지를 명할 수 있다. 다만, 제1호, 제2호의2 또는 제7호에 해당하는 경우에는 지정을 취소하여야 한다.〈개정 2013.8.13.,2015.12.29.〉
   ① 거짓이나 그 밖의 부정한 방법으로 지정을 받은 경우
   ② 제31조제2항에 따른 지정기준에 적합하지 아니한 경우2의2. 제32조의2 각 호의 어느 하나에 해당하게 된 경우. 다만, 제32조의2제7호에 해당하게 된 법인의 경우 3개월 이내에 그 대표자를 변경하는 때에는 그러하지 아니하다.
   ③ 제35조제1항을 위반하여 장기요양급여를 거부한 경우
      3의2. 제35조제5항을 위반하여 본인일부부담금을 면제하거나 감경하는 행위를 한 경우
      3의3. 제35조제6항을 위반하여 수급자를 소개, 알선 또는 유인하는 행위 및 이를 조장하는 행위를 한 경우
   ④ 거짓이나 그 밖의 부정한 방법으로 재가 및 시설 급여비용을 청구한 경우
   ⑤ 제61조제2항에 따른 자료제출 명령에 따르지 아니하거나 거짓으로 자료제출을 한 경우나 경우나 질문 또는 검사를 거부 · 방해 또는 기피하거나 거짓으로 답변한 경우
   ⑥ 장기요양기관의 종사자 등이 다음 각 목의 어느 하나에 해당하는 행위를 한 경우
      가. 수급자의 신체에 폭행을 가하거나 상해를 입히는 행위
      나. 수급자에게 성적 수치심을 주는 성폭행, 성희롱 등의 행위
      다. 자신의 보호 · 감독을 받는 수급자를 유기하거나 의식주를 포함한 기본적 보호 및 치료를 소홀히 하는 방임행위
   ⑦ 업무정지기간 중에 장기요양급여를 제공한 경우
2. 특별자치시장 · 특별자치도지사 · 시장 · 군수 · 구청장은 제1항에 따라 지정을 취소하거나 업무정지명령을 한 경우에는 지체 없이 그 내용을 공단에 통보하고, 보건복지부령으로 정하는 바에 따라 보건복지부장관에게 통보한다. 이 경우 시장 · 군수 · 구청장은 관할 특별시장 · 광역시장 또는 도지사를 거쳐 보건복지부장관에게 통보하여야 한다.〈개정 2013.8.13.〉

3. 특별자치시장 · 특별자치도지사 · 시장 · 군수 · 구청장은 재가장기요양기관이 다음 각 호의 어느 하나에 해당하는 경우 시설을 폐쇄할 것을 명하거나 6개월의 범위에서 업무정지를 명할 수 있다. 다만, 제1호, 제2호의2 또는 제5호에 해당하는 경우 폐쇄명령을 하여야 한다.〈개정 2013.8.13., 2015.12.29., 2016.5.29.〉
   ① 거짓이나 그 밖의 부정한 방법으로 신고한 경우
   ② 제32조제1항에 따라 갖추어야 하는 시설 및 인력을 갖추지 아니한 경우2의2. 제1항제2호의2에 해당하는 경우
   ③ 제1항제3호, 제3호의2, 제3호의3, 제5호 또는 제6호에 해당하는 경우
   ④ 거짓이나 그 밖의 부정한 방법으로 재가급여비용을 청구한 경우
   ⑤ 업무정지기간 중에 장기요양급여를 제공한 경우
   ⑥ 제36조의2에 따른 시정명령을 이행하지 아니하거나 회계부정 행위가 있는 경우
4. 특별자치시장 · 특별자치도지사 · 시장 · 군수 · 구청장은 제3항에 따라 재가장기요양기관에 대하여 폐쇄명령 또는 업무정지명령을 한 경우 지체 없이 그 내용을 공단에 통보하고, 보건복지부령으로 정하는 바에 따라 보건복지부장관에게 통보하며, 이 경우 시장 · 군수 · 구청장은 관할 특별시장 · 광역시장 또는 도지사를 거쳐 보건복지부장관에게 통보하여야 한다. 폐쇄명령을 받은 재가장기요양기관은 제1항에 따라 장기요양기관의 지정이 취소된 것으로 본다.〈개정 2013.8.13.〉
5. 특별자치시장 · 특별자치도지사 · 시장 · 군수 · 구청장은 제1항에 따라 장기요양기관이 지정취소 또는 업무정지되거나 제3항에 따라 재가장기요양기관이 폐쇄 또는 업무정지되는 경우에는 해당 장기요양기관을 이용하는 수급자를 다른 장기요양기관으로 옮기도록 하는 등 수급자의 권익을 보호하기 위하여 필요한 조치를 하여야 한다.〈신설 2015.12.29.〉
6. 다음 각 호의 어느 하나에 해당하는 자는 제31조에 따라 장기요양기관으로 지정받거나 제32조에 따라 재가장기요양기관의 설치신고를 할 수 없다.〈개정 2013.8.13., 2015.12.29.〉
   ① 제1항 또는 제3항에 따라 지정취소 또는 폐쇄명령을 받은 후 3년이 지나지 아니한 자(법인인 경우 그 대표자를 포함한다)
   ② 제1항 또는 제3항에 따라 업무정지명령을 받고 업무정지기간이 지나지 아니한 자(법인인 경우 그 대표자를 포함한다)
7. 제1항 및 제3항에 따른 행정처분의 기준은 보건복지부령으로 정한다.〈개정 2013.8.13., 2015.12.29.〉

제37조의2(과징금의 부과 등)

1. 특별자치시장 · 특별자치도지사 · 시장 · 군수 · 구청장은 제37조제1항 각 호의 어느 하나 또는 같은 조 제3항 각 호의 어느 하나(제37조제1항제4호 및 제3항제4호는 제외한다)에 해당하는 행위를 이유로 업무정지명령을 하여야 하는 경우로서 그 업무정지가 해당 장기요양기관을 이용하는 수급자에게 심한 불편을 줄 우려가 있는 등 보건복지부장관이 정하는 특별한 사유가 있다고

인정되는 경우에는 업무정지명령을 갈음하여 5천만원 이하의 과징금을 부과할 수 있다. 다만, 제37조제1항제6호를 위반한 행위로서 보건복지부령으로 정하는 경우에는 그러하지 아니하다.

2. 특별자치시장 · 특별자치도지사 · 시장 · 군수 · 구청장은 제37조제1항제4호 또는 제3항제4호에 해당하는 행위를 이유로 업무정지명령을 하여야 하는 경우로서 그 업무정지가 해당 장기요양기관을 이용하는 수급자에게 심한 불편을 줄 우려가 있는 등 보건복지부장관이 정하는 특별한 사유가 있다고 인정되는 경우에는 업무정지명령을 갈음하여 거짓이나 그 밖의 부정한 방법으로 청구한 금액의 5배 이하의 금액을 과징금으로 부과 할 수 있다.
3. 제1항 및 제2항에 따른 과징금을 부과하는 위반행위의 종류 및 위반의 정도 등에 따른 과징금의 금액과 과징금의 부과절차 등에 필요한 사항을 대통령령으로 정한다.
4. 특별자치시장 · 특별자치도지사 · 시장 · 군수 · 구청장은 제1항 및 제2항에 따라 과징금을 내야 할 자가 납부기한까지 내지 아니한 경우에는 지방세 체납처분의 예에 따라 징수한다.
5. 특별자치시장 · 특별자치도지사 · 시장 · 군수 · 구청장은 제1항 및 제2항에 따른 과징금의 부과와 징수에 관한 사항을 보건복지부령으로 정하는 바에 따라 기록 · 관리하여야 한다.

[본조신설 2013.8.13.]

제37조의3(위반 사실 등의 공포)

1. 특별자치시장 · 특별자치도지사 · 시장 · 군수 · 구청장은 장기요양기관이 거짓으로 재가 · 시설 급여비용을 청구하였다는 이유로 제37조 또는 제37조의2에 따른 처분이 확정된 경우로서 다음 각 호의 어느 하나에 해당하는 경우에는 위반사실, 처분내용, 장기요양기관의 명칭 · 주소, 장기요양기관의 장의 성명, 그 밖에 다른 장기요양기관과의 구별에 필요한 사항으로서 대통령령으로 정하는 사항을 공표할 수 있다.
   ① 거짓으로 청구한 금액이 1천만원 이상인 경우
   ② 거짓으로 청구한 금액이 장기요양급여비용 총액의 100분의 10 이상인 경우
2. 특별자치시장 · 특별자치도지사 · 시장 · 군수 · 구청장은 제1항에 따른 공표 여부 등을 심의하기 위하여 공표심의위원회를 설치 · 운영할 수 있다.
3. 제1항에 따른 공표 여부의 결정 방법, 공표 방법 · 절차 및 제2항에 따른 공표심의위원회의 구성 · 운영 등에 필요한 사항은 대통령령으로 정한다.

[본조신설 2013.8.13.]

제37조의4(행정제재처분 효과의 승계)

1. 제37조제1항 각 호의 어느 하나 또는 같은 조 제3항 각 호의 어느 하나에 해당하는 행위를 이유로 한 행정제재처분(이하 "행정제재처분"이라 한다)의 효과는 그 처분을 한 날부터 3년간 다음 각 호의 어느 하나에 해당하는 자에게 승계된다. 〈개정 2015.12.29.〉
   ① 장기요양기관을 양도한 경우 양수인
   ② 법인이 합병된 경우 합병으로 신설되거나 합병 후 존속하는 법인
   ③ 장기요양기관 폐업 후 같은 장소에서 장기요양기관을 운영하는 자 중 종전에 행정제재처분

을 받은 자(법인인 경우 그 대표자를 포함한다)나 그 배우자 또는 직계혈족

2. 행정제재처분의 절차가 진행 중일 때에는 다음 각 호의 어느 하나에 해당하는 자에 대하여 그 절차를 계속 이어서 할 수 있다. 〈개정 2015.12.29.〉

① 장기요양기관을 양도한 경우 양수인

② 법인이 합병된 경우 합병으로 신설되거나 합병 후 존속하는 법인

③ 장기요양기관 폐업 후 3년 이내에 같은 장소에서 장기요양기관을 운영하는 자 중 종전에 위반행위를 한 자(법인인 경우 그 대표자를 포함한다)나 그 배우자 또는 직계혈족3. 제1항 및 제2항에도 불구하고 제1항 각 호의 어느 하나 또는 제2항 각 호의 어느 하나에 해당하는 자(이하 "양수인등"이라 한다)가 양수, 합병 또는 운영 시에 행정제재처분 또는 위반사실을 알지 못하였음을 증명하는 경우에는 그러하지 아니하다.

④ 행정제재처분을 받았거나 그 절차가 진행 중인 자는 보건복지부령으로 정하는 바에 따라 지체없이 그 사실을 양수인등에게 알려야 한다.

[본조신설 2013.8.13.]

제37조의5(장기요양급여제공의 제한)

1. 특별자치시장 · 특별자치도지사 · 시장 · 군수 · 구청장은 장기요양기관의 종사자가 거짓이나 그 밖의 부정한 방법으로 재가급여비용 또는 시설급여비용을 청구하는 행위에 가담한 경우 해당 종사자가 장기요양급여를 제공하는 것을 1년의 범위에서 제한하는 처분을 할 수 있다.
2. 특별자치시장 · 특별자치도지사 · 시장 · 군수 · 구청장은 제1항에 따른 처분을 한 경우 지체 없이 그 내용을 공단에 통보하여야 한다.
3. 제1항 및 제2항에 따른 장기요양급여 제공 제한 처분의 기준 · 방법, 통보의 방법 · 절차, 그 밖에 필요한 사항은 보건복지부령으로 정한다.

[본조신설 2015.12.29.]

제7장 재가 및 시설 급여비용 등

제38조(재가 및 시설 급여비용의 청구 및 지급 등)

1. 장기요양기관은 수급자에게 제23조에 따른 재가급여 또는 시설급여를 제공한 경우 공단에 장기요양급여비용을 청구하여야 한다.
2. 공단은 제1항에 따라 장기요양기관으로부터 재가 또는 시설 급여비용의 청구를 받은 경우 이를 심사하여 장기요양에 사용된 비용 중 공단부담금(재가 및 시설 급여비용 중 본인일부부담금을 공제한 금액을 말한다)을 당해 장기요양기관에 지급하여야 한다.
3. 공단은 제54조제2항에 따른 장기요양기관의 장기요양급여평가 결과에 따라 장기요양급여비용을 가산 또는 감액조정하여 지급할 수 있다.

4. 장기요양기관은 지급받은 장기요양급여비용 중 보건복지부장관이 정하여 고시하는 비율에 따라 그 일부를 장기요양요원에 대한 인건비로 지출하여야 한다. 〈신설 2016.5.29.〉
5. 제1항부터 제3항까지의 규정에 따른 재가 및 시설 급여비용의 심사기준, 장기요양급여비용의 가감지급의 기준, 청구절차 및 지급방법 등에 관한 사항은 보건복지부령으로 정한다. 〈개정 2016.5.29.〉

[제목개정 2016.5.29.]

제39조(재가 및 시설 급여비용의 산정)

1. 재가 및 시설 급여비용은 급여종류 및 장기요양등급 등에 따라 제45조에 따른 장기요양위원회의 심의를 거쳐 보건복지부장관이 정하여 고시한다.
2. 보건복지부장관은 제1항에 따라 재가 및 시설 급여비용을 정할 때 대통령령으로 정하는 바에 따라 국가 및 지방자치단체로부터 장기요양기관의 설립비용을 지원받았는지 여부 등을 고려할 수 있다.
3. 제1항에 따른 재가 및 시설 급여비용의 구체적인 산정방법 및 항목 등에 관하여 필요한 사항은 보건복지부령으로 정한다.

제40조(본인일부부담금)

1. 재가 및 시설 급여비용은 다음 각 호와 같이 수급자가 부담한다. 다만, 수급자 중 「의료급여법」 제3조제1항제1호에 따른 수급자는 그러하지 아니하다.〈개정 2015.12.29.〉
   ① 재가급여 : 당해 장기요양급여비용의 100분의 15
   ② 시설급여 : 당해 장기요양급여비용의 100분의 20
2. 다음 각 호의 장기요양급여에 대한 비용은 수급자 본인이 전부 부담한다.
   ① 이 법의 규정에 따른 급여의 범위 및 대상에 포함되지 아니하는 장기요양급여
   ② 수급자가 제17조제1항제2호에 따른 장기요양인정서에 기재된 장기요양급여의 종류 및 내용과 다르게 선택하여 장기요양급여를 받은 경우 그 차액
   ③ 제28조에 따른 장기요양급여의 월 한도액을 초과하는 장기요양급여
3. 다음 각 호의 어느 하나에 해당하는 자에 대하여는 본인일부부담금의 100분의 50을 감경한다.〈개정 2009.5.21., 2010.3.17〉
   ① 「의료급여법」 제3조제1항제2호부터 제9호까지의 규정에 따른 수급권자
   ② 소득 · 재산 등이 보건복지가족부장관이 정하여 고시하는 일정 금액 이하인 자. 다만, 도서 · 벽지 · 농어촌 등의 지역에 거주하는 자에 대하여 따로 금액을 정할 수 있다.
   ③ 천재지변 등 보건복지가족부령으로 정하는 사유로 인하여 생계가 곤란한 자
4. 제1항부터 제3항까지의 규정에 따른 본인일부부담금의 산정방법, 감경절차 및 감경방법 등에 관하여 필요한 사항은 보건복지가족부령으로 정한다. 〈개정 2009.5.21.〉

제41조(가족 등의 장기요양에 대한 보상)

1. 공단은 장기요양급여를 받은 금액의 총액이 보건복지부장관이 정하여 고시하는 금액 이하에 해

당하는 수급자가 가족 등으로부터 제23조제1항제1호 가목에 따른 방문요양에 상당한 장기요양을 받은 경우 보건복지부령으로 정하는 바에 따라 본인일부부담금의 일부를 감면하거나 이에 갈음하는 조치를 할 수 있다.

2. 제1항에 따른 본인일부부담금의 감면방법 등 필요한 사항은 보건복지부령으로 정한다.

第42조(방문간호지시서 발급비용의 산정 등) 제23조제1항제1호다목에 따라 방문간호지시서를 발급하는데 사용되는 비용, 비용부담방법 및 비용 청구 · 지급절차 등에 관하여 필요한 사항은 보건복지부령으로 정한다.

第43조(부당이득의 징수)

1. 공단은 장기요양급여를 받은 자 또는 장기요양급여비용을 받은 자가 다음 각 호의 어느 하나에 해당하는 경우 그 장기요양급여 또는 장기요양급여비용에 상당하는 금액을 징수한다.〈개정 2015.12.29.〉
   ① 제28조의 월 한도액 범위를 초과하여 장기요양급여를 받은 경우
   ② 제29조 또는 제30조에 따라 장기요양급여의 제한 등을 받을 자가 장기요양급여를 받은 경우
   ③ 제37조제1항제4호 · 제3항제4호에 따른 거짓이나 그 밖의 부정한 방법으로 재가 및 시설 급여비용을 청구하여 이를 지급받은 경우
   ④ 그 밖에 이 법상의 원인 없이 공단으로부터 장기요양급여를 받거나 장기요양급여비용을 지급받은 경우
2. 공단은 제1항의 경우 거짓 보고 또는 증명에 의하거나 거짓 진단에 따라 장기요양급여가 제공된 때 거짓의 행위에 관여한 자에 대하여 장기요양급여를 받은 자와 연대하여 제1항에 따른 징수금을 납부하게 할 수 있다.
3. 공단은 제1항의 경우 거짓이나 그 밖의 부정한 방법으로 장기요양급여를 받은 자와 같은 세대에 속한 자(장기요양급여를 받은 자를 부양하고 있거나 다른 법령에 따라 장기요양급여를 받은 자를 부양할 의무가 있는 자를 말한다)에 대하여 거짓이나 그 밖의 부정한 방법으로 장기요양급여를 받은 자와 연대하여 제1항에 따른 징수금을 납부하게 할 수 있다.
4. 공단은 제1항의 경우 장기요양기관이 수급자로부터 거짓이나 그 밖의 부정한 방법으로 장기요양급여비용을 받은 때 당해 장기요양기관으로부터 이를 징수하여 수급자에게 지체 없이 지급하여야 한다.

第44조(구상권)

1. 공단은 제3자의 행위로 인한 장기요양급여의 제공사유가 발생하여 수급자에게 장기요양급여를 행한 때 그 급여에 사용된 비용의 한도 안에서 그 제3자에 대한 손해배상의 권리를 얻는다.
2. 공단은 제1항의 경우 장기요양급여를 받은 자가 제3자로부터 이미 손해배상을 받은 때 그 손해배상액의 한도 안에서 장기요양급여를 행하지 아니한다.

제8장 장기요양위원회

제45조(장기요양위원회의 설치 및 기능) 다음 각 호의 사항을 심의하기 위하여 보건복지부장관 소속으로 장기요양위원회를 둔다.

1. 제9조제2항에 따른 장기요양보험료율
2. 제24조부터 제26조까지의 규정에 따른 가족요양비, 특례요양비 및 요양병원간병비의 지급기준
3. 제39조에 따른 재가 및 시설 급여비용
4. 그 밖에 대통령령으로 정하는 주요 사항

제46조(장기요양위원회의 구성)

1. 장기요양위원회는 위원장 1인, 부위원장 1인을 포함한 16인 이상 22인 이하의 위원으로 구성한다.
2. 위원장이 아닌 위원은 다음 각 호의 자 중에서 보건복지부장관이 임명 또는 위촉한 자로 하고, 각 호에 해당하는 자를 각각 동수로 구성하여야 한다.
   ① 근로자단체, 사용자단체, 시민단체(「비영리민간단체 지원법」 제2조에 따른 비영리민간단체를 말한다), 노인단체, 농어업인단체 또는 자영자단체를 대표하는 자
   ② 장기요양기관 또는 의료계를 대표하는 자
   ③ 대통령령으로 정하는 관계 중앙행정기관의 고위공무원단 소속 공무원, 장기요양에 관한 학계 또는 연구계를 대표하는 자, 공단 이사장이 추천하는 자
3. 위원장은 보건복지부차관이 되고, 부위원장은 위원 중에서 위원장이 지명한다.
4. 장기요양위원회 위원의 임기는 3년으로 한다. 다만, 공무원인 위원의 임기는 재임기간으로 한다.

제47조(장기요양위원회의 운영)

1. 장기요양위원회 회의는 구성원 과반수의 출석으로 개의하고 출석위원 과반수의 찬성으로 의결한다.
2. 장기요양위원회의 효율적 운영을 위하여 분야별로 실무위원회를 둘 수 있다.
3. 이 법에서 정한 것 외에 장기요양위원회의 구성 · 운영, 그 밖에 필요한 사항은 대통령령으로 정한다.

제8장의2 장기요양요원지원센터 〈신설 2016.5.29.〉

제47조의2(장기요양요원지원센터의 설치 등)

1. 지방자치단체는 장기요양요원의 권리를 보호하기 위하여 장기요양요원지원센터를 설치 · 운영할 수 있다.
2. 장기요양요원지원센터는 다음 각 호의 업무를 수행한다.
   ① 장기요양요원의 권리 침해에 관한 상담 및 지원

② 장기요양요원의 역량강화를 위한 교육지원

③ 장기요양요원에 대한 건강검진 등 건강관리를 위한 사업

④ 그 밖에 장기요양요원의 업무 등에 필요하여 대통령령으로 정하는 사항

3. 장기요양요원지원센터의 설치 · 운영 등에 필요한 사항은 보건복지부령으로 정하는 바에 따라 해당 지방자치단체의 조례로 정한다.

[본조신설 2016.5.29.]

제9장 관리운영기관

제48조(관리운영기관 등)

1. 장기요양사업의 관리운영기관은 공단으로 한다.
2. 공단은 다음 각 호의 업무를 관장한다.〈개정 2010.3.17.〉

① 장기요양보험가입자 및 그 피부양자와 의료급여수급권자의 자격관리

② 장기요양보험료의 부과 · 징수

③ 신청인에 대한 조사

④ 등급판정위원회의 운영 및 장기요양등급 판정

⑤ 장기요양인정서의 작성 및 표준장기요양이용계획서의 제공

⑥ 장기요양급여의 관리 및 평가

⑦ 수급자에 대한 정보제공 · 안내 · 상담 등 장기요양급여 관련 이용지원에 관한 사항

⑧ 재가 및 시설 급여비용의 심사 및 지급과 특별현금급여의 지급

⑨ 장기요양급여 제공내용 확인

⑩ 장기요양사업에 관한 조사 · 연구 및 홍보

⑪ 노인성질환예방사업

⑫ 이 법에 따른 부당이득금의 부과 · 징수 등

⑬ 장기요양급여의 제공기준을 개발하고 장기요양급여비용의 적정성을 검토하기 위한 장기요양기관의 설치 및 운영

⑭ 그 밖에 장기요양사업과 관련하여 보건복지부장관이 위탁한 업무

3. 공단은 제2항제13호의 장기요양기관을 설치할 때 노인인구 및 지역특성 등을 고려한 지역 간 불균형 해소를 고려하여야 하고, 설치 목적에 필요한 최소한의 범위에서 이를 설치 · 운영하여야 한다. 〈신설 2010.3.17., 2015.12.29.〉
4. 「국민건강보험법」 제17조에 따른 공단의 정관은 장기요양사업과 관련하여 다음 각 호의 사항을 포함 · 기재한다. 〈개정 2010.3.17., 2011.12.31〉

① 장기요양보험료

② 장기요양급여

③ 장기요양사업에 관한 예산 및 결산

④ 그 밖에 대통령령으로 정하는 사항

第49条(공단의 장기요양사업 조직 등) 공단은 「국민건강보험법」 제29조에 따라 공단의 조직 등에 관한 규정을 정할 때 장기요양사업을 수행하기 위하여 두는 조직 등을 건강보험사업을 수행하는 조직 등과 구분하여 따로 두어야 한다. 다만, 제48조 제2항 제1호 및 제2호의 자격관리와 보험료 부과 · 징수 업무는 그러하지 아니하다. 〈개정 2011.12.31.〉

第50条(장기요양사업의 회계)

1. 공단은 장기요양사업에 대하여 독립회계를 설치 · 운영하여야 한다.
2. 공단은 장기요양사업 중 장기요양보험료를 재원으로 하는 사업과 국가 · 지방자치단체의 부담금을 재원으로 하는 사업의 재정을 구분하여 운영하여야 한다. 다만, 관리운영에 필요한 재정은 구분하여 운영하지 아니할 수 있다.

第51条(권한의 위임 등에 관한 준용) 「국민건강보험법」 제32조 및 제38조는 이 법에 따른 이사장의 권한의 위임 및 준비금에 관하여 이를 준용한다. 이 경우 "보험급여"는 "장기요양급여"로 본다. 〈개정 2011.12.31.〉

第52条(등급판정위원회의 설치)

1. 장기요양인정 및 장기요양등급 판정 등을 심의하기 위하여 공단에 장기요양등급판정위원회를 둔다.
2. 등급판정위원회는 특별자치시 · 특별자치도 · 시 · 군 · 구 단위로 설치한다. 다만, 인구 수 등을 고려하여 하나의 특별자치시 · 특별자치도 · 시 · 군 · 구에 2 이상의 등급판정위원회를 설치하거나 2 이상의 특별자치시 · 특별자치도 · 시 · 군 · 구를 통합하여 하나의 등급판정위원회를 설치할 수 있다.〈개정 2013.8.13.〉
3. 등급판정위원회는 위원장 1인을 포함하여 15인의 위원으로 구성한다.
4. 등급판정위원회 위원은 다음 각 호의 자 중에서 공단 이사장이 위촉한다. 이 경우 특별자치시장 · 특별자치도지사 · 시장 · 군수 · 구청장이 추천한 위원은 7인, 의사 또는 한의사가 1인 이상 각각 포함되어야 한다.〈개정 2013.8.13.〉

   ①「의료법」에 따른 의료인

   ②「사회복지사업법」에 따른 사회복지사

   ③ 특별자치시 · 특별자치도 · 시 · 군 · 구 소속 공무원

   ④ 그 밖에 법학 또는 장기요양에 관한 학식과 경험이 풍부한 자
5. 등급판정위원회 위원의 임기는 3년으로 한다. 다만, 공무원인 위원의 임기는 재임기간으로 한다.

第53条(등급판정위원회의 운영)

1. 등급판정위원회 위원장은 위원 중에서 특별자치시장 · 특별자치도지사 · 시장 · 군수 · 구청장이 위촉한다. 이 경우 제52조제2항 단서에 따라 2 이상의 특별자치시 · 특별자치도 · 시 · 군 · 구를

통합하여 하나의 등급판정위원회를 설치하는 때 해당 특별자치시장 · 특별자치도지사 · 시장 · 군수 · 구청장이 공동으로 위촉한다.〈개정 2013.8.13.〉

2. 등급판정위원회 회의는 구성원 과반수의 출석으로 개의하고 출석위원 과반수의 찬성으로 의결한다.
3. 이 법에 정한 것 외에 등급판정위원회의 구성 · 운영, 그 밖에 필요한 사항은 대통령령으로 정한다.

제54조(장기요양급여의 관리 · 평가)

1. 공단은 장기요양기관이 제공하는 장기요양급여 내용을 지속적으로 관리 · 평가하여 장기요양급여의 수준이 향상되도록 노력하여야 한다.
2. 공단은 장기요양기관이 제23조제3항에 따른 장기요양급여의 제공 기준 · 절차 · 방법 등에 따라 적정하게 장기요양급여를 제공하였는지 평가를 실시하고 그 결과를 공단의 홈페이지 등에 공표하는 등 필요한 조치를 할 수 있다. 〈개정 2016.5.29.〉
3. 제2항에 따른 장기요양급여 제공내용의 평가 방법 및 평가 결과의 공표 방법, 그 밖에 필요한 사항은 보건복지부령으로 정한다. 〈개정 2016.5.29.〉

제10장 이의신청 및 심사청구

제55조(이의신청)

1. 장기요양인정 · 장기요양등급 · 장기요양급여 · 부당이득 · 장기요양급여비용 또는 장기요양보험료 등에 관한 공단의 처분에 이의가 있는 자는 공단에 이의신청을 할 수 있다.
2. 제1항에 따른 이의신청은 처분이 있은 날부터 90일 이내에 문서로 하여야 한다. 다만, 정당한 사유로 본문의 기간 이내에 이의신청을 할 수 없었음을 소명한 때는 그러하지 아니하다.
3. 공단은 장기요양심사위원회를 구성하여 제1항에 따른 이의신청사건을 심의하게 하여야 한다.
4. 제3항에 따른 장기요양심사위원회의 구성 · 운영 및 위원의 임기, 그 밖에 필요한 사항은 대통령령으로 정한다.

제56조(심사청구)

1. 제55조에 따른 이의신청에 대한 결정에 불복하는 자는 결정처분을 받은 날부터 90일 이내에 장기요양심판위원회(이하 "심판위원회"라 한다)에 심사청구를 할 수 있다.
2. 심판위원회는 보건복지부장관 소속으로 두고, 위원장 1인을 포함한 20인 이내의 위원으로 구성한다.
3. 심판위원회의 위원은 관계 공무원, 법학, 그 밖에 장기요양사업 분야의 학식과 경험이 풍부한 자 중에서 보건복지부장관이 임명 또는 위촉한다.
4. 심판위원회의 구성 · 운영 및 위원의 임기, 그 밖에 필요한 사항은 대통령령으로 정한다.

제57조(행정소송) 공단의 처분에 이의가 있는 자와 제55조에 따른 이의신청 또는 제56조에 따른 심사청

구에 대한 결정에 불복하는 자는 「행정소송법」이 정하는 바에 따라 행정소송을 제기할 수 있다.

제11장 보칙

제58조(국가의 부담)

1. 국가는 매년 예산의 범위 안에서 당해 연도 장기요양보험료 예상수입액의 100분의 20에 상당하는 금액을 공단에 지원한다.
2. 국가와 지방자치단체는 대통령령으로 정하는 바에 따라 의료급여수급권자의 장기요양급여비용, 의사소견서 발급비용, 방문간호지시서 발급비용 중 공단이 부담하여야 할 비용(제40조제1항 단서 및 제3항제1호에 따라 면제 및 감경됨으로 인하여 공단이 부담하게 되는 비용을 포함한다) 및 관리운영비의 전액을 부담한다.
3. 제2항에 따라 지방자치단체가 부담하는 금액은 보건복지부령으로 정하는 바에 따라 특별시 · 광역시 · 특별자치시 · 도 · 특별자치도와 시 · 군 · 구가 분담한다. 〈개정 2013.8.13.〉
4. 제2항 및 제3항에 따른 지방자치단체의 부담액 부과, 징수 및 재원관리, 그 밖에 필요한 사항은 대통령령으로 정한다.

제59조(전자문서의 사용)

1. 장기요양사업에 관련된 각종 서류의 기록, 관리 및 보관은 보건복지부령으로 정하는 바에 따라 전자문서로 한다.〈개정 2013.8.13.〉
2. 공단 및 장기요양기관은 장기요양기관의 지정신청, 재가 · 시설 급여비용의 청구 및 지급, 장기요양기관의 재무 · 회계정보 처리 등에 대하여 전산매체 또는 전자문서교환방식을 이용하여야 한다. 〈개정 2016.5.29.〉
3. 제1항 및 제2항에도 불구하고 정보통신망 및 정보통신서비스 시설이 열악한 지역 등 보건복지부장관이 정하는 지역의 경우 전자문서 · 전산매체 또는 전자문서교환방식을 이용하지 아니할 수 있다.

제60조(자료의 제출 등)

1. 공단은 장기요양급여 제공내용 확인, 장기요양급여의 관리 · 평가 및 장기요양보험료 산정 등 장기요양사업 수행에 필요하다고 인정할 때 다음 각 호의 어느 하나에 해당하는 자에게 자료의 제출을 요구할 수 있다.
   ① 장기요양보험가입자 또는 그 피부양자 및 의료급여수급권자
   ② 수급자 및 장기요양기관
2. 제1항에 따라 자료의 제출을 요구받은 자는 성실히 이에 응하여야 한다.

제61조(보고 및 검사)

1. 보건복지부장관 또는 특별자치시장 · 특별자치도지사 · 시장 · 군수 · 구청장은 다음 각 호의 어

느 하나에 해당하는 자에게 보수 · 소득이나 그 밖에 보건복지부령으로 정하는 사항의 보고 또는 자료의 제출을 명하거나 소속 공무원으로 하여금 관계인에게 질문을 하게 하거나 관계 서류를 검사하게 할 수 있다.〈개정 2013.8.13.〉

① 장기요양보험가입자

② 피부양자

③ 의료급여수급권자

2. 보건복지부장관 또는 특별자치시장 · 특별자치도지사 · 시장 · 군수 · 구청장은 다음 각 호의 어느 하나에 해당하는 자에게 장기요양급여의 제공 명세, 재무 · 회계에 관한 사항 등 장기요양급여에 관련된 자료의 제출을 명하거나 소속 공무원으로 하여금 관계인에게 질문을 하게 하거나 관계 서류를 검사하게 할 수 있다. 〈개정 2013.8.13., 2016.5.29.〉

① 장기요양기관

② 장기요양급여를 받은 자

3. 제1항 및 제2항의 경우에 소속 공무원은 그 권한을 표시하는 증표 및 조사기간, 조사범위, 조사담당자, 관계 법령 등 보건복지부령으로 정하는 사항이 기재된 서류를 지니고 이를 관계인에게 내보여야 한다.〈개정 2015.12.29.〉

4. 제1항 및 제2항에 따른 질문 또는 검사의 절차 · 방법 등에 관하여는 이 법에서 정하는 사항을 제외하고는 「행정조사기본법」에서 정하는 바에 따른다.〈신설 2015.12.29.〉

제62조(비밀누설금지) 다음 각 호에 해당하는 자는 업무수행 중 알게 된 비밀을 누설하여서는 아니 된다.〈개정 2013.8.13.〉

1. 특별자치시 · 특별자치도 · 시 · 군 · 구, 공단, 등급판정위원회 및 장기요양기관에 종사하고 있거나 종사한 자
2. 제24조부터 제26조까지의 규정에 따른 가족요양비 · 특례요양비 및 요양병원간병비와 관련된 급여를 제공한 자

제63조(청문) 특별자치시장 · 특별자치도지사 · 시장 · 군수 · 구청장은 다음 각 호의 어느 하나에 해당하는 처분 또는 공표를 하려는 경우에는 청문을 하여야 한다.〈개정 2015.12.29.〉

1. 제37조제1항에 따른 장기요양기관 지정취소 또는 업무정지명령
2. 제37조제3항에 따른 재가장기요양기관 폐쇄명령 또는 업무정지명령
3. 제37조의3에 따른 위반사실 등의 공표
4. 제37조의5제1항에 따른 장기요양급여 제공의 제한 처분

[전문개정 2013.8.13.]

제64조(시효 등에 관한 준용) 「국민건강보험법」 제91조, 제92조, 제96조, 제103조, 제104조, 제107조, 제111조 및 제112조는 시효, 기간의 계산, 자료의 제공, 공단 등에 대한 감독, 권한의 위임 및 위탁, 업무의 위탁, 단수처리 등에 관하여 준용한다. 이 경우 "보험료"를 "장기요양보험료"로, "보험급여"를 "장기요양급여"로, "요양기관"을 "장기요양기관"으로, "건강보험사업"을 "장기요양사업"으로 본

다. 〈개정 2011.12.31.〉

제65조(다른 법률에 따른 소득 등의 의제금지) 이 법에 따른 장기요양급여로 지급된 현금 등은 「국민기초생활 보장법」 제2조제8호 및 제9호의 소득 또는 재산으로 보지 아니한다.

제66조(수급권의 보호)

1. 장기요양급여를 받을 권리는 양도 또는 압류하거나 담보로 제공할 수 없다. 〈개정 2016.12.2.〉
2. 제27조의2제1항에 따른 특별현금급여수급계좌의 예금에 관한 채권은 압류할 수 없다. 〈신설 2016.12.2.〉

제12장 벌칙

제67조(벌칙)

1. 다음 각 호의 어느 하나에 해당하는 자는 2년 이하의 징역 또는 2천만원 이하의 벌금에 처한다.
   ① 제31조를 위반하여 지정받지 아니하고 장기요양기관을 설치 · 운영하거나 거짓이나 그 밖의 부정한 방법으로 지정받은 자
   ② 제32조를 위반하여 신고하지 아니하고 재가장기요양기관을 설치 · 운영하거나 거짓이나 그 밖의 부정한 방법으로 신고한 자
   ③ 제35조제5항을 위반하여 본인일부부담금을 면제 또는 감경하는 행위를 한 자
   ④ 제35조제6항을 위반하여 수급자를 소개, 알선 또는 유인하는 행위를 하거나 이를 조장한 자
   ⑤ 제62조를 위반하여 업무수행 중 알게 된 비밀을 누설한 자
2. 다음 각 호의 어느 하나에 해당하는 자는 1년 이하의 징역 또는 1천만원 이하의 벌금에 처한다.〈개정 2015.12.29.〉
   ① 제35조제1항을 위반하여 정당한 사유 없이 장기요양급여의 제공을 거부한 자
   ② 거짓이나 그 밖의 부정한 방법으로 장기요양급여를 받거나 다른 사람으로 하여금 장기요양급여를 받게 한 자
   ③ 정당한 사유 없이 제36조제2항에 따른 권익보호조치를 하지 아니한 사람

[전문개정 2013.8.13.]

제68조(양벌규정) 법인의 대표자, 법인이나 개인의 대리인 · 사용인 및 그 밖의 종사자가 그 법인 또는 개인의 업무에 관하여 제67조에 해당하는 위반행위를 한 때에는 그 행위자를 벌하는 외에 그 법인 또는 개인에 대하여도 해당 조의 벌금형을 과한다. 다만, 법인 또는 개인이 그 위반행위를 방지하기 위하여 해당 업무에 관하여 상당한 주의와 감독을 게을리하지 아니한 경우에는 그러하지 아니하다.〈개정 2010.3.17.〉

제69조(과태료)

1. 정당한 사유 없이 다음 각 호의 어느 하나에 해당하는 자에게는 500만원 이하의 과태료를 부과

한다.〈개정 2010.3.17. 2013.8.13., 2015.12.29.〉

① 삭제〈2013.8.13.〉

② 제33조를 위반하여 신고하지 아니하거나 거짓이나 그 밖의 부정한 방법으로 신고한 자

2의2. 제34조를 위반하여 장기요양기관에 관한 정보를 게시하지 아니하거나 거짓으로 게시한 자

2의3. 제35조제3항을 위반하여 수급자에게 장기요양급여비용에 대한 명세서를 교부하지 아니하거나 거짓으로 교부한 자

③ 제35조제4항을 위반하여 장기요양급여 제공 자료를 기록 · 관리하지 아니하거나 거짓으로 작성한 사람

④ 제36조제1항 또는 제5항을 위반하여 폐업 · 휴업 신고 또는 자료이관을 하지 아니하거나 거짓이나 그 밖의 부정한 방법으로 신고한 자

4의2. 제37조의4제4항을 위반하여 행정제재처분을 받았거나 그 절차가 진행 중인 사실을 양수인등에게 지체없이 알리지 아니한 자

⑤ 삭제〈2013.8.13.〉

⑥ 거짓이나 그 밖의 부정한 방법으로 수급자에게 장기요양급여비용을 부담하게 한 자

⑦ 제60조 또는 제61조에 따른 보고 또는 자료제출 요구 · 명령에 따르지 아니하거나 거짓으로 보고 또는 자료제출을 한 자나 질문 또는 검사를 거부 · 방해 또는 기피하거나 거짓으로 답변한 자

⑧ 거짓이나 그 밖의 부정한 방법으로 장기요양급여비용 청구에 가담한 사람2. 제1항에 따른 과태료는 대통령령으로 정하는 바에 따라 관할 특별자치시장 · 특별자치도지사 · 시장 · 군수 · 구청장이 부과 · 징수한다.〈신설 2013.8.13.〉

제70조 삭제 〈2013.8.13.〉

부칙 〈제8403호, 2007.4.27.〉

제1조(시행일) 이 법은 2008년 7월 1일부터 시행한다. 다만, 제1장(제1조부터 제6조까지), 제3장(제12조부터 제22조까지), 제23조제2항 중 장기요양요원에 관한 사항, 제6장(제31조부터 제37조까지), 제8장(제45조부터 제47조까지), 제9장(제54조를 제외한다), 제10장(제55조부터 제57조까지), 제11장(제58조를 제외한다), 제12장(제67조부터 제70조까지)은 2007년 10월 1일부터 시행한다.

제2조(이 법 시행을 위한 준비행위)

1. 보건복지부장관 및 공단은 이 법이 공포된 날부터 이 법 시행을 위하여 필요한 준비행위를 행할 수 있다.
2. 보건복지부장관 또는 공단은 국가 · 지방자치단체 또는 다른 법령에 따른 사회보장업무를 수행

하는 법인, 그 밖에 장기요양사업을 하는 단체 등에 대하여 이 법 시행 준비에 필요한 자료의 제출을 요청할 수 있다.

3. 제2항에 따라 자료의 제출을 요청받은 자는 성실하게 이에 응하여야 한다.

제3조(시범사업의 특례)

1. 보건복지부장관은 장기요양사업을 원활히 추진하기 위하여 이 법 시행 전에 시범사업을 실시할 수 있다.
2. 보건복지부장관은 제1항에 따른 시범사업을 실시함에 있어서 장기요양보험료를 부과 · 징수할 수 있다.
3. 보건복지부장관, 지방자치단체 및 공단은 제1항 및 제2항에 따른 시범사업에 대하여 행정적 · 재정적 지원을 할 수 있다.
4. 제1항에 따른 시범사업 지역의 선정, 제2항에 따른 장기요양보험료의 부과 · 징수의 절차 및 방법, 그 밖에 시범사업의 실시에 관하여 필요한 사항은 보건복지부장관이 정한다.

부칙(의료법) 〈제9386호, 2009.1.30.〉

제1조(시행일) 이 법은 공포 후 1년이 경과한 날부터 시행한다. 〈단서 생략〉

제2조부터 제5조까지 생략

제6조(다른 법률의 개정) 1.부터 3.까지 생략

4. 노인장기요양보험법 일부를 다음과 같이 개정한다.

   제26조제1항 중 "「의료법」 제3조제5항"을 "「의료법」 제3조제2항제3호라목"으로 한다.

5.부터 12.까지 생략. 제7조 생략

부칙 〈제9510호, 2009.3.18.〉

이 법은 공포 후 6개월이 경과한 날부터 시행한다.

부칙 〈제9693호, 2009.5.21.〉

이 법은 공포한 날부터 시행한다.

부칙(정부조직법) 〈제9932호, 2010.1.18.〉

제1조(시행일) 이 법은 공포 후 2개월이 경과한 날부터 시행한다. 〈단서 생략〉

제2조 및 제3조 생략

제4조(다른 법률의 개정)

1.부터 36.까지 생략

37. 노인장기요양보험법 일부를 다음과 같이 개정한다.

제7조제4항 중 "보건복지가족부령"을 "보건복지부령"으로 한다.

38.부터 137.까지 생략

제5조 생략

부칙 〈제10127호, 2010.3.17.〉

① (시행일) 이 법은 공포한 날부터 시행한다. 다만, 제35조 · 제36조의 개정규정과 제69조의 개정규정 중 제35조제4항 및 제36조제5항을 인용하는 부분은 공포 후 6개월이 경과한 날부터 시행한다.

② (과태료에 관한 경과조치) 이 법 시행 전의 행위에 대한 과태료의 적용은 종전의 규정에 따른다.

부칙(노인복지법) 〈제10785호, 2011. 6. 7.〉

제1조(시행일) 이 법은 공포 후 6개월이 경과한 날부터 시행한다.

제2조 및 제3조 생략

제4조(다른 법률의 개정)

①노인장기요양보험법 일부를 다음과 같이 개정한다.

제23조제1항제2호 중"「노인복지법」 제34조에 따른 노인의료복지시설(노인전문병원은 제외한다)"을 "「노인복지법」제34조에 따른 노인의료복지시설"로 한다.

제26조제1항 중 "「노인복지법」 제34조제1항에 따른 노인전문병원 또는 「의료법」 제3조제2항제3호라목에 따른 요양병원"을 "「의료법」제3조2항제3호라목에 따른 요양병원"으로 한다.

② 및 ③ 생략

부칙(건강보험법)〈제11141호, 2011. 12. 31〉

제1조(시행일) 이 법은 2012년 9월 1일부터 시행한다. 〈단서 생략〉

제2조부터 제20조까지 생략

제21조(다른 법률의 개정) ①부터 ⑪까지 생략

12. 노인장기요양보험법 일부를 다음과 같이 개정한다.

제7조제3항 중 "「국민건강보험법」 제5조 및 제93조"를 "「국민건강보험법」 제5조 및 제109조"로 한다.

제8조제2항 전단 중 "「국민건강보험법」 제62조"를 "「국민건강보험법」 제69조"로 한다.

제9조제1항 중 "「국민건강보험법」 제62조제4항 및 제5항"을 "「국민건강보험법」 제69조제4항 및 제5항"으로, "같은 법 제66조 또는 제66조의2"를 "같은 법 제74조 또는 제75조"로 한다.

제11조 전단 중 "「국민건강보험법」 제5조부터 제10조까지, 제62조제1항부터 제3항까지, 제67조부터 제75조까지 및 제93조의2"를 "「국민건강보험법」 제5조, 제6조, 제8조부터 제11조까지, 제69조제1항부터 제3항까지, 제76조부터 제86조까지 및 제110조"로 한다.

제30조 전단 중 "「국민건강보험법」 제48조제1항제4호 · 제2항부터 제6항까지 및 제49조"를 "「국민건강보험법」 제53조제1항제4호, 같은 조 제2항부터 제6항까지 및 제54조"로 한다.

제48조제4항 각 호 외의 부분 중 "「국민건강보험법」 제16조"를 "「국민건강보험법」 제17조"로 한다.

제49조 본문 중 "「국민건강보험법」 제27조"를 "「국민건강보험법」 제29조"로 한다.

제51조 전단 중 "「국민건강보험법」제30조 및 제36조"를 "「국민건강보험법」제32조 및 제38조"로 한다.

제64조 전단 중 "「국민건강보험법」제79조, 제80조, 제83조, 제87조부터 제89조까지, 제91조"를 "「국민건강보험법」제91조, 제92조, 제96조, 제103조, 제104조, 제107조, 제111조 및 제112조"로 한다.

13.부터 28.까지 생략

제22조 생략

부칙〈제12067호, 2013.8.13.〉

제1조(시행일) 이 법은 공포 후 6개월이 경과한 날부터 시행한다.

제2조(과징금에 관한 적용례) 제37조의2의 개정규정은 이 법 시행 후 최초의 위반행위부터 적용한다.

제3조(위반사실 등의 공표에 관한 적용례) 제37조의3의 개정규정은 이 법 시행 후 최초의 위반행위부터 적용한다.

제4조(행정제재처분 효과의 승계에 관한 적용례) 제37조의4의 개정규정은 이 법 시행 후 최초의 위반행위에 대한 처분부터 적용한다.

제5조(행정처분 등에 관한 경과조치) 제37조의 개정규정에도 불구하고 이 법 시행 전의 위반행위에 대한 행정처분의 적용과 지정 및 신고의 제한은 종전의 규정에 따른다.

제6조(벌칙 및 과태료에 관한 경과조치) 이 법 시행 전의 위반행위에 대하여 벌칙 및 과태료를 적용할 때에는 종전의 규정에 따른다.

부칙〈제13647호, 2015.12.29.〉

제1조(시행일) 이 법은 공포 후 1년이 경과한 날부터 시행한다. 다만, 제36조, 제37조제5항, 제61조 및 제67조제2항제3호의 개정 규정은 공포 후 6개월이 경과한 날부터 시행하고, 제40조제1항 및 제43조제1항제3호 개정규정은 2016년 1월1일부터 시행한다.

제2조(결격사유에 관한 적용례 및 금치산자 등에 대한 경과조치)

1. 제32조의2의 개정규정은 이 법 시행 후 최초로 장기요양기관의 지정 또는 설치신고를 신청하는 자부터 적용한다.
2. 제32조의2제1호의 개정규정에 따른 피성년후견인 또는 피한정후견인에는 법률 제10429호 민법 일부개정법률 부칙 제2조에 따라 금치산 또는 한정치산 선고의 효력이 유지되는 사람을 포함하는 것으로 본다.

제3조(수급자 권익보호조치에 관한 적용례) 제36조제2항 · 제3항 및 제37조제5항의 개정규정은 같은 개정규정의 시행 후 최초로 폐업 · 휴업하거나 지정취소 · 폐쇄 또는 업무정지 되는 경우부터 적용한다.

제4조(장기요양급여 제공 제한 및 과태료에 관한 적용례) 제37조의5제1항 및 제69조제1항제8호의 개정규정은 이 법 시행 후 최초로 발생하는 가담행위부터 적용한다.

제5조(결격사유로 인한 행정처분에 관한 경과조치) 이 법 시행 당시 장기요양기관을 설치 · 운영하고 있는 자가 이 법 시행 전에 발생한 사유로 제37조제1항제2호의2 · 제3항제2호의2의 개정규정에 해당하게 된 경우에는 같은 개정규정에도 불구하고 해당 장기요양기관을 운영할 때까지는 종전의 규정에 따른다.

제6조(지정 · 신고 제한 등에 관한 경과조치) 제37조제6항 및 제37조의4의 개정규정에도 불구하고 이 법 시행 전의 위반행위에 대한 장기요양기관 지정 · 신고의 제한과 행정제재처분 효과의 승계에 대하여 종전의 규정에 따른다.

부칙 〈제14215호, 2016.5.29.〉

제1조(시행일) 이 법은 공포 후 1년이 경과한 날부터 시행한다. 다만, 제4조제5항, 제6조제1항 및 제54조제2항의 개정규정은 공포한 날부터 시행하고, 제47조의2의 개정규정은 공포 후 6개월이 경과한 날부터 시행한다.

제2조(장기요양기본계획에 관한 경과조치) 이 법 시행 당시 수립 · 시행 중인 장기요양기본계획은 제6조제1항의 개정규정에 따라 수립된 것으로 본다.

제3조(행정처분에 관한 경과조치) 이 법 시행 전의 행위에 대하여 행정처분을 적용할 때에는 종전의 규정에 따른다.

부칙 〈제14321호, 2016.12.2.〉

이 법은 공포 후 6개월이 경과한 날부터 시행한다.

찾아보기